The Pocket Bible of
Cardiovascular Medicine

循環器内科
ポケットバイブル

監修
小室 一成

編著
候　　聡志
渡辺 昌文
眞鍋 一郎
波多野 将

中山書店

監修

小室　一成　東京大学医学部附属病院循環器内科

編集

候　　聡志　東京大学医学部附属病院循環器内科
渡辺　昌文　東京大学医学部附属病院循環器内科
眞鍋　一郎　東京大学医学部附属病院循環器内科
波多野　将　東京大学医学部附属病院循環器内科

[読者の皆様へ]

　本書の記載については，出版時の最新の情報に基づいて正確を期するよう極力努力しておりますが，その後の医学の進歩からみて，その内容が全て正確かつ完全であることを保証するものではありません．したがって，読者ご自身の診療にそれらを応用される場合には，医薬品添付文書や機器の説明書など，常に最新の情報にあたり，十分な注意を払われることを要望いたします．

中山書店

序

"Experience is the best of schoolmaster,
only the school-fees are heavy."
Thomas Carlyle

　内科の中で循環器内科ほど，日々忙しく，また覚えるべきことが多い科はないのではないか．急性の患者が多いばかりでなく，疾患の種類も多い．診断法は高度に発達しており，身体所見，心電図，レントゲンから始まって，心臓超音波，CT, MRI, PET, RIといった特殊検査が多い上に，カテーテルや電気生理学的検査などの侵襲的な検査もある．さらに循環器内科の特徴は，何と言っても内科でありながら，多くの非薬物治療を行うことである．カテーテルによる冠動脈形成術，不整脈の焼灼術は極めて広く普及し，最近では，弁膜症や先天性心疾患をもカテーテルで治療する時代となっている．

　これらを全てマスターするだけでも大変であるが，急性疾患の多い循環器診療では，即座に判断し，行動に移さなければならない．緊急時にものをいうのは経験であるが，全てを経験するには膨大な時間が必要であり，時には痛みを伴う．そこで経験を知識として効率よく伝えるために作成したのが，本書「循環器内科ポケットバイブル」である．

　本書では，難解な理論は前面に出さずに，臨床で必要となる診療のエッセンスのみを抽出し，あくまでも現場で実際に役立つポケットマニュアルを目指した．これ一冊があれば事足りる，まさにバイブルである．

　以下に，本書の主な特徴をあげる．

　①東大病院は，心臓・肺の移植実施施設ということもあり，全国から様々な重症患者が集まっている．特にあらゆる心臓

疾患の終末像である重症心不全を診療するには，その原因となる虚血性心疾患，弁膜症，心筋症，不整脈，先天性心疾患，肺高血圧など，全ての循環器疾患に対する高度な診療技術が求められる．本書は，第一線でこれらの診療にあたっている若手を中心に，東大循環器内科が総力を挙げて編集した．

　②「診断編」では，正確な診断に容易に到達できるようフローチャートを示した．また，ガイドラインにはない「診察」のコツについても解説した．

　③「治療編」と「検査・手技編」では，わかりやすい図表を多用して簡潔に解説した．

　④「薬剤編」では，総花的になることを避け，実際に当科で使用している薬剤とその使い方を示した．

　⑤各項目の冒頭に「Key point！」として重要ポイントを示したほか，知っていると差が出る豆知識を「Tips」，特殊な疾患や病態については「column」として記載した．

　冒頭のカーライルの言葉にもあるように，経験は最良の教師であるが，何事も経験することは容易ではない．本書により，少しでも多くの方が東大循環器内科の医師の経験を共有してくださり，今後の診療に活かしていただければ，望外の幸せである．

2015年8月

東京大学医学部附属病院循環器内科

小室一成

執筆者一覧（執筆順）

福馬　伸章	東京大学医学部附属病院循環器内科
武田　憲彦	東京大学医学部附属病院循環器内科
赤澤　　宏	東京大学医学部附属病院循環器内科
渡辺　昌文	東京大学医学部附属病院循環器内科
細谷　弓子	東京大学医学部附属病院循環器内科
嵯峨亜希子	東京大学医学部附属病院循環器内科
清末　有宏	東京大学医学部附属病院循環器内科
三浦　瑞樹	東京大学医学部附属病院循環器内科 （現：小倉記念病院循環器内科）
田中　悌史	東京大学医学部附属病院循環器内科 （現：榊原記念病院循環器内科）
許沢　佳弘	東京大学医学部附属病院循環器内科
波多野　将	東京大学医学部附属病院循環器内科
候　　聡志	東京大学医学部附属病院循環器内科
大門　雅夫	東京大学医学部附属病院検査部／循環器内科
藤生　克仁	東京大学医学部附属病院循環器内科／ 東京大学大学院医学系研究科健康空間情報学講座
加藤　愛巳	東京大学医学部附属病院循環器内科
片桐美香子	東京大学医学部附属病院循環器内科
眞鍋　一郎	東京大学医学部附属病院循環器内科
龍野　桂太	東京大学医学部附属病院感染制御部
藤原　隆行	東京大学医学部附属病院循環器内科
東邦　康智	東京大学医学部附属病院循環器内科
牧　　尚孝	東京大学医学部附属病院循環器内科
稲葉　俊郎	東京大学医学部附属病院循環器内科
八尾　厚史	東京大学保健・健康推進本部
網谷　英介	東京大学医学部附属病院循環器内科
髙橋　政夫	東京大学医学部附属病院循環器内科
保田壮一郎	東京大学医学部附属病院循環器内科 （現：国際医療福祉大学・山王病院循環器内科）
小島　敏弥	東京大学医学部附属病院循環器内科
中田　　亮	東京大学医学部附属病院循環器内科
川田　貴之	東京大学医学部附属病院循環器内科
明城　正博	東京大学医学部附属病院循環器内科
松原　　巧	東京大学医学部附属病院循環器内科
安東　治郎	東京大学医学部附属病院循環器内科
上原　雅恵	東京大学医学部附属病院循環器内科
髙田　宗典	東京大学医学部附属病院循環器内科
今村　輝彦	東京大学大学院医学系研究科重症心不全治療開発講座
中山　敦子	東京大学医学部附属病院循環器内科
荷見映理子	東京大学医学部附属病院循環器内科

目次

第1部 診断編 —— 症状・検査から鑑別診断まで

- 胸痛 ……………………………………………………………………………… 2
- 動悸 ……………………………………………………………………………… 6
- 呼吸困難 ………………………………………………………………………… 10
- 失神・めまい …………………………………………………………………… 14
- 浮腫 ……………………………………………………………………………… 18
- 循環器的診察 …………………………………………………………………… 21
- 各種処置 ………………………………………………………………………… 25
  中心静脈穿刺 25 ／心嚢穿刺 28 ／ A line 挿入 30

〈参照ガイドラインについて〉……………………………………………………… 32

第2部 治療編 —— 病態の考え方から治療まで

- 心肺停止(蘇生) ………………………………………………………………… 34
  心肺蘇生法 34 ／気管挿管 37 ／電気的除細動 40 ／
  5H5T へのアプローチ 42 ／ 5H5T 各論 43
- 虚血性心疾患 …………………………………………………………………… 48
  急性冠症候群 43 ／安定狭心症・無症候性心筋虚血 63 ／
  冠攣縮性狭心症 67
- 心不全 …………………………………………………………………………… 71
- 弁膜症疾患 ……………………………………………………………………… 99
  大動脈弁狭窄症 99 ／大動脈弁閉鎖不全症 102 ／
  僧帽弁狭窄症 105 ／僧帽弁逆流症 108 ／人工弁評価 115
- 不整脈 …………………………………………………………………………… 118
  頻脈性不整脈 121 ／心室頻拍，上室頻拍との鑑別 125 ／
  心室細動，心室頻拍 126 ／ WPW 症候群：房室回帰性頻拍 127 ／
  房室結節リエントリー性頻拍 131 ／ Brugada 症候群 134 ／
  QT 延長症候群 137 ／心室期外収縮／特発性心室頻拍 140 ／
  心房細動 142 ／心房粗動 153 ／徐脈性不整脈 154

- **心筋症** 159
    肥大型心筋症 159 ／拡張型心筋症 163
- **心筋炎・心膜炎** 176
    急性心筋炎 176 ／心膜炎 180
- **感染性心内膜炎** 181
- **大動脈疾患** 189
    大動脈解離 189 ／大動脈瘤 194
- **閉塞性動脈疾患** 198
    末梢動脈疾患 198 ／頸動脈狭窄症 207 ／腎動脈狭窄症 212
- **肺高血圧症** 215
- **静脈血栓塞栓症** 223
    肺血栓塞栓症 223 ／深部静脈血栓症 231
- **先天性心疾患** 238
    心房中隔欠損症 238 ／心室中隔欠損症 242 ／川崎病 244
- **睡眠時無呼吸症候群（睡眠呼吸障害）** 249
- **高血圧** 253
    本態性高血圧 253 ／二次性高血圧 262
- **術前検査** 264

第3部　検査・手技編 —— 専門的検査と治療的手技

- **心電図** 272
    Holter 心電図 278 ／トレッドミルテスト 280
- **心エコー** 284
    傍胸骨アプローチ 288 ／心尖部アプローチ 288 ／
    左室 17 分画 289 ／パルスドプラ法 290 ／
    連続波ドプラ法 290 ／組織ドプラ法 290 ／
    左室拡張能の評価 290 ／
    下大静脈（IVC）の計測と平均右房圧の推定 292 ／
    各疾患のエコー像 292 ／経食道心エコー 304 ／
    各疾患のエコー像 308
- **心臓カテーテル検査・治療** 312
    冠動脈造影 312 ／左室造影 319 ／大動脈造影 321 ／
    経皮的冠動脈インターベンション 322 ／末梢血管治療 332

- 右心カテーテル検査（Swan-Ganz カテーテル検査） 335
- デバイス治療, 電気生理検査, カテーテルアブレーション 343
  ペースメーカ・ICD・CRT-D 343 ／
  電気生理検査・カテーテルアブレーション 350
- Intervention for SHD 368
  経皮的大動脈弁バルーン形成術 368 ／
  経カテーテル的大動脈弁留置術 368 ／
  経皮的僧帽弁交連切開術 373 ／
  僧帽弁閉鎖不全症に対する経皮的治療 376 ／
  経皮的中隔心筋焼灼術 377 ／経皮的左心耳閉鎖術 379
- 心臓 CT・心臓 MRI 381
  心臓 CT 381 ／心臓 MRI 387
- 心臓核医学検査 392
  負荷心筋シンチグラフィ 392 ／
  MIBG 心筋シンチグラフィ 398 ／
  BMIPP による脂肪酸代謝障害の検出 400
- 末梢血管生理機能評価 401
- 睡眠時無呼吸症候群の検査と治療 408
- IABP，PCPS，VAD 415
  大動脈内バルーンパンピング 415 ／経皮的心肺補助 419 ／
  補助人工心臓 425
- 心臓リハビリテーション 428

第 4 部　薬剤編 —— 頻用薬を中心に

- カテコラミン・強心薬 436
  注射薬 436 ／内服薬 442
- 利尿薬 444
  ループ利尿薬 445 ／サイアザイド系利尿薬 446 ／
  K 保持性利尿薬, 抗アルドステロン薬 447 ／
  AVP 拮抗薬 449 ／心房性 Na 利尿ペプチド 450

- **降圧薬** ·· 451
  Ca 拮抗薬 451 ／ ACE 阻害薬 454 ／ ARB 455 ／
  直接的レニン阻害薬 459 ／ β遮断薬(含αβ遮断薬) 460 ／
  $α_1$ 遮断薬 464 ／中枢性交感神経抑制薬 464 ／利尿薬 465
- **抗血小板薬・抗凝固薬** ··· 468
  抗血小板薬 468 ／抗凝固薬 472
- **抗不整脈薬** ·· 480
  I 群薬 482 ／ II 群薬 484 ／ III 群薬 485 ／ IV 群薬 487 ／
  他の抗不整脈薬 488
- **血管拡張薬** ·· 490
  硝酸薬 490 ／ニコランジル 491 ／ Ca 拮抗薬 492 ／
  カルペリチド 492
- **肺高血圧症治療薬** ·· 494
  Ca 拮抗薬 494 ／プロスタサイクリン(PGI2)製剤 495 ／
  エンドセリン受容体拮抗薬(ERA) 498 ／
  ホスホジエステラーゼ-5(PDE-5)阻害薬 499 ／
  可溶型グアニル酸シクラーゼ(sGC)刺激薬 500 ／
  肺動脈性肺高血圧症(PAH)治療薬の使用法 501

参考文献 ·· 502
略語一覧 ·· 506
索引 ·· 513

column

- 虚血の証明 ... 66
- 冠攣縮性狭心症（CSA）とリスクスコア ... 70
- ピモベンダン ... 91
- low-flow, low-gradient severe AS ... 101
- 虚血性僧帽弁逆流症（IMR） ... 114
- Marfan症候群 ... 195
- 急性下肢虚血（acute limb ischemia；ALI） ... 202
- ASOに対する高度先進医療 ... 207
- Amplatzer閉鎖術 ... 241
- 成人先天性心疾患（ACHD） ... 248
- 生体吸収性薬剤溶出性ステント（bioresorbable vascular scaffolds；BVS） ... 326
- コレステロール塞栓 ... 332
- 心拍出量の推定方法 ... 342
- ペースメーカの障害者認定 ... 349
- β遮断薬が増やせない．どうする？ ... 443
- 日本においてACE阻害薬よりもARBがより多く処方される理由 ... 457
- 周術期のβ遮断薬 ... 462
- 新規降圧薬LCZ696 ... 465
- ステント血栓症と抗血小板薬 ベアメタルステントと薬剤溶出性ステント（DES） ... 472
- 新規経口抗凝固薬について ... 478
- ACTについて ... 479

第 1 部

診断編

症状・検査から
鑑別診断まで

第1部 | 診断編

胸痛

> **Key point！**
> - 胸痛を循環器，呼吸器，消化器的要因から鑑別する
> - 緊急性を考慮し，問診から侵襲的検査を行う前にどれだけ確からしいかを迅速に判断する
> - まず鑑別を考慮し，そこから検査を組み立てる

緊急性の判断

- 心筋梗塞（myocardial infarction；MI），肺塞栓症（pulmonary embolism；PE），大動脈解離，弁膜症（大動脈弁狭窄症〈aortic stenosis；AS〉等）による胸部痛といった緊急性の高いケースを考慮して，問診，検査を進める．

問診

- 苦痛の度合い，痛みの愁訴を聞き，緊急性疾患の検査前確率を判断する．
  …詳細は，非緊急時のものに準ずる（問診の項を参照）．
- 明らかな労作時の狭心痛の診断は，比較的容易である．問題は，非典型的な狭心症症状や，冠攣縮性狭心症（coronary spastic angina；CSA），持続している不安定狭心症（unstable angina pectoris；uAP）症状を見落とすことである．
- 冠動脈危険因子を聞くことで冠動脈CTや負荷心筋シンチグラフィ等，侵襲的な検査を行う際の検査前確率を把握する．

検査

- 心電図検査（疑わしければ，さらに冠拡張薬の投与での前後の変化をみる），心エコー検査，採血検査といった侵襲が比較的低い検査をためらわない．

観察する項目

- 心電図変化
  …ST変化 ➡ 冠動脈の虚血．
  …全般的なST上昇 ➡ 心筋炎，心膜炎．
  …右室負荷 ➡ PE．

…giant negative T ➡ たこつぼ心筋症.

- 心エコー
  …壁運動の低下 ➡ 心電図と合致するか否かを確認.
  …右室負荷 ➡ 容易に描出できる. 三尖弁逆流症(tricuspid regurgitation；TR), 左室圧排(D-shape)を確認. 肺塞栓症を疑う.
  …AS があるか ➡ 弁膜症による胸部症状.
  …大動脈弁閉鎖不全(aortic regurgitation；AR), 心タンポナーデ ➡ 大動脈解離(aortic dissection；AD).
- 緊急採血：実際, 採血検査は症状が出て数時間の段階では変化が出ていないことが多い. 追証として使うことが多い. 身体所見でいかに早く診断できるかが鍵となる.
  …CBC, CK, CK-MB, LDH, CRP, TnT, FABP 異常値 ➡ 急性冠症候群(acute coronary syndrome；ACS).
  …D-dimer, WBC ➡ 大動脈解離, PE.
  …血液ガス：酸素化の低下, $PaCO_2$ ↓ ➡ PE.
- 急性心筋梗塞(acute myocardial infarction；AMI)の場合, 緊急採血のデータがどの時期に上がるかを記憶しておく(❶).
- 虚血の超急性期では白血球しか上がっていないことも多いため,

❶ 急性心筋梗塞の血液生化学検査

	上昇時間(時間)	最大値	正常化	おもな鑑別疾患
ミオグロビン(Mb)	1〜3	3〜10時間	1〜2日	骨格筋障害
CPK	3〜6	12〜32時間	3〜4日	骨格筋障害
ALT/AST	4〜10	20〜30時間	3〜6日	肝障害, 溶血, 骨格筋障害
LDH	6〜12	24〜72時間	8〜14日	肝障害, 溶血, 骨格筋障害, 悪性腫瘍
心筋ミオシン軽鎖1(MLC1)	3〜6	3〜5日	1〜2週	骨格筋障害
トロポニンT(TnT)	3〜4	12〜18時間	1〜3週	

第1部 診断編

他の問診，診察所見とあわせて総合的に判断する．
- 肺塞栓や大動脈解離の超急性期では，D-dimerの上昇が目立たないことも多い．D-dimerの値だけで除外してはいけない．
- 弁膜症を除外するまで，「とりあえずニトロペン」は危険である．最低でも聴診で確認する．

鑑別診断と確認すべき所見・対応

- 胸痛の原因は多岐にわたるが，循環，呼吸にかかわり患者の生命に直結する疾患も多く含まれる．緊急性の判断と，できる限り非侵襲的な検査にて迅速な診断に至る工夫が必要である．
- 次のような要因を想定し，当てはまる項目が多いものについて診断を絞っていく（❷，❸，❹，❺）．

問診

- 胸痛患者に問診する際には患者自身に症状を表現してもらう．

どこに？

- 放散するか ➡ 肩，顎へ放散するなら心臓を疑う．

❷ 循環器由来

狭心症	息切れ，胸部絞扼感，労作で増悪，NTG/安静で改善，心電図 –ST低下
心筋梗塞	激しい胸痛，WBC上昇，CK/CK-MBの上昇，TnT陽性，心電図 –ST上昇，超音波 – 心電図に一致した壁運動低下
心筋炎・心膜炎	鋭い胸痛，胸痛の呼吸性変動，心膜摩擦音，広範なST上昇，超音波 – 心筋の浮腫，心嚢水貯留，広範な壁運動低下
大動脈解離	急激な発症，鋭い背部痛，緊急高血圧，血圧の左右差（>20mmHg），超音波 – ±AR，±心タンポナーデ，造影CT

❸ 呼吸器由来

肺塞栓症	急激な胸痛，頻脈，SpO_2↓，$PaCO_2$↓，心電図 –S1Q3T3，超音波 –TR↑，D-shape，IVC
胸膜炎	呼吸で変動する鋭い痛み，発熱，呼吸器症状，胸膜摩擦音，L/D– 感染症所見
気胸	胸部異和感，息切れ，聴診にて呼吸音の喪失，胸部X線 – 肺透過性亢進，長身やせ身

❹ 消化器由来

逆流性食道炎, 胃潰瘍	食後, 就寝時, 朝の胸部不快感, PPIにて改善, ピロリ菌検査, GF- 食道裂肛ヘルニア, 胃炎, 胃潰瘍
胆道系の障害	右上腹部痛, 食後の悪化, L/D-D-Bil↑, AST, ACT↑, 腹部CT
急性/慢性膵炎	心窩部痛, 背部痛, 飲酒歴, L/D-WBC↑, ±Amy↑, 腹部CT

❺ その他の要因

筋・骨格系の痛み(筋肉痛, 肋骨骨折), 帯状疱疹, 不安神経症

いつから？
- 過去の冠動脈治療歴 ➡ 他院で過去に同じような訴えで精査されていないか.

どのように？(カテーテル検査を行う検査前確率)
- 労作にかかわるか ➡ 安静時に出るものでも, 労作で出なければ不安定狭心症は疑いにくい.
- 朝方か ➡ 冠攣縮性狭心症, 逆流性食道炎.
- 呼吸/体動にかかわるか ➡ 胸膜炎, 筋骨格系の痛み.
- 食後に出るか ➡ 逆流性食道炎, 食道痙攣, 胆嚢胆管炎等, 消化器疾患.

どのくらいの頻度/持続？
- 不安定かを判断 ➡ 症状を繰り返すなら, 薬を投与する.

どういうときに悪くなる/よくなる？
- 労作 ➡ 不安定狭心症に関する分類, Braunwald分類を参照(虚血性心疾患を参照).
- 寒冷刺激, 朝方 ➡ 冠攣縮性狭心症.
- 冠拡張薬への反応.

冠動脈危険因子は？
- 主な危険因子として, 喫煙, 高血圧, 高脂血症, 糖尿病, 家族歴(男性55歳以下, 女性65歳以下の家族の心疾患歴[1])
- これらに加えて, 肥満(BMI > 25), 加齢(> 65歳), 高尿酸血症, 腎不全(透析の有無), 性別, 閉経の有無(女性の場合)も聴取する.

(福馬伸章, 武田憲彦)

第1部 | 診断編

動悸

> **Key point !**
> - 緊急性のある動悸症状を除外する．血行動態の破綻を伴う動悸であるかを判断する

緊急性の判断

失神，胸痛を伴っているか

- 失神 ➡ 洞性徐脈症候群，高度房室ブロックを除外する（失神・めまいの項を参照）．
- 胸痛 ➡ 心室頻拍（ventricular tachycardia；VT），心房細動（atrial fibrillation；AF）tachycardia 等で，一過性に血行動態が破綻している可能性がある．
  …貧血，発熱，脱水，呼吸器疾患，頻脈でも，消化管出血等での重度の貧血が隠れていることがある．
- 外来の場合，実際の動悸と一致した不整脈が捕まえられるかが診断のポイント ➡ 安静時心電図/運動負荷心電図，Holter心電図/携帯型心電図を行う．
  …心室期外収縮（premature ventricular contraction；PVC）の場合，頻度の増加，初回の指摘であれば原因精査として心エコーを考慮する．
  …AFの場合，甲状腺機能のスクリーニングを行う．
  …必ず直近の薬の内服変更歴を確認する．

鑑別診断

- 動悸の原因は，脈が速くなることとは限らない．生理的なものを含めた突然の脈の変化，期外収縮によるものなど多岐にわたるうえ，医療機関を受診した際に動悸が認められるとは限らない．
- 動悸の診断は心電図を基本とするが，診察にて循環動態に影響する緊急性のある動悸を除外し，ある程度の診断の絞り込みを行うことができる．
- ❶に動悸の症状を呈する疾患の鑑別チャートを記載する．また，心電図異常がみられる場合について，徐脈と頻脈に分けて鑑別の

動悸

❶ 動悸症状の鑑別チャート

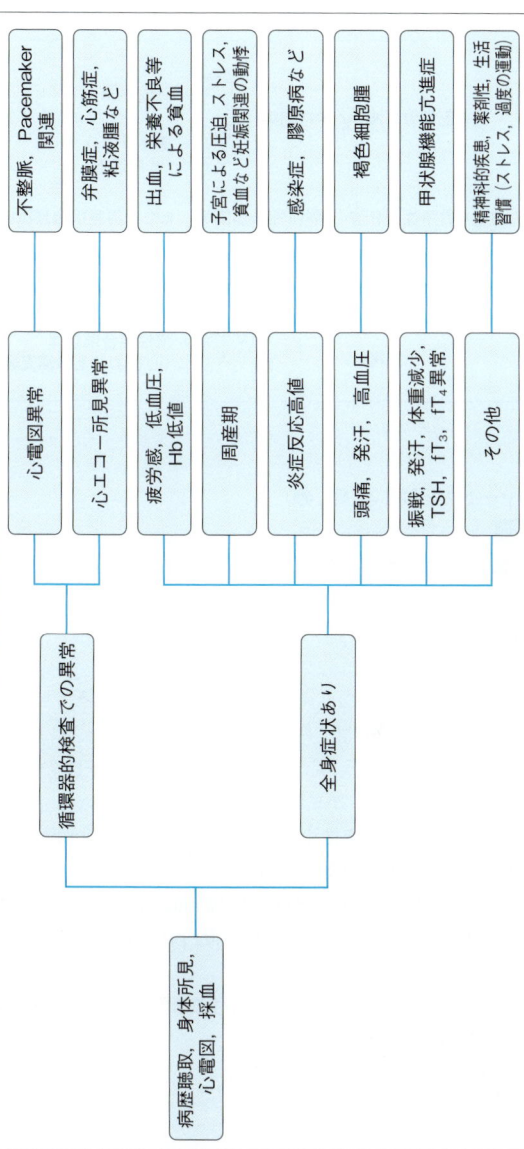

(Up To Date：Zimetbaum PJ, et al. Overview of palpitations in adults, 2015 より)

第1部　診断編

❷ 徐脈の鑑別（心拍数 60 未満）

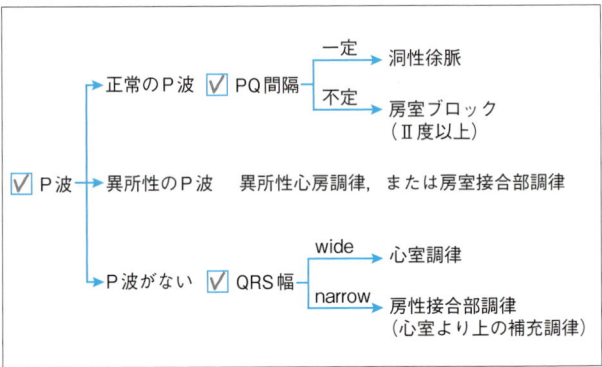

チャートを記載する（❷, ❸）．

問診

- 動悸の患者を担当する際，コンサルトをもらった際，以下を聴取する．

いつから？
どのように？
- 意識が遠のく，ふらつく ➡ 徐脈症状の可能性がある．
- 脈が抜ける ➡ 欠滞感は，PVCの可能性がある．
- 脈が不整の頻脈 ➡ AF，心房粗動（atrial flutter；AFL）の可能性がある．
- 脈が整の頻脈 ➡ 発作性上室頻拍（paroxysmal supraventricular tachycardia；PSVT）の可能性がある．
- 一瞬ドキッとなる ➡ 心房期外収縮（atrial premature contraction；APC），心室期外収縮（ventricular premature contraction；PVC）．
- 夜間就寝時に気になる ➡ 生理的なものの可能性も考えられる．

どのくらいの頻度／持続？
どういうときに悪くなる／よくなる？
- 運動とかかわるか．

動悸

❸ 頻脈の鑑別（心拍数 100 より上）

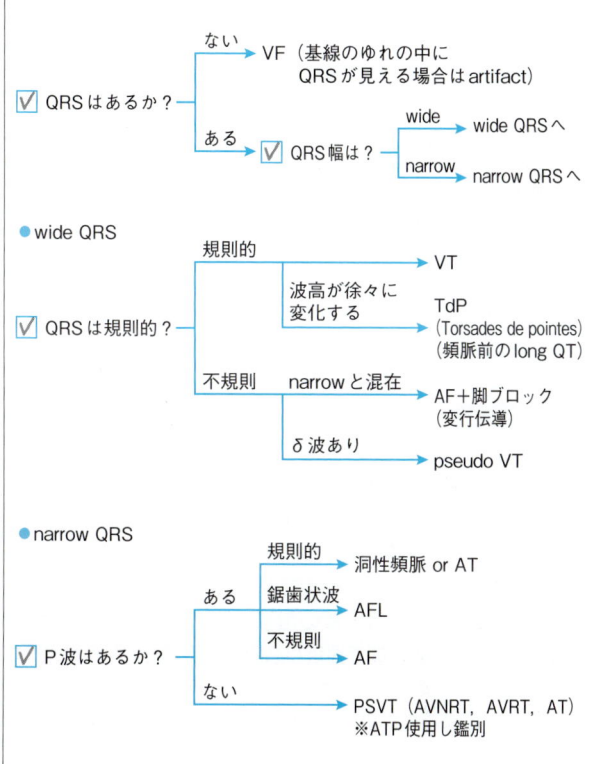

- 病棟である場合はモニターを確認する ➡ 心電図：Holter 心電図の項を参照．
- モニターの心電図では，詳細な評価は難しいうえ，データが残らない可能性がある．必ず 12 誘導をとること．

（福馬伸章，武田憲彦）

第1部 | 診断編

呼吸困難

> **Key point !**
> - 呼吸困難の症状の8割を，喘息，慢性閉塞性肺疾患（chronic obstructive pulmonary disease；COPD），心不全が占めるとされる[1]
> - 原因となる主要な疾患への鑑別を，身体所見，採血，X線写真にて行う
> - 残り2割の疾患については，緊急を要するものを除外することを考える

緊急性の判断

- ❶のうちで，循環動態が保たれない場合，対応に緊急性を要する．該当する疾患の各項目を参照．
  …狭心症も，胸部症状ではなく呼吸困難や運動耐容能不良を訴える患者がいるため鑑別を行う．
- 緊急の入院適応については総合的に判断する必要がある．
- 急激な血圧上昇，呼吸困難の増悪が認められる心不全(heart failure；HF)は，短時間で挿管が必要になる可能性があり迅速な対応が必要．
- 診察時に，喘息様の症状がみられる場合は，入院の必要性を検討する．
- SpO_2の低下，呼吸困難で頻脈となっている場合は，症状が重度であることを示唆する．
- 日常生活が過ごせない(横になって寝られない，日常生活で息があがる等)ような訴えがないか．
- 上記のような所見を認める場合は，入院精査加療をすすめる．

鑑別診断

- 呼吸困難の原因は多岐にわたる．肺は吸気と血流が接する臓器であり，大まかに呼吸器，循環器に原因のある疾患に分けることができる(❶)．
- この二者の鑑別は大切で，たとえば喘鳴を伴う呼吸困難など，身

呼吸困難

❶ 呼吸困難の鑑別

呼吸器疾患	COPD, 間質性肺炎, 喘息, 肺炎, 気胸
循環器疾患	急性心不全, PE, 肺高血圧症, 狭心症等
その他	神経疾患, 重度貧血, 腎不全, 甲状腺機能亢進症等

❷ 呼吸困難の鑑別チャート・診断のための検査

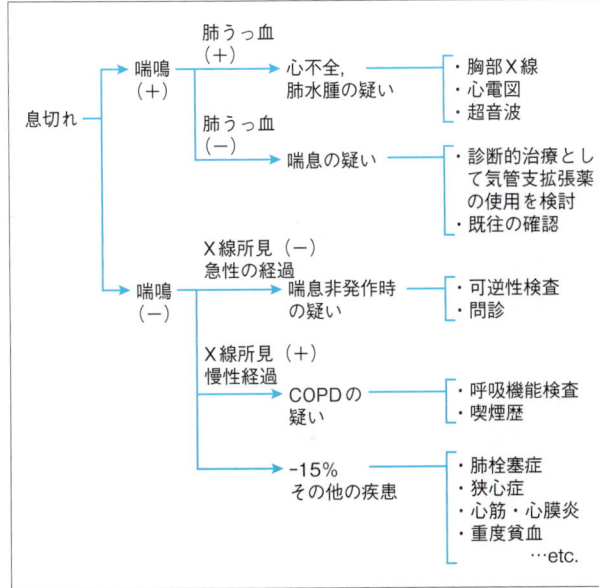

体所見は同じでも循環器内科医が診れば HF, 呼吸器内科医が診れば喘息にみえることもしばしばある.

- 診断にあたっては, いずれの可能性も除外せずに, 診断のための検査を進めることが大切である(❷).

問診

- 動悸の患者を担当する際, コンサルトをもらった際には次のように問診をすすめる.

どのくらい?

- 運動耐用能の評価(HF：ニューヨーク心臓協会(NYHA)心機能分

類〈❸〉,呼吸器疾患:Hugh-Jones の分類〈❹〉).

いつから?
- 突然かを評価.

どのように?
- 夜間の呼吸困難, 起座呼吸の有無.
- 体重増加の有無.

寛解/増悪因子
- HF の存在を類推するきっかけとなる. HF の原因疾患を考えつつ, 問診する.
- 呼吸器疾患については, COPD, 喘息の可能性について問診する必要がある.
- 喫煙歴, 過去の既往, アレルゲンを疑わせる環境因子.

随伴症状はあるか
- だるさ, 体重増加, むくみ ➡ HF による溢水の可能性.
- 尿量の変化があるか ➡ 腎不全による溢水, 腎静脈系の溢水による尿量低下の可能性.
- 咳, 痰(白-ピンク色)の増加 ➡ 肺うっ血の所見, 心臓喘息の可能性.

既往歴
- HF の素地となる弁膜症, 心筋症, 肺高血圧症(pulmonary hypertension; PH), 不整脈, 腎不全等, 基礎疾患があるか.
- 過去の HF 入院歴.
- 心疾患の家族歴.
- 喘息の既往.

身体所見
- バイタルサインのチェック:SpO_2 の低下, チアノーゼの有無.
- 呼吸音(HF は wheeze 音を聴取する).
- むくみ/頸静脈の怒張.
- 起座呼吸の有無.

検査

- HF を疑う場合 ➡ 胸部 X 線, 心電図, 心エコー.
- 採血検査 ➡ 一般的な採血検査に加え, 動脈血ガス, BNP, TSH, fT_3, fT_4.
- 喘息や COPD を疑う場合 ➡ さらに詳細な呼吸器的問診.

❸ NYHA（New York Heart Association）分類

Ⅰ度	心疾患はあるが身体活動に制限はない． 日常的な身体活動では著しい疲労，動悸，呼吸困難あるいは狭心痛を生じない．
Ⅱ度	軽度の身体活動の制限がある．安静時には無症状． 日常的な身体活動で疲労，動悸，呼吸困難あるいは狭心痛を生じる．
Ⅲ度	高度な身体活動の制限がある．安静時には無症状． 日常的な身体活動以下の労作で疲労，動悸，呼吸困難あるいは狭心痛を生じる．
Ⅳ度	心疾患のためいかなる身体活動も制限される． 心不全症状や狭心痛が安静時にも存在する．わずかな労作でこれらの症状は増悪する．
（付）	Ⅱs度：身体活動に軽度制限のある場合 Ⅱm度：身体活動に中等度制限のある場合

❹ Hugh-Jones の分類

Ⅰ度	正常
Ⅱ度	同年齢の健常者と同様に歩行はできるが，階段や坂は健常者なみに登れない
Ⅲ度	平地でも健常者同様に歩行できないが，自分のペースなら 1.6km（1マイル）以上歩ける
Ⅳ度	休みながらでなければ 50m 以上歩けない
Ⅴ度	会話，衣服の着脱にも息切れがする．息切れのため外出が出来ない

- 気道可逆性検査：気管支拡張薬＋去痰薬の吸入で症状改善があるかをみる．
- スパイロメトリー ➡ 喫煙があれば，禁煙にて症状が改善するかを確認する．
- その他の緊急疾患 ➡ 採血，心電図，画像評価にて，緊急性のある疾患を除外する．

（福馬伸章，赤澤　宏）

第1部 診断編

失神・めまい

> **Key point!**
> - 失神の原因は多岐にわたる．そのうち，心原性は10%程度（米国 Framingham study より）
> - めまいは，中枢性と末梢性に大別されるが，眼前暗黒感や前失神症状を疑う場合は循環器的精査が必要

緊急性の判断

入院の適応となる疾患

- 心原性：高度房室ブロック（現在症状がなくても即入院の適応），症状のある洞不全症候群（sick sinus syndrome；SSS），肺塞栓症（PE），心筋梗塞（MI），大動脈解離による血行動態の破綻が疑われるもの．
- 中枢性：脳梗塞，脳出血（cerebral hemorrhage；CH），てんかん発作等．
…意識消失と失神は似て非なるもの．原因の鑑別も別個のものを考えること．
…失神，意識消失は，脳の異常 ➡ CT/MRI で何もなければ大丈夫，と考えがちであるが，筆者の経験上，CT/MRI で原因が判明する症例はむしろ少ない．

鑑別診断

失神の鑑別

- 失神の原因は多岐にわたる．そのうち循環器領域が原因となっているものは米国の疫学研究で10%程度とされている．しかし，虚血性心疾患や不整脈など，一般内科で診断・加療することが難しいという側面から循環器に紹介される失神・めまいの患者は多い．
- 循環器疾患を除外しつつも，他科にまたがる広い視野で原因を鑑別することが重要である．
- HEAD HEART VESSELS で原因の鑑別を考える（❶）．

❶ HEAD HEART VESSELS

HEAD 中枢神経由来	
H	Hypoxia/Hypoglycemia：低酸素 / 低血糖
E	Epilepsy：てんかん
A	Anxiety：不安神経症
D	Disorder of brain stem：脳幹網様体の異常
HEART 心原性由来	
H	Heart attack：心筋梗塞
E	Embolism(pulmonary)：肺塞栓症
A	Aortic dissection：大動脈解離
R	Rhythm：不整脈(徐脈)による血圧低下
T	Tachycardia：頻脈による血圧低下
VESSELS 血管因子由来	
V	Vasovagal：迷走神経反射
E	Electrolyte：電解質異常
S	Situational：起立性低血圧等，姿勢反射性の誘因
S	Subclavian steal：鎖骨下動脈盗血症候群
E	ENT(ear-nasal-throat)：耳鼻科的疾患
L	Low vascular resistance(Addison病，糖尿病性自律神経障害等)：内分泌疾患
S	Sensitive carotid sinus：頸動脈洞症候群

めまいの鑑別

- 中枢性めまい，末梢性めまいに分けられ，前者は神経内科，後者は耳鼻科に精査を依頼する必要がある．しかし，眼前暗黒感，失神症状，前失神症状をめまいとして訴える患者もあり，これらの症状があれば循環器疾患を精査する．

疫学

失神の原因と予後

- 失神の原因と予後は次のようなものである(❷).

めまいの原因と予後

- めまい(dizziness)の疫学については，1992年にめまいの主訴で米国の4つのクリニックに来院した患者100例を対象として原因の統計を取ったもの[1]があり，原因として多いものの順に①末梢性めまい(54％)，②精神科的疾患(16％)，③前失神症状(6％)

❷ 失神の原因と予後

原因			
心原性	血管迷走神経性失神	起立性低血圧	不明
10%	21%	9%	37%
84% が isolated syncope*2			

予後		
心原性	血管迷走神経性失神とその他	不明
死亡ハザード比*1 [95%CI]		
2.01 [1.48 〜 2.73]	1.08 [0.88 〜 1.34]	1.32 [1.09 〜 1.60]
isolated syncope は，失神のない群と比較して死亡リスクの上昇なし		

*1：失神のない群との比較で多変量補正後　95%CI：95%信頼区間
*2：isolated syncope は疾患の病歴がない失神と定義
(Soteriades ES, Evans JC, Larson MG, et al. Incidence and prognosis of syncope. N Engl J Med 2002；347：878-85 より)

❸ 末梢性／中枢性めまいの鑑別

	末梢性	中枢性
眼振の方向	一方向性（急速相は健常側へ）	注視方向へ偏ることもある
眼振の種類	一部回旋性の水平方向眼振	垂直／水平／回旋すべて起こりうる
視野固定に対して（固定したものを見たとき）	眼振は減弱	減弱せず
その他の神経学的所見	合併しない	合併する
歩行	一方向性の歩行は可能なことが多い	かなり不安定で，転倒することが多い
聴力低下／耳鳴り	起こりうる	基本的に起こらない
疑われる疾患	良性発作性頭位めまい症 メニエール病 迷路炎 前庭神経炎 Ramsay-Hunt 症候群 薬剤性／外傷性その他	小脳梗塞 椎骨脳底動脈瘤循環不全 Wallenberg 症候群 多発性硬化症 脳腫瘍 偏頭痛　その他

(Up To Date：Branch WT, et al. Approach to the patient with dizziness. 2015 より)

と記載されている.
- 複数の原因があるとされるものが13%, 原因不明が8%となっているほか, 患者背景によって原因疾患の疫学は一定しない. ただし, どの統計も「末梢性めまいが約半数」という部分は共通しており, 末梢性めまいを鑑別の最初にもってくることはできそうである.

問診

どのような症状か？ 日常生活にどのような影響が出ているか？※
- めまいか, 意識を失ったのか.
- めまいなら, 末梢性か, 中枢性か.

いつ出たか？
- トイレにて ➡ 迷走神経反射の可能性.
- 飲酒後 ➡ 迷走神経反射の可能性.
- 急に立ち上がったとき ➡ 起立性低血圧.
- 頸部圧迫時（ネクタイや衣服にて）➡ 頸動脈洞症候群.
- 出現時に共通点なし ➡ 精神疾患, その他の疾患の可能性.

持続時間は？（症状, time course, 判断）
- 頭部や顔面を打撲しているか？ ➡ ぶつけていれば, 意識を失っており失神を考える. 手をついていれば, 完全な失神ではない.
- 痙攣の症状があったか ➡ てんかん, 心室性不整脈による血行動態の破綻.

以前に同様の症状があったか？
- 傾向から, 失神・めまいの原因の診断につながる.

  ※失神・めまいは比較的主観的な症状で, 用語の意味は患者ごとに異なることが多い.「どのような症状か？」という質問に対して得られる情報はさまざまで, 診断に苦労することが多いが,「日常生活にどのように影響していますか？」と質問すると, 患者と細かい症状について共有しやすい.

検査

- 不整脈性失神 ➡ Holter心電図/病棟モニター, 心電図.
- 中枢性失神・てんかん ➡ CT/MRI, 脳波, 神経診察.
- 迷走神経反射 ➡ tilt試験.
- 起立性低血圧 ➡ Schellong試験.
- そのほか, 各種採血検査を施行する.

（福馬伸章, 赤澤　宏）

第1部｜診断編

浮腫

> **Key point！**
> - 浮腫の多くは，原因不明の特発性のものか，生理的なものである
> - 浮腫の原因となる疾患を精査し，介入できるかを検討する

緊急性の判断

- 右心不全（failure of right ventricle；RVF）症状による浮腫の場合は入院を検討する ➡ 行うべき検査は，心不全（HF）の項を参照．
- アレルギーによる浮腫の場合は気道浮腫がないかを確認する．窒息につながる危険性がある．

鑑別診断

- ❶のように鑑別をすすめる．心疾患，腎疾患（ネフローゼ症候群，急性・慢性腎炎，腎不全），肝機能障害，局所性（静脈閉塞，血管性浮腫，炎症性浮腫，リンパ浮腫），そのほか，アレルギー，甲状腺機能低下症，低栄養，特発性等を考慮する．
- 浮腫の原因として前述の鑑別を考えるが，特発性が多いことも事実である．介入できる器質的疾患・異常が認められない場合には❷の機序を考える．
- ❷以外にもさまざまな機序が提唱されているが，証明されているものは少ない．

問診

どこに？

いつから？

- 過去に同様の症状があったか．
- 心疾患，腎不全，そのほか全身疾患の既往を確認．
- 服薬歴の確認．

どのように？

- 日常生活に影響が出ているか（特に労作時呼吸困難の有無）．
- 朝と夕で，出る頻度の差があるか．
- 体重変化を伴うか．

浮腫

❶ 浮腫の診断

```
局所性 ── 静脈閉塞、リンパ浮腫、血管性浮腫、炎症性浮腫

全身性 ┬ 血清アルブミン値 ↔ ┬ 腎機能低下、尿量減少 ── 急性腎不全
        │                      ├ 心機能低下、右心高血圧 ── 心不全（右心不全）
        │                      ├ 女性で月内変化、妊娠あり ── 妊娠／月経に伴うもの
        │                      ├ 新規の薬剤開始 ── 薬剤性
        │                      ├ 過剰な塩分摂取、水分摂取 ── 体液過剰
        │                      ├ nonpitting-edema、血清TSH、fT3、fT4異常 ── 甲状腺機能低下
        │                      └ 朝夕の体重差1.4kg↑、日内変化のみ ── 特発性浮腫
        │
        └ 血清アルブミン値 ↓ ┬ 血清総コレステロール↑、血清コリンエステラーゼ値↑ ── 蛋白の喪失 ┬ ネフローゼ症候群
                                │                                                                  └ 蛋白漏出性胃腸症、吸収不良症候群
                                └ 血清総コレステロール↓、血清コリンエステラーゼ値↓ ── 蛋白の合成低下 ┬ 低栄養
                                                                                                            └ 肝不全
```

(Up To Date : Sterns RH, et al. Clinical manifestations and diagnosis of edema in adults. 2015 より)

第1部 診断編

❷ 特発性浮腫の主な機序

毛細血管漏出	女性に多く，立位に伴う血管外への液体成分の漏出が原因．生理的な変化で立位に伴う日中の体重増加が 0.5 〜 1.5kg 認められるが，日中に最大 5kg 程度の体重増加と下腿浮腫を認めることがある．機序は不明であるが，各種ホルモンによる体液バランスの調整の不良等が指摘されている
refeeding 症候群	飢餓状態に認められ，インスリン，レニン-アンジオテンシン-アルドステロン(R-A-A)系のホルモン分泌が亢進した状態で栄養摂取をした際，Na↑，K↓を招き，水分貯留につながる
利尿剤誘発性の浮腫	恒常的に利尿剤を内服している患者において，脱水状態の持続が主に R-A-A 系を介して水分の再吸収を亢進させ，浮腫につながる

どのくらいの頻度 / 持続？
どういうときに悪くなる / よくなる？
随伴症状？

- アレルギーに伴う浮腫の場合，喉頭浮腫等，呼吸器症状を除外する．

● カルシウム(Ca)拮抗薬では下腿浮腫が出現することがあるため，内服歴と相関するならば中止を検討する．

検査

● 採血：血算, BUN, Cre, Alb, AST, ALT, fT4, TSH, BNP, D-dimer.
  …Alb↓：低栄養．
  …fT4↓, TSH↑：甲状腺機能低下症．
  …BNP↑：HF(ただし，BNPは左心不全〈failure of left ventricle；LVF〉のマーカーで，RVF のみの病態では参考程度)．
  …D-dimer↑：下肢静脈閉塞症，静脈閉塞性浮腫．
● 尿検査：尿定性，尿生化学．
● 画像検査：心エコー，胸部 X 線，下肢静脈超音波．
  …下肢静脈超音波は担癌患者，長期臥床，ステロイド内服等，血栓傾向の素因がある患者，D-dimer の上昇等，静脈閉塞性の浮腫が疑わしい際に施行する．

(福馬伸章，渡辺昌文)

第1部｜診断編

循環器的診察

> **Key point!**
> - まず全体像（顔色，呼吸，声や動作の元気さ，体型）を「見てとる」．呼吸は荒くないか，だるそうな表情や身の置き所のないような体動はないか
> - 緊急時はバイタルサインを迅速に把握する
> - 循環器疾患は短時間の経過で所見が変化する疾患も多い．1回の診察だけでなく経時的変化も重要
> - 安易に患者の姿勢を変えない

バイタルサイン

- 意識．
- 呼吸数：呼吸促迫．
- 血圧．
- 脈拍．
- 末梢冷感の有無．

頭頸部

- 顔面浮腫（特に眼瞼）：静脈圧上昇．
- 角膜輪，眼瞼黄色腫：脂質異常症．
- 眼瞼結膜の白色化：貧血．
- 眼瞼結膜，口腔粘膜の出血斑：感染性心内膜炎（infectious endocarditis；IE）．
- 頬部紅潮（毛細血管拡張）：僧帽弁狭窄症（mitral stenosis；MS）．
- 口腔内乾燥：脱水．
- 頸静脈怒張：中心静脈圧（central venous pressure；CVP）上昇．吸気時に増強すれば Kussmaul 徴候陽性．
- 頸部血管雑音：大動脈弁狭窄症（AS），頸部血管狭窄．

胸部

- 喘鳴，呼気延長の有無．

心音

- 第2肋間胸骨右縁，第2〜4肋間胸骨左縁，心尖部で聴取（①）．

第1部　診断編

❶ 心音の聴取位置

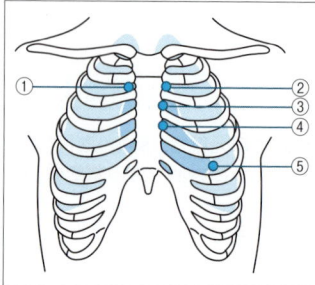

①第2肋間胸骨右縁（2RSB）：大動脈弁領域
②第2肋間胸骨左縁（2LSB）：肺動脈弁領域
③第3肋間胸骨左縁（2LSB）：Erb領域（エルブ領域，4つの弁の音を同時に聴取できる）
④第4肋間胸骨左縁（2LSB）：三尖弁
⑤心尖部

❷ Levine分類

1度	注意深く聞くことで，はじめて聴取できる
2度	弱いが容易に聴取できる
3度	中等度．強くはないが，目立った音を聴取する
4度	強い雑音で振戦を伴う
5度	非常に大きく，聴診器を使って聞く最大の雑音
6度	皮膚から少し浮かせてもなお聞こえる雑音

※ Levine分類の表現には原著および複数の派生がある．
本書はBraunwoldの記載を元にしている．

…Ⅱ音亢進：肺動脈圧上昇．
…Ⅱ音固定性分裂（通常は吸気時のみ分裂）：心房中隔欠損症（atrial septal defect；ASD）．
…Ⅱ音奇異性分裂（呼気で分裂）：左脚ブロック，心室ペーシング．
…Ⅲ音聴取：拡張早期の左室急速充満 ➡ 心不全（HF），僧帽弁逆流症（mitral regurgitation；MR），若年健常者．
…Ⅳ音聴取：心室コンプライアンス低下 ➡ HF．
…僧房弁開放音（opening snap）：MS．

心雑音

- 心雑音の強さは，Levine分類を用いて表現する（❷）．
- 収縮期雑音は次のように分類される．
  …前収縮期雑音（漸増性）：MS．

- …全収縮期（Ⅰ音始め〜Ⅱ音まで持続，高調）：MR，三尖弁逆流（TR）．
  - …駆出性（Ⅰ音より遅れて〜Ⅱ音の手前まで）：AS (or 硬化)，肺動脈弁狭窄症(pulmonary stenosis；PS)，閉塞性肥大型心筋症(hypertrophic obstructive cardiomyopathy；HOCM)．
- 拡張期雑音は次のように分類される．
  - …高調音，漸減性（灌水用雑音）：大動脈弁閉鎖不全症（AR），肺動脈弁閉鎖不全症．
  - …低調音，拡張中期から出現（輪転様雑音）：MS．
  - …連続性雑音（収縮期と拡張期の双方にわたる）：動脈管開存症(patent ductus arteriosus；PDA)，動静脈瘻，Valsalva洞動脈瘤破裂，動脈狭窄．
  - …心膜摩擦音(friction murmur)：心膜炎，心筋梗塞（MI）後だとDressler症候群．

呼吸音

- 粗い断続音（coarse crackles）：肺炎，肺水腫．
- 細かい断続音（fine crackles）：間質性肺炎，肺水腫初期．
- wheeze：気管支狭窄音 ➡ 心原性肺水腫（心臓喘息），気管支喘息．
- 呼吸音減弱：胸水貯留 ➡ 無気肺，気胸．

僧房弁狭窄症の心雑音

- 前収縮期雑音 ➡ Ⅰ音の亢進 ➡ Ⅱ音 ➡ opening snap ➡ 拡張中期ランブル．

人名のついた心雑音

- Austin-Flint雑音：ARで逆流ジェットが僧房弁前尖に当たり開放制限をきたす ➡ 輪転様雑音．
- Carey-Coombs雑音：房室血流増大時の相対的房室弁狭窄状態で聴取される雑音．
- Graham-Steell雑音：肺高血圧に伴う機能的肺動脈弁閉鎖不全による拡張期雑音．
- Rivero-Carvallo徴候：三尖弁の逆流性雑音が吸気時に増大する現象．

Valsalva試験

- 呼気時に息こらえ（Valsalva試験）で増強する心雑音：① HOCMの収縮中期雑音，②僧帽弁逸脱症(mitral valve prolapse；MVP)

の収縮後期雑音のみ.

腹部

- 腹部膨満, 肝腫大：腹水, 右心不全(RVF).
- 腹部正中の拍動：腹部大動脈.
- 脾腫：IE(の 30% に合併).
- 腹部血管雑音：腎動脈狭窄 ➡ 臍の左右 3 〜 5cm 外側のやや上方で聴取.

四肢

- 必ず両手で両側を同時に触れる.
- 冷感＋冷汗：末梢循環不全, HF, ショック.
- 冷感＋乾燥：甲状腺機能低下, 脱水.
- 温感＋手掌に発汗：甲状腺機能亢進.
- 両側性下腿浮腫：うっ血性心不全(congestive heart failure；CHF), 肺高血圧症(PH), RVF, 収縮性心膜炎.
- 片側性下腿浮腫：血栓性静脈炎, 蜂窩織炎, 下肢静脈瘤.
- 血圧の左右差：大動脈解離, 大動脈炎症候群, 閉塞性動脈硬化症(arteriosclerosis obliterans；ASO).
- 血圧の上下差：AR(Hill's サイン, 下肢高血圧), ASO.
  …通常下肢血圧は上肢血圧よりも 20 〜 30mmHg 高い.
- 末梢動脈の触知不良：ASO.
- アキレス腱黄色腫：家族性高コレステロール血症.

脈診

- 遅脈(脈の立ち上がりが遅い)：AS.
- 速脈(脈の立ち上がりが速い)：AR.
- 交互脈(一拍ごとに脈拍の強弱が変化)：高度心不全.
- 奇脈(吸気時に脈が減弱)：心タンポナーデ.

（福馬伸章, 細谷弓子）

第1部 診断編

各種処置

中心静脈穿刺

適応
- 高カロリー輸液等の高張液，抗癌剤等，末梢血管からの投与で炎症を起こす可能性がある薬剤を投与する場合.
- 末梢静脈の血管確保が難しい場合.
- 中心静脈圧(CVP)の測定を行う場合.
- 緊急透析や血漿交換の血管路が必要な場合.
- Swan-Ganzカテーテル(SGC)，一時的ペースメーカ，下大静脈フィルタ等のデバイスを留置する場合.

禁忌
- 易出血傾向の患者.

手技
①無菌的操作の準備，患者の体位の準備(❶).
②穿刺針・ガイドワイヤー・カテーテルは希釈したヘパリン生食で内腔を満たす．穿刺部から目を離さず手技を進めるため，視野内に使用する道具を揃える．
③穿刺部に局所麻酔を行い，同じ針で試験穿刺を行う．逆血を確認したら静脈の走行と深さを記憶し，目を離さずに本穿刺針に持ち替える．
④各穿刺部位から本穿刺を行う．穿刺針は外筒があるものとないものがある．前者はSeldinger法を選択．

Seldinger法
- 皮膚から30°の角度で穿刺，逆血を確認し針先が血管内にあることを確認した後，逆血がなくなるまで針を進める．内筒を抜き，陰圧をかけつつ外筒を引き，逆血が抵抗なく得られる位置で止める．

直接穿刺法
- 静脈穿刺を行い，逆血が抵抗なく得られる状態になったら針を少し寝かせて，血管の走行方向に沿わせる．

⑤針先の位置がずれないよう注意してシリンジを外し，外筒/針内

第1部 診断編

にガイドワイヤーを挿入して血管内に進める．
⑥ガイドワイヤーが十分入った後，外筒/針を抜き，ガイドワイヤーを通してダイレータを皮下数cmまで挿入し，穿刺部を広げる．挿入困難な場合はメスや18G針で小切開を入れる．一連の操作でガイドワイヤーが抜けないよう穿刺部でしっかり押さえる．
⑦ダイレータを抜去し，ガイドワイヤーを通してカテーテルを挿入．カテーテル内をヘパリン生食で逆血を確認しながらフラッシュし，固定する．カテーテル先端位置をX線写真にて確認する．

- 各部位での穿刺について❶，❷に示す．

❶ 中心静脈穿刺：内頸静脈

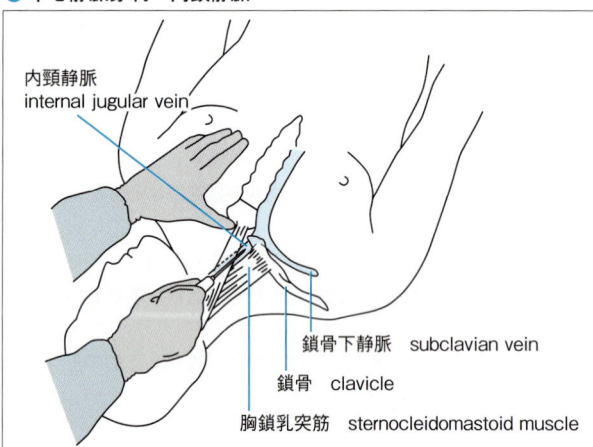

内頸静脈 internal jugular vein
鎖骨下静脈 subclavian vein
鎖骨 clavicle
胸鎖乳突筋 sternocleidomastoid muscle

- 患者に穿刺する側と逆に首を向けてもらい，肩の下に巻いたタオル等を入れ（いわゆる肩枕）首を伸展させる．前後の胸鎖乳突筋と鎖骨で囲まれた三角形の内部（左右胸鎖乳突筋が交わる頂点が望ましい）を穿刺し，同側の乳頭の方向（つまり外側を向く方向）に針を向け，穿刺する
- 内頸静脈は動脈の外側．エコーがない場合，動脈を触れつつ，やや内側に押しのけて，外側を穿刺
- 穿刺部位が低い，または深穿刺による気胸，近傍の動脈の誤穿刺による血腫を合併しやすいので注意
- 留置位置の目安：右側13〜15cm，左側15〜17cm

❷ 中心静脈穿刺：鼠径静脈

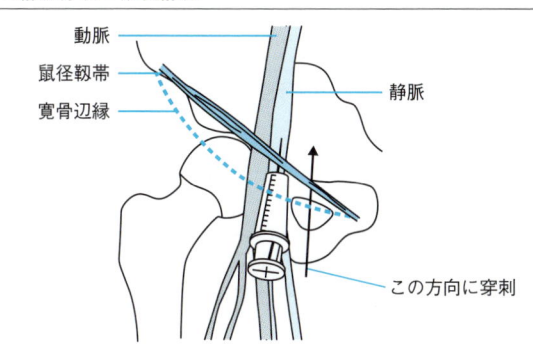

```
動脈
鼠径靱帯
寛骨辺縁
                                    静脈
                               この方向に穿刺
```

- 足を伸ばし，股関節を軽く開いて穿刺側の足を軽く外旋
- 鼠径静脈は動脈の内側．エコーがない場合，動脈を触れつつ，やや外側に押しのけて，内側を穿刺
- 鼠径靱帯より2横指程度下を穿刺する
- 留置位置の目安：37〜43cm（下大静脈圧測定の必要がなければ，20cmで十分）

❗Tips

- 患者の体位，穿刺前の血管の位置把握は非常に重要．できる限りTrendelenburg体位をとり，血管が怒張するように．また穿刺前にエコーで血管の走行を確認し，その姿勢から動かないよう患者にも協力してもらう．

[動脈と静脈の見分け方]

…動脈と静脈は非常に近い位置を走るため，誤穿刺は熟練者でもゼロにはできない．静脈を穿刺したかを各段階で確認しつつ手技を進めることが重大な合併症を防ぐコツ．

…主なチェックポイント：①逆血の色(鮮やかな赤色であれば，動脈の可能性)，②試験穿刺時の逆血の勢い(シリンジが押し戻される場合，拍動性に吹き出す場合は動脈の可能性)，③迅速検査が可能なら血液ガス分析も有用だが，健常肺＋高用量酸素投与の場合等では断定はできない．

…動脈を誤穿刺した場合は，最低5分間圧迫止血を行う．

心嚢穿刺

適応
- 心タンポナーデによる循環不全の加療.
- 心嚢液貯留の原因精査.

禁忌
- 心嚢液が少量で,穿刺による合併症のリスクが高い場合.
- 易出血傾向が顕著な場合.
- 冠動脈バイパス術(coronary artery bypass grafting；CABG)後でグラフトを傷つける可能性がある場合.

手技 (❸, ❹)
①穿刺可能な部位をエコーにて確認.
②穿刺部位を消毒し,エコーガイド下に胸膜まで麻酔を行い,試験穿刺を行う.ガイドワイヤーを用いた穿刺・ドレーン留置の手技は,中心静脈穿刺法に準ずる.
③ドレーンの留置が完了したら,バイタルを確認しつつ心嚢液の排液,採取を行う.

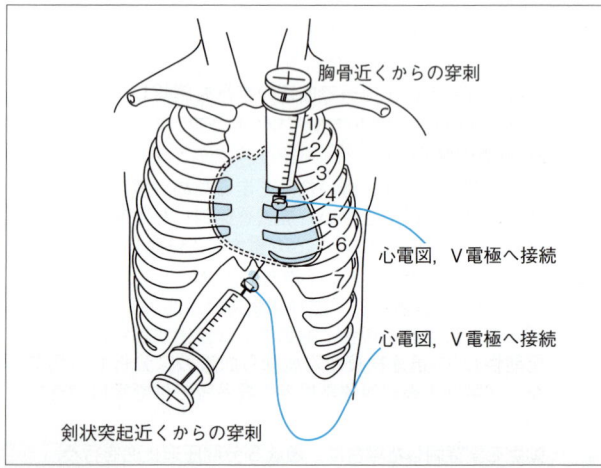

❸ 心嚢穿刺

(飯野靖彦監訳.スカット・モンキー ハンドブック―基本的臨床技能の手引.東京：メディカル・サイエンス・インターナショナル,2003 より)

❹ 心嚢穿刺部位

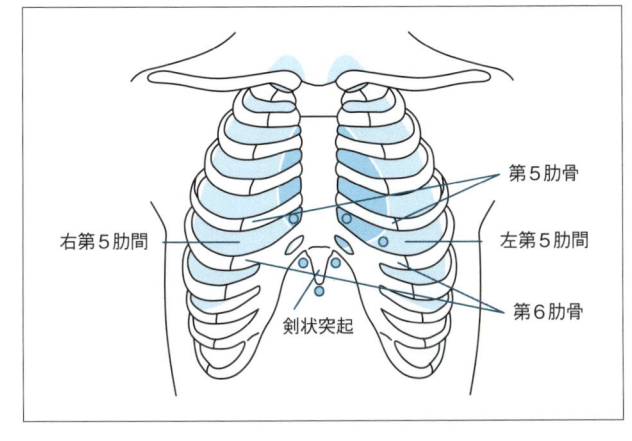

第5肋骨
右第5肋間
左第5肋間
第6肋骨
剣状突起

> **!Tips**
>
> ［穿刺部位の決定］
> ・…針の侵入経路に肺，肝臓等，他臓器がなく，拍動や呼吸性変化による心臓の移動も確認したうえで心室壁を突く可能性が最も少ない場所を選択．
> ・…左第4〜5肋間，または傍剣状突起からの穿刺が合併症を起こしにくい．
> ・緊急かつエコーがない場合，剣状突起左縁から左乳頭を目指し胸骨の真裏を沿うような形で穿刺．
> ・滲出性の血清心嚢水は凝固しにくいが，心室由来の血性心嚢水はドレーン内で凝固しやすい．

A line 挿入

適応
- 継続的な血圧測定が必要な場合.
- 頻回の動脈採血が必要な場合.

禁忌
- 橈骨動脈の狭窄疑い.
- 抗凝固薬の使用,血栓溶解療法等による顕著な出血傾向.

手技 （❺）
① Allen 試験にて橈骨動脈の血流を確認.
② 手首を伸展させ,橈骨動脈が表層に出るように腕を固定し消毒.
③ 清潔操作で,橈骨動脈の拍動が最も触れる部分に麻酔を行う.
④ 皮膚との角度を 30 〜 45°とし,22G の留置針で穿刺.
⑤ 動脈に当たり,液だまり内に逆血を確認したら,針の先端を意識して 1 〜 2mm 進める.外筒への逆血を確認したら,外筒のみを血管の走行に沿って進める.

❺ A line

橈骨動脈 radial artery

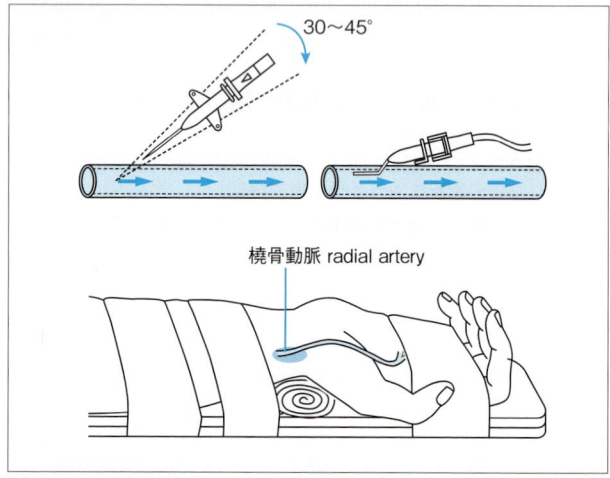

(飯野靖彦監訳. スカット・モンキー ハンドブック—基本的臨床技能の手引. 東京：メディカル・サイエンス・インターナショナル, 2003 より)

各種処置

⑥穿刺部の上流を強く押さえながら内筒を抜き,気泡が入らないように回路を接続して確実に固定.

> **Tips**
> - 麻酔は,皮下注射の量が多いと動脈を触知できなくなり,穿刺が難しい.表層に膨隆ができるかできないか程度に留める.
> - 穿刺時に痛みを感じるのは表層の皮膚を通る際と動脈を貫く際.これを念頭に皮膚と血管の周囲に麻酔を浸潤させる.
> - 手根管近位端よりも近位になると,橈骨動脈はより内側,深層へ立体的に走行するため,穿刺が困難.
> - 一度動脈を穿刺した場合,動脈が攣縮するためにやり直しは難しい.無理せず対側への留置を選択.
> - 逆血を認めたが外筒が進まない場合,外筒を進める方向が血管走行にあっていない,または動脈の中心を捉えていない,後壁を貫いている等の可能性がある.無理に進めず,再び逆血を確認できるか注意しつつ針を引いていく.

(福馬伸章,細谷弓子)

参照ガイドラインについて

本書で引用した循環器学会のガイドラインで，インターネットのみで公開しているもの，および最終アクセス月．

- ST上昇型急性心筋梗塞の診療に関するガイドライン（2013年改訂版）
  http://www.j-circ.or.jp/guideline/pdf/JCS2013_kimura_h.pdf（2015年8月閲覧）

- 冠攣縮性狭心症の診断と治療に関するガイドライン（2013年改訂版）
  http://www.j-circ.or.jp/guideline/pdf/JCS2013_ogawah_h.pdf（2015年8月閲覧）

- 感染性心内膜炎の予防と治療に関するガイドライン（2008年改訂版）
  http://www.j-circ.or.jp/guideline/pdf/JCS2008_miyatake_h.pdf（2015年8月閲覧）

- 急性および慢性心筋炎の診断・治療に関するガイドライン（2009年改訂版）
  http://www.j-circ.or.jp/guideline/pdf/JCS2009_izumi_h.pdf（2015年8月閲覧）

- 急性心不全治療ガイドライン（2011年改訂版）
  http://www.j-circ.or.jp/guideline/pdf/JCS2011_izumi_h.pdf（2015年8月閲覧）

- 循環器超音波検査の適応と判読ガイドライン（2010年改訂版）
  http://www.j-circ.or.jp/guideline/pdf/JCS2010_yoshida.h.pdf（2015年8月閲覧）

- 心血管疾患におけるリハビリテーションに関するガイドライン（2012年改訂版）
  http://www.j-circ.or.jp/guideline/pdf/JCS2012_nohara_h.pdf（2015年8月閲覧）

- 川崎病心臓血管後遺症の診断と治療に関するガイドライン（2013年改訂版）
  http://www.j-circ.or.jp/guideline/pdf/JCS2013_ogawas_h.pdf（2015年8月閲覧）

- 大動脈瘤・大動脈解離診療ガイドライン（2011年改訂版）
  http://www.j-circ.or.jp/guideline/pdf/JCS2011_takamoto_h.pdf（2015年8月閲覧）

- 肺血栓塞栓症および深部静脈血栓症の診断、治療、予防に関するガイドライン（2009年改訂版）
  http://www.j-circ.or.jp/guideline/pdf/JCS2009_andoh_h.pdf（2015年8月閲覧）

- 肺高血圧症治療ガイドライン（2012年改訂版）
  http://www.j-circ.or.jp/guideline/pdf/JCS2012_nakanishi_h.pdf（2015年8月閲覧）

- 肥大型心筋症の診療に関するガイドライン（2012年改訂版）
  http://www.j-circ.or.jp/guideline/pdf/JCS2012_doi_h.pdf（2015年8月閲覧）

- 非ST昇上型急性冠症候群の診療に関するガイドライン（2012年改訂版）
  http://www.j-circ. or.jp/guideline/pdf/JCS2012_kimura_h.pdf（2015年8月閲覧）

- 不整脈の非薬物治療ガイドライン（2011年改訂版）
  http://www.j-circ.or.jp/guideline/pdf/JCS2011_okumura_h.pdf（2015年8月閲覧）

- 不整脈薬物治療に関するガイドライン（2009年改訂版）
  http://www.j-circ.or.jp/guideline/pdf/JCS2009_kodama_h.pdf（2015年8月閲覧）

- 弁膜疾患の非薬物治療に関するガイドライン（2012年改訂版）
  http://www.j-circ.or.jp/guideline/pdf/JCS2012_ookita_h.pdf（2015年8月閲覧）

- 慢性心不全治療ガイドライン（2010年改訂版）
  http://www.j-circ.or.jp/guideline/pdf/JCS2010_matsuzaki_h.pdf（2015年8月閲覧）

- 臨床心臓電気生理検査に関するガイドライン（2011年改訂版）
  http://www.j-circ.or.jp/guideline/pdf/JCS2011_ogawas_h.pdf（2015年8月閲覧）

第2部

治療編

病態の考え方から治療まで

第2部 治療編

心肺停止（蘇生）

心肺蘇生法
cardiopulmonary resuscitation；CPR

> **Key point !**
> - 『迅速な胸骨圧迫の開始，およびその中断の最小限化』が目標となった米国心臓協会（AHA）心肺蘇生と救急血管治療のためのガイドライン2010における一次救命処置（BLS）の変更点を確認する
> - BLS，二次救命処置（ACLS）は定期的に繰り返し練習し，急変時に備える
> - モニタに惑わされず，患者を視診，触診し状態把握に努め，すみやかなCPRを行う

AHAガイドライン2010の変更点
- すみやかな自動体外式除細動器（AED），CPRが最優先．
  - …以前は『Airway（気道確保）→B（人工呼吸）→C（心臓マッサージ）』だったが『C→A→B』に変更．
  - …『見て聞いて感じて』，『初回の人工呼吸2回』の廃止：呼吸確認の時間を短縮．
- 心臓マッサージの改善：より強く・より早く（圧迫の深さ≧5cm，速さ≧100回/分）．
- 心静止/無脈性電気活動（PEA）へアトロピンは用いない．

救急処置の分類
BLS（❶）
- 病院外や器具のない状況で行う最も基本的な一次救命処置．
- CPR（胸骨圧迫＋人工呼吸），AED使用が主な内容．

ACLS（❷）
- 病院内での薬剤や専門的な器具を用いた二次救急処置．

- 心肺蘇生時の代表的な心電図を❸に示す．

心肺停止（蘇生）

❶ BLS アルゴリズム

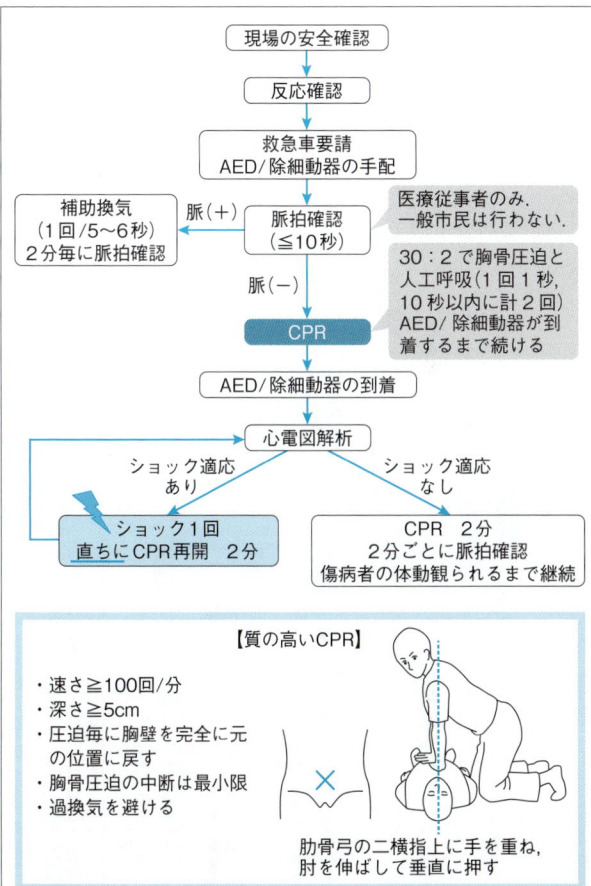

```
現場の安全確認
     ↓
   反応確認
     ↓
  救急車要請
AED/除細動器の手配
     ↓
脈拍確認（≦10秒）  ── 医療従事者のみ．一般市民は行わない．
  │
脈(+)→ 補助換気（1回/5～6秒）2分毎に脈拍確認
  │
脈(−)
  ↓
  CPR ── 30：2で胸骨圧迫と人工呼吸（1回1秒，10秒以内に計2回）AED/除細動器が到着するまで続ける
  ↓
AED/除細動器の到着
  ↓
  心電図解析
  ├─ ショック適応あり → ショック1回 直ちにCPR再開 2分 ─┐
  └─ ショック適応なし → CPR 2分 2分ごとに脈拍確認 傷病者の体動観られるまで継続
                                                    ↑
                                                    └──── (ループ)
```

【質の高いCPR】

- 速さ≧100回/分
- 深さ≧5cm
- 圧迫毎に胸壁を完全に元の位置に戻す
- 胸骨圧迫の中断は最小限
- 過換気を避ける

肋骨弓の二横指上に手を重ね，肘を伸ばして垂直に押す

（BLSヘルスケアプロバイダー受講マニュアル AHA ガイドライン 2010 準拠を参考に作成）

第2部 治療編

❷ ACLSアルゴリズム

電気的除細動
- 二相性：120〜200J いずれか
- 単相性：360J
- AED

無脈性心停止 → CPR → リズムチェック

ショック適応あり → VF/VT
ショック適応なし → 心静止/PEA

VF/VT
CPR 2分 ＋静脈路確保 → リズムチェック
- ショック適応あり：
  CPR 2分
  アドレナリン（ボスミン®）1mg 3〜5分ごと*1
  気管挿管，カプノグラフィー装着を検討
  → リズムチェック
  - ショック適応あり：
    CPR 2分
    アミオダロン or ニフェカラント 緩徐に iv*2
    可逆的原因（5H5T）があれば治療
- ショック適応なし → リズムチェックへ

心静止/PEA
CPR 2分
アドレナリン 1mg 3〜5分ごと
気管挿管，カプノグラフィー装着を検討
可逆的原因（5H5T）があれば治療
→ リズムチェック
- ショック適応あり → VF/VT側へ
- ショック適応なし → ROSCか？

ROSCか？
- Yes → 蘇生後ケア
- No → 継続

*1：初回 or 2回目のアドレナリンのかわりに
バソプレシン 40単位使用可能（1回のみ）
*2：アミオダロン 初回 300mg iv，2回目 150mg
ニフェカラント 0.3mg/kg or 0.15mg/kg 緩徐に iv

（ACLSプロバイダーマニュアル AHAガイドライン2010準拠を参考に作成）

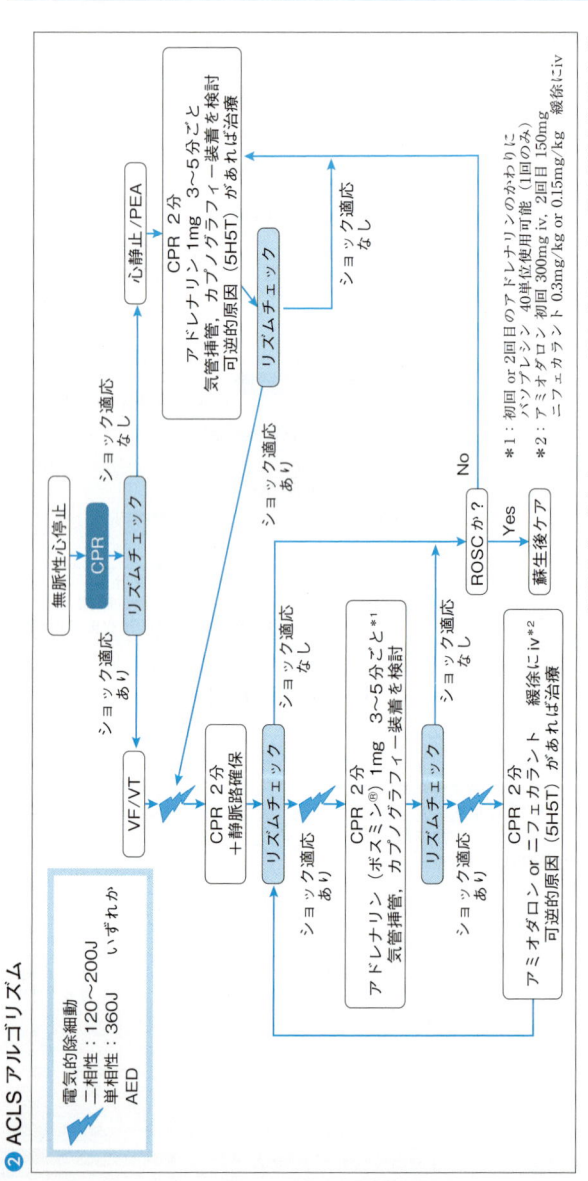

36

心肺停止（蘇生）

❸ 心肺蘇生時の代表的な心電図

	心電図	状態	まず行うべき処置
心室細動 VF ventricular fibrillation		心室の心筋が無秩序に収縮	電気的除細動
無脈性心室頻拍 pulseless VT pulseless ventricular tachycardia		VTのうち，脈拍が触れないくらいまで血圧が低下	電気的除細動
無脈性電気活動 PEA pulseless electrical activity		心電図上，なんらかの収縮波形（主に心室性の補充調律）は認められるが脈拍が触れない	CPR
心静止 asystole		心臓が電気的に活動していない	CPR

気管挿管

適応

- 意識障害があり，患者自身による気道確保が困難な場合．
- 吐物や気道分泌物が多く，誤嚥の危険が高い場合．
- 他の方法（頭部後屈，オトガイ挙上，バックバルブマスク）での換気が困難な場合．

必要な器具，薬剤

- 挿管チューブ（男性：内径8〜9mm，女性：内径7〜8mm），スタイレット，喉頭鏡，キシロカインスプレー，キシロカインゼリー，バイトブロック，固定テープ，10mLシリンジ．

挿管前の確認

- 喉頭鏡のライトがつくか．
- 挿管チューブのカフにエア漏れがないか．
- スタイレット挿入時，先端がチューブ内に収まっているか．
- 挿管した後に挿管チューブと接続し酸素を供給するアンビューバッグかジャクソンリース，または人工呼吸器などは準備されて

いるか.
- 挿管直後,必要に応じて挿管チューブ内の痰などを吸引する準備はされているか.

気管挿管
①スタイレット,挿管チューブ内へキシロカインスプレーを吹きかける.スタイレットの先端に緩めのカーブをつけ,挿管チューブ内に挿入する.挿管チューブの先端付近にキシロカインゼリーを塗る.

②首を後屈させ(必要であれば頭や首の下に枕を.理想：sniffing position),開口させる(④A).

③舌を左上に避けつつ,喉頭鏡を奥へ進め,喉頭蓋が見えた時点で真上へ喉頭鏡を引き上げる.
※テコの原理で喉頭蓋を持ち上げてしまうと,前歯を破損しやすい(④B).

④気管内へ挿管チューブを挿入し(目安：男性23cm,女性21cm),スタイレットを抜き,カフを膨らませる(④C).

挿管後の確認
- 胸郭の上下運動.
- Ⅰ〜Ⅴの順に聴診(⑤).Ⅰで音がした場合は食道挿管.左右で呼吸音に差がある場合は片肺挿管.
- チューブ内の水蒸気.
- チューブと酸素ボンベの接続：食道挿管検知器(EDD)で確認.正しい気管挿管であればバルブが膨らむ.
- 状況が落ち着いた後,胸部X線にて挿管チューブの位置を確認.

挿管直後の人工呼吸器の初期設定
①モード：SIMV(従量式または従圧式)(＋PS).
②酸素濃度(FiO_2)：まずは100％.その後,血液ガスのPaO_2を確認しながら調節.
③従量式の場合,1回換気量(TV)は6〜10mL/kg(予測体重).体重60kg程度の場合まずは450mL.従圧式の場合,PEEPに追加する吸気圧(PC)は15cm H_2O,吸気時間は1.5秒.
④圧支持(PS)：10 cm H_2O.
⑤終末呼気陽圧(PEEP)：3〜5cm H_2O.
⑥呼吸数：15回/分.

心肺停止（蘇生）

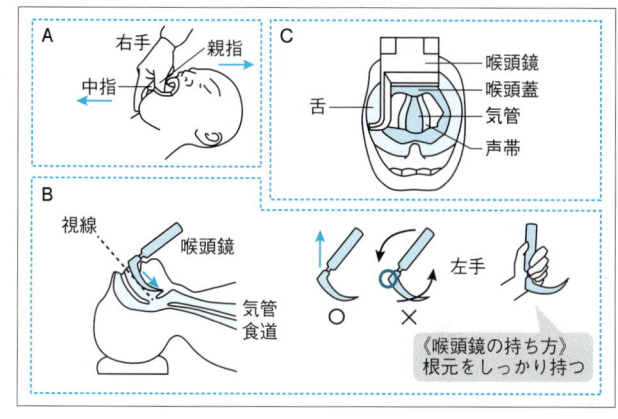

❹ 気管挿管

A 右手／親指／中指

B 視線／喉頭鏡／気管／食道

C 喉頭鏡／喉頭蓋／気管／声帯／舌

左手　《喉頭鏡の持ち方》根元をしっかり持つ

❺ 挿管後の聴診箇所と順番

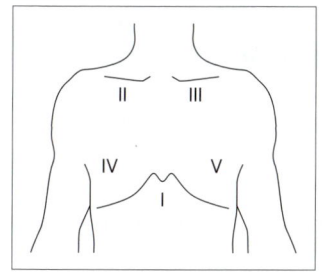

Ⅰ／Ⅱ／Ⅲ／Ⅳ／Ⅴ

⑦呼気吸気比(I/E比)：1：2．
⑧気道内圧上限：≦40cm H_2O（できれば≦30cm H_2O）．
※まずは無難な設定とし，原疾患や病状にあわせ適時変更する．
※製品により設定方法が異なるため，事前に自院の人工呼吸器を確認する．
※持続的な高濃度酸素投与は肺障害を引き起こすため，48〜72時間以内に FiO_2 ≦50%を目指す．目標 PaO_2 ≧60mm Hg．

電気的除細動

緊急時の適応
- 致死的不整脈(無脈性心室頻拍〈pulseless ventricular tachycardia；pulseless VT〉，心室細動〈VF〉).
- 血行動態が不安定な頻脈性不整脈.

電気的除細動の種類
- defibrillation：致死的不整脈(pulseless VT, VF)に対し，非同期下で高エネルギーにて行う(❻).
- cardioversion：頻脈性不整脈(心房細動/心房粗動〈AF/ AFL〉，発作性上室性頻拍〈PSVT〉，心室頻拍〈VT〉)に対し，同期下でdefibrillationよりも低いエネルギーにて行う(❻).

手順
①除細動用ペーストを電極に塗布，あるいは除細動用パッド(導電性ゲルパット)を電極接触部の患者胸部に貼る(熱傷予防).
②除細動器のリード電極(赤：右肩，黄：左肩，緑：左腰)を装着し，心電図モニタをⅡ誘導へ切り替える(❼).
③除細動器の電源を入れ，エネルギーを選択し，除細動パドルを胸壁へしっかりと押し付けてから充電する．充電後に除細動パドルを胸壁へ押し付けると，パドル移動時にパドル同士が接触してしまう危険があるため避ける．
④パドル接触部に心電図モニタ電極やケーブル等が挟まれていないことを確認．
⑤患者への酸素投与を一旦中断し，周囲へ「離れて！」と声かけをする．
⑥放電スイッチを押す．
⑦酸素投与を再開．CPRの途中であれば，モニタ確認を待たずに直ちに胸骨圧迫を再開する．CPRの中断時間が長いほど，患者の予後は悪化する．
　…ペースメーカ，ICD植込み後の場合は，本体から12cm以上離せば電気的除細動は施行可能．
　…ペーストやパッドは除細動用を必ず用いる．ない場合は生理食塩水を浸したガーゼで代用．超音波用ペーストは不可．
　…意識がある患者へのcardioversion時には，実施前にチオペン

心肺停止（蘇生）

タール（ラボナール®）等を用いて鎮静を行う．呼吸停止，誤嚥に注意する．

❻ 電気的除細動におけるJ数の目安

		biphasic（二相性）	monophasic（単相性）
pulseless VT/VF	非同期	1回目：200J＊＊	360J
		2回目〜：200J or 270J	
VT（脈拍触知可能）	同期＊	1回目：100J	1回目：100J
		2回目〜：必要に応じて増量	2回目〜：必要に応じて増量
AF	同期＊	1回目：120〜200J	1回目：200J
		2回目〜：必要に応じて増量	2回目〜：必要に応じて増量
AFL/SVT	同期＊	1回目：50〜100J	1回目：50〜100J
		2回目〜：必要に応じて増量	2回目〜：必要に応じて増量

＊：T波のタイミングで電気的除細動を行ってしまうと，R on TによるVT/VF誘発の危険があるため，同期は必須．
＊＊：二相性の場合，至適エネルギー量は確定していない．製造業者が推奨するエネルギー量か，それが不明の場合は最大エネルギー量を考慮してもよいとされている．
SVT：supraventricular tachycardia，上室頻拍

❼ パドル装着

○ リード電極
（赤：右肩，黄：左肩，緑：左腰）

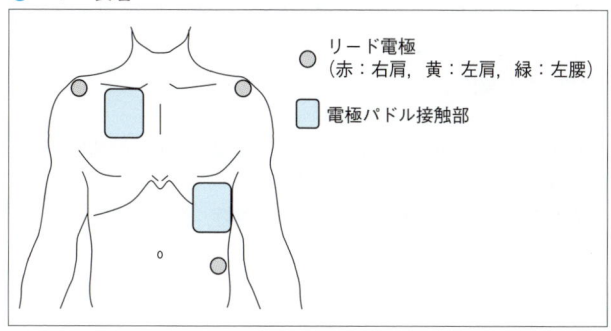

□ 電極パドル接触部

5H5T へのアプローチ

- **H**ypovolemia（循環血液量減少）
- **H**ypoxia（低酸素血症）
- **H**ydrogen ion（アシドーシス）
- **H**yper-/hypokalemia（高 / 低カリウム血症）
- **H**ypothemia（低体温）
- **T**ension pneumothorax（緊張性気胸）
- **T**amponade, cardiac（心タンポナーデ）
- **T**oxins（毒物）
- **T**hrombosis, pulmonary（肺血栓塞栓症）
- **T**hrombosis, coronary（冠動脈血栓塞栓症）

- 以下の項目を参考に 5H5T へアプローチする.

既往歴
- 急性心筋梗塞後（➡ 心破裂），大動脈瘤（➡ 破裂による出血），冠動脈ステント留置術後（➡ 冠動脈血栓症），発作性心房細動（➡ 脳梗塞，脳出血，冠動脈血栓症），長期臥床や整形外科直後（➡ 深部静脈血栓症からの肺血栓塞栓症），癌（➡ 出血，血栓塞栓症），気胸の既往等.

薬剤歴
- Ca 拮抗薬，ジギタリス，抗不整脈薬，抗うつ剤，NSAIDs，ワルファリンを含む抗凝固薬の内服歴や，冠動脈ステント留置術後の抗血小板薬の怠薬等.

発見された場所

症状
- 胸痛（➡ 急性心筋梗塞，緊張性気胸，大動脈解離，肺塞栓症，冠動脈血栓症）．
- 突然の呼吸困難（➡ 緊張性気胸，肺塞栓症，気道異物）．
- 黒色便，吐血（➡ 消化管出血）．
- 腎疾患・透析（➡ 高 K 血症，アシドーシス，心血管疾患合併の高リスク）．

心肺停止（蘇生）

[触診・視診]
- 末梢（冷 ➡ 出血性，温 ➡ 敗血症・アナフィラキシー）．
- 外頸静脈怒張（➡ 気胸，心タンポナーデ，心不全）．
- 腹部膨満（➡ 腹部大動脈瘤破裂，肝癌破裂）．

[聴診]
- 胸部（➡ 緊張性気胸，心不全）．

[検査]
- 採血（CBC，生化学 BUN/Cr/Na/K/Cl/Glu，CK，CK-MB，血液ガス）．
- 胸部X線，心電図，腹部超音波，心エコー，頭部CT，体温測定（直腸温）．

※クモ膜下出血等の頭蓋内出血によっても致死的不整脈は起こりうる．

5H5T 各論

Hypovolemia（循環血液量減少）

原因
- 出血（大動脈瘤破裂，心破裂，消化管出血，腹腔内出血，胸腔内出血等），外傷，脱水（腸閉塞，急性膵炎，下痢・嘔吐等）．

診断
- 出血では頻脈，末梢皮膚の湿潤，冷感，拡張期血圧の上昇，脱水では皮膚乾燥，下大静脈の虚脱等．胸腹部X線（液体，ガス貯留）．

治療
- 細胞外液補充液の急速静注，輸血，出血源への治療．

Hypoxia（低酸素血症）

原因
- 肺水腫，重度の肺炎，急性呼吸迫症候群（acute respiratory distress syndrome；ARDS），上気道閉塞（気道内異物，誤嚥，喉頭浮腫，喉頭蓋炎）．

治療
- 気道確保，酸素投与．

Hydrogen ion（アシドーシス）

▶代謝性アシドーシス

治療目標

- pH 7.2, HCO_3^- 12mEq/L.

治療

- 炭酸水素ナトリウム（メイロン®）投与：体重（kg）× 0.4 ×（12 － 現在の HCO_3^- 濃度）mEq.

禁忌

- 低酸素に伴う乳酸アシドーシス.

▶呼吸性アシドーシス

治療

- 気管挿管または非侵襲的陽圧換気（noninvasive positive pressure ventilation；NPPV）を用いての十分な換気.

高K血症

- 血清K ≧ 5mEq/L（≧ 7.5 mEq/L では VF 等の致死的不整脈発症リスク↑）

症状

- 悪心・嘔吐，舌の刺激過敏性，四肢のこわばり，知覚異常，筋脱力感.

診断

- 血液ガス：アシドーシスでは pH が 0.1 低下するごとに，血清 K 値は 0.4 〜 0.7mEq/L ↓.
- 心電図：テント状T波（左右対称性の先鋭的なT波），wide QRS，P波消失.

治療

- ❽のように治療を行う.

低K血症

- 血清K ≦ 3.5mEq/L（臨床症状が出るのは ≦ 2.5mEq/L が多い）.

症状

- 四肢の痺れ，脱力感，弛緩性麻痺，腸管運動麻痺，横紋筋融解，尿濃縮力低下.

診断

- 採血：低 Mg 血症を伴うことが多いため，併せてチェック.
- 心電図：U波増高，T波低下または陰性化，ST低下.

治療

- K 濃度 ≦ 40mEq/L(静脈炎予防)，K 投与速度 ≦ 20mEq/L.
  …生理食塩水 500mL ＋塩化 K 20mL(20mEq)を 1 時間以上かけて点滴静注.
  ※低 Mg 血症があれば，2g 50% 硫酸 Mg 4mL を緩徐に iv.

Hypothemia(低体温)

治療

- 暖かく湿潤した酸素による呼吸管理，加温した生理食塩水の静脈内投与，加温された液による腹膜灌流，胸腔内チューブを通しての加温された生理食塩水による胸腔洗浄，体外循環による加温等.

Tension pneumothorax(緊張性気胸)

- 患側の胸腔内圧が異常に上昇し，患側肺虚脱，健側への縦隔偏位，静脈還流障害が起こり，心拍出量(cardiac output；CO)の低下をきたす．陽圧人工換気を受けている患者に多く起こる．まれに外傷性.

診断

- 脈拍(↑)，呼吸音の聴診(左右差)，胸部 X 線.

治療

- 胸腔ドレナージ．早急に，鎖骨中央線上の第 2 肋間腔の胸壁からカテーテル付 14G または 16G の針を挿入.

Tamponade, cardiac(心タンポナーデ)

- 心嚢内の液体貯留によって心臓の拡張が障害され，CO の低下によるショックと冠動脈血流の低下が起こる．急激に液体が貯留した場合，100mL 程度の少量でも発生しうる.

原因

- 急性心筋梗塞に合併した心破裂，急性大動脈解離(上行大動脈)の心腔内破裂，心臓カテーテル時の壁穿孔，外傷，開心術後，心膜炎，悪性腫瘍，尿毒症，膠原病，甲状腺機能低下症等.

診断

- 脈拍(↑)，聴診(心音↓)，頸静脈(怒張)，経胸壁心エコー(transthoracic echocardiography；TTE)(心嚢液貯留，右房右室壁の虚脱)，胸部 X 線(心陰影拡大，上行大動脈の拡大)，心電図(低電位).

❽ 高 K 血症の治療

	方法	効果発現までの時間
8.5% calcium gluconate（カルチコール®）	・カルチコール® 1A（850mg /10mL）を 5 〜 10 分かけて静注 ・投与 5 〜 10 分後でも効果がない場合は，さらにもう 1A 緩徐に静注	数分
インスリン（GI 療法）	・速効型インスリン（ヒューマリン® R 等）10 単位＋ 50％ブドウ糖 50mL or 10％ブドウ糖 500mL（ブドウ糖 5g/ インスリン 1 単位）を点滴静注	15 〜 30 分
炭酸水素ナトリウム（メイロン®）	・メイロン® 2A（40mL）を 5 分以上かけて緩徐に静注	≦ 15 分
血液透析	・最初の 1 時間で 1mEq/L, 次の 2 時間で 1mEq/L の K 低下が可能	
calcium polystyrene sulfonate（カリメート® or ケイキサレート®）	・15 〜 30g を経口投与（必要に応じて 4 〜 6 時間ごと）	1 〜 2 時間

治療

- 心嚢穿刺の項を参照．急性心筋梗塞や急性大動脈解離が原因の場合は緊急手術（ただし救命率は極めて低い）．

Toxins（毒物）

- シアン化合物，硫化水素，腐食剤および有機燐剤，オピオイド，三環系抗うつ薬，コカイン，覚醒剤等．

治療

- 体外への排泄補助，電解質 / 呼吸状態の改善．

Thrombosis, pulmonary（肺血栓塞栓症）

- 第 2 部 治療編：静脈血栓塞栓症：肺血栓塞栓症の項を参照（p.223）．

心肺停止（蘇生）

効果の持続時間	機序	注意点
30〜60分	・心筋細胞興奮の抑制	・ジギタリス剤と併用すると，高Ca血症，ジギタリス中毒による洞徐脈，心停止を起こす危険があるため，30分以上かけて投与するか，投与しない． ・メイロン®との混注で沈殿物形成
4〜6時間	・細胞内へのKシフト↑ （Na-K-ATPaseを介し）	・低血糖の合併 ・DM患者ではブドウ糖投与量を減量（血清浸透圧↑により高K血症の悪化あるため）
1〜2時間	・細胞内へのKシフト↑ （GI療法より効果は弱い） ・遠位尿細管からのK排泄↑	・代謝性アシドーシスの合併がある場合に用いる． ・Na負荷（Na 20mEq/8.4%メイロン®20mL） ・低Ca血症時にはカルチコール®投与後にメイロン®を投与
		・透析時は抗凝固療法を用いるため，施行前に消化管出血を除外
4〜6時間	・体外へのK排泄↑	・まれだが腸管壊死の合併症．腹部手術後，イレウス患者への投与は注意． ・Na，Ca負荷

Thrombosis, coronary（冠動脈血栓塞栓症）

診断
- 心電図（ST上昇，高度徐脈，新たな脚ブロック等）が最も簡便．
- 採血にて心筋逸脱酵素の上昇．

治療
- 緊急冠動脈カテーテル治療，血栓溶解療法．

（嵯峨亜希子，清末有宏）

第2部 治療編

虚血性心疾患

急性冠症候群
acute coronary syndrome；ACS

> **Key point !**
> - 早期診断，早期インターベンション
> - インターベンション後の薬剤調製、リハビリも重要

- ACSとは，冠動脈内のプラークが破綻・崩壊することによって血栓が形成され，冠動脈の閉塞や高度狭窄が起こり，急速に心筋虚血を引き起こす症候群である（❶）．
- 分類として，不安定狭心症（unstable angina pectoris；uAP），急性心筋梗塞（AMI）に分けられる．臨床現場においてはさらに心電図の所見で冠動脈の完全閉塞を示唆するST上昇の有無により，AMIはST上昇型心筋梗塞（ST-elevation myocardial infarction；STEMI）と非ST上昇型心筋梗塞（non ST-elevation myocardial infarction；NSTEMI）に区別される．

心筋梗塞の定義
- 心筋梗塞（MI）とは，心筋トロポニン（IまたはT）が基準健常者に

❶ 不安定プラークから急性冠症候群発症の過程

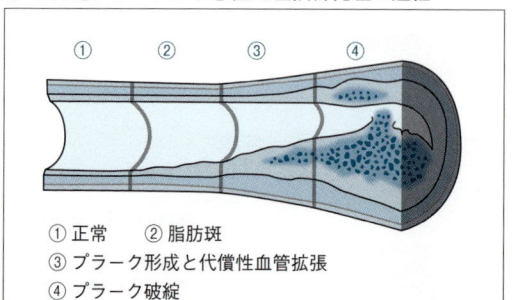

① 正常　② 脂肪斑
③ プラーク形成と代償性血管拡張
④ プラーク破綻

おける上位1％の値よりも高値であり，かつ以下の1つ以上の項目を満たすものと定義されている[1]．
…①心筋虚血による症状．
…②新たなST/T波の有意な変化，または左脚ブロックの新たな出現．
…③心電図における異常Q波．
…④画像診断における新たな心筋バイアビリティの消失または局所壁運動異常の出現．
…⑤冠動脈造影または病理解剖で認められた冠動脈内血栓．

- 心内膜側から心外膜側までの心筋に貫壁性心筋虚血が起こった場合，その部位に位置する誘導でSTが上昇し，対側の誘導でSTが低下する(reciprocal change)．したがってSTEMIは心電図から梗塞責任部位と梗塞責任血管の推定が可能になると同時に，早期の血行再建が望まれる．
- 心内膜側心筋主体の非貫壁性心筋虚血が起こった場合は，STが低下する(NSTEMI)．ST低下の場合はST低下を示す誘導と虚血部位は必ずしも一致しない．

ST上昇型心筋梗塞（STEMI）

- 心筋虚血の存在を示唆する胸部症状や心電図での持続的ST上昇を認め，心筋壊死を示す心筋バイオマーカーの一過性上昇を認めるものをいう．
- 連続する2誘導以上のST上昇の他に，新規発症の左脚ブロック，aV_R誘導のST上昇とその他誘導の広範なST低下(LMTもしくはLAD proximalの病変を示唆)，V_1〜V_4の2誘導以上のST低下（後壁虚血を示唆）もSTEMIに準じた治療計画を考慮する．
- STEMIは冠動脈閉塞を示唆する病態であり，一刻も早く診断し，心臓カテーテル室へ搬送し，速やかに血行再建を行うことが求められる．
- STEMIの診断アルゴリズムを❷に示す．
- 初期評価として身体所見に基づき，重症度評価としてKillip分類（❸）が汎用される．
- 初期診断は症状，心電図変化を中心に行われるが，補助的診断（発症時間の推定等）に心筋バイオマーカーの数値を参考にすることがある（❹）．

第2部 治療編

治療

- 発症早期で症状が残存もしくはバイタル不安定でSTEMIが示唆されるときは，緊急冠動脈造影が示唆される(❺，❻).
- 救急外来では，肺うっ血や動脈血酸素飽和度低下(94%未満)を認める患者には酸素投与の開始，硝酸薬投与(バイタル不安定時や右室梗塞が示唆される場合は禁忌)，ヘパリン投与(日本人では

❷ ST上昇型急性心筋梗塞の診断アルゴリズム

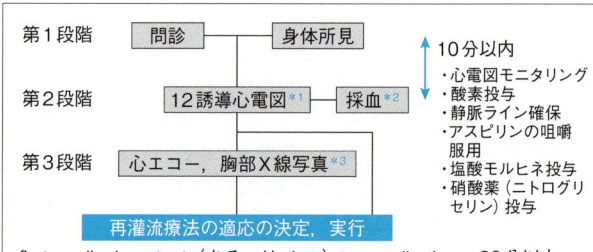

```
第1段階    問診 ── 身体所見            10分以内
                                      ・心電図モニタリング
第2段階    12誘導心電図*1 ─ 採血*2     ・酸素投与
                                      ・静脈ライン確保
第3段階    心エコー，胸部X線写真*3     ・アスピリンの咀嚼
                                        服用
         再灌流療法の適応の決定，実行   ・塩酸モルヒネ投与
                                      ・硝酸薬(ニトログリ
                                        セリン)投与
```

first medical contact（あるいはdoor）-to-needle time：30分以内
first medical contact（あるいはdoor）-to-device time：90分以内

* 1：急性下壁梗塞の場合，右側胸部誘導（V_{4R}）も記録する．
* 2：診断確定のために採血結果を待つことで再灌流療法が遅れてはならない．
* 3：重症度評価や他の疾患との鑑別に有用であるが必須ではなく再灌流療法が遅れることのないよう短時間で行う．

(日本循環器学会．ST上昇型急性心筋梗塞の診療に関するガイドライン2013年改訂版．p.14 図5より)

❸ Killip分類：身体所見に基づいた重症度分類

クラスI	ポンプ失調なし	肺野にラ音なく，III音を聴診しない
クラスII	軽度〜中等度の心不全	全肺野の50%未満の範囲でラ音を聴取あるいはIII音を聴取する
クラスIII	重症心不全，肺水腫	全肺野の50%以上の範囲でラ音を聴取する
クラスIV	心原性ショック	血圧90mmHg未満，尿量減少，チアノーゼ，冷たく湿った皮膚，意識障害を伴う

通常5,000単位～10,000単位)を行う．また緊急冠動脈造影，経皮的冠動脈形成術を行う患者には，アスピリン200mgを口腔内崩壊，クロピドグレル300mgを内服させる(**❼**)．

❹ 発症からの経過時間別にみた各心筋バイオマーカーの診断精度

	<2時間	2～4時間	4～6時間	6～12時間	12～24時間	24～72時間	>72時間
ミオグロビン*	○	○	○	○	○	△	×
心臓型脂肪酸結合蛋白 (H-FABP)*	○	○	○	○	○	△	×
心筋トロポニンI, T*	×	△	◎	◎	◎	◎	○
高感度心筋トロポニンI, T	◎	◎	◎	◎	◎	◎	○
CK-MB	×	△	◎	◎	◎	△	×
CK	×	△	○	○	○	△	×

◎：感度，特異度ともに高く診断に有用である．○：感度は高いが，特異度に限界がある．△：感度，特異度ともに限界がある．×：診断に有用でない．＊：全血迅速診断が可能である．

(日本循環器学会．ST上昇型急性心筋梗塞の診療に関するガイドライン 2013年改訂版．p.19 表5 より)

第2部 治療編

5 緊急 PCI が施行可能な施設における STEMI への対応アルゴリズム

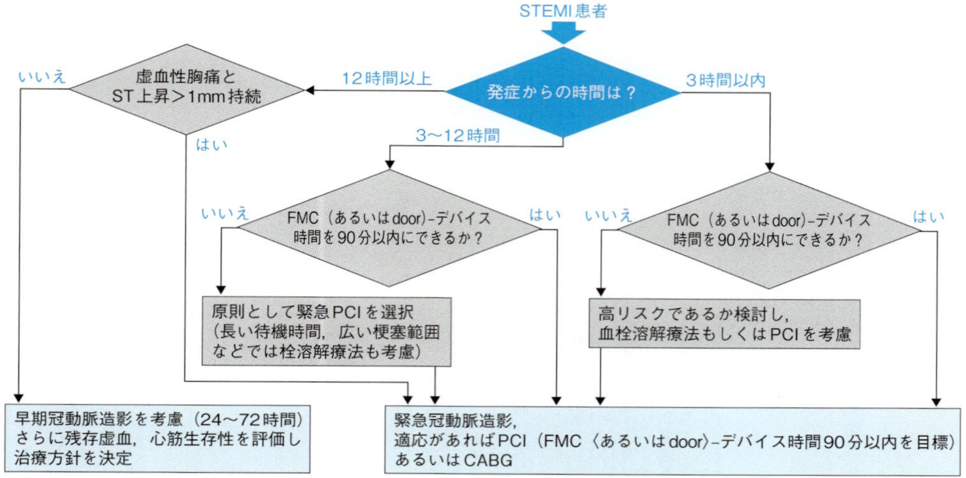

```
                        STEMI患者
                            │
                    発症からの時間は？
         ┌──────────────┼──────────────┐
    12時間以上         3〜12時間         3時間以内
         │                │                │
  虚血性胸痛と         FMC（あるいは door)-デバイス      FMC（あるいは door)-デバイス
  ST上昇>1mm持続      時間を90分以内にできるか？    時間を90分以内にできるか？
    ┌────┴────┐        ┌────┴────┐         ┌────┴────┐
   いいえ    はい      いいえ    はい       いいえ    はい
    │        │          │        │          │        │
    │        │     原則として緊急PCIを選択   高リスクであるか検討し、
    │        │     （長い待機時間、広い梗塞範囲  血栓溶解療法もしくはPCIを考慮
    │        │     などでは溶解療法も考慮）
    │        │          │        │          │        │
  早期冠動脈造影を考慮（24〜72時間）     緊急冠動脈造影、          FMC（あるいは door)-デバイス時間90分以内を目標
  さらに残存虚血、心筋生存性を評価し   適応があれば PCI
  治療方針を決定                      あるいは CABG
```

心原性ショック（または進行した心不全）の場合、発症 36 時間以内かつショック発現 18 時間以内は PCI、外科手術を検討する。
FMC : first medical contact.

(日本循環器学会. ST 上昇型急性心筋梗塞の診療に関するガイドライン 2013 年改訂版. p.26 図 6 より)

虚血性心疾患

❻ 緊急 PCI が施行できない施設における STEMI への対応アルゴリズム

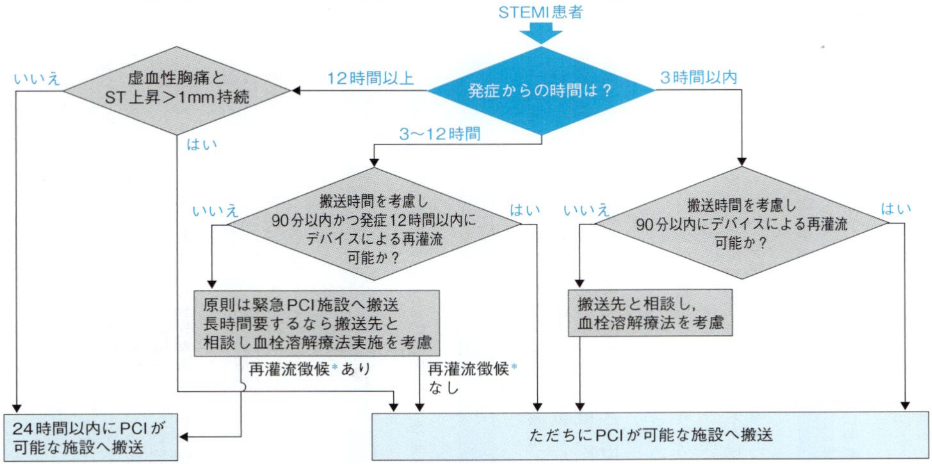

```
STEMI患者
  │
  ▼
発症からの時間は？
  ├─ 12時間以上 ──→ 虚血性胸痛と ST 上昇>1mm持続
  │                    ├─ はい ──→ 搬送時間を考慮し 90分以内かつ発症12時間以内に
  │                    │           デバイスによる再灌流可能か？
  │                    │             ├─ はい ──→ ただちに PCI が可能な施設へ搬送
  │                    │             └─ いいえ ──→ 原則は緊急 PCI 施設へ搬送するが長時間要するなら搬送先と相談し血栓溶解療法*実施を考慮
  │                    │                            ├─ 再灌流徴候あり
  │                    │                            └─ 再灌流徴候なし ──→ 24時間以内に PCI が可能な施設へ搬送
  │                    └─ いいえ ──→ 24時間以内に PCI が可能な施設へ搬送
  ├─ 3〜12時間 ──→（上記と同じ分岐）
  └─ 3時間以内 ──→ 搬送時間を考慮し 90分以内にデバイスによる再灌流可能か？
                      ├─ はい ──→ ただちに PCI が可能な施設へ搬送
                      └─ いいえ ──→ 搬送先と相談し、血栓溶解療法を考慮
```

心原性ショック（または進行しつつある心不全）の場合、発症36時間以内かつショック発現18時間以内は PCI、外科手術施行可能施設へ搬送する。
*：胸痛の消失、ST 上昇の軽減、T 波の陰転化など。

(日本循環器学会．ST 上昇型急性心筋梗塞の診療に関するガイドライン 2013 年改訂版．p.27 図 7 より)

第2部 治療編

❼ 標準的初期治療

1. 酸素

クラスI
- 肺うっ血や動脈血酸素飽和度低下（94%未満）を認める患者に対する投与. レベルB

クラスIIa
- すべての患者に対する来院後6時間の投与. レベルC

2. 硝酸薬

クラスI
- 心筋虚血による胸部症状のある場合に，舌下またはスプレーの口腔内噴霧で，痛みが消失するか血圧低下のため使用できなくなるまで3〜5分ごとの計3回までの投与. レベルC
- 心筋虚血による胸部症状の寛解，血圧のコントロール，肺うっ血の治療目的としての静脈内投与. レベルC

クラスIII
- 収縮期血圧90mmHg未満あるいは通常の血圧に比べ30mmHg以上の血圧低下，高度徐脈（＜50/分），頻脈（＞100/分）を認める場合，下壁梗塞で右室梗塞合併が疑われる場合の投与. レベルC
- 勃起不全治療薬（バイアグラ®など）服用後24時間以内の投与. レベルB

3. 鎮痛薬

クラスI
- 硝酸薬使用後にも胸部症状が持続する場合の塩酸モルヒネ投与. レベルC

4. アスピリン

クラスI
- アスピリン162mg レベルA 〜325mg レベルC （バファリン®81mg 2〜4錠またはバイアスピリン®100mg 2〜3錠）の咀嚼服用.

5. チエノピリジン系薬剤

クラスI
- PCIを予定している患者ですでに服用されているチエノピリジン系薬剤の継続投与. レベルA
- PCIを予定している患者でチエノピリジン系薬剤が投与されていない症例のできるだけ早い段階でクロピドグレル loading dose（300mg）投与. レベルA
- アスピリンの使用が困難な患者でのチエノピリジン系薬剤の投与. レベルB

PCIを予定している患者では，冠動脈ステント留置を行うことが予想されるため，ステント血栓症の予防目的でアスピリンとチエノピリジン系抗血小板薬の2剤併用療法が推奨される．

虚血性心疾患

❼ 標準的初期治療（つづき）

6. 未分画ヘパリン

クラスⅠ
- PCI施行時のACT（活性化全血凝固時間）モニタリング下での使用．[レベルC]

クラスⅡa
- tPA（組織プラスミノーゲン活性化因子），pro-UK（プロウロキナーゼ），mutant tPA（遺伝子組換え tPA）など，血栓親和性のある血栓溶解薬を使用した場合の APTT（活性化部分トロンボプラスチン時間）モニタリング下での静脈内投与．[レベルC]

クラスⅢ
- ウロキナーゼなどの血栓親和性のない血栓溶解薬を使用した場合の使用．[レベルC]

7. β遮断薬

クラスⅠ
- STEMI発症後早期でβ遮断薬に対する禁忌がなく，かつ，高血圧，頻脈，重篤な心室不整脈のいずれかを認める患者への投与．[レベルC]

クラスⅡa
- STEMI発症後早期でβ遮断薬に対する禁忌のない患者へのルーチン使用．[レベルB]

クラスⅢ
- 下記を認める患者への投与．
- 中等度〜高度の左室機能不全患者，心原性ショック．[レベルC]
- 収縮期血圧100mmHg未満の低血圧．[レベルC]
- 心拍数60/分未満の徐脈．[レベルC]
- 房室ブロック（第2度，第3度）．[レベルC]
- 重症閉塞性動脈硬化症．[レベルC]
- 重症慢性閉塞性肺疾患または気管支喘息など．[レベルC]

（日本循環器学会．ST上昇型急性心筋梗塞の診療に関するガイドライン 2013年改訂版．p.21-23より）

プラスグレル

- クロピドグレル不応症（*CYP2C19*遺伝子多型）によるステント血栓症のリスク軽減に，プラスグレル（エフィエント®）が2014年に日本でも発売された．
- クロピドグレルによる治療と比較し，ステント血栓症の相対リスクを52%減少させる[2]．ただし出血イベントのリスクが増大したことから，国内では低用量での使用に限られている．
- loading doseは20mg，以後維持量は1日1回3.75mg．

第 2 部　治療編

非 ST 上昇型心筋梗塞(NSTEMI)

- STEMI 以外の心筋梗塞のこと(心筋バイオマーカー上昇を認める)で，細菌では不安定狭心症(uAP，心筋バイオマーカー上昇を認めない)と合わせて，non-ST elevation acute coronary syndrome(NSTE-ACS)として治療戦略を考慮されることが多い．
- 病歴，身体所見，心電図，血液検査からまず NSTEMI / uAP の可能性が高いか否かを診断する(❽)．NSTEMI / uAP，もしく

❽ 非 ST 上昇型心筋梗塞 / 不安定心筋症患者に対するリスク分類と治療戦略

初期 12 誘導心電図を評価
↓
ST 低下または動的 T 波の陰転，心電図は診断不能あるいは正常
↓
リスク分類(高リスクの因子についての検討)
↓
TIMI リスクスコア(❾)

ACC/AHA の高リスク因子について検討(TIMI リスクスコアに加えて)
○既往歴：□ TIMI リスクスコアが高い(≧ 5)または中等度(3〜4)
　　　　　□過去 6 か月間に PCI または CABG を実施
○身体診察：□狭心症 / 虚血の再発(CHF 症状，S3 ギャロップ，肺水腫，ラ音の増悪または僧帽弁閉鎖不全の新規出現 / 増悪を伴う)
○心電図と心筋マーカー：□血行動態的または電気的に不安定(虚血性 VT)
　　　　　　　　　　　　□心筋マーカーが上昇
○評価：□非侵襲的検査で高リスク所見を認める
　　　　□左室駆出機能の低下(非侵襲的検査で駆出率＜ 0.4 等)

以下の 1 つ以上の項目により「高リスク」または「中等度リスク」に分類される
　□ ST 偏移あり(初期またはその後の心電図)
　□ TIMI リスクスコア≧ 5
　□ TIMI リスクスコアが 3〜4
　□心筋マーカーの上昇
　□年齢≧ 75 歳
　□ uAP である
　□ ACC/AHA の高リスク因子に該当する
　　　　　　　　　↓
高〜中等度リスク：　←はい──────いいえ→　低リスク：
侵襲的治療　　　　　　　　　　　　　　　　　保存的治療

(AHA. Handbook of Emergency Cardiovascular Care for Healthcare Providers 2010. p35 より)

虚血性心疾患

はその疑いが高いと判断した場合，短期的な生命予後にリスク層別化を行う(**❾**)．

❾ TIMI リスクスコア

予測のための因子	点数	定義
65 歳以上	1	
冠動脈疾患のリスクファクターが 3 以上	1	リスクファクター ・家族に冠動脈疾患のリスクファクター ・高血圧 ・高コレステロール血症 ・糖尿病 ・喫煙者
7 日以内にアスピリン使用	1	
最近，重症の胸痛	1	24 時間以内に 2 回以上の胸痛発作
心臓マーカーの上昇	1	CK-MB または心臓特異的トロポニン
0.5mm 以上の ST 変化	1	0.5mm 以上の ST 下降は該当．20 分未満の一過性 ST 上昇(0.5mm 以上)は ST 下降と同等に扱い高リスク．20 分以上持続する 1mm 以上の ST 上昇があれば STEMI の treatment category とみなされる．
50% 以上の冠動脈閉塞の既往	1	この情報が不明であってもリスク予測は可能

上の表で計算されたTIMI リスクスコア	1 つ以上の初期の不良転帰*が 14 日以内にみられる率	リスク評価(Risk Status)
0 または 1	5%	低(Low)リスク
2	8%	
3	13%	中(Intermediate)リスク
4	20%	
5	26%	高(High)リスク
6 または 7	41%	

*初期の不良転帰(Primary end points)として「死亡」，「新しいまたは再発性の心筋梗塞」，および「緊急冠血管再建術の必要性」の 3 つが挙げられる．

(Antman EM, et al. The TIMI risk score for unstable angina/non-ST elevation MI：A method for prognostication and therapeutic decision making. JAMA 2000；284：835-42 より)

第2部 治療編

- 高リスク例には，早期侵襲的治療（冠動脈造影，血行再建）を考慮する．低リスク例では，負荷試験により長期予後のリスク評価を行い，血行再建を考慮する．

不安定心筋症（uAP）

- 狭心症状が増悪傾向の場合を uAP と診断し，入院・加療を行う（⓾，治療は NSTEMI に準じる）．
- 診断は問診に基づき以下の3型に分類される．
  …新規発症型（1か月以内に新しく狭心症が発症）．
  …増悪型（1か月以内により軽い労作で狭心症が起こる）．
  …安静型（安静時にも狭心症が起こるようになった）．

急性冠症候群（ACS）における超急性期管理

- 冠状動脈疾患集中治療室（CCU）入室にてモニタリング，集学的治療，リハビリテーションを行う．

⓾ 不安定狭心症の分類（Braunwald, 1989）

重症度	Class I	新規発症の重症または増悪型狭心症 ・最近2か月以内に発症した狭心症 ・1日に3回以上発作が頻発するか，軽労作にても発作が起きる増悪型労作狭心症．安静狭心症は認めない．
	Class II	亜急性安静狭心症 ・最近1か月以内に1回以上の安静狭心症があるが，48時間以内に発作を認めない．
	Class III	急性安静狭心症 ・48時間以内に1回以上の安静時発作を認める．
臨床状況	Class A	二次性不安定狭心症（貧血，発熱，低血圧，頻脈等の心外因子により出現）
	Class B	一次性不安定狭心症（Class A に示すような心外因子のないもの）
	Class C	梗塞後不安定狭心症（心筋梗塞発症後2週間以内の不安定狭心症）
治療状況		1）未治療もしくは最小限の狭心症治療中 2）一般的な安定狭心症の治療中（通常量のβ遮断薬，長時間持続硝酸薬，Ca拮抗薬） 3）ニトログリセリン静注を含む最大限の抗狭心症薬による治療中

(Braunwald E. Unstable angina. A classification. Circulation 1989；80：410-4 をもとに作成)

モニタリング
- 12誘導心電図，血圧・脈拍・SpO$_2$ の持続モニタリングは必須．
- CKピークアウトするまでは，3時間ごとの採血(少なくとも血算・AST・LDH・CK・BUN・Cre・Na・K)，12誘導心電図撮影を行う．
- 広範前壁心筋梗塞，重症心不全，ショック合併例はSGモニタリング検討．

集学的治療
- (酸素化不良でなくても通常は)酸素投与．(状況により)酸素化不良の場合，非侵襲的陽圧換気(NPPV)・挿管を考慮．
- 出血傾向がなければ，ヘパリン(10,000～15,000U/日)持続投与を行う．
- 経皮的冠動脈インターベンション(percutaneous coronary intervention；PCI)後にno reflow, slow flowの場合，大動脈内バルーンパンピング(intra-aortic balloon pumping；IABP)挿入，ニコランジル(シグマート®)持続投与を考慮．
- 血圧低下時は，カテコラミン(ノルアドレナリン)投与．さらなる状況悪化時はIABP，経皮的心肺補助(percutaneous cardiopulmonary support；PCPS)を検討．
- 循環動態不安定に陥る頻脈性不整脈(心室性，上室性)出現時はDC施行．さらに心室性不整脈時はアミオダロン(アンカロン®)もしくはニフェカラント(シンビット®)持続投与を行う．リドカインは使用しない(CAST study[3])．
- 初回STEMIのprimary PCIの補助療法としての心保護作用(梗塞サイズ減少・慢性期の左室駆出率〈LVEF〉改善)を期待し，カルペリチド(ハンプ®)使用を考慮する(J-WIND-ANP[4])．
- その他の合併症(急性心不全，心室自由壁破裂，急性僧房弁逆流症，乳頭筋断裂，心室中隔穿孔，心膜炎等)に留意し，急性期は心エコーを毎日フォローする(⑪)．

リハビリテーション
- CKピークアウトまで絶対安静．
- 広範前壁心筋梗塞，重症心不全，ショック合併例を除き，プロトコールに準じる(第3部 検査・手技編：心臓リハビリテーションの項を参照)．

⓫ 心室中隔穿孔,左室自由壁破裂,乳頭筋断裂の特徴

特徴	心室中隔穿孔	左室自由壁破裂	僧帽弁乳頭筋断裂
頻度	・再灌流療法なし 1〜3% ・線溶療法あり 0.2〜0.34% ・心原性ショック患者 3.9%	・0.8〜6.2% ・線溶療法はリスクを低下させない ・primary PCI はリスクを低下させる可能性あり	・約1% ・後乳頭筋＞前乳頭筋
発症時期	・2つのピーク: 24時間以内と3〜5日 ・期間:1〜14日	・2つのピーク: 24時間以内と3〜5日 ・期間:1〜14日	・2つのピーク: 24時間以内と3〜5日 ・期間:1〜14日
臨床症状	・胸痛,呼吸困難,低血圧	・胸痛,失神,低血圧,不整脈,嘔気,不穏,突然死	・突然の呼吸困難と肺水腫,低血圧
身体所見	・粗い汎収縮期雑音,thrill(＋),Ⅲ音,肺水腫,両室不全,心原性ショック	・頸静脈怒張(29%),奇脈(47%), ・electromechanical dissociation ・心原性ショック	・柔らかい心雑音,thrill(−) ・重症肺水腫,心原性ショック
心エコー所見	・心室中隔穿孔,左-右シャント,右室負荷所見	・心膜液貯留,心囊内の高エコー輝度(血腫),心筋の亀裂,心タンポナーデの所見	・左室の過剰収縮,乳頭筋ないし腱索の断裂,弁尖の過剰な動き,重症僧帽弁逆流
右心カテーテル	・右房から右室での酸素飽和度の上昇	・心室造影では確認困難,心タンポナーデの典型的所見はつねには現れず	・右房−右室間の酸素飽和度上昇なし,v波増大,肺動脈楔入圧上昇

(ACC/AHA guidelines for the management of patients with ST-elevation myocardial infarction. J Am Coll Cardiol 2004; 44: E1-E211 より改変引用.
日本循環器学会. ST上昇型急性心筋梗塞の診療に関するガイドライン 2013年改訂版. p.54 表7 より)

虚血性心疾患

血栓溶解療法

- 日本ではPCIが普及し，血栓溶解療法の使用頻度は減少しているが，医療過疎地等，搬送に時間を要する場合に考慮される．
- モンテプラーゼ(クリアクター®)13,750～27,500単位/kgを静脈内投与する．半量投与に比べ全量投与では出血性合併症は増加するが，TIMI2以上の再疎通率は上昇しない．
- 引き続きPCIを施行する可能性を考慮し，半量投与(例：体重60kgでは1バイアル80万単位の薬剤を生理食塩水10mLに溶解し1分で静注)とすることが多い．

適応

- 血栓溶解療法の適応はガイドラインでは⑫のように示されている．

⑫ 血栓溶解療法の適応

クラスⅠ
- 発症12時間以内で，0.1mV以上のST上昇が2つ以上の隣接した誘導*で認められる75歳未満の患者． レベルA
- 発症12時間以内で，新規左脚ブロックが認められる75歳未満の患者． レベルA

*：universal definitionでは，STEMIの診断におけるST上昇のカットオフ値は年齢，性別，誘導により異なるが，本ガイドラインでは従来からのエビデンスに基づくカットオフ値を用いた．

クラスⅡa
- 発症12時間以内の純後壁梗塞患者． レベルC
- 発症12時間から24時間以内で虚血症状およびST上昇が持続する患者． レベルB

クラスⅢ
- 症状が消失し，治療までに24時間以上経過した患者． レベルC
- 後壁梗塞が除外された非ST上昇型急性冠症候群の患者． レベルA

(日本循環器学会．ST上昇型急性心筋梗塞の診療に関するガイドライン2013改訂版．p.26-27より)

第 2 部 治療編

禁忌

- 血栓溶解療法の禁忌はガイドラインでは❸のように示されている.

❸ 血栓溶解療法の禁忌

絶対的禁忌

①頭蓋内出血の既往(時期を問わず), 6 か月以内の脳梗塞.
②既知の頭蓋内新生物, 動静脈奇形.
③活動性出血.
④大動脈解離およびその疑い.

相対的禁忌

①コントロール不良の重症高血圧(180/110mmHg 以上).
②禁忌に属さない脳血管障害の既往.
③出血性素因, 抗凝固療法中.
④頭部外傷, 長時間(10 分以上)の心肺蘇生法, または大手術(3 週間未満)などの最近の外傷既往(2 ～ 4 週間以内).
⑤圧迫困難な血管穿刺.
⑥最近(2 ～ 4 週以内)の内出血.
⑦線溶薬に対する過敏反応.
⑧妊娠.
⑨活動性消化管出血.
⑩慢性重症高血圧の既往.

(日本循環器学会. ST 上昇型急性心筋梗塞の診療に関するガイドライン 2013 年改訂版. p.27 より)

急性冠症候群(ACS)における急性期管理

- 食事:CK のピークアウトを確認し, 大きな合併症がなければ食事開始を検討する(Na 6g 制限は必須, 腎不全合併なら蛋白制限も考慮).
- 禁煙指導・食事指導.
- 冠危険因子の評価・治療.
- ステント留置後であれば, アスピリン 100mg・クロピドグレル 75mg(抗血小板薬 2 剤併用療法〈dual anti-platelet therapy;DAPT〉), プロトンポンプ阻害薬(PPI)の継続.
- アンジオテンシン変換酵素(angiotensin converting enzyme;ACE)阻害薬/アンジオテンシンⅡ受容体遮断薬(angiotensinⅡ receptor blocker;ARB), β遮断薬, ストロングスタチンの投

与.
- ACE阻害薬，ARB(ISIS-4 study[5]，TRACE study[6])．長期予後改善，慢性期心筋リモデリング抑制．ARBよりACE阻害薬が望まれる．
- β-blockerの投与(CAPRICORN study[7])．カルベジロール（アーチスト®），ビソプロロール（メインテート®）．長期予後改善，上室性・心室性不整脈予防，慢性期心筋リモデリング抑制．
- ストロングスタチンの投与(LDLコレステロールの値に関わらず開始する．早期スタチン投与の短期・長期予後改善の報告もあり，より早期〈余裕があれば救急外来〉の導入が望まれる)．
- 最終造影がTIMI2で終了した症例や広範前壁中隔症例等は退院前に再冠動脈造影や右心カテーテル検査を検討する．
- 運動：退院後初回外来(1か月以内)までは重労作は控える．外来で経過をみながら，運動耐容能を評価し，労作・労働範囲を広げる．

安定狭心症・無症候性心筋虚血
stable angina・silent myocardial ischemia；SMI

> **Key point !**
> - PCI，CABGの適応を見きわめることが重要
> - 治療戦略として，虚血の証明が重要

- 狭心症は，心筋酸素需要の増加に酸素供給が追いつかないために生じる．通常，安定狭心症は，慢性的に進行したアテローム性動脈硬化による冠動脈狭窄が進行した場合に生じる．
- 狭心症重症度分類としてCCS分類が頻用される(⓮)．
- 慢性安定型はOMT(optical medical therapy[8])を心がける(COURAGE trial)．
- OMTとして，冠危険因子の評価・コントロールに加え，ストロングスタチン，アスピリン，β遮断薬，ACE阻害薬/ARB，Ca拮抗薬，ニコランジル，硝酸薬がある．
- 薬剤コントロール不良な狭心症や虚血による予後改善が見込まれる場合はPCIやCABGを検討する．

⓮ CCS（Canadian Cardiovascular Society）の狭心症重症度分類

Class I	日常の身体活動，たとえば通常の歩行や階段上昇では狭心発作を起こさない．仕事にしろ，レクリエーションにしろ，活動が激しいか，急か，または長引いた時には狭心発作を生じる．
Class II	日常の身体活動はわずかながら制限される．急ぎ足の歩行または階段上昇，坂道の登り，あるいは食後や寒冷，強風下，精神緊張下または起床後2時間以内の歩行または階段上昇により発作が起こる．または2ブロック(200m)を超える平地歩行あるいは1階分を超える階段上昇によっても狭心発作を生じる．
Class III	日常活動は著しく制限される．普通の速さ，状態での1〜2ブロック(100〜200m)の平地歩行や1階分の階段上昇により狭心発作を起こす．
Class IV	いかなる動作も症状なしにはできない．安静時にも狭心症状をみることがある．

（Canadian Cardiovascular Society. Circulation '76 より）

◆ PCI か CABG か

心臓手術予定患者の手術死亡率を予測するスコアリングに Euro SCORE(⓯)や STS score, JAPAN score があり，評価式・計算方法はウェブ上で無償公開されている．CABG を行うか否かの一決定要因となる．

また，冠動脈疾患の複雑さを冠動脈所見に基づいて客観的に評価する SYNTAX score が SYNTAX trial[9]において開発された．

SYNTAX trial は，0〜22点(low)，23〜32点(intermediate)，33点以上(high)の3群に分け，MACCE(major adverse cardiac and cerebrovascular events；全死亡，脳卒中，MI，再血行再建)発症率を CABG 群，PCI 群(DES)で比較したもので，連続3,075症例のうち，ランダム化比較試験に適さない症例はレジストリ試験に登録され(1,275症例)，適する1,800症例がランダム化に組まれた．

現在，5年までのフォローアップが発表され[10]，全死亡では

⓯ Euro SCORE

患者関連因子	年齢,性別,腎機能障害,冠動脈疾患以外の動脈硬化症の有無,フレイルの有無,心臓手術の既往の有無,慢性肺疾患の有無,活動性心内膜炎の有無,術前の重篤な状態の有無,インスリンにて加療されている糖尿病の有無
心臓関連因子	NYHA,CCS class 4 の有無,左室機能障害の程度,最近の心筋梗塞の有無,肺高血圧症の有無
手技関連因子	緊急手術,冠動脈バイパス以外の心臓手術か,胸部大動脈に対する手術か

(http://www.euroscore.org/ より)

PCI 群,CABG 群で有意差はみられなかったが(13.9% vs 11.4%,$p = 0.10$),全死亡・MI・脳卒中を含む複合イベント率では CABG 群が有意に低かった(20.8% vs 16.7%, $p = 0.03$).個々のイベントでは脳卒中は CABG 群に多い傾向があり(2.4% vs 3.7%,$p = 0.09$),MI(9.7% vs 3.8%, $p < 0.0001$)と再血行再建(25.9% vs 13.7%, $p < 0.0001$)は PCI 群で有意に高率であった.

また低スコア(≦ 22)における 5 年間の MACCE は PCI 群・CABG 群で差はなく,中(22 〜 32)および高(≧ 33)スコアでは CABG 群の MACCE が有意に低率となった.また SYNTAX score が上昇しても CABG 群の MACCE 発症率は大きな変化がない印象がある.LMT 病変を対象とした解析では,SYNTAX score ≦ 32 までは PCI 群・CABG 群で MACCE 発症率に差がないことも発表されている.

以上よりヨーロッパ心臓病学会(ESC)では,SYNTAX score をもとにした PCI の適応が作成されている(⓱).

ただし SYNTAX trial で使用された DES は taxus express (paclitaxel-eluting stent)であり,第 2 世代の DES である EES (everolimus-eluting stent) や BES(biolimus-eluting stent) と,CABG との比較トライアルが待たれる.

column

虚血の証明

　後ろ向き研究ではあるが，虚血心筋量を目安としたPCIの予後改善効果が示されている(⓰)．10,627例を対象とした負荷心筋血流シンチの解析では，虚血心筋量が心筋全体の10%以上であれば血行再建を行ったほうが薬物療法のみよりも予後がよいというものである．

　虚血の証明方法として，運動負荷心電図，運動負荷(薬物負荷)心筋シンチ，冠動脈造影時の血流予備量比(fractional flow reserve；FFR)，ドブタミン負荷心エコー，心臓MRIなどがある．

⓰ 誘発性虚血量からみた観察期間中の心臓死発生率を血行再建群と薬物療法群で比較

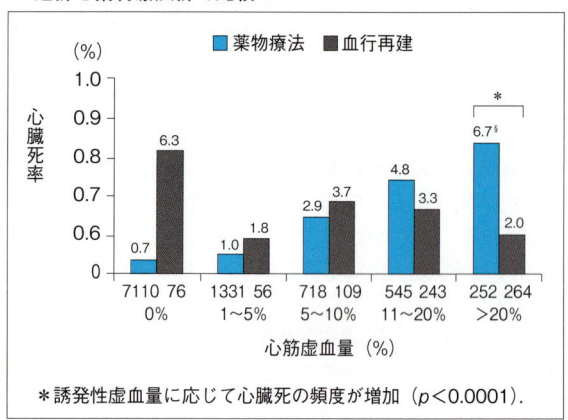

心筋虚血量 (%)	薬物療法	血行再建
0% (7110 / 76)	0.7	6.3
1〜5% (1331 / 56)	1.0	1.8
5〜10% (718 / 109)	2.9	3.7
11〜20% (545 / 243)	4.8	3.3
>20% (252 / 264)	6.7§	2.0

＊誘発性虚血量に応じて心臓死の頻度が増加（$p<0.0001$）．

(Hachamovitch R, et al. Comparison of the short-term survival benefit associated with revascularization compared with medical therapy in patients with no prior coronary artery disease undergoing stress myocardial perfusion single photon emission computed tomography. Circulation 2003; 107: 2900-7 より)

⓱ SYNTAX score をもとにした PCI の適応

冠動脈疾患	CABG 推奨	PCI 推奨
1 枝または前下行枝近位部病変を含まない 2 枝疾患	IIbC	IC
1 枝または前下行枝近位部病変を含む 2 枝疾患	IA	IIaB
3 枝病変(PCI での完全血行再建可もしくは SYNTAX score ≦ 22)	IA	IIaB
3 枝病変(PCI での完全血行再建不可もしくは SYNTAX score ＞ 22)	IA	IIIA
左主幹部単独もしくは 1 枝疾患で入口部もしくは体部病変	IA	IIaB
左主幹部単独もしくは 1 枝疾患で遠位分岐部含む	IA	IIbB
左主幹部＋2 枝または 3 枝疾患で SYNTAX score ≦ 32	IA	IIbB
左主幹部＋2 枝または 3 枝疾患で SYNTAX score ≧ 33	IA	IIIB

(Guidelines on myocardial revascularization. Eur J Cardiothorac Surg 2010; 38(Suppl): S1-52 より)

冠攣縮性狭心症

coronary spastic angina ; CSA

Key point !

- 冠攣縮は狭心症だけでなく, 心筋梗塞の誘因になりうる
- 適切なリスク評価と危険因子の是正, 薬物療法が重要

- 冠攣縮は, 突然の冠動脈の過収縮により一過性に冠血流が低下し, 心筋虚血を引き起こす.
- 冠攣縮は, 種々の程度の冠動脈硬化部位に認められ, 冠攣縮が誘発された血管部位では冠動脈硬化がより進行しやすいことが明らかにされている.
- 血管内皮細胞や血管平滑筋が関与しているといわれる.

第2部 治療編

診断

- 冠攣縮による狭心症発作は，労作性狭心症(器質的狭窄)と比べ症状の持続時間が長いことが多く，冷汗や意識消失(完全房室ブロックや心室頻拍・心室細動を合併する場合)を伴うことがある．
- 過呼吸や飲酒により誘発されることがある．
- 夜間から早朝にかけての安静時に出現することが多い．
- 12誘導心電図，Holter心電図，心臓カテーテル検査(アセチルコリン負荷試験，エルゴノビン負荷試験)等にて診断・評価を行う．
- CSAの診断アルゴリズムを⓲に示す．

治療 [11)]

危険因子の是正

- 禁煙，血圧管理(塩分6g/日以下)，適正体重の維持，耐糖能障害の是正，脂質異常症の是正(ストロングスタチン)，過労，精神ストレスの回避，節酒．

薬物療法

- 硝酸薬(Class I：発作時の舌下投与，またはスプレーの口腔内噴霧，または静脈内投与．Class IIa：冠攣縮予防のための長時間作用型硝酸薬の投与)
- Ca拮抗薬(Class I)
- ニコランジル(シグマート®) (Class IIa)
  …Ca拮抗薬に抵抗性のCSAに併用することで効果が期待できる．
- β遮断薬
  …従来の非選択的β遮断薬は相対的にα受容体優位となり，血管収縮を助長してCSAを増悪させ，予後を悪化させることが知られているため(JBCMI)，冠動脈病変が併存するためβ遮断薬を使う必要がある場合は，長時間作用型Ca拮抗薬を必ず併用することが推奨される．
- スタチン
  …一酸化窒素(nitric oxide；NO)を増加させるという点から冠攣縮予防に標準的なCa拮抗薬に加え，スタチン併用が有効であることが示されている(SCAST[12)])．
- その他冠攣縮抑制に有効な可能性のある薬剤
  …ビタミン・抗酸化薬(Class IIb)，エストロゲン(Class IIb)，

虚血性心疾患

⑱ 冠攣縮性狭心症の診断アルゴリズム

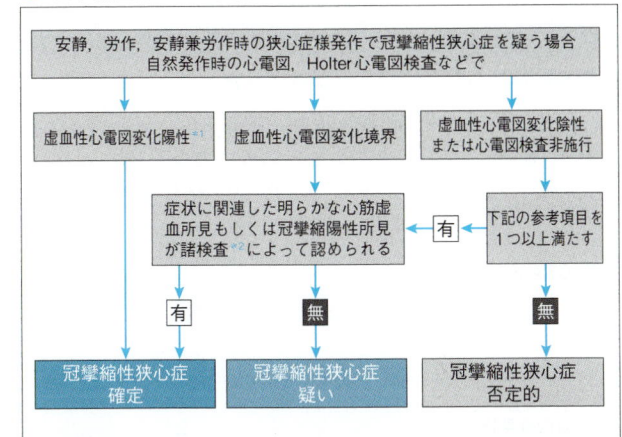

```
安静，労作，安静兼労作時の狭心症様発作で冠攣縮性狭心症を疑う場合
自然発作時の心電図，Holter心電図検査などで
```

- 虚血性心電図変化陽性[*1]
- 虚血性心電図変化境界
- 虚血性心電図変化陰性 または心電図検査非施行

症状に関連した明らかな心筋虚血所見もしくは冠攣縮陽性所見が諸検査[*2]によって認められる ← 有 ― 下記の参考項目を1つ以上満たす

有	無	無
冠攣縮性狭心症 確定	冠攣縮性狭心症 疑い	冠攣縮性狭心症 否定的

参考項目
硝酸薬により，すみやかに消失する狭心症様発作で，以下の4つの項目のどれか1つが満たされれば冠攣縮疑いとする．
① とくに夜間から早朝にかけて，安静時に出現する．
② 運動耐容能の著明な日内変動が認められる（早朝の運動能の低下）．
③ 過換気（呼吸）により誘発される．
④ Ca拮抗薬により発作が抑制されるがβ遮断薬では抑制されない．

[*1]：明らかな虚血性変化とは，12誘導心電図で，関連する2誘導以上における一過性の0.1mV以上のST上昇または0.1mV以上のST下降か陰性U波の新規出現が記録された場合とする．虚血性心電図変化が遷延する場合は急性冠症候群のガイドラインに準じ対処する．

[*2]：心臓カテーテル検査における冠攣縮薬物誘発試験，過換気負荷試験などをさす．なお，アセチルコリンやエルゴノビンを用いた冠攣縮薬物誘発試験における冠動脈造影上の冠攣縮陽性所見を「心筋虚血の徴候（狭心痛および虚血性心電図変化）を伴う冠動脈の一過性の完全または亜完全閉塞（>90%狭窄）」と定義する．

（日本循環器学会．冠攣縮性狭心症の診断と治療に関するガイドライン 2013年改訂版．p.6 図1より）

ステロイド薬(Class IIb)，ファスジル(Rhoキナーゼ阻害薬，Class IIa)，レニン・アンジオテンシン・アルドステロン系(RAAS)抑制薬(Class IIb)．

（三浦瑞樹，田中悦史）

冠攣縮性狭心症(CSA)とリスクスコア

CSAのリスクスコアがわが国の多施設共同試験から発表されている[18]. [19]のリスクスコア(JCSA risk score)に基づき, 低リスク(0～2点), 中リスク(3～5点), 高リスク(6点以上)に分け, 予後(MACE)予測につながる([20]).

[19] CSAのリスクスコア

予測因子	スコア
院外心停止の既往	4
喫煙	2
安静時胸痛	2
器質的有意狭窄	2
多枝冠攣縮	2
ST上昇	1
βブロッカー使用	1
計	0～14

(Takagi Y, et al. Prognostic stratification of patients with vasospastic angina: a comprehensive clinical risk score developed by the Japanese Coronary Spasm Association. J Am Coll Cardiol 2013; 62: 1144-53 より)

[20] リスク別生存曲線

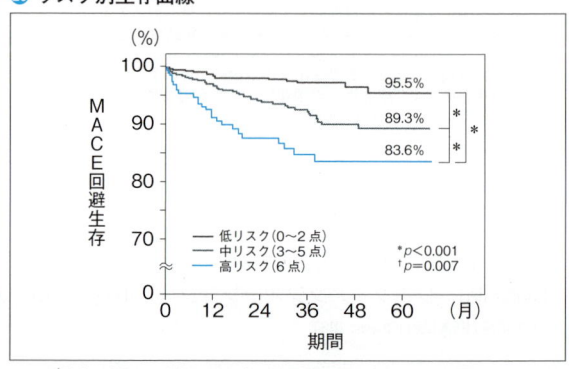

(Takagi Y, et al. Prognostic stratification of patients with vasospastic angina: a comprehensive clinical risk score developed by the Japanese Coronary Spasm Association. J Am Coll Cardiol 2013; 62: 1144-53 より)

第2部 治療編

心不全

> **Key point !**
> - 日本における心不全患者数は100万人以上と推定され,循環器内科医のみならず,一般内科医にも診療機会は多い
> - その診療には,急性期の呼吸・循環管理といった集中医療の知識から,慢性期における生活指導・患者教育などのコミュニケーション能力まで幅広い技術が求められる
> - 心不全の背景となる心疾患,増悪因子を把握し,長期予後改善・再増悪予防を意識した診療を行うことが望ましい

概念

- 心臓の器質的あるいは機能的異常により,心臓のポンプ機能が低下し,うっ血症状をきたすような充満圧の上昇なしには,全身組織の需要に見合うだけの心拍出量を維持できない病態.低心拍出量もしくはうっ血による症状をきたす症候群である.
- 十分な心拍出量が得られないとき,神経体液性因子が活性化され,末梢血管の収縮,体液貯留傾向が生じることで循環動態は代償される.しかし,心不全の際には,これらの機構はさらなる心負荷,心不全増悪の原因となり,悪循環を形成する(❶).
- また神経体液性因子の活性化は,心臓に対しても心筋細胞肥大,間質線維化,アポトーシス等の心筋リモデリングをきたし,さらなる心筋障害,心機能低下という悪循環も形成すると考えられており,これらの神経体液性因子のコントロールが心不全の予後改善に必要である(❶).

診断

- 心不全を疑わせるような症状・所見を認めた際は,それらが心疾患に由来するかを以下の所見等を参考に総合的に診断する.
  …症状,身体所見,胸部X線所見(❷,❸).
  …BNP値:カットオフ100pg/mLで心不全の診断感度90%,特異度70%とされる.
  …心電図,心エコー.

第2部 治療編

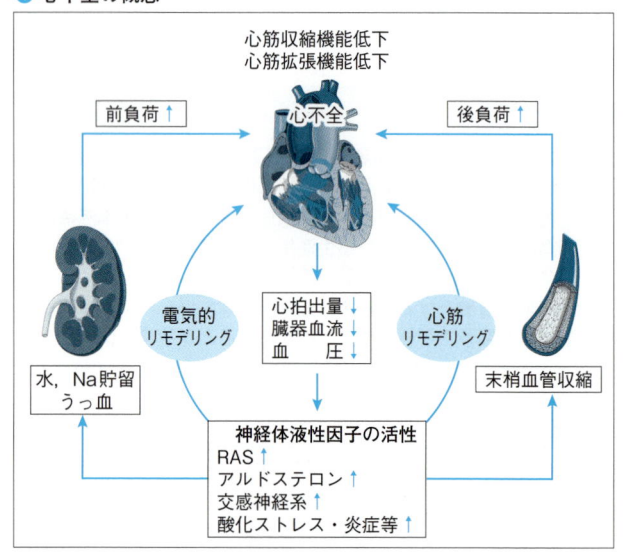

❶ 心不全の概念

```
              心筋収縮機能低下
              心筋拡張機能低下
    前負荷↑  →  心不全  ←  後負荷↑

   電気的          心拍出量↓        心筋
  リモデリング      臓器血流↓      リモデリング
                   血  圧↓

  水, Na貯留                      末梢血管収縮
   うっ血
              神経体液性因子の活性
               RAS↑
               アルドステロン↑
               交感神経系↑
               酸化ストレス・炎症等↑
```

(川名正敏ほか編. 循環器病学—基礎と臨床. 東京：西村書店；2010. p.291 より)

❷ 心不全の自覚症状, 他覚所見

うっ血による症状と所見		
左心不全	症状	労作時呼吸困難(dyspnea on exertion；DOE), 発作性夜間呼吸困難 (paroxysmal nocturnal dyspnea；PND), 起座呼吸, 喘鳴, 湿性咳嗽, ピンク色泡沫状痰, 頻呼吸
	所見	水泡音, III音, IV音, 肺うっ血, 胸水
右心不全	症状	右季肋部痛, 食欲不振, 腹満感, 悪心, 嘔吐, 心窩部不快感, 易疲労感
	所見	肝腫大, 肝胆道系酵素上昇, 脾腫大, 黄疸, 両側性下腿浮腫, 頸静脈怒張 右心不全が高度な際は肺うっ血所見が乏しい
低心拍出量による症状と所見		
	症状	食欲不振, 悪心, 嘔吐, 身の置き所のない様相, 不穏, 意識レベル混濁(low output syndrome；LOS) 動悸, 胸痛, 失神発作
	所見	頻脈, チアノーゼ, 乏尿, 冷汗, 四肢冷感, 脈圧・血圧低下

❸ うっ血性心不全の診断基準（Framingham criteria）

大症状2つか，大症状1つおよび小症状2つ以上を心不全と診断する
[大症状]
- 発作性夜間呼吸困難または起座呼吸
- 頸静脈怒張
- 肺ラ音
- 心拡大
- 急性肺水腫
- 拡張早期性ギャロップ（Ⅲ音）
- 静脈圧上昇（16cmH$_2$O以上）
- 循環時間延長（25秒以上）
- 肝頸静脈逆流

[小症状]
- 下腿浮腫
- 夜間咳嗽
- 労作性呼吸困難
- 肝腫大
- 胸水貯留
- 肺活量減少（最大量の1/3以下）
- 頻脈（120/分以上）

[大症状あるいは小症状]
- 5日間の治療に反応して4.5kg以上の体重減少があった場合，それが心不全治療による効果ならば大症状1つ，それ以外の治療ならば小症状1つとみなす

①心不全の原因となるような器質的・機能的異常の有無．
②左房圧・右房圧上昇を示唆する所見の有無．
…貧血や呼吸器疾患，腎疾患等，症状を説明できる他の疾患の有無．
※非侵襲的に診断困難な場合は，右心カテーテル検査や運動負荷試験も考慮する．

心不全の診断に有用な心エコー所見

①心不全の原因となるような器質的・機能的異常．
　…左室機能異常（左室壁運動，拡張能）．
　…器質的異常（弁膜症，心内シャント，心膜液）．
　…右室機能異常（右室のサイズ，収縮能）．
②左房圧・右房圧上昇を示唆する所見の有無
　…左房圧上昇を示唆するエコー所見（❹）．
　　Ⅰ：E/A，E波減速時間（DcT）：左室駆出分画（LVEF）が低下し

❹ 左室拡張能指標を複合した評価

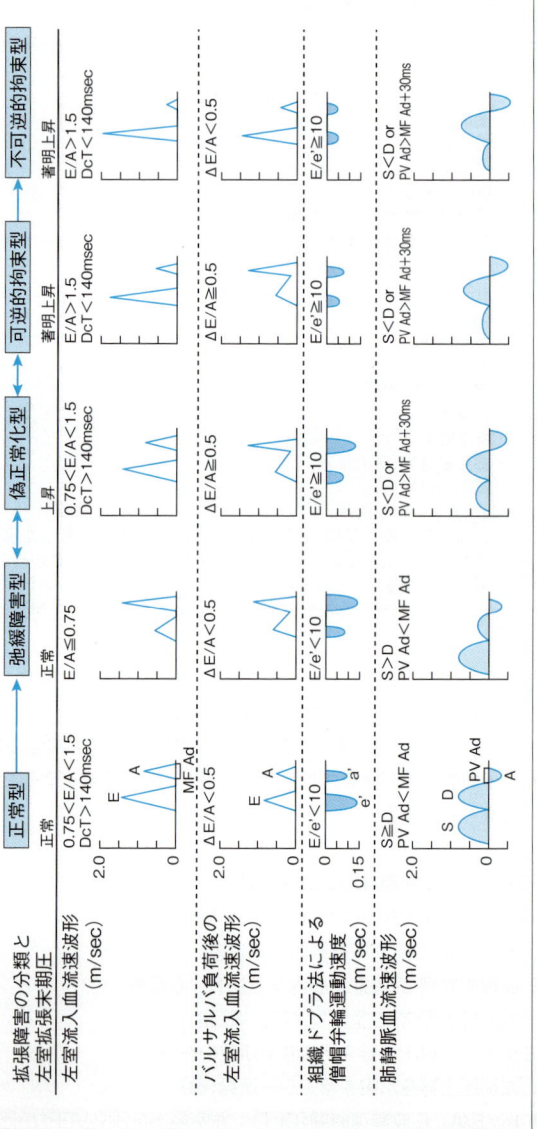

拡張障害の分類と	正常型	弛緩障害型	偽正常化型	可逆的拘束型	不可逆的拘束型
左室拡張末期圧	正常	正常	上昇	著明上昇	著明上昇
左室流入血流速波形 (m/sec)	$0.75 < E/A < 1.5$ DcT > 140msec	$E/A ≦ 0.75$	$0.75 < E/A < 1.5$ DcT > 140msec	$E/A > 1.5$ DcT < 140msec	$E/A > 1.5$ DcT < 140msec
バルサルバ負荷後の左室流入血流速波形 (m/sec)	$\Delta E/A < 0.5$	$\Delta E/A < 0.5$	$\Delta E/A ≧ 0.5$	$\Delta E/A ≧ 0.5$	$\Delta E/A < 0.5$
組織ドプラ法による僧帽弁輪運動速度 (m/sec)	$E/e' < 10$	$E/e' < 10$	$E/e' ≧ 10$	$E/e' ≧ 10$	$E/e' ≧ 10$
肺静脈血流速波形 (m/sec)	$S ≧ D$ PV Ad < MF Ad	$S > D$ PV Ad < MF Ad	$S < D$ or PV Ad > MF Ad + 30ms	$S < D$ or PV Ad > MF Ad + 30ms	$S < D$ or PV Ad > MF Ad + 30ms

(Redfield. MM et al. Burden of systolic and diastolic ventricular dysfunction in the community: appreciating the scope of the heart failure epidemic. JAMA 2003 ; 289 : 194-202 より)

心不全

ている症例ではE/Aが高値でありDcTが短縮しているほど左房圧が上昇している（ただし，加齢とともにE/Aは低下しDcTは延長）．

Ⅱ：左室流入血流速波形と僧帽弁弁輪部運動：E/e'はEF低下の有無にかかわらず左房圧と相関する．

Ⅲ：左室流入血流速波形と肺静脈血流速波形：肺静脈血流速波形の心房収縮期波の幅（RAd）が広がり，左室流入血流速波形の心房収縮期波の幅（Ad）が狭くなり，両者の差（RAd-Ad）が増加するほど左房圧の上昇が示唆される．

Ⅳ：左房径・容積：左房拡大は，慢性的な左房負荷を示唆する．

…右房圧（＝中心静脈）上昇を示唆するエコー所見．
・下大静脈径とその呼吸性変動から推測する．
➡下大静脈径には個人差があるため，安定期の下大静脈径と比較する．
➡陽圧換気下では，中心静脈圧は上昇し，評価困難となる．

…肺動脈圧を推定するエコー所見．
・肺動脈収縮期圧＝右室収縮期圧＝右房圧＋（右室-右房圧較差）＝右房圧＋$4 \times$（三尖弁逆流最大速度）^{2}
・肺動脈拡張期圧＝右室拡張期圧＋（肺動脈-右室拡張期圧較差）＝右房圧＋$4 \times$（拡張期肺動脈逆流速度）^{2}

病態評価・治療

- 心不全の診断と治療の流れを❺にまとめた．
- 心不全急性期は，救命のため迅速な処置を診断と治療を並行して行う（下記①と②）．多くの患者は慢性心不全へ移行するため，可能となった時点で順次慢性期へ向けた診療も導入していく（③→④へ）．

①緊急度・重症度の把握 ＋ 早期病態把握 ＋ 緊急疾患への対応（❺の□□に該当）．

②呼吸・循環管理を含めた心不全急性期管理（❺の□□に該当）．

③病態・原因把握のための精査 ＋ 背景心疾患の治療，増悪因子の是正 ＋ 慢性心不全管理への移行（❺の□□に該当）．

④患者の生活状況・社会的背景の把握 ＋ 患者教育・生活指導（❺の□□に該当）．

第2部 治療編

❺ 心不全の診療

	診断		
救急外来	緊急度・重症度の把握		
	早期病態把握	急性心不全	背景心疾患
		慢性心不全	背景心疾患 ＋増悪因子
外来〜 カテーテル室, 手術室〜ICU		病歴，身体所見 検体検査，X線 心電図，心エコー	
ICU〜 一般病棟	病態・原因把握のための精査		
	運動負荷心電図・ Holter心電図		
	CT・MRI・ 心筋シンチグラム・ 心臓カテーテル検査		
	胸部X線		
	生活状況・社会的背景の把握		
外来			

心不全

	治療	
心不全急性期管理	安静・鎮静	
	呼吸管理	酸素・NPPV・挿管管理
	循環管理(心機能補助)	強心薬・IABP・PCPS・VAD
	前負荷軽減	硝酸薬・利尿薬・カルペリチド・血液浄化療法・バソプレシン拮抗薬
	後負荷軽減	硝酸薬・CCB
緊急疾患への対応(❽)		
背景心疾患の治療，増悪因子の是正(❻，❼)		
心臓リハビリテーション		
塩分・水分制限		
心不全薬物治療	長期予後	ACE阻害薬(ARB)，β遮断薬，アルドステロン拮抗薬
	心不全管理	降圧薬，利尿薬，経口強心薬
	心房細動	レートコントロール(ジゴキシン・β遮断薬)，抗凝固療法，リズムコントロール
	虚血性心疾患	抗血小板薬，スタチン，二次予防
心不全非薬物治療	左室機能障害	CRT，外科治療，心移植
	不整脈	PM，ICD，RFCA
	虚血性心疾患	血行再建(PCI，CABG)
	呼吸管理	HOT，CPAP，ASV
患者教育・生活指導		
運動療法		
心不全増悪の回避	心不全治療調節	
	患者教育・生活指導	

第 2 部 治療編

1. 緊急度・重症度の把握＋早期病態把握＋緊急疾患への対応
（❺の□□□に該当）

- 急激に進行する心不全は，適切な処置を迅速に行わない場合，死に至るため，症状の推移，進行速度を的確に把握し，治療の緊急度を判断する．

  …重症度・予後推定の分類
  - NYHA 分類：心疾患の自覚症状による分類（第 1 部 診断編：呼吸困難の項を参照．心不全に特化したものではない）．
  - Killip 分類：急性心筋梗塞（AMI）患者の他覚的所見による分類（第 2 部 治療編：虚血性心疾患の項を参照）．

- 心不全の病態を把握・管理するうえで，背景心疾患（❻）の同定が必要となる．次の概念を理解し，心不全の病態・背景疾患を把握する．慢性心不全患者の急性増悪時は，①原疾患の進行の有無，②新たな心疾患合併の有無，③他の増悪因子（❼）の有無を把握する必要がある．

左心不全，右心不全

- 症状，身体所見（❷），心エコー所見，右心カテーテル検査結果等から両者の病態への関与を把握する．右心系・左心系には種々の相互関係が知られており，両者が複合的に関与することが多い．

  …右心不全優位となる疾患：右室収縮力の低下（右室梗塞，不整脈原性右室心筋症〈arrhythmogenic right ventricular cardiomyopathy；ARVC〉），右室への負荷増加（三尖弁逆流〈TR〉，肺塞栓症〈PE〉，肺動脈性肺高血圧症〈pulmonary arterial hypertension；PAH〉等），右室拡張障害（心タンポナーデ，収縮性心膜炎）．

- 右心不全の治療は，次の 3 点を意識して行う．
  ①原因疾患への治療．
  ②右室前負荷の適切なコントロール．
  ➡ 過度な前負荷軽減は循環虚脱を引き起こすため注意する．
  ③右室後負荷軽減，右室収縮力増強．
  ➡ ホスホジエステラーゼ III（PDE III）阻害薬±ドブタミン：肺血管抵抗軽減と右室収縮力増強に有用．
  ➡ 経皮的心肺補助（PCPS）：右室負荷を軽減し PaO_2 を適正に保つことが可能．肺酸素化機能の障害を伴う急性右心不全において非常に有用．

心不全

収縮障害，拡張障害

- 近年，心不全のうち，心収縮力の保たれた心不全が全体の約40%を占めると報告され，拡張障害が主因と考えられている．高齢，女性，高血圧，糖尿病との関連が知られている．
- 拡張障害の原因として以下のものが知られる．
  ① 弛緩障害：虚血，糖尿病，高血圧，頻脈．
  ② 心室充満障害：左室肥大(left ventricular hypertrophy；LVH)，高血圧性心疾患(hypertensive heart disease；HHD)．
  ③ 拘束性障害：拘束型心筋症(restrictive cardiomyopathy；RCM)，収縮性心膜炎．

高拍出性心不全

- 組織代謝の著明な亢進に対し，心拍出量がそれに見合うだけの増加ができず，心不全症状をきたす状態．心臓に問題がない場合は，厳密には心不全に含めないとの意見もある．重症心不全をきたすことがあり，その際には，すみやかな病態の解除が必要となる．
- 甲状腺機能亢進症，貧血，脚気(ビタミンB1欠乏症)，敗血症，動静脈シャント，Paget病，肝硬変．
- 背景心疾患のなかには，急性心筋梗塞や重症肺塞栓症等緊急で処置が必要な疾患があるため，疾患の緊急度を把握し，早期の病態把握，治療介入を行う(❽)．

2. 呼吸・循環管理を含めた心不全急性期管理(❺の□に該当)

心不全管理に必要な分類・概念

治療方針の指標となる分類(予後の分類としても知られる)

- Forrester分類(❾)：急性心筋梗塞患者の右心カテーテル検査による分類➡心係数，肺動脈楔入圧(PAWP)で心不全を4つに分類する．
  …慢性心不全においても参考にされることが多いが，その場合，種々の代償機構により必ずしも2.2L/分/m²や18mmHgが循環不全やうっ血出現の境界値とはならないことに注意する．
- Nohria-Stevenson分類(❿)：心不全の臨床所見による分類➡低灌流所見，うっ血所見の有無で心不全を4つに分類する．

Frank-Starlingの法則(⓫)：前負荷と心拍出量を示す法則

- ①心仕事量は心室拡張末期容積(≒拡張末期圧＝前負荷)に相関

する.
- ②前負荷の過度の増加は，むしろ心仕事量の低下を生じる.
- ③心機能低下に伴い，曲線の傾きは低下し，必要な心仕事量が得られる前負荷の許容範囲は狭くなる．高度の心機能低下の場

❻ 心不全の背景心疾患

背景心疾患(詳細は各項を参照)				治療
器質的心疾患				
左心不全 両心不全	心筋障害 (収縮能, 拡張能)	虚血性心疾患		血行再建
^	^	心筋症	特発性心筋症	他項を参照
^	^	^	二次性心筋症	他項を参照
^	^	心筋炎		他項を参照
^	心負荷増大	弁膜症		手術 (他項を参照)
^	^	先天性心疾患		手術 (他項を参照)
^	^	高血圧		降圧
右心不全	心筋障害	虚血性心疾患	右室梗塞	血行再建
^	^	心筋症	不整脈源性右室心筋症	他項を参照
^	心負荷増大	弁膜症	三尖弁逆流	手術 (他項を参照)
^	^	先天性心疾患		手術 (他項を参照)
^	^	肺高血圧	特発性，肺性心，肺塞栓	肺高血圧の項を参照
^	心膜疾患による拘束性障害	心タンポナーデ		心囊穿刺，ドレナージ
^	^	収縮性心外膜炎		心膜切開術
機能的心疾患				
不整脈性	頻脈性			除細動，レートコントロール
^	徐脈性			ペーシング
高心拍出量性	甲状腺機能亢進症，貧血，脚気，敗血症，動静脈シャント，Paget病，肝硬変			各疾患の治療

❼ 慢性心不全の増悪因子

- 心負荷増大
  → 高血圧，過労・ストレス，感染，手術，貧血，妊娠，甲状腺疾患，褐色細胞腫，肝硬変
- 体液量過剰
  → 過食，塩分・水分過剰摂取，アルコール過飲，過剰輸液，浮腫誘発薬（ピオグリタゾン），Na 貯留薬（ステロイド，エストロゲン，NSAIDs 等），腎機能低下
- 治療に関するコンプライアンス低下
- 薬物による心機能低下（ドキソルビシン，β 遮断薬，Ca 拮抗薬等）
- 睡眠時無呼吸

❽ 緊急処置が必要な心疾患

- 急性心筋梗塞に対する血行再建術
- 急性大動脈解離に対する外科的治療
- 徐脈性不整脈に対する一時的ペーシング
- 心タンポナーデに対する心膜穿刺
- 循環動態の不安定な急性肺塞栓症に対する血栓溶解療法

❾ Forrester 分類

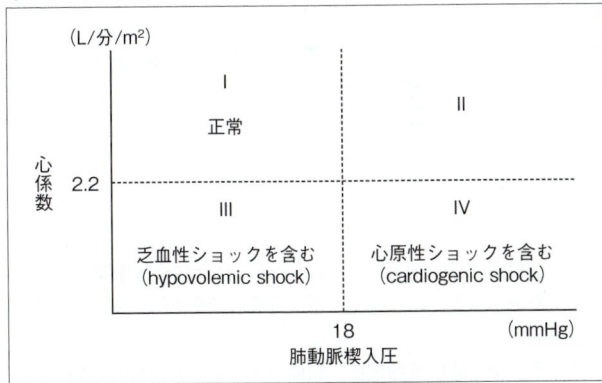

	肺動脈楔入圧 < 18 mmHg	肺動脈楔入圧 ≥ 18 mmHg
心係数 ≥ 2.2 (L/分/m²)	I 正常	II
心係数 < 2.2 (L/分/m²)	III 乏血性ショックを含む (hypovolemic shock)	IV 心原性ショックを含む (cardiogenic shock)

第2部 治療編

❿ Nohria-Stevenson 分類

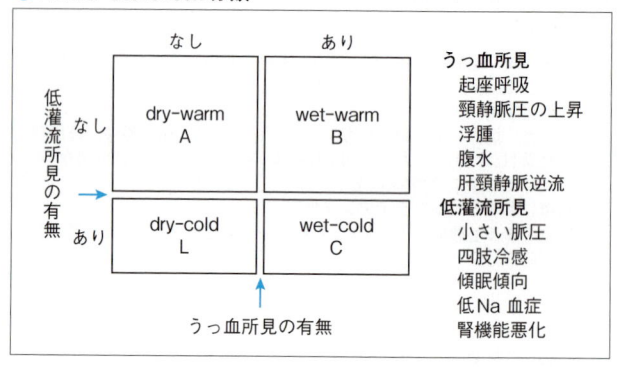

	うっ血所見 なし	うっ血所見 あり
低灌流所見 なし	dry-warm A	wet-warm B
低灌流所見 あり	dry-cold L	wet-cold C

うっ血所見
　起座呼吸
　頸静脈圧の上昇
　浮腫
　腹水
　肝頸静脈逆流
低灌流所見
　小さい脈圧
　四肢冷感
　傾眠傾向
　低Na血症
　腎機能悪化

⓫ Frank-Starling の法則

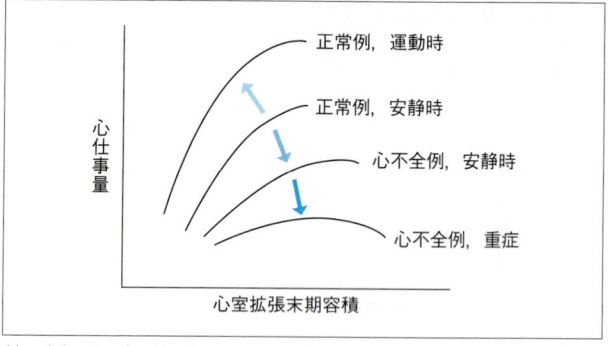

縦軸：心仕事量
横軸：心室拡張末期容積

曲線：正常例，運動時／正常例，安静時／心不全例，安静時／心不全例，重症

（友田春夫．心不全―循環整理からみた診断と治療．東京：医学書院；2010．p.22 より）

合，前負荷のコントロールのみでは，必要な心仕事量が得られず，カテコラミンの投与等，ポンプ機能を高める治療が必要となる．

急性心不全の迅速な病態把握，初期治療の選択のための分類

- ガイドラインに示されているクリニカルシナリオ（⓬）：急性心不全の初療を単純化するための分類，主に血圧で分類を行う．
- 欧州心臓学会（ESC），日本循環器学会（JCS）は急性心不全の分類を⓭の6つに分けることを提唱している．

心不全

※⓬のクリニカルシナリオにおける CS1, ⓭の急性心不全の分類における②高血圧性急性心不全は, 病態の主体が vascular failure(⓮)と考えられ, 血管拡張薬が治療の軸となる.

心不全急性期管理

- 心不全の急性期管理は, 背景心疾患・増悪因子を理解し, 症例の現在の血行動態(前述の分類, 概念の理解が必要)を把握したうえで, ①心機能, ②前負荷(≒体液量), ③後負荷(≒血管抵抗)の3つの要素を適切に管理し, うっ血, 循環不全をコントロールすることである.

▶一般的治療
  …安静(循環・呼吸状態が安定すれば早期離床を), 必要に応じて鎮静.
  …循環と利尿の安定が得られるまでの経口摂取の禁止.
  …安静が長期間続く際の深部静脈血栓症(DVT)予防目的の弾性ストッキング.

▶呼吸不全に対する治療
  …酸素投与, NPPV, 人工呼吸.

▶循環不全に対する治療(=心機能補助)
  …補液(心不全症例では, 必要性を十分検討する).
  …カテコラミン, PDE Ⅲ阻害薬, 大動脈内バルーンパンピング(IABP), PCPS, 左心補助装置(LVAD), 心移植(⓯, ⓰, ⓱).
  …処方例:ドブタミン(ドブトレックス®):2〜3γで開始, 10γまで増量.
  ドパミン(イノバン®):前述と同様.
  ➡ドブタミンとドパミンの用量比を2:1〜3:1とすると効果的である.
  ➡ドパミンが10γを超えると腎血流が低下するため好ましくない.
  ミルリノン(ミルリーラ®):0.25〜0.75γで持続静注.
   ➡心室性不整脈の出現に注意が必要.

うっ血に対する治療

- 前負荷軽減:血管拡張薬, 利尿薬, ヒト心房性ナトリウム利尿ペプチド(human atrial natriuretic peptide;hANP), 血液浄化療法. 症例ごとに適切な前負荷(体液量)を意識し治療する.

⑫ 入院早期における急性心不全患者の管理アルゴリズム（クリニカルシナリオ）

入院時の管理

- 非侵襲的監視：SaO_2、血圧、体温
- 酸素
- 適応があれば非侵襲陽圧呼吸（NPPV）
- 身体診察

- 臨床検査
- BNPまたはNT-pro BNPの測定：心不全の診断が不明の場合
- 心電図検査
- 胸部X線写真

CS 1	CS 2	CS 3	CS 4	CS 5
収縮期血圧（SBP） > 140mmHg	SBP 100～140mmHg	SBP < 100mmHg	急性冠症候群	右心不全
・急激に発症する ・主病態はびまん性肺水腫 ・全身性浮腫は軽度：体液量が正常または低下している場合もある ・急性の充満圧の上昇 ・左室駆出率は保持されていることが多い ・病態生理としては血管性	・徐々に発症し体重増加を伴う ・主病態は全身性浮腫 ・肺水腫は軽度 ・慢性の充満圧、静脈圧や肺動脈圧の上昇 ・その他の臓器障害：腎機能障害や肝機能障害、貧血、低アルブミン血症	・急激あるいは徐々に発症する ・主病態は低灌流 ・全身浮腫や肺水腫は軽度 ・充満圧の上昇 ・以下の2つの病態がある ①低灌流を認める原性ショックを認める場合 ②低灌流または心原性ショックがない場合	・急性心不全の症状および徴候 ・急性冠症候群の診断 ・心臓トロポニンの単独の上昇だけではCS 4に分類しない	・急激または緩徐な発症 ・肺水腫はない ・右室機能不全 ・全身性の静脈うっ血所見

（日本循環器学会．急性心不全治療ガイドライン 2011 年改訂版．p.15 表 11 より）

⑫ 入院早期における急性心不全患者の管理アルゴリズム（クリニカルシナリオ）〈つづき〉

治療			
・NPPV および硝酸薬 ・容量過負荷がある場合を除いて、利尿薬の適応はほとんどない	・NPPV および硝酸薬 ・慢性の全身性体液貯留が認められる場合は利尿薬を使用	・体液貯留所見がなければ容量負荷を試みる ・強心薬 ・改善が認められなければ肺動脈カテーテル ・血圧＜100mmHg および低灌流が持続している場合は血管収縮薬	・NPPV ・硝酸薬 ・心臓カテーテル検査 ・ガイドラインが推奨するACSの管理：アスピリン、ヘパリン、再灌流療法 ・大動脈内バルーンパンピング	・容量負荷を避ける ・SBP＞90mmHg および慢性の全身性体液貯留が認められる場合に利尿薬を使用 ・SBP＜90mmHg の場合は強心薬 ・SBP＞100mmHg に改善しない場合は血管収縮薬

治療目標	
・呼吸困難の軽減 ・状態の改善	・心拍数の減少 ・尿量＞0.5ml/Kg/min	・収縮期血圧の維持と改善 ・適正な灌流に回復

（日本循環器学会．急性心不全治療ガイドライン 2011 年改訂版．p.15 表11 より）

第2部 治療編

⓭ 急性心不全の各病態の血行動態的特徴

	心拍数/分	収縮期血圧 mmHg	心係数	平均肺動脈楔入圧	Killip分類	Forrester分類	利尿	末梢循環不全	脳など重要臓器の血流低下
①急性非代償性心不全	上昇/低下	低下, 正常/上昇	低下, 正常/上昇	軽度上昇	II	II	あり/低下	あり/なし	なし
②高血圧性急性心不全	通常は上昇	上昇	上昇/低下	上昇	II～IV	II～III	あり/低下	あり/なし	あり 中枢神経症状を伴う*
③急性肺水腫	上昇	低下, 正常/上昇	低下	上昇	III	II/IV	あり	あり/なし	なし/あり
④心原性ショック (1)低心拍出量症候群 (2)重症心原性ショック	上昇 >90	低下, 正常 <90	低下 低下	上昇 上昇	III～IV IV	III～IV IV	低下 乏尿	あり 著明	あり あり
⑤高拍出性心不全	上昇	上昇/低下	上昇	上昇あり/上昇なし	II	I～II	あり	なし	なし
⑥急性右心不全	低下が多い	低下	低下	低下	I	I, III	あり/低下	あり/なし	あり/なし

平均肺動脈楔入圧：上昇は18mmHg以上を目安とする。　＊：高血圧性緊急症がある場合に認められる。

(日本循環器学会．急性心不全治療ガイドライン 2011 年改訂版．p.7 表1より)

86

心不全

⓮ 肺うっ血をきたす2つの成因

成因	病態	治療
cardiac failure	心機能低下に伴ううっ血	血管拡張薬，利尿薬，強心薬
vascular failure	循環血液の再分布によるうっ血（volume central shift）	主に血管拡張薬

⓯ IABP，PCPSの比較

	補助	適応	禁忌	注意点
IABP	左心	急性冠症候群 内科的治療に抵抗する急性心不全 不安定狭心症	中等度以上の大動脈弁閉鎖不全症 大動脈解離・大動脈瘤 高度の大動脈アテローム硬化症 下肢閉塞性動脈硬化症	下肢虚血 出血，動脈解離 神経障害 バルーン損傷
PCPS	心肺	ショック，重症不整脈時の蘇生 短期間回復可能例での循環補助 呼吸不全合併循環不全	下肢閉塞性動脈硬化症	下肢虚血 左心系うっ血 出血，塞栓症

- 後負荷軽減：血管拡張薬，Ca拮抗薬．

▶処方例

➡ **緊急で前負荷を下げたいとき**

ニトログリセリン（ミリスロール®）注

　…1～2mg 静注．

　…0.5～10μg/kg/分で持続静注．

　…耐性に注意．

➡ **血圧が下がらないとき**

ニカルジピン（ペルジピン®）注

　…0.5～2μg/kg/分で持続静注．

➡ **利尿を得たいとき**

カルペリチド（ハンプ®）注

　…0.025～0.1γで持続静注．

第2部 治療編

⑯ 補助循環の種類と特徴

	IABP	PCPS, V-A bypass, ECMO	体外設置型 VAD	体内植込み型 VAD
挿入方法	経皮的	経皮的, 外科的	外科的	外科的
補助流量	CO 最大 40%↑	2.0～3.0L/分	3～5L/分	機種により異なる. ～10L/分
補助する心室	左心	左心・右心	左心・右心	左心
肺機能補助	効果なし	可能	効果なし	効果なし
補助期間	数日～数週	数日～数週	数か月(交換により数年も可)	数か月～数年
使用場所	病院内のみ	病院内のみ	病院内のみ	退院・在宅療養可

(日本循環器学会. 急性心不全治療ガイドライン 2011年改訂版. p.43 表28 より)

⑰ 急性心不全患者における機械的補助循環装置の選択と治療体系

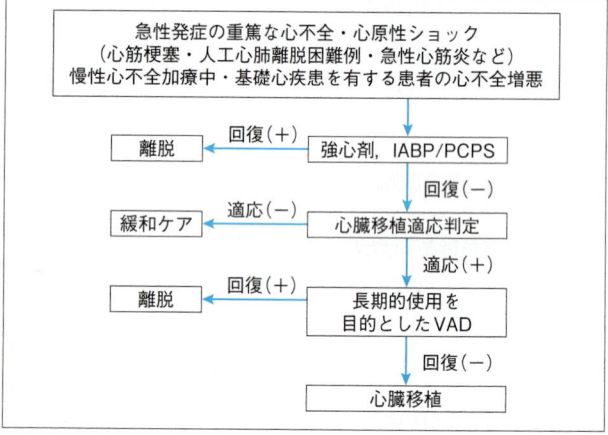

```
急性発症の重篤な心不全・心原性ショック
(心筋梗塞・人工心肺離脱困難例・急性心筋炎など)
慢性心不全加療中・基礎心疾患を有する患者の心不全増悪
              ↓
  離脱 ←回復(+)― 強心剤, IABP/PCPS
              ↓回復(-)
 緩和ケア ←適応(-)― 心臓移植適応判定
              ↓適応(+)
  離脱 ←回復(+)― 長期的使用を
                 目的としたVAD
              ↓回復(-)
             心臓移植
```

(日本循環器学会. 急性心不全治療ガイドライン 2011年改訂版. p.43 図12 より)

　…血圧が低いときは 0.0125γで開始することもある.
フロセミド(ラシックス®)注
　…10～20mg 静注.

…120mg まで増量可能.
…40mg で反応不良なときは，持続静注（2 〜 5mg/ 時）が有効な場合もある.
➡ **ループ利尿薬抵抗性，用量が増えるとき**
…トルバプタン（サムスカ®）3.75 〜 15mg/ 日.
▶ 血液浄化療法の効果
・除水による前負荷軽減を介しての心機能の改善.
・肺うっ血の改善による肺酸素化能の改善.
・浮腫の軽減による組織酸素代謝の改善.
・心機能抑制物質の除去による心機能の改善.

3. 病態・原因把握のための精査 ＋ 背景心疾患の治療，増悪因子の是正 ＋ 慢性心不全管理への移行（❺の □ に該当）

- 病態・原因把握のため，運動負荷心電図，Holter 心電図，心臓 CT，心臓 MRI，心筋シンチグラフィ，心臓カテーテル検査，心肺運動負荷試験（cardiopulmonary exercise testing；CPX）等を行うことがある.
- 各背景疾患の診療（❻），各検査項目は，該当項を参照されたい.

慢性心不全管理

- 心不全の再発予防・QOL 改善・予後改善を目的に治療を行う.
  ▶ 薬物治療：重症度と各薬剤の導入時期（⓲）.

➡ **ステージ A（危険因子を有するが，心機能障害がない）**
①高血圧，耐糖能異常，脂質異常症，喫煙等の危険因子の是正・治療.
②高血圧や糖尿病がある場合にアンジオテンシン変換酵素（ACE）阻害薬検討.
③冠動脈疾患を有する場合は二次予防に ACE 阻害薬が有用.
…ACE 阻害薬の忍容性が乏しい場合は，アンジオテンシンⅡ受容体遮断薬（ARB）を使用する.

➡ **ステージ B（無症状の左室収縮機能不全）**
① ACE 阻害薬を使用（ACE 阻害薬の忍容性が乏しい場合は，ARB を使用）.
② β 遮断薬の導入も検討.
③心房細動（AF）による頻脈を伴う症例ではジギタリスを使用.

➡ **ステージ C（症候性心不全）**

第2部 治療編

⓲ 心不全の重症度からみた薬物治療指針

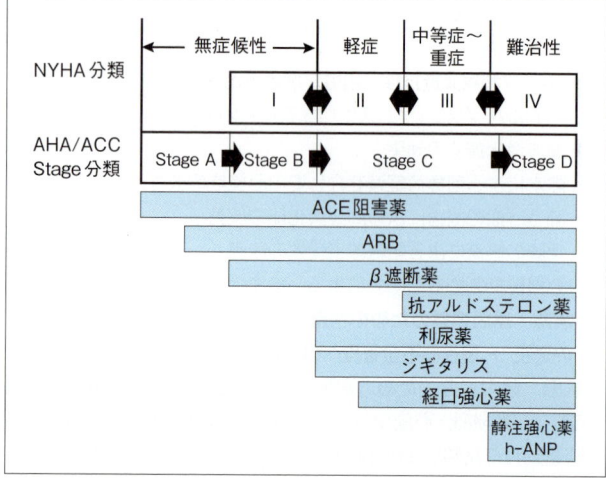

	←無症候性→	軽症	中等症～重症	難治性
NYHA分類	Ⅰ	Ⅱ	Ⅲ	Ⅳ
AHA/ACC Stage分類	Stage A → Stage B	Stage C		Stage D

薬剤適応範囲:
- ACE阻害薬：Stage B～D
- ARB：Stage B～D
- β遮断薬：Stage B～D
- 抗アルドステロン薬：Stage C～D
- 利尿薬：Stage C～D
- ジギタリス：Stage C～D
- 経口強心薬：Stage C～D
- 静注強心薬 h-ANP：Stage D

(日本循環器学会. 慢性心不全治療ガイドライン2010年改訂版. p.23 図4より)

① ACE阻害薬を使用，β遮断薬を導入．
② 体液貯留による症状がある場合は，ループ利尿薬，サイアザイド系利尿薬を用いる．
③ NYHA Ⅲ度以上の場合は，スピロノラクトンを追加．
④ ジギタリス製剤は洞調律患者でも高度心不全症例で有用な可能性が報告されている．
⑤ NYHA Ⅲ度以上，他剤で改善ない場合は，症状改善を目的にピモベンダンの追加を検討．
…心室性不整脈に注意する．

➡ステージD（治療抵抗性心不全）
① 入院，カテコラミン，PDE Ⅲ阻害薬，利尿薬，カルペリチド等で状態安定化を図る．
② 状態安定が得られたら，ACE阻害薬．スピロノラクトン，ジギタリス等の内服へ切り替え．少量からβ遮断薬導入を試みる．
③ 薬剤抵抗性の場合は，心臓移植の適応について検討．
④ 積極的治療でも予後改善が期待されない場合は，本人や家族同

column

ピモベンダン

心筋フィラメントの減弱したカルシウム感受性を高め，細胞内の環状アデノシンーリン酸(cyclic adenosine monophosphate；cAMP)分解酵素を阻害することにより心筋収縮効率を改善する.

慢性心不全患者の自覚症状を改善し，運動耐容能を改善することが報告されている.

副作用としては，血圧低下や心室性不整脈等が報告されているが，心室性不整脈は増加させないという報告も散見される.

運動耐容能改善には，用量依存性には得られないと報告されており，副作用の観点からも必要最小量を使うようにする.

過去の経口強心薬と異なり，少量の使用では予後を悪化させないと考えられている.

意のもと緩和ケアを行う．この場合，ICDの作動を解除する．

⓴ 主な経口心不全治療薬の用量

	大規模試験における用量	国内で承認された適応症・用量
アンジオテンシン変換酵素(ACE)阻害薬		
エナラプリル	SOLVD 初期量：5 mg/日， 目標：20 mg/日 実際使用量： 　Prevention trial 　16.7 mg/日 　Treatment trial 　16.6 mg/日 CONSENSUS 初期量：10 mg/日 目　標：20 mg/日， 最大 40 mg/日 実際使用量：18.4 mg/日	5〜10 mg/日 2.5 mg/日より開始

⑳ 主な経口心不全治療薬の用量（つづき）

	大規模試験における用量	国内で承認された適応症・用量
リシノプリル	ATLAS 初期量：2.5 ～ 5 mg/day 目　標： 低用量：2.5 ～ 5 mg/day 高用量：32.5 ～ 35 mg/day	5 ～ 10 mg/day 腎障害・高齢者では 2.5 mg/day より
カプトプリル	ELITE II 目　標：150 mg/day	高血圧症：37.5 ～ 75 mg/day（最大 150 mg/day）
アンジオテンシンII受容体拮抗薬（ARB）		
カンデサルタン	CHARM 初期量：4 or 8 mg/day 目標：32 mg/day 実際使用量：24 mg/day ARCH-J 初期量：4 mg/day 目標：8 mg/day 実際使用量：8 mg/day	4 mg/day（重症例では 2 mg/day）より開始 維持量：8 mg/day 高血圧症：4 ～ 8 mg/day（最大 12 mg/day） 腎障害では 2 mg/day より開始
ロサルタン*	ELITE II 初期量：12.5 mg/day 目標：50 mg/day 実際使用量：42.6 mg/day	高血圧症：25 ～ 100 mg/day
バルサルタン*	Val-HeFT 目標：320 mg/day 実際使用量：254 mg/day	高血圧症：40 ～ 80mg/day（最大 160mg/day）
β遮断薬		
カルベジロール	US Carvedilol 初期量：12.5 mg/day 目標：100 mg/day 実際使用量：45 ± 27 mg/day MUCHA 実際使用量：5 or 20 mg/day	1 回 1.25 mg 1 日 2 回食後経口投与から開始 維持量：1 回 2.5 ～ 10 mg を 1 日 2 回食後経口投与
メトプロロール*	MERIT-HF 初期量：12.5 or 25 mg/day 目標：200 mg/day 実際使用量：159 mg/day	高血圧：60 ～ 120 mg/day，最大 240 mg/day 狭心症，頻脈性不整脈：60 ～ 120 mg/day
ビソプロロール*	CIBIS II 初期量：1.25 mg/day， 目標：10 mg/day 実際使用量：──	本態性高血圧（軽症～中等症），狭心症， 心室性期外収縮：5 mg/day

⑳ 主な経口心不全治療薬の用量（つづき）

	大規模試験における用量	国内で承認された適応症・用量
抗不整脈薬		
アミオダロン*	GESICA 初期量： 600 mg/day × 14 days 維持量：300 mg/day CHF-STAT 初期量： 800 mg/day × 14 days 維持量：400 mg/day	導入期　400 mg/day 維持期　200 mg/day
血管拡張薬		
硝酸イソソルビド*	V-HeFT 初期量：80 mg/day 目標：160 mg/day 実際使用量：136 mg/day	狭心症：40 mg/day
ヒドララジン*	V-HeFT 初期量：150 mg/day 目標：300 mg/day 実際使用量：270 mg/day	初期量　30 〜 40 mg/day 維持量　30 〜 200 mg/day
利尿薬		
フロセミド		40 〜 80 mg/day
アゾセミド		60 mg/day
トラセミド	TORIC 目標 10 mg/day	4 〜 8 mg/day
スピロノラクトン	RALES 初期量：25 mg/day 目標：50 mg/day 実際使用量：26 mg/day 50 〜 100 mg/day†	50 〜 100 mg/day
エプレレノン*	EPHESUS 初期量：25 mg/day 目標：50 mg/day 実際使用量：43 mg/day	
ジギタリス製剤		
ジゴキシン	年齢，性別，体重，腎機能を考慮したアルゴリズム**を用い初期量を決定	維持量　0.125 〜 0.25 mg/day

⑳ 主な経口心不全治療薬の用量(つづき)

	大規模試験における用量	国内で承認された適応症・用量
経口強心薬		
ピモベンダン	EPOCH 実際使用量: 2.5 or 5.0 mg/day	2.5 〜 5.0 mg/day, 1日2回に分け投与.

*　我が国で慢性心不全に対する保険適用が認められていないもの.
**　Jelliffe RW, Brooker GA. A nomogram for digoxin therapy. Am J Med 1974; 57: 63-68.
†　心不全におけるスピロノラクトンの投与量は 25 〜 50 mg/day が妥当である.

国内で承認された適応症・用量は心不全の保険適用が認められている薬剤ではその投与量を,認められていない薬剤では承認されている他の疾患に対する投与量を記載した.

(日本循環器学会. 慢性心不全治療ガイドライン 2010 年改訂版. p.24-25 より)

▶非薬物療法

➡ **心臓再同期療法(cardiac resynchronization therapy;CRT)** (㉑)

・心不全が進行すると心室内伝導障害(intraventricular conduction disturbance;IVCD),心室間同期不全が生じる.心臓再同期療法(CRT)は,これらの時間的ずれ(dyssynchrony)を改善することで心機能の改善が期待できる.

・運動耐容能,QOL,入院回数,死亡率の低下が報告されているが,responder と non-responder の存在が知られている.QRS 幅が広く,左脚ブロック型の伝導障害を有する症例で奏効率が高い.

・従来の右室単独ペーシングは心機能を低下させることがあるため,心不全症例でペースメーカ植込みを行う患者では,CRT を考慮する必要がある.

➡ **酸素療法,持続的陽圧呼吸(CPAP),サーボ制御圧感知型人工呼吸器(ASV)**

・慢性心不全患者は就寝中 Cheyne-Stokes 呼吸を併発することが多く,病態・予後に悪影響を及ぼすことが知られている.

・閉塞型無呼吸への CPAP,中枢型無呼吸(無呼吸低呼吸指数〈apnea hypopnea index;AHI〉> 20)への夜間在宅酸素療法(HOT)が QOL や左室駆出分画を改善させたとの報告がある.

心不全

㉑ 心臓再同期療法（CRT）

心臓再同期療法（CRT-P*）

Class I：
1. 最適の薬物治療でも NYHA クラス III または通院可能な程度のクラス IV の慢性心不全を呈し，左室駆出率 35% 以下，QRS 幅 120msec 以上で，洞調律の場合．

Class IIa：
1. 最適の薬物治療でも NYHA クラス III または通院可能な程度のクラス IV の慢性心不全を呈し，左室駆出率 35% 以下，QRS 幅 120msec 以上で，心房細動を有する場合．
2. 最適の薬物治療でも NYHA クラス III または通院可能な程度のクラス IV の慢性心不全を呈し，左室駆出率 35% 以下で，徐脈に対してペースメーカが植込まれ，または予定され，高頻度に心室ペーシングに依存するかまたはそれが予想される場合．

Class IIb：
1. 最適の薬物治療でも NYHA クラス II の慢性心不全を呈し，左室駆出率 35% 以下で，徐脈に対してペースメーカの植込みが予定され，高頻度に心室ペーシングに依存することが予想される場合．

Class III：
1. 左室駆出率は低下しているが無症状で，徐脈に対するペースメーカの適応がない場合．
2. 心不全以外の慢性疾患により身体機能が制限されたり，余命が 12 か月以上期待できない場合．

*ペーシング機能のみの CRT

両室ペーシング機能付き植込み型除細動器（CRT-D）

Class I：
1. 最適の薬物治療でも NYHA クラス III または通院可能な程度のクラス IV の慢性心不全を呈し，左室駆出率 35% 以下，QRS 幅 120msec 以上，洞調律で，植込み型除細動器の適応となる場合．

Class IIa：
1. 最適の薬物治療でも NYHA クラス III または通院可能な程度のクラス IV の慢性心不全を呈し，左室駆出率 35% 以下，QRS 幅 120msec 以上，心房細動を有し，植込み型除細動器の適応となる場合．
2. 最適の薬物治療でも NYHA クラス II の慢性心不全を呈し，左室駆出率 30% 以下，QRS 幅 150msec 以上，洞調律で，植込み型除細動の適応となる場合．
3. 最適の薬物治療でも NYHA クラス III または通院可能な程度のクラス IV の慢性心不全を呈し，左室駆出率 35% 以下で既に植込み型除細動器が植込まれ，または予定され，高頻度に心室ペーシングに依存するかまたはそれが予想される場合．

Class IIb：
1. 最適の薬物治療でも NYHA クラス II の慢性心不全を呈し，左室駆出率 35% 以下，植込み型除細動器の植込みが予定され，高頻度に心室ペーシングに依存することが予想される場合．

Class III：
1. 左室駆出率は低下しているが無症状で，植込み型除細動器の適応がない場合．
2. 心不全以外の慢性疾患により身体機能が制限されたり，余命が 12 か月以上期待できない場合．

（日本循環器学会．不整脈の非薬物治療ガイドライン 2011 年改訂版．p.27 より）

- ASVを使用することでQOL，左室駆出分画，心不全の入院回数が減少したという報告されており，難治性心不全症例で忍容性がある患者には，ASVの使用を考慮する．

➡ 手術（左室形成術・弁形成術）
- Batista手術，Dor手術等が有名である．左室部分切除により左室の左室容積を減らし，収縮効率を上げることを期待し施行される．
- 予後改善が証明されるには至っていない．
- 心室拡大により発症した僧帽弁逆流（MR），三尖弁逆流（TR）に対し，形成術を行うことで，リモデリングの改善，自覚症状の改善が報告されている．

➡ 補助人工心臓（ventricular assist device；VAD）
- 薬物治療や両室ペーシング機能付き植込み型除細動器（cardiac resynchronization therapy defibrillator；CRT-D）を検討適応してもなお改善しない重症心不全を長期的に補助する目的で使用される．詳細は第3部 検査・手技編：IABP，PCPS．VADの項を参照．

➡ 心臓移植
- あらゆる内科的治療に対して抵抗性で延命が期待できない心不全患者に対しては，65歳未満であって心臓移植委員会が定めた㉒の除外条件に抵触しない場合は，心臓移植レシピエント登録を検討する．
- 治療に難渋する心不全患者を診たときには，早めに心臓移植実施施設にコンサルトするべきである．
- 拒絶反応（急性・慢性），感染症，悪性腫瘍等の合併症があり，終生の免疫抑制剤の内服，定期診察を要するが，国際心肺移植学会（ISHLT）の報告では3年生存率79％，生存例の90％以上が日常生活の活動制限なしと良好な予後が報告されている．日本の成績はさらに良好であることが示されている．
- 日本では，ドナー不足であり，待機日数は3年以上．今後さらに延長すると考えられている．

合併症

- 慢性心不全の進行に伴い，次の合併症が出現することが多くあり，治療を要する．

㉒ 心臓移植委員会の心臓移植レシピエントの適応

I. 心臓移植の適応は以下の事項を考慮して決定する

I. 移植以外に患者の命を助ける有効な治療手段はないのか？
II. 移植治療を行わない場合，どの位の余命があると思われるか？
III. 移植手術後の定期的（ときに緊急時）検査とそれに基づく免疫抑制療法に心理的・身体的に十分耐え得るか？
IV. 患者本人が移植の必要性を認識し，これを積極的に希望すると共に家族の協力が期待できるか？
等である

II. 適応となる疾患

心臓移植の適応となる疾患は従来の治療法では救命ないし延命の期待がもてない以下の重症心疾患とする．
I. 拡張型心筋症，および拡張相の肥大型心筋症
II. 虚血性心筋疾患
III. その他（日本循環器学会および日本小児循環器学会の心臓移植適応検討会で承認する心臓疾患）

III. 適応条件

I. 不治の末期的状態にあり，以下のいずれかの条件を満たす場合
  a. 長期間またはくり返し入院治療を必要とする心不全
  b. β遮断薬およびACE阻害薬を含む従来の治療法ではNYHA3度ないし4度から改善しない心不全
  c. 現存するいかなる治療法でも無効な致死的重症不整脈を有する症例
II. 年齢は65歳未満が望ましい
III. 本人および家族の心臓移植に対する十分な理解と協力が得られること

IV. 除外条件

I. 絶対的除外条件
  a. 肝臓，腎臓の不可逆的機能障害
  b. 活動性感染症（サイトメガロウイルス感染症を含む）
  c. 肺高血圧症（肺血管抵抗が血管拡張薬を使用しても6 wood単位以上）
  d. 薬物依存症（アルコール性心筋疾患を含む）
  e. 悪性腫瘍
  f. HIV（human immunodeficiency virus）抗体陽性
II. 相対的除外条件
  a. 腎機能障害，肝機能障害
  b. 活動性消化性潰瘍
  c. インスリン依存性糖尿病
  d. 精神神経症（自分の病気，病態に対する不安を取り除く努力をしても，何ら改善がみられない場合に除外条件となることがある）
  e. 肺梗塞症の既往，肺血管閉塞病変
  f. 膠原病等の全身性疾患

V. 適応の決定

当面は，各施設内検討会および日本循環器学会心臓移植委員会適応検討小委員会の2段階審査を経て公式に適応を決定する．心臓移植は適応決定後，本人および家族のインフォームドコンセントを経て，移植患者待機リストにのった者を対象とする．
医学的緊急性については，合併する臓器障害を十分に考慮する．

(日本循環器学会心臓移植委員会．http://plaza.umin.ac.jp/~hearttp/ より)

第2部 治療編

▶不整脈

- 慢性心不全の進行に伴い，心房細動，心室性不整脈等の発生を認める．治療は不整脈を参照されたいが，病態に応じてアミオダロンやICDの適応を判断する．

▶血栓塞栓

- 心房細動を合併した症例では抗凝固療法が必要となる．心拡大，心機能低下をきたした症例で左室内血栓をきたす症例がある．明確な基準は存在しないが，米国心臓病学会/米国心臓協会（ACC/AHA）や米国心不全学会（HFSA）のガイドライン等では，左室駆出分画が20〜25%以下の場合，背景疾患にかかわらず，抗凝固療法を行うことが容認されている．

4. 患者の生活状況・社会的背景の把握 ＋ 患者教育・生活指導
（❺の □ に該当）

- 患者教育・生活指導．

  …慢性心不全の増悪をきたさないためには患者の自己管理が非常に重要であり，自己管理能力を向上させることにより予後が改善する．患者の生活状況，社会的背景を把握したうえで，患者教育・生活指導を行い，何よりも患者-医師間の信頼関係を築くことが重要である．自己管理能力が十分ではない高齢者，独居者，認知症（合併）症例等，心不全増悪のハイリスク症例については，家族への教育，支援とともに，訪問看護等の積極的活用が求められる．

  …心不全の病態教育を行うとともに，以下の内容を指導する．

  ➡ 服薬の遵守，過労の回避．
  ➡ 塩分制限，体重測定と増悪症状のモニタリング．
  ➡ 節酒，感染症予防のためのワクチン接種．

- 運動療法．

  …有酸素運動で血管内皮機能の改善，交感神経の抑制，心筋リモデリングの改善，死亡・入院の減少が報告されている（禁忌：急性冠症候群〈ACS〉，心筋炎，中等度以上の大動脈弁狭窄症〈AS〉，重篤な不整脈，コントロール不良な高血圧，重篤な他臓器疾患〈貧血，肺疾患，肝障害，腎障害，急性炎症性疾患，整形外科的障害等〉）．

（許沢佳弘，波多野　将）

第2部 治療編

弁膜症疾患

大動脈弁狭窄症
aortic stenosis；AS

> **Key point !**
> - エコー所見だけでなく，狭心痛・失神・心不全（HF）といった自覚症状の確認（問診）や丁寧な身体診察が重要である
> - 高度ASでは，症状が出現した後は予後不良である
> - 大動脈弁口面積（aortic valve area；AVA）および大動脈弁口面積係数（AVAI），最高血流速度等を組み合わせて重症度を推定する

病因・病態
- ASでは弁口の狭窄への代償機構として左室の求心性肥大が起こる．
- ほとんどは動脈硬化性変化（加齢変性）が原因だが，先天性二尖弁やリウマチ性変化も原因として重要．

症状
- 無症候で経過する期間が長いが，一旦症状が出始めると予後は悪く，古典的には生命予後は狭心痛から5年，失神から3年，HFから2年といわれている．
- 高度ASになっても自覚症状を伴わない症例も多いが，ASは基本的に進行性疾患である．

診断・治療
- 内服治療（レニン・アンジオテンシン系〈RAS〉阻害薬，スタチン等）ではASの進展は抑制できず，大動脈弁置換術（aortic valve replacement；AVR）のタイミングを逃さないようにすることが重要．
- ASが高度かどうか，症状があるかどうかの2点が手術適応決定において最も重要（❶）．
- 高度ASで症状がない場合は，LVEF低下例（＜50%）あるいは運

❶ 大動脈弁狭窄症に対するAVRの推奨

クラスI
1. 症状を伴う高度AS
2. CABGを行う患者で高度ASを伴うもの
3. 大血管または弁膜症にて手術を行う患者で高度ASを伴うもの
4. 高度ASで左室機能がEFで50%以下の症例

クラスIIa
1. CABG，上行大動脈や弁膜症の手術を行う患者で中等度ASを伴うもの

クラスIIb
1. 高度ASで無症状であるが，運動負荷に対し症状出現や血圧低下を来たす症例
2. 高度ASで無症状，年齢・石灰化・冠動脈病変の進行が予測される場合，手術が症状の発現を遅らせると判断される場合
3. 軽度なASを持ったCABG症例に対しては，弁の石灰化が中等度から重度で進行が早い場合
4. 無症状でかつ弁口面積< 0.6cm^2，平均大動脈－左室圧較差> 60mmHg，大動脈弁通過血流速度> 5.0m/sec

クラスIII
1. 上記のClass IIa及びIIbに上げられている項目も認めない無症状のASにおいて，突然死の予防目的のAVR

(日本循環器学会. 弁膜疾患の非薬物治療に関するガイドライン2012改訂版. p.28 表29より)

❷ 大動脈弁狭窄症の重症度判定

	最高血流速度 Peak Velocity (m/sec)	収縮期平均圧較差 mean PG (mmHg)	弁口面積 (cm^2)	弁口面積係数 (cm^2/m^2)
軽度	< 3.0	< 20	> 1.5	
中等度	3.0〜3.9	20〜39	1.5〜1.0	
高度	≧ 4.0	≧ 40	≦ 1.0	≦ 0.6

(Nishimura RA, et al. 2014 AHA/ACC guideline for the management of patients with valvular heart disease: executive summary. J Am Coll Cardiol 2014; 63(22): e53-e185. e72をもとに作成)

動負荷試験で異常反応が出現する例では手術適応を検討する．
- ASの重症度指標は①弁口が狭くなっていることの指標(AVA，それを体表面積で除したAVAI)と②大動脈弁通過血流速度が速くなっていることの指標(最高血流速度peak velocity，平均圧較差，左室流出路/大動脈弁血流速度比)の2種に分けられる(❷).

- 二尖弁 AS では上行大動脈径 ≧ 45mm, 三尖弁 AS では上行大動脈径 ≧ 50mm で人工血管置換術の同時手術の適応となる(二尖弁では大動脈壁結合識異常を伴うため, 大動脈弁手術後も上行大動脈拡大が進行することがある)
- 近年は開心術リスクが高い症例に対する経カテーテル的大動脈弁置換術(transcatheter aortic valve replacement；TAVR)が日本でも行われるようになったが, 症例の選定には注意が必要であり, 循環器内科医(カテーテル専門医や超音波専門医), 心臓外科医, 麻酔科医, 心臓画像診断専門医, 放射線技師, 臨床工学士, 看護師等から成るハートチームが治療にあたるべきである.

column

low-flow, low-gradient severe AS

左室収縮能低下によって1回拍出量が低下すると, 大動脈弁口が小さくても圧較差が小さくなることがあり, low-flow, low-gradient severe AS と称される. (定義は AVA ≦ 1.0cm^2, EF < 50%, meanPG < 40mmHg). 一方で, 低心拍出のために大動脈弁が十分に開かないことによって, 見かけ上, 大動脈弁口が小さくなり, 高度 AS のようにみえることがあり, これを偽性高度 AS(pseudo severe AS)という. 両者の鑑別にはドブタミン負荷心エコー検査が有用であり, 最大 20γ 投与にて心拍出量が増加, 圧較差が増加し, かつ最終的に得られた AVA が 1.0cm^2 以下であれば本当の高度 AS である. 逆に心拍出量増加に伴って弁が十分に開放して AVA も 1.0cm^2 より大きくなれば偽性高度狭窄例といえる. ドブタミン負荷にて心拍出量の増加が 20% 未満の症例は左室収縮予備能がないと判断され, 両者の鑑別は難しい.

一方で高度狭窄例であっても, 収縮能が維持されているにもかかわらず流量が少なく, 流速や圧較差が過小評価される例(paradoxical low flow AS)が存在し, 流量が保たれている場合と比較して予後が悪いことが報告されている. これらの症例では左室求心性肥大が強いために左室内腔が小さいことがメカニズムとして挙げられる一方, 末梢血管抵抗や総インピーダンス(一つの指標として弁-動脈インピーダンス Zva=[meanPG+SBP]/SVI がある)が増大していること等も関与していると考えられる.

第 2 部　治療編

大動脈弁閉鎖不全症
aortic regurgitation ; AR

> **Key point !**
> - AR が急性か慢性か，重症度・左室機能・大動脈弁複合体の診断を行い，手術適応(❸)を決定する
> - 経過や臨床背景・成因等も手術時期や術式の決定に重要である
> - 慢性 AR では重症度(❹)だけでなく，左室サイズや EF の変化，自覚症状等を考慮して総合的に手術時期を決定することが最も大切である

❸ 大動脈弁閉鎖不全症に対する手術の推奨

クラス I
1. 胸痛や心不全症状のある患者（但し，LVEF ＞ 25%）
2. 冠動脈疾患，上行大動脈疾患または他の弁膜症の手術が必要な患者
3. 感染性心内膜炎，大動脈解離，外傷などによる急性 AR
4. 無症状あるいは症状が軽微の患者で左室機能障害（LVEF 25 〜 49%）があり，高度の左室拡大を示す

クラス IIa
無症状あるいは症状が軽微の患者で
1. 左室機能障害（LVEF 25 〜 49%）があり，中等度の左室拡大を示す
2. 左室機能正常（LVEF ≧ 50%）であるが，高度の左室拡大を示す
3. 左室機能正常（LVEF ≧ 50%）であるが，定期的な経過観察で進行的に，収縮機能の低下／中等度以上の左室拡大／運動耐容能の低下を認める

クラス IIb
1. 左室機能正常（LVEF ＞ 50%）であるが，軽度以下の左室拡大を示す
2. 高度の左室機能障害（LVEF ＜ 25%）のある患者

クラス III
1. 全く無症状で，かつ左室機能も正常で左室拡大も有意でない

（日本循環器学会．弁膜疾患の非薬物治療に関するガイドライン 2012 改訂版．p.293 表 31 より）

弁膜症疾患

❹ 大動脈弁閉鎖不全症の重症度評価

指標	軽症	中等症	重症	問題点
逆流 Jet の到達距離	僧帽弁弁尖	乳頭筋〜左室内腔の 2/3	心尖部	装置設定や逆流 Jet の偏在などに影響を受ける
Jet 幅 / LVOT 径	< 25%	25 〜 64%	≧ 65%	同上
Vena contracta	< 3mm	3 〜 6mm	≧ 6mm	同上
Pressure half time	> 500m 秒	200 〜 500m 秒	< 200m 秒	左室コンプライアンスや血圧・血管内 Volume 等の影響を受ける
RV (mL/beat)	< 30	30 〜 59	≧ 60	計測が複雑
RF (%)	< 30	30 〜 49	≧ 50	同上
ERO (cm^2)	< 0.1	0.1 〜 0.29	≧ 0.3	同上
下行大動脈での拡張期逆流波形の評価	拡張早期のみ	軽症と中等症の間	全拡張期 or 拡張末期流速 ≧ 0.2m/ 秒	大動脈弾性低下症例でも観察される感度も低い

(Nishimura RA, et al. 2014 AHA/ACC guideline for the management of patients with valvular heart disease: executive summary. J Am Coll Cardiol 2014; 63(22): e53-e185. e82 をもとに作成)

病因・病態 (❸, ❹)

- AR は大動脈弁自体の異常だけでなく，弁の支持組織である上行大動脈基部の異常でも生じうる．
  弁の異常：加齢や動脈硬化による退行性変化，逸脱，二尖弁，リウマチ性・感染性心内膜炎(IE)による弁破壊，ドパミン作動薬等．
  上行大動脈基部の異常：上行大動脈の拡大，解離，血管炎等．
- AR では左室に容量負荷だけでなく，逆流量を加えて高圧系の大動脈に駆出する必要があるために圧負荷もかかり，代償性変化として左室は拡大・球状化し，遠心性肥大を呈する．

症状

- LVEF の低下・左室拡張末期圧(LVEDP)の上昇を認めるようになって HF 状が顕在化するが，それまで長期間無症状で経過することが多い．
- 大動脈解離や IE で急性 AR をきたす場合，代償機序が効かないために左室サイズや EF が正常であるにも関わらず LVEDP は上昇し，HF 状を呈する．
- 心エコーや左室造影(LVG)で計測される逆流ジェットによる定性評価よりも逆流量(RV)や逆流率(RF)，有効逆流弁口面積(ERO)といった定量評価の方が予後と相関する．
- 自覚症状を有する例，LVEF 低下例(< 50%)，著しい左室拡大を生じている例等が手術適応となる．
- 左室拡大の閾値としては左室収縮末期径(LVDs) > 50mm，左室拡張末期径(LVDd)が用いられるが，体格が小さい患者では体表面積で補正した左室収縮末期径指数(IESD) ≧ 25mm/m^2 や左室拡張末期径指数(IEDD) ≧ 35mm/m^2 を用いる方が妥当であり，同様の指標として左室収縮末期容積係数(LVESVI) ≧ 45mL/m^2 も予後推測に有用であるとの報告がある．

> **!Tips**
>
> 大動脈弁弁尖・弁輪・交連部・Valsalva 洞・洞大動脈接合部(STJ)・上行大動脈をまとめて大動脈弁複合体といい，これを詳細に評価することは術式の選択(弁置換か弁形成か)に重要である．

（候　聡志）

弁膜症疾患

僧帽弁狭窄症
mitral stenosis；MS

> **Key point !**
> - 重症度判定では平均圧較差，planimetryによる弁口面積計測，圧半減時間(pressure half time；PHT)による弁口面積計測等を用いる
> - 血栓塞栓症の合併がしばしば致命的合併症となるため，心房細動(AF)例では左房内血栓の予防に努める
> - NYHA II度以上の自覚症状(AF，塞栓症の合併状況も考慮)を呈する中等度以上のMSに対しては非薬物治療を考慮する
> - 僧帽弁の形態や逆流の有無等を診断することで，経皮的僧帽弁交連切開術(percutaneous transluminal mitral commissurotomy；PTMC)の適応を考慮する

病因・病態
- ほとんどがリウマチ性であるため年々減少傾向であるが，動脈硬化を背景とした僧帽弁輪石灰化(mitral annular calcification；MAC)によるdegenerative MSも認められる．先天性としてはパラシュート僧帽弁が知られている．
- リウマチ性では，幼少期に罹患したリウマチ熱の後遺症で弁の変性が経年的に進行し，成人期以降に発症する例が多い．

症状
- 慢性的な左房の圧負荷によって左房の拡大，肺高血圧(PH)が進行し，さらに右心不全をも呈する．
- AFを高率に合併し，左房内での血流うっ滞によって左房内血栓，血栓塞栓症を引き起こす．
- 正常の僧帽弁口面積(mitral valve area；MVA)は4～6cm^{2}だが，1.5～2.0cm^{2}まで狭窄が進行すると左房収縮の増大等の代償が効かなくなって症状が出現し始める．症状の進行は緩徐なことが多いため，無意識に自ら生活制限をして症状が明らかでないこともある．
- AFが頻脈化すると相対的に左室拡張時間が短縮し，左房から左室への血液流入がさらに障害されるため，MSでは急速な血行動

態の悪化を生じることがある．このため，AF例では心拍数のコントロールが重要である．

診断・治療

- リウマチ性MSはdegenerative MSに比べて交連部の癒着が特徴的である．
- 心エコーでは重症度評価（❺），形態・性状評価（❻），その他各指標（左房サイズ，PHの程度，他の弁膜症の合併）を調べる．
- 無症状の中等度以上のMSや有症状の軽度MSでは運動負荷心エコー検査を行って，労作時のMPGや肺動脈収縮期圧の変化を診断することが重要である．
- 内服加療としては心不全加療（利尿薬やRAS阻害薬等），AFが合併した場合の心拍数コントロール（β遮断薬，ベラパミル等）と

❺ 僧帽弁狭窄症の重症度分類

	軽症	中等症	重症
弁口面積（cm^2）	> 1.5	1.0～1.5	< 1.0
平均圧較差（mmHg）	< 5	6～10	10
PHT（msec）	≦ 150	150～219	> 220
肺動脈収縮期圧（mmHg）	< 30	30～50	> 50

(Nishimura RA, et al. 2014 AHA/ACC guideline for the management of patients with valvular heart disease: executive summary. J Am Coll Cardiol 2014; 63(22): e53-e185. e91をもとに作成)

❻ 僧帽弁および弁下部組織の性状評価（Wilkins score）

重症度（Score）	弁の可動性	弁下組織性状	弁の肥厚	弁の石灰化
1	弁尖にわずかな可動制限	わずかな肥厚	ほぼ正常（4～5mm）	わずかな輝度増強
2	弁尖の可動不良，弁中部および基部は正常	腱索の全長1/3以上の肥厚	弁中央は正常だが弁尖は肥厚（5～8mm）	弁辺縁の輝度増強
3	弁基部のみ可動性あり	腱索の全長2/3以上の肥厚	弁全体の肥厚（5～8mm）	弁中央部まで及ぶ輝度増強
4	ほとんど可動性なし	腱索全体および乳頭筋まで及ぶ肥厚と短縮	弁全体に高度の肥厚（8～10mm）	弁全体の輝度増強

各項目の重症度Scoreを合計し，8点以下であればPTMCのよい適応とされる

弁膜症疾患

❼ NYHA 心機能分類 I・II 度の MS に対する治療指針

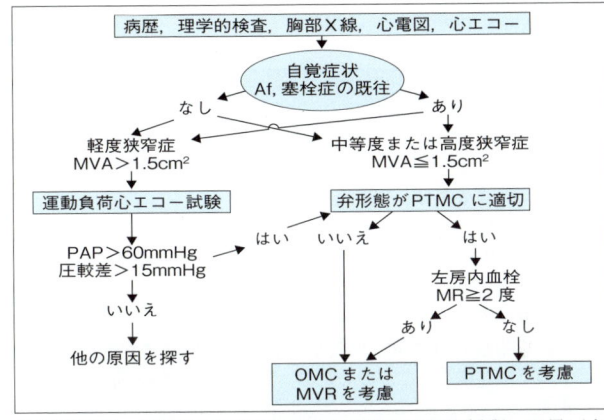

```
┌─────────────────────────────────────┐
│ 病歴, 理学的検査, 胸部X線, 心電図, 心エコー │
└─────────────────────────────────────┘
                    ↓
              ╭───────────╮
              │ 自覚症状      │
              │ Af, 塞栓症の既往 │
              ╰───────────╯
          なし ↙         ↘ あり
   軽度狭窄症              中等度または高度狭窄症
   MVA＞1.5cm²             MVA≦1.5cm²
        ↓                        ↓
┌───────────────┐      ┌─────────────┐
│ 運動負荷心エコー試験 │      │ 弁形態が PTMC に適切 │
└───────────────┘      └─────────────┘
   PAP＞60mmHg   はい  いいえ      はい ↓
   圧較差＞15mmHg ─────→        左房内血栓
        │                      MR≧2 度
   いいえ↓                   あり ↙   ↘ なし
   他の原因を探す    ┌──────────┐  ┌──────────┐
                  │ OMC または  │  │ PTMC を考慮 │
                  │ MVR を考慮   │  └──────────┘
                  └──────────┘
```

（日本循環器学会. 弁膜疾患の非薬物治療に関するガイドライン 2012 改訂版. p.10 図1より）

❽ NYHA 心機能分類 III・IV 度の MS に対する治療指針

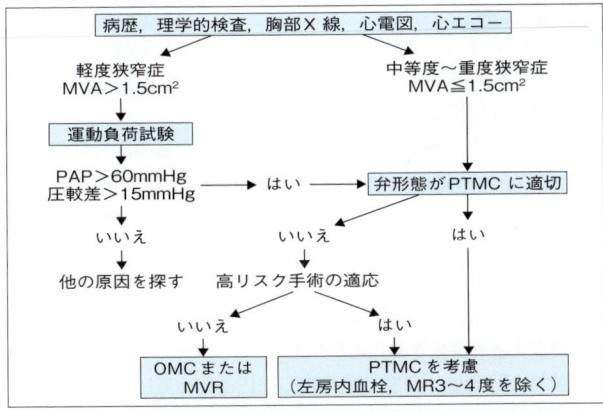

```
┌─────────────────────────────────────┐
│ 病歴, 理学的検査, 胸部X線, 心電図, 心エコー │
└─────────────────────────────────────┘
   軽度狭窄症                中等度〜重度狭窄症
   MVA＞1.5cm²              MVA≦1.5cm²
        ↓
┌────────────┐
│ 運動負荷試験    │
└────────────┘
   PAP＞60mmHg   はい              ↓
   圧較差＞15mmHg ─────→  ┌─────────────┐
        │              │ 弁形態が PTMC に適切 │
   いいえ↓      いいえ    └─────────────┘
   他の原因を探す   高リスク手術の適応   はい
              いいえ ↙    ↘ はい       ↓
        ┌──────────┐  ┌─────────────────┐
        │ OMC または  │  │ PTMC を考慮          │
        │ MVR        │  │ (左房内血栓, MR3〜4度を除く) │
        └──────────┘  └─────────────────┘
```

（日本循環器学会. 弁膜疾患の非薬物治療に関するガイドライン 2012 改訂版. p.11 図2より）

血栓予防（ワルファリンによる抗凝固療法）が重要である.
- PTMC は僧帽弁置換術（mitral valve replacement；MVR）に比して侵襲性が低いが，心房内血栓や中等度以上の MR, 他の弁膜症や冠動脈疾患を合併していたり，交連部や弁下組織の変性・石灰化が高度であったり，あるいは偏在性が大きいと不適応である.

僧帽弁逆流症

mitral valve regurgitation；MR

> **Key point！**
> - 僧帽弁の機能は弁葉，弁輪，腱索，左室心筋等を含めた僧帽弁複合体によって保たれている．このため僧帽弁複合体のいずれに障害を生じても逆流が生じうる
> - MRは僧帽弁逸脱やリウマチ性変化等の僧帽弁の器質的変性による器質性MR（一次性MR）と，左室心筋等の弁下geometryの変化による機能性MR（二次性MR）に分けられ，それぞれ手術適応が異なるため両者の鑑別が重要である
> - 器質性重症MRでは，無症状でも左室心筋障害が進行して予後不良となることがあるため，無症状でも手術適応を考慮する

病因・病態

- 僧帽弁複合体のいずれに異常が生じてもMRの原因となりうる．MRの成因や弁形成術の可能性が手術適応決定に関わってくるため，その原因同定は重要である（❾，❿）．
- MRの成因を評価するうえで，3次元解析を含めた経食道心エコー（transesophageal echocardiography；TEE）は有用である．
- 機能性MRでは，拡張型心筋症（dilated cardiomyopathy；DCM）や虚血性心筋症（ischemic cardiomyopathy；ICM）による左室拡大により，僧帽弁が左室側に牽引（tethering）されて弁の閉鎖障害が起こる（⓫）．このため，機能性MRは血行動態で重症度が大きく変化することがある．
- 機能性MRでは，左室心筋障害の原因となっている二次性心筋症の適切な診断と治療が重要である．

器質性MRの診断・治療

- 高度な器質性MRは無症状であっても手術適応となりうる（⓬）．手術適応を決めるうえでは症状に加えて左室機能，PHの有無，調律の変化（AFの出現），弁形成術の可能性等が主な評価すべきポイントである．
- 手術適応は原則として重症度が高度であることが求められるが，

弁膜症疾患

❾ 僧帽弁逆流症の原因

一次性	弁尖の異常	リウマチ性：弁尖肥厚・短縮・石灰化
		感染性心内膜炎：弁穿孔・弁破壊・疣贅や膿瘍形成
		粘液腫様変性等，Barlow's disease, 結合組織異常：変性
		先天性異常（Mitral cleft 等），外傷
	腱索の異常	断裂，延長，短縮
二次性	弁輪の異常	左室や左房の拡大（AF, DCM, ICM, Marfan 症候群等）
		弁輪石灰化（MAC）
		胸郭変形や ASD 等に伴う弁輪変形
		感染性心内膜炎による弁輪膿瘍形成
	乳頭筋の異常	虚血性心疾患による乳頭筋機能不全（変位や引きつれ）や乳頭筋断裂

CABG 等の他の合併心手術の際には中等度であっても考慮しうる(⓭).
- 重症度評価に際しては，ERO や逆流量を含めた定量評価を用いることが望ましい．また，僧帽弁形成術の可否が手術適応にかかわってくるため，術前には TEE での僧帽弁の形態評価（3 次元解析も含む）を積極的に行うべきである．
- 僧帽弁形成術は置換術に比して術後の心不全発生率や死亡率が低く，AF がなければ抗凝固療法を必要としない等の点で優れるが，逆流のメカニズムが弁形成に適しているか，手術施設の外科的技術が十分か否かを留意すべきである(⓭).

> **❗ Tips**
>
> ・MR が重症（ERO ≧ 0.40cm²），左室拡大（LVDd ≧ 40mm），心機能低下（EF ＜ 60%）の 3 点は独立した予後予測因子であり，たとえ無症候性であってもこれらが該当するときには手術適応を検討すべきである．
>
> ・AHA/ACC 2014 年ガイドラインでは左室拡大や心機能低下を伴わない無症候性重症 MR においても，もし弁形成の成績が良好（成功率 ＞ 95%，死亡率 ＜ 1%）なのであれば手術を推奨している（Class IIa）．

第2部 治療編

⑩ 僧帽弁複合体の解剖および僧帽弁逸脱時の逆流 Jet の方向

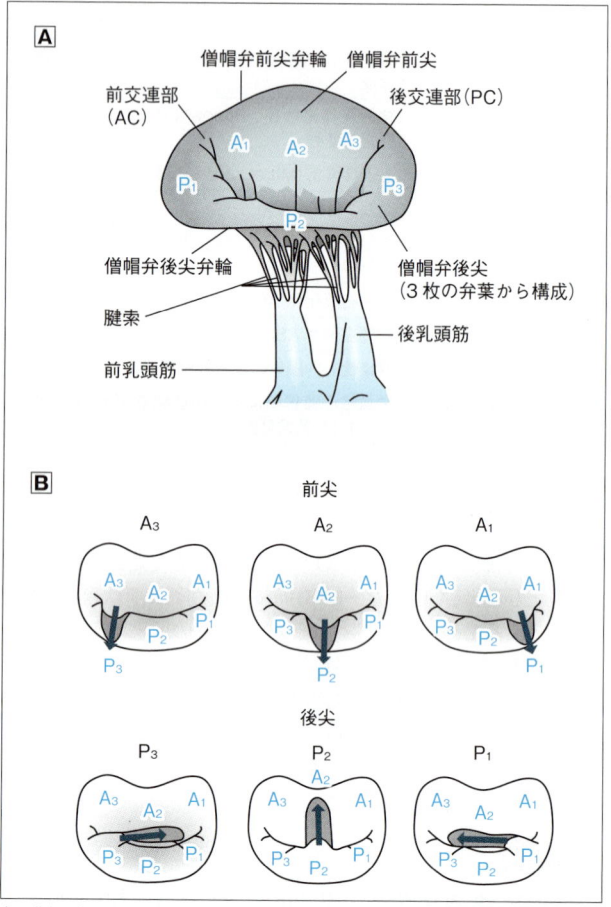

(A:芳谷英俊.僧帽弁閉鎖不全症をどう評価すべきか?.心エコー 2012;13(7):p.665より)
(B:渡辺弘之.心エコー図 知ってるつもりの基本と知識.東京:メジカルビュー;2011.p.117より)

弁膜症疾患

⓫ 機能性僧帽弁逆流の機序

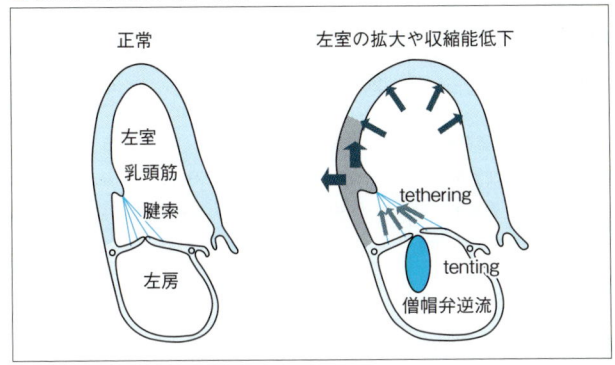

正常 / 左室の拡大や収縮能低下

左室、乳頭筋、腱索、左房、tethering、tenting、僧帽弁逆流

(阿部幸雄．虚血性僧帽弁逆流の重症度．心エコー 2012；13(4)：p.331 より)

⓬ 高度 MR における治療方針(器質性 MR の場合)

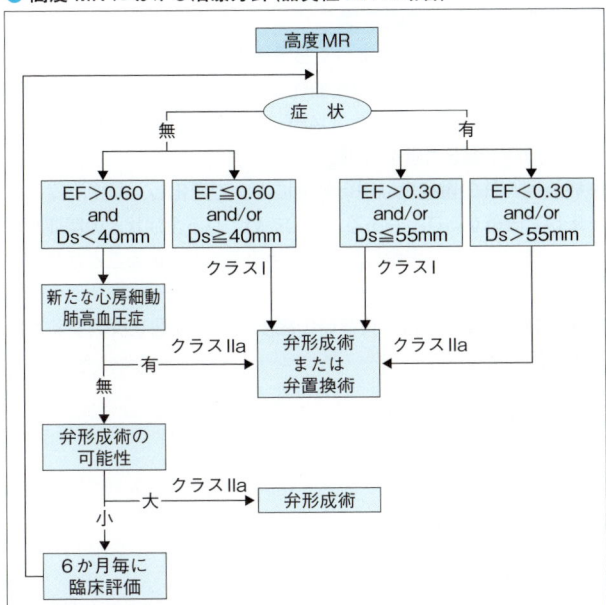

```
                        高度MR
                         │
                        症 状
                   ┌──無──┴──有──┐
              ┌────┴────┐   ┌────┴────┐
          EF>0.60    EF≦0.60   EF>0.30   EF<0.30
          and        and/or    and/or    and/or
          Ds<40mm    Ds≧40mm   Ds≦55mm   Ds>55mm
             │         │クラスI    │クラスI     │
          新たな心房細動    │         │          │
          肺高血圧症      │         │          │
             │ 有 クラスIIa → 弁形成術 ← クラスIIa
             無              または
             │              弁置換術
          弁形成術の
          可能性
             │大 クラスIIa → 弁形成術
             小
          6か月毎に
          臨床評価
```

(日本循環器学会．弁膜疾患の非薬物治療に関するガイドライン 2012 改訂版．p.14 図3 より)

⓭ MR の重症度評価

		軽症	中等症	重症
定性評価	逆流 Jet 面積	左房面積の20% 未満 < 4cm²	左房面積の20〜40% 4〜8cm²	左房面積の40% 以上 > 8cm²
	左室造影	1 度	2 度	3〜4 度
定量評価	逆流量	< 30mL	50〜59mL	≧ 60mL
	逆流率	< 30%	30〜49%	≧ 50%
	有効逆流弁口面積	< 0.20cm²	0.20〜0.39cm²	≧ 0.4cm²
	Vena contracta 幅	< 3.0mm	3.0〜6.9mm	≧ 7.0mm
その他	左房・左室サイズ	正常	正常〜拡大	拡大

(Nishimura RA, et al. 2014 AHA/ACC guideline for the management of patients with valvular heart disease: executive summary. J Am Coll Cardiol 2014; 63(22): e53-e185. e99-100 をもとに作成)

機能性 MR の診断・治療

- 機能性 MR は中等度であっても予後不良であるため，心不全症状を有する中等度以上の機能性 MR では手術適応を検討する．無症状の機能性 MR では，CABG 等，他の心臓手術を要する場合に同時手術を考慮する(⓮).
- 機能性 MR の重症度は血行動態によって変化し，薬物治療に反応して改善することもある．そのため，心不全症状との関連や薬物治療への反応も考慮したうえで手術適応を決めることが望ましい．
- 運動負荷心エコーは，負荷時の機能性 MR 増悪を評価するうえで有用である．

弁膜症疾患

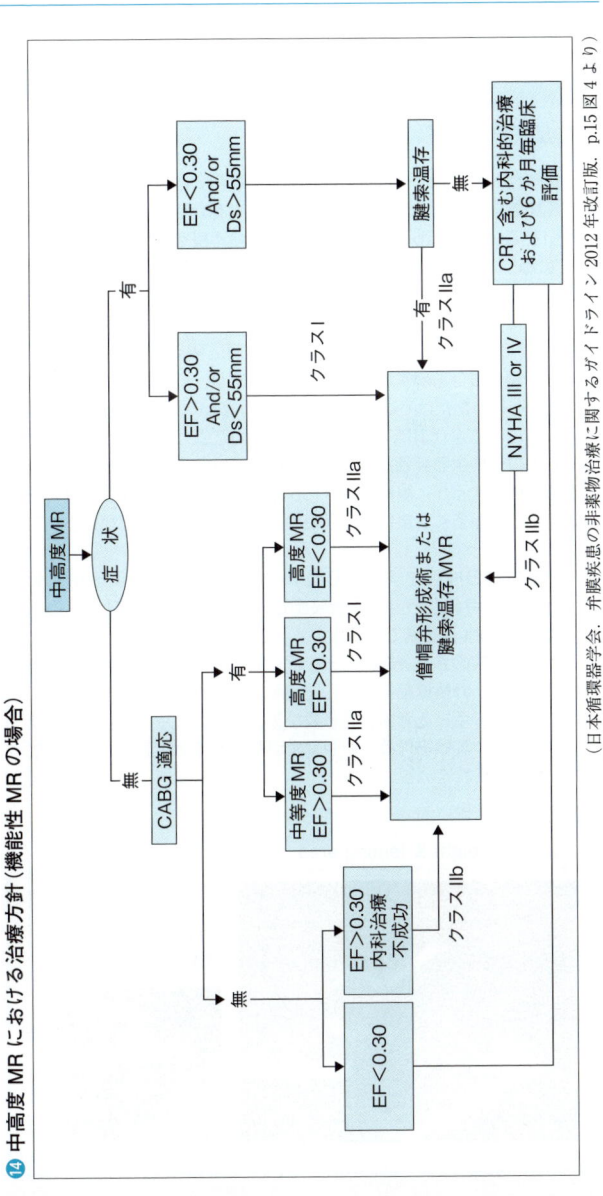

⓮ 中高度 MR における治療方針（機能性 MR の場合）

```
                    中高度 MR
                       │
                      症状
                    ┌──┴──┐
                   無      有
                    │      │
               CABG 適応   ├─────────────┐
                │         EF>0.30      EF<0.30
          ┌─────┼─────┐   And/or      And/or
         無           有   Ds<55mm      Ds>55mm
          │            │      │           │
    ┌─────┴─────┐   ┌──┼──┐   │         腱索温存
  EF<0.30  EF>0.30  中等度 高度 高度    ┌──┴──┐
           内科治療   MR    MR   MR    有      無
            不成功  EF>0.30 EF>0.30 EF<0.30  │       │
              │    クラスIIa クラスI クラスIIa │  CRT 含む内科的治療
           クラスIIb    │    │    │   クラスI および6か月毎臨床
              │        │    │    │    │        評価
              └────────┴────┴────┴────┘          │
                         │                      │
                  僧帽弁形成術または          NYHA III or IV
                  腱索温存 MVR ←──クラスIIb────┘
```

（日本循環器学会．弁膜疾患の非薬物治療に関するガイドライン 2012 年改訂版．p.15 図 4 より）

虚血性僧帽弁逆流症(IMR)

　機能性MRでは，僧帽弁弁尖の器質的異常ではなく，左室拡大や収縮能低下によって乳頭筋が偏位し，腱索を介して僧帽弁の弁尖を牽引する(tethering)ことで弁尖同士の接合不良をきたして逆流が発生する．特に虚血によるものの場合を虚血性僧帽弁逆流症(ischemic mitral valve regurgitation；IMR)という．

　IMRは虚血性心疾患(ischemic heart disease；IHD)の10～20%程度に認められ，特に下壁梗塞症例に多く，重症度も高い．IMRの重症度は心臓死の予後予測因子であり，一般的には虚血の血行再建を行っただけでは改善しないことが多い．

　IMRは心不全代償期では過小評価されることが多いため，運動負荷心エコーによる評価が望ましい．中等度以上の逆流であれば手術適応を検討するが，器質性MRに比べて弁形成術には高度な技術を要することが多く，また形成術後の逆流再発も多いことが知られている．

　弁形成術の成否を予測する因子として心エコーによるtenting height(僧帽弁輪から弁尖接合部までの距離)が知られている(⓯)．tenting heightは正常では4mm以下であるが，これが10mm以上であると通常の弁輪縫縮術のみを行っても逆流の残存や再発の可能性が大きく，弁輪縫縮に加えて左室形成や乳頭筋・腱索・弁尖等に対する追加の手技を考慮する必要がある．これら弁下への追加手技については，乳頭筋再接合術や腱索切断術等様々な工夫を凝らした術式が試みられている．

⓯ tenting height & tenting area

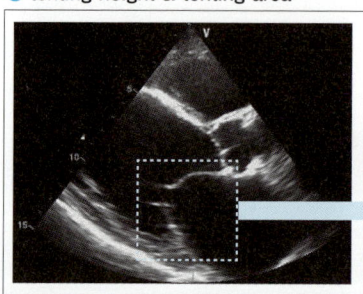

TH：tenting height
TA：tenting area

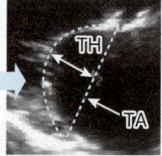

弁膜症疾患

人工弁評価

> **Key point !**
> - 人工弁機能不全は狭窄（開放不全）と異常逆流に分かれ，主な原因としては，機械弁では血栓弁もしくはパンヌスであり，生体弁であれば構造的劣化である
> - 経弁的な少量の逆流は，機械弁でも生体弁でも生じうるが，弁周囲逆流はいずれにおいても異常である．弁の縫着の問題の他，弁周囲感染による場合もあり，注意を要する

主な計測項目

- カラードプラによる観察，最大血流速度，MPG，左室流出路時間速度（VTI），有効弁口面積（EOA = 1 回拍出量 / 人口弁通過血流の VTI），doppler velocity index（DVI〈⑯，⑰〉）．

主な人工弁の異常

弁-患者不適合
- 体格に比して小さな人工弁が埋め込まれたことにより生じ，長期的な心血管イベントと関係する．EOA/ 体表面積によって評価し，0.8 〜 0.9cm²/m² よりも小さくなると圧較差は急激に増大し，特に 0.65 以下であれば高度である．

弁周囲逆流
- 一般的に 5 〜 20% の頻度で認められ，人工弁心内膜炎（prosthetic valve endocarditis；PVE）でなければ予後は良好なことが多いが，時に溶血性貧血を引き起こして問題となる．明らかな弁座の動揺や高度逆流を認める場合は迅速な再手術が必要．

血栓弁
- 僧帽弁位，機械弁に生じることが多く，左心系に生じた場合は急激な狭窄や逆流をきたして致命的になることが多い．

パンヌス
- 人工弁への線維性増殖によって形成され，弁の狭窄をきたすことがある．大動脈弁位に起こりやすく，血栓弁よりもエコー輝度が高いことが多いが，心エコーではパンヌスそのものを描出することは困難なことが多い．

⓰ 大動脈弁位 DVI の計測

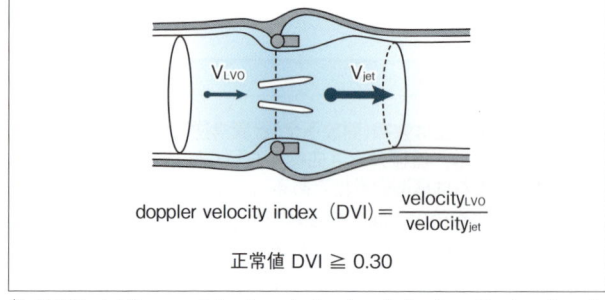

$$\text{doppler velocity index (DVI)} = \frac{\text{velocity}_{LVO}}{\text{velocity}_{jet}}$$

正常値 DVI ≧ 0.30

(Zoghbi WA, et al. Recommendations for evaluation of prosthetic valves with echocardiography and doppler ultrasound. J Am Soc Echocardiogr 2009; 22(9): 975-1014. p.989 より)

⓱ 僧帽弁位 DVI の計測

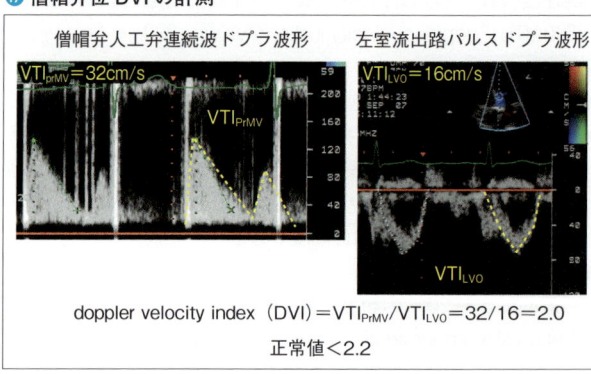

僧帽弁人工弁連続波ドプラ波形　　　左室流出路パルスドプラ波形

$VTI_{PrMV}=32cm/s$　　　　$VTI_{LVO}=16cm/s$

doppler velocity index (DVI) = VTI_{PrMV}/VTI_{LVO} = 32/16 = 2.0

正常値 < 2.2

PVE

- TTE だけでは観察が難しく，TEE での評価が有用．疣贅は弁輪部に形成されることが多いが，弁周囲膿瘍等の検索も重要．

生体弁の経年的劣化

- 生体弁の耐用年数は個々の症例によって多少異なるが，生体弁は経年的に劣化し，狭窄や逆流を生じる．狭窄や逆流が高度になれば再手術を検討する．

弁膜症疾患

⑱ 大動脈弁位の人工弁機能評価

	正常	狭窄疑い	高度狭窄疑い
最大速度	< 3m/sec	3〜4m/sec	> 4m/sec
平均圧較差	< 20mmHg	20〜35mmHg	> 35mmHg
DVI	≧ 0.30	0.29〜0.25	< 0.25
EOA	> 1.2cm^2	1.2〜1.8cm2	< 0.8cm^2
逆流 Jet の速度波形	三角形（ピークは前半）		丸＜左右対称
acceleration time	< 80msec	80〜100msec	> 100msec

(Zoghbi WA, et al. Recommendations for evaluation of prosthetic valves with echocardiography and doppler ultrasound. J Am Soc Echocardiogr 2009; 22(9): 975-1014. p.990 より)

⑲ 僧帽弁位の人工弁機能評価

	正常	狭窄疑い	高度狭窄疑い
最大速度	< 1.9m/sec	1.9〜2.5m/sec	≧ 2.5m/sec
平均圧較差	≦ 5mmHg	6〜10mmHg	> 10mmHg
DVI	< 2.2	2.2〜2.5	> 2.5
EOA	> 2.0cm^2	1.0〜2.0cm^2	< 1.0cm^2
PHT	< 130msec	130〜200msec	> 200msec

(Zoghbi WA, et al. Recommendations for evaluation of prosthetic valves with echocardiography and doppler ultrasound. J Am Soc Echocardiogr 2009; 22(9): 975-1014. p.996 より)

(候　聡志，大門雅夫)

第2部 | 治療編

不整脈

> **Key point !**
> - 治療が不要な不整脈がほとんどであり，そのなかから治療する必要がある不整脈を拾い出すことが重要

不整脈の定義と分類

- 正常以外の脈をすべて不整脈とよぶ．すなわち心房細動（AF）のように脈がまさに不整となるものがあるが，心房粗動（AFL）や上室性頻拍症など脈の間隔は不整でないものもある．
- 多くの正常人が期外収縮などの不整脈を有しているが，治療が不要なものがほとんどである．このなかから，症状，基礎心疾患，頻度，持続時間，年齢などを総合して治療が必要な不整脈か否かを判断することが必要．
- 頻脈性不整脈の発生機序は心臓内に回路が存在するリエントリー性（❶）と，1か所（focal）が原因で放射状に不整脈が広がる異常自動能・triggered activity（❷，❸）があり，治療を考えると回路が存在するリエントリーなのか，それとも focal なのか，を考えることが重要．
- 臨床的頻度の高い不整脈の回路として，AFLは三尖弁周囲，房室結節リエントリー性頻拍（atrioventricular nodal reentrant tachycardia；AVNRT）は房室結節内（slow pathway-fast pathway），房室リエントリー性頻拍は心房-房室結節-心室-副伝導路-心房があり，回路の切断が治療となる（❹）．
- 心房頻拍（AT），心室頻拍（VT）などは，リエントリー性の場合と focal な場合の両者があり，実際にはカテーテル治療中のマッピングによって初めて機序が明らかになることもある．

代表的な発生機序

リエントリー（reentry）

機序

- 成立条件：一方向性ブロックと緩徐伝導（❶ A〜C）．

不整脈

❶ リエントリー（reentry）

《例：興奮伝導速度が速い経路①と遅い経路②からなる二重経路》
- 洞調律時，経路①と経路②を通過した電気的興奮は経路②の途中で衝突し消失（A）．主に経路①を経由した刺激が下へ伝導していく．
- 短い間隔で期外刺激が生じると，どちらかの経路に入った興奮が不応期のため途絶（一方向性ブロック，図では例として経路①）．その間，経路②を経た興奮は衝突する相手がいないため経路①まで到達．その伝導がゆっくりであれば（緩徐伝導），経路①が不応期を脱する頃に到着することとなり，逆行性に伝導することができる（B）．
- この現象がタイミングよく連続すれば頻脈性不整脈が生じる（C）．
- ※一方向性ブロック：一方向の伝導が常にブロックされるということではなく，リエントリー開始時にだけ，ある一方向にブロックが生じている状態
- ※一方向性ブロックは経路①，経路②のどちらでも起こりうり，その経路によってリエントリーの方向が異なりうる．

A：洞調律時　　　B：期外収縮進入時　　　C：リエントリー発生

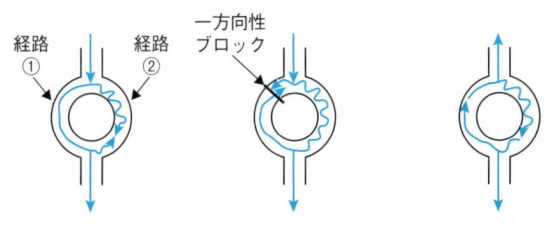

経路①　経路②　一方向性ブロック

❷ 異常自動能（abnormal automaticity）

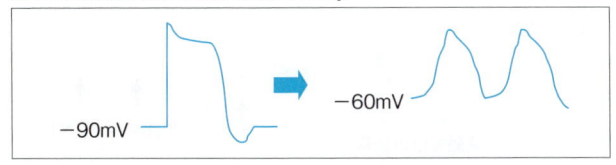

−90mV　→　−60mV

具体例
- AVNRT, 房室回帰性頻拍（atrioventricular reciprocating tachycardia；AVRT），AFL 等，多くの不整脈の発生機序．

異常自動能(abnormal automaticity)

機序
- 細胞の膜電位が浅くなり,緩徐脱分極によって生じた自動性の興奮(❷).

具体例
- 心筋梗塞(MI)後や電解質異常によるVT,心室細動(VF).

撃発活動(triggerd activity)

機序
- 早期後脱分極(early afterdepolarization;EAD):膜のK$^+$透過性減少やNa$^+$電流の増加により活動電位が延長し,再分極時の膜電位が浅く留まり,生じたEADによって新たな活動電位(triggerd activity)が生じる(❸ A).
- 遅延後脱分極(delayed afterdepolarization;DAD):先行する活動電位の再分極直後に生じたDADが閾値に到達し,新たな活動電位(triggerd activity)が生じる(❸ B).

具体例
- QT延長症候群(long QT syndrome;LQTS)における倒錯心室頻拍(Torsades de Pointes;TdP).
- ジギタリス中毒による頻拍.

❸ 撃発活動(triggerd activity)

A:EAD — EAD,活動電位の延長 → triggered activity

B:DAD — DAD → triggered activity

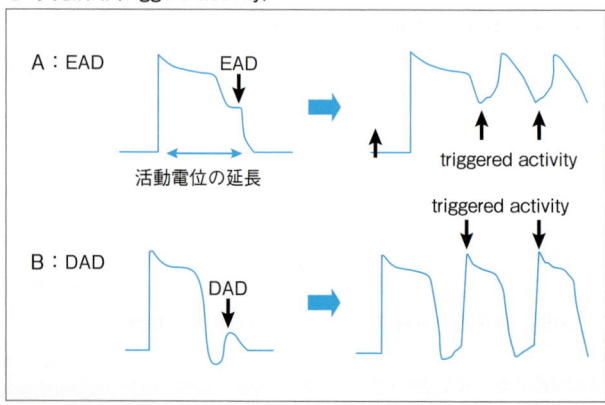

❹ 各不整脈の図

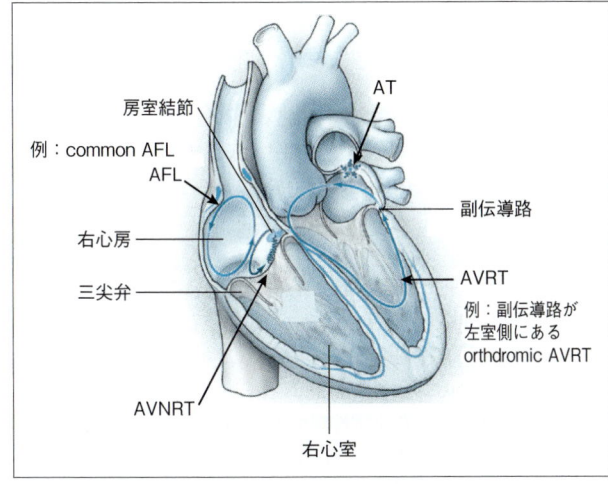

図中のラベル:
- 例：common AFL
- 房室結節
- AFL
- AT
- 副伝導路
- 右心房
- 三尖弁
- AVRT
- 例：副伝導路が左室側にある orthodromic AVRT
- AVNRT
- 右心室

(Delacretaz E. Supraventricular tachycardia. N Engl J Med 2006；354：1039-51 より)

頻脈性不整脈
tachyarrhythmia

> **Key point !**
> - 血行動態や緊急性の必要性を早急に判断し，適切な処置を行いつつ，頻脈の鑑別を行う
> - wide QRS の頻脈をみた場合，まずは VT として対応する

病因・病態

- 心拍数が 100/分以上となった状態を表す．まったく無症状な場合もあるが，発症直後から動悸，息切れ，意識消失や失神を呈することもあり，また，死に至る場合もある．
- 頻脈症発症直後には動悸程度の症状であっても，数日間頻拍が持続した場合，頻拍誘発性心筋症(tachycardia induced cardiomyopathy；TIC)を呈し，心不全を発症することもある．

第2部 治療編

診断

- 主に12誘導心電図や，Holter心電図で診断し，発作の頻度が低い場合には，2週間程度測定できる心電計・携帯型心電図が使用可能．
- 頻脈は❺のようにQRS幅，RR間隔の不整かどうか，ATP急速静注に対する反応性によって分類される．まず，QRS幅によってnarrow QRS tachycardiaなのか，wide QRS tachycardiaなのか判断することが大切．

治療・経過・予後

- 実際に救急外来に頻脈患者が来院した場合の治療方針を示す（❻）．実際には最初の心電図だけで診断ができないことも多く，全身状態管理，ATP投与，β遮断薬，Ca拮抗薬投与などの診断的な治療を行いながら最終診断に辿りつく．
- 特に変行伝導を伴った上室性頻拍症はwide QRS tachycardiaとなり，心室頻拍と区別がつきにくい場合がある．特に低心機能の患者では，実際には上室性頻拍症＋変行伝導によるwide WRS tachycardiaであっても，血行動態が破綻する場合があるため，上室性か心室頻拍か診断できないwide QRS tachycardiaは心室頻拍として対応してかまわない．

頻脈性不整脈に対する抗不整脈薬の使用方法

ATP投与方法

adenosine（アデホス）

- 初回：10mg急速静注＋生理食塩水で後押し（無効時：10mg → 20mg → 40mgと増量していく）．40mgで停止しなければ，ATPで停止できる頻拍ではない．
- 注意：投与直後，10秒程度の胸部不快感を伴うため患者へ事前説明が望ましい．
- 禁忌：気管支喘息への投与は禁忌．

同期下電気的除細動

narrow QRS

- リズム整：50J 〜 100J（biphasic）．
- リズム不整：120 〜 200J（biphasic），200J（monophasic）．

wide QRS

- リズム整：100J（biphagic）．

5 頻脈概念ツリー

頻脈（>100bpm）

- **QRS幅<120ms**
  - **脈拍：整**
    - **P波：なし**
      - 迷走神経刺激 or adenosine iv
        - 鋸歯状波 → AFL
        - SVT停止 → AVNRT, AVRT, AT
    - **P波：あり**
      - 〈Long RP〉
        - 40ms
  - **脈拍：不整**
    - AF
    - 房室伝導を伴ったAFL
    - MAT
    - PACsを伴ったST
    - 房室伝導を伴ったEAT

- **QRS幅≧120ms**
  - **脈拍：整**
    - VT
    - その他
    - 変行伝導を伴ったSVT
    - **PR間隔**
      - **Short RP (RP間隔＜RR間隔の50%)**
        - 通常型AVNRT (slow-fast)
        - AVRT (orthodromic)
        - I度AVBを伴ったST or EAT
        - 接合部調律
      - **Long RP (RP間隔＞RR間隔の50%)**
        - Inappropriate ST
        - SANRT
        - 非通常型AVNRT
        - 伝導遅延や減衰伝導特性を有する副伝導路を介したAVRT (orthodromic)
        - 異所性AT
  - **脈拍：不整**
    - 変行伝導を伴ったAF
    - AF + WPW
    - 多源性VT

AF：atrial fibrillation, 心房細動, AFL：atrial flutter, 心房粗動, AT：atrial tachycardia, 心房頻拍, ATP：adenosine triphosphate, アデノシン三燐酸, AVB：atrioventricular block, 房室ブロック, AVRT：atrioventricular reentrant tachycardia, 房室回帰性頻拍, AVNRT：atrioventricular nodal reentrant tachycardia, 房室結節回帰性頻拍, EAT：ectopic atrial tachycardia, 異所性心房頻拍, MAT：multifocal atrial tachycardia, 多源性心房頻拍, PAC：premature atrial contraction, 上室性期外収縮, SANRT：sinoatrial nodal reentrant tachycardia, 洞房結節リエントリー性頻拍, ST：sinus tachycardia, 洞性頻脈, SVT：supraventricular tachycardia, 上室性頻拍, VT：ventricular tachycardia, 心室頻拍, WPW：Wolff-Parkinson-White

(The Washington Manual of Medical Therapeutics, 33rd ed. Philadelphia, PA : Lippincott Williams & Wilkins ; 2010 : 201-48 より)

⑥ 頻脈性不整脈(tachyarrhythmia)の治療のアルゴリズム

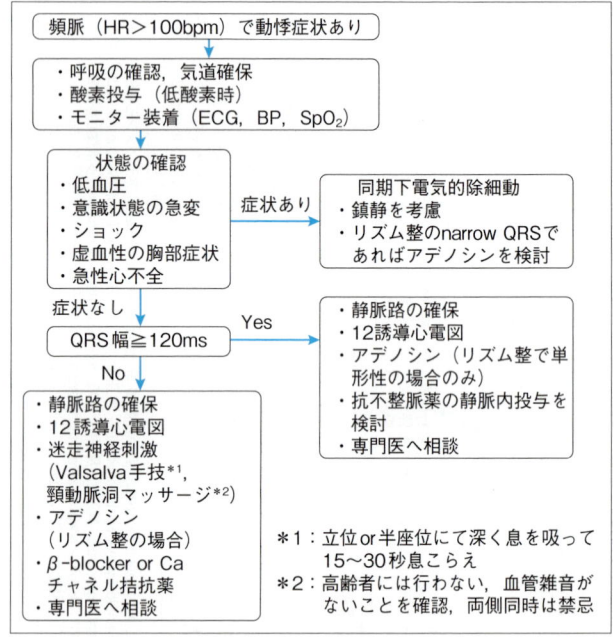

```
┌─────────────────────────────┐
│ 頻脈 (HR>100bpm) で動悸症状あり │
└─────────────────────────────┘
              ↓
┌─────────────────────────────┐
│ ・呼吸の確認,気道確保           │
│ ・酸素投与（低酸素時）          │
│ ・モニター装着(ECG, BP, SpO₂)  │
└─────────────────────────────┘
              ↓
┌──────────────┐                ┌───────────────────────────┐
│ 状態の確認     │                │ 同期下電気的除細動           │
│ ・低血圧       │  症状あり       │ ・鎮静を考慮                │
│ ・意識状態の急変│ ───────→      │ ・リズム整のnarrow QRSで     │
│ ・ショック     │                │   あればアデノシンを検討     │
│ ・虚血性の胸部症状│              └───────────────────────────┘
│ ・急性心不全   │
└──────────────┘
    症状なし                       ┌───────────────────────────┐
       ↓                          │ ・静脈路の確保              │
┌──────────────┐    Yes           │ ・12誘導心電図              │
│ QRS幅≧120ms  │ ──────→         │ ・アデノシン（リズム整で単    │
└──────────────┘                 │   形性の場合のみ）           │
       │ No                      │ ・抗不整脈薬の静脈内投与を    │
       ↓                          │   検討                      │
┌──────────────────┐              │ ・専門医へ相談              │
│ ・静脈路の確保      │              └───────────────────────────┘
│ ・12誘導心電図      │
│ ・迷走神経刺激      │              *1:立位or半座位にて深く息を吸って
│  (Valsalva手技*1,  │                 15〜30秒息こらえ
│   頸動脈洞マッサージ*2)│           *2:高齢者には行わない,血管雑音が
│ ・アデノシン        │                 ないことを確認,両側同時は禁忌
│  (リズム整の場合)   │
│ ・β-blocker or Ca  │
│  チャネル拮抗薬     │
│ ・専門医へ相談      │
└──────────────────┘
```

(Neumar RW et al. Part8：adult advanced cardiovascular life support：2010 American Heart Association Guidelines for cardiopulmonary resuscitation and emergency cardiovascular Care. Circulation 2010；122：S729-S767 より)

- リズム不整：同期せずに 200J(biphagic).

wide QRS に対する抗不整脈薬

procainamide（アミサリン®）

- 200mg〜1,000mg を 100mg/分の速度で緩徐に静注.
- 使用例：アミサリン 200mg＋生理食塩水 or 5%Glu/20mL, 2分で D.I.V.

amiodarone （アンカロン®）

- 125mg/10分.
- 125mg＋5%Glu 100mL（600mL/時のポンプで10分間投与）.

nifekalant （シンビット®）

- 0.3mg/kg/5分（QT延長に注意）.

不整脈

心室頻拍，上室頻拍との鑑別
ventricular tachycardia；VT

> **Key point！**
> - 心室頻拍と変行伝導を伴った上室頻拍の鑑別には，①胸部誘導のRS patternと②V_1（またはV_2）とV_6誘導での特徴的な波形を覚えて鑑別

- 心室頻拍と変行伝導を伴った上室頻拍は，どちらも wide QRS tachycardia になり，臨床的に鑑別する頻度が高い．
- ❼に示した胸部誘導のRS patternの存在とRS間隔，$V_{1, 2}$，V_6での特徴的な波形（❽）を暗記して鑑別を行う．房室解離所見はVTを示す所見であるが，VT全体の1/5のみに観察される所見．

❼ 心室頻拍，上室頻拍の鑑別

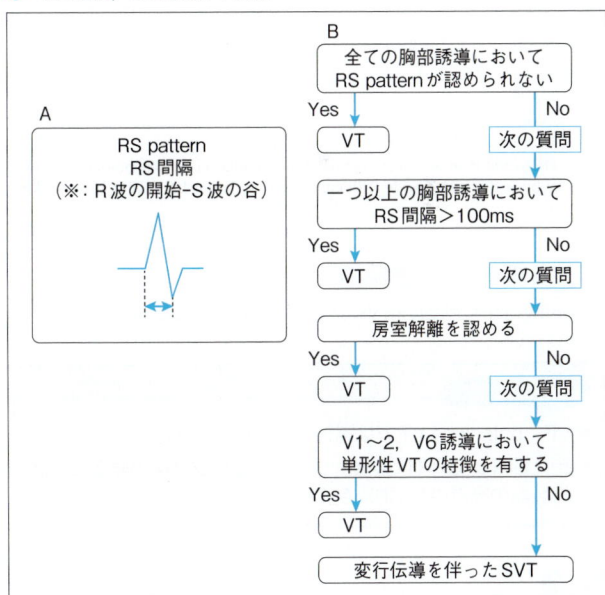

A
RS pattern
RS間隔
（※：R波の開始-S波の谷）

B
全ての胸部誘導において RS patternが認められない
- Yes → VT
- No → 次の質問

一つ以上の胸部誘導において RS間隔＞100ms
- Yes → VT
- No → 次の質問

房室解離を認める
- Yes → VT
- No → 次の質問

V1〜2，V6誘導において 単形性VTの特徴を有する
- Yes → VT
- No → 変行伝導を伴ったSVT

(B：Brugada P, et al. A new approach to the differential diagnosis of a regular tachycardia with a wide QRS complex. Circulation 1991；83：1649-59 より)

125

第2部 治療編

❽ 単形性心室頻拍の特徴

	左脚ブロック型		右脚ブロック型	
	VT	SVT	VT	SVT
V₁ または V₂ 誘導	V₁, V₂ のいずれかで (a) r 波≧40ms (b) S 波下行脚のノッチ (c) QRS 起始点〜S 波の谷までの時間＞60ms	V₁, V₂ において (a)〜(c) を認めない	taller left peak（→部） 二相性の RS または QR	三相性の rsR' または rR'
	(図)	(図)	(図)	(図)
V₆ 誘導	単相性 QS		二相性 rS	三相性 qRs
	(図)		(図)	(図)

左脚ブロック：LBBB, 右脚ブロック：RBBB

（Brugada P, et al. A new approach to the differential diagnosis of a regular tachycardia with a wide QRS complex. Circulation 1991；83：1649-59 より）

心室細動，心室頻拍

ventricular fibrillation; VF, ventricular tachycardia; VT

Key point !

- VF, pulseless VT では電気的除細動が最優先
- 絶え間ない CPR は必須．リズムチェックは最小限とし，除細動器の充電中も CPR を止めない

治療

- ❾に VF, VT の心電図を示す．

❾ 心室細動，心室頻拍の波形

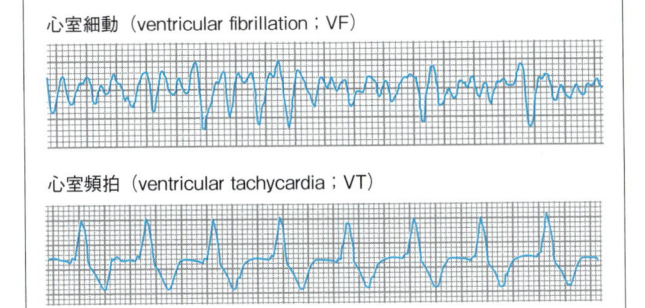

心室細動（ventricular fibrillation；VF）

心室頻拍（ventricular tachycardia；VT）

- VFおよび脈拍を触知しないVTは無脈性心停止として治療を行う（❿）．CPRを継続しながら，❿のアルゴリズムを進めていくことが重要．
- VTと考えても脈を知できる場合は，頻脈性不整脈の治療アルゴリズム（❺）に従う．

WPW症候群：房室回帰性頻拍
atrioventricular reciprocating tachycardia；AVRT

Key point !
- WPW症候群によるAVRTに対するカテーテルアブレーションは，根治率が高く，合併症率が低く，医療経済的にも優れており，第一選択治療法と考えられる
- 副伝導路を介した頻拍が認められなくても，職業運転手等や心房細動の今後の合併を考慮して社会的適応によるカテーテルアブレーション治療を行うこともある

病因・病態
- 副伝導路は，心臓発生初期（心内膜筒が心房と心室に分離する時期）に残存した残存心筋線維であり，心房と心室を電気的に交通

第2部 治療編

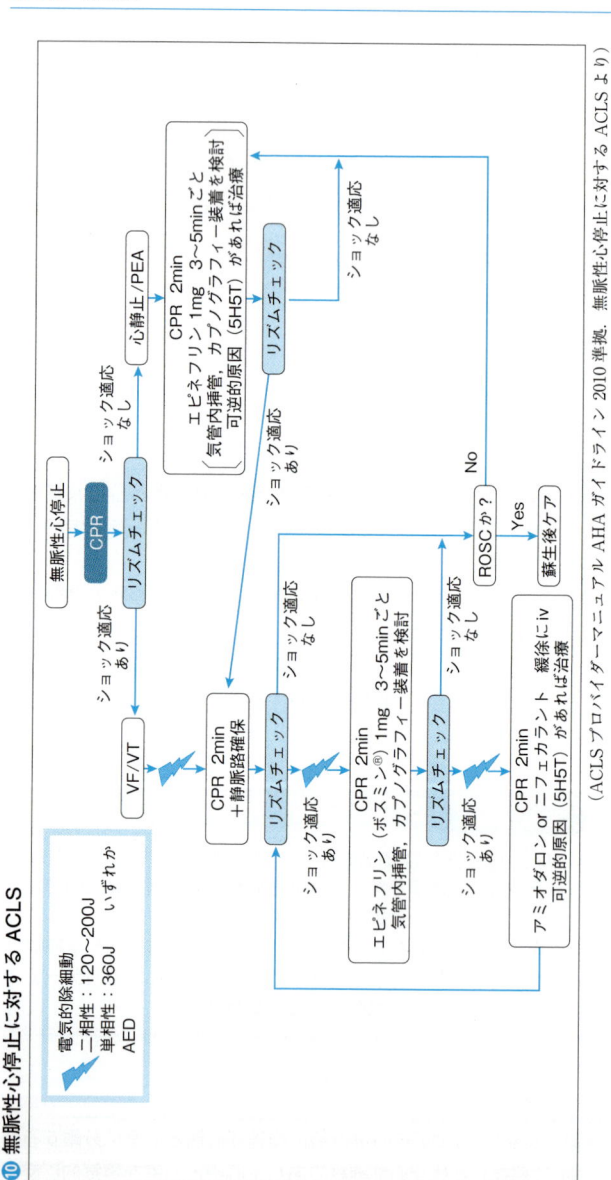

⑩ 無脈性心停止に対する ACLS

電気的除細動
二相性：120〜200J いずれか
単相性：360J
AED

```
無脈性心停止
   ↓
  CPR
   ↓
リズムチェック
```

ショック適応あり → VF/VT
ショック適応なし → 心静止/PEA

VF/VT 経路：
CPR 2min ＋静脈路確保 → リズムチェック
- ショック適応あり → エピネフリン（ボスミン®）1mg 3〜5minごと、気管内挿管, カプノグラフィー装着を検討 → CPR 2min → リズムチェック
  - ショック適応あり → アミオダロン or ニフェカラント 緩徐にiv、CPR 2min、可逆的原因（5H5T）があれば治療
  - ショック適応なし → ROSCか？

心静止/PEA 経路：
CPR 2min、エピネフリン 1mg 3〜5minごと、気管内挿管, カプノグラフィー装着を検討、可逆的原因（5H5T）があれば治療 → リズムチェック
- ショックなし → ROSCか？

ROSCか？
- Yes → 蘇生後ケア
- No → 継続

（ACLSプロバイダーマニュアル AHAガイドライン2010準拠．無脈性心停止に対するACLSより）

128

不整脈

- WPW症候群には，顕性WPW症候群（副伝導路を順行性：心房→心室と伝導しδ波を認めるもの）と，潜在性WPW症候群（副伝導路を逆行性：心室→心房と伝導するもので，δ波を認めないもの）の2種類がある（⓫）．
- 頻度：順逆の両方向性＞逆伝導のみ＞＞順伝導のみ．
- リエントリーの条件が揃えば，リエントリー性頻拍のAVRTを合併する．
- 副伝導路の付着部位の頻度：左側＞＞中隔部≧右側（⓬）．

分類

- orthodromic AVRT：「心房→房室結節→His束→Purkinje線維→心室→副伝導路→心房」の順に興奮が旋回（❹）．AVRTの90%を占める．
- ATPは房室結節を一時的に遮断するが，副伝導路は遮断しない．よって，orthodromic AVRTにATPを投与した場合，R波の後に逆行性P波を認め，その後頻拍が停止する．その場合，心電図上P波を最後に認め，その後のR波がないことから，必ず頻拍がA（心房）→V（心室）間で停止した心電図となる．AVNRTも同様にA→V間で停止することもあるが，V→A間で停止することもあり，V→A間で停止していた場合，orthodromic AVRTの可能性はない．
- antidromic AVRT：orthodromic AVRTと逆方向に旋回．

経過・予後

- WPW症候群のうち，AVRTを発症する割合は約50%で，残りは無症候性に経過する．

治療

- 頻拍発作を有する症例ではカテーテルアブレーションによる根治術．
- 頻拍発作を有しなくても，顕性の副伝導路に対して，運転手等の場合や，今後の心房細動のリスクを考えてカテーテルアブレーションによる根治術を行ってもよい．
- AVRTの動悸発作時にはCa拮抗薬を使用できるが，発作性心房細動（paroxysmal atrial fibrillation；PAF）を合併した場合には房室結節を抑制する薬剤（ジギタリス，Ca拮抗薬）は避け，抗コリ

第2部　治療編

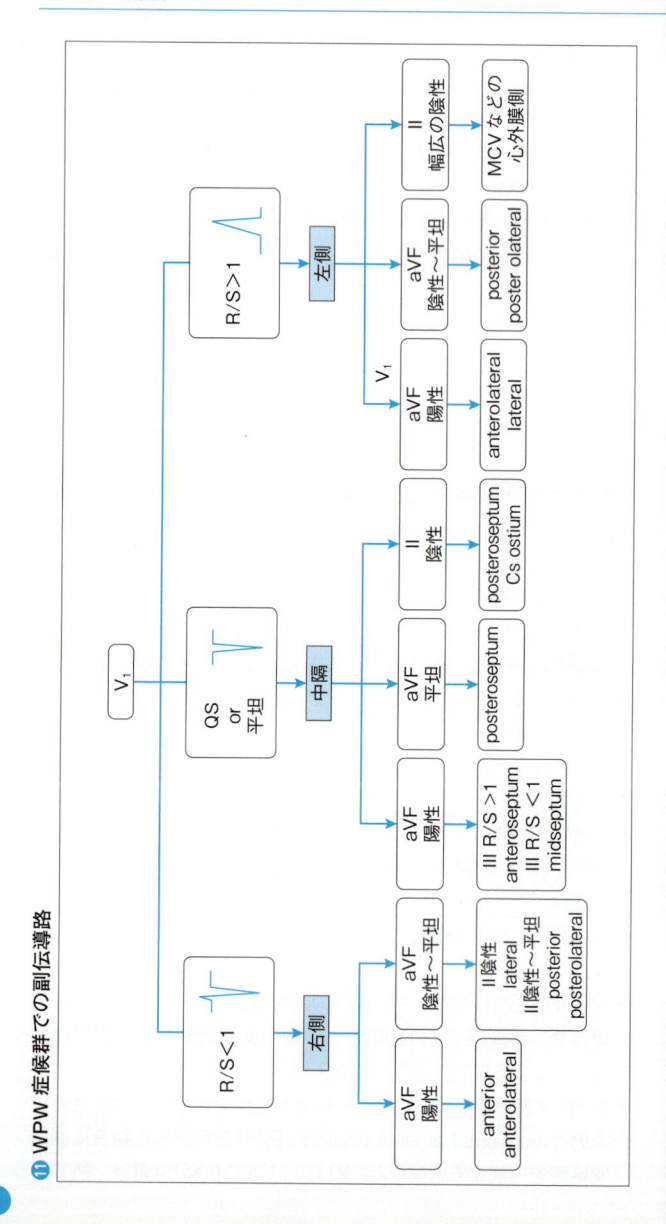

⓫ WPW症候群での副伝導路

```
V₁
│
├─ R/S<1 ───「右側」
│     ├─ aVF 陽性 → anterior / anterolateral
│     └─ aVF 陰性～平坦 → II陰性 lateral / II陰性～平坦 posterior / posterolateral
│
├─ QS or 平坦 ───「中隔」
│     ├─ aVF 陽性 → III R/S >1 anteroseptum / III R/S <1 midseptum
│     ├─ aVF 平坦 → posteroseptum
│     └─ II 陰性 → posteroseptum Cs ostium
│
└─ R/S>1 ───「左側」
      ├─ aVF 陽性 → anterolateral / lateral
      ├─ aVF 陰性～平坦 → posterior / posterolateral
      └─ II 幅広の陰性 → MCVなどの心外膜側
```

130

ン作用の少ないⅠ群薬(サンリズム®,タンボコール®など)を使用する.
- AFを合併した場合には,副伝導路を経由して心房の高頻度興奮が心室に直接伝わり心停止の原因となりえる pre excited AF となる.
- 顕性WPW症候群の場合は,δ波の最初の20msecのみの極性を参考に⓫に沿って部位診断を行う.部位診断はカテーテルアブレーションの穿刺部位や準備するカテーテルの選択に重要である.
- ⓫が当てはまるのは,副伝導路が1本のみの場合であり,うまく当てはまらない場合,複数の副伝導路が存在する可能性を考慮する.

房室結節リエントリー性頻拍
atrioventricular nodal reentrant tachycardia;AVNRT

Key point!
- AVNRTの約75%は通常型(common type:slow-fast型)であり(⓭),カテーテルアブレーションにて遅伝導路(slow pathway)領域を焼灼することでリエントリー回路を切断し,治療を行える

解剖
- 房室結節内に複数ある伝導路は,通常の房室伝導を担う速伝導路(fast pathway)と,それよりも伝導が遅く普段は使われない遅伝導路(slow pathway)に大きく分類される.
- slow pathwayは,Kochの三角(冠静脈洞開口部を底辺とし,Todaro靱帯と三尖弁弁輪で囲まれた領域)の内の下方に位置する(⓬).速伝導路(fast pathway)はこの上方に位置するとされている.

病因・病態
- 不整脈を有しない症例でも房室結節内に伝導路が複数存在すると考えられているが,その伝導路間でリエントリーの条件(一方向

第2部 治療編

⑫ Koch の三角

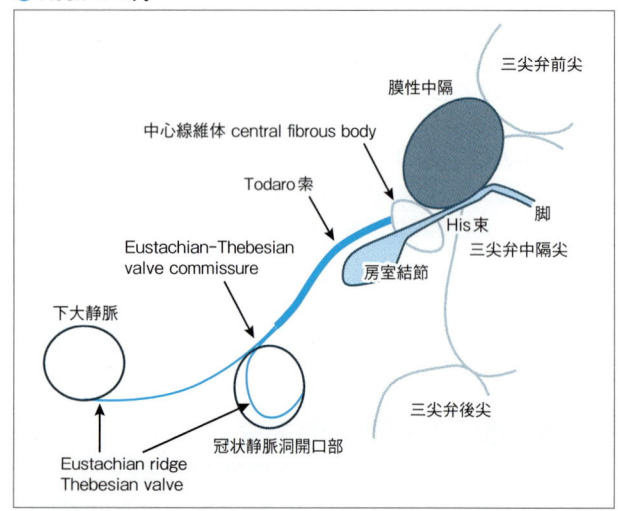

Todaro索：Eustachian-Thebesian valve commissure と中心線維体間の索状線維組織と三尖弁輪，冠状静脈洞開口部，膜性中隔で囲まれた範囲をよび，この三角の頂点に房室結節が存在している

⑬ 通常型房室結節リエントリー性頻拍の心電図

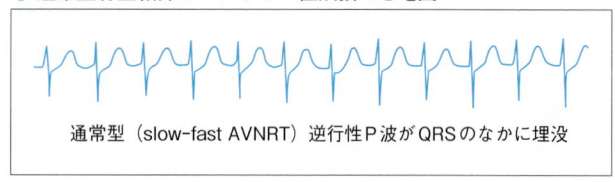

通常型（slow-fast AVNRT）逆行性P波がQRSのなかに埋没

性ブロック，緩徐伝導）が揃った場合に伝導路間で興奮が旋回しAVNRTで生じる．

分類

- 通常型：リエントリー回路の順伝導路（心房→心室）を slow pathway，逆伝導路（心室→心房）を fast pathway とする AVNRT（⑭）．

⓮ slow-fast, fast-slow のリエントリーイメージ

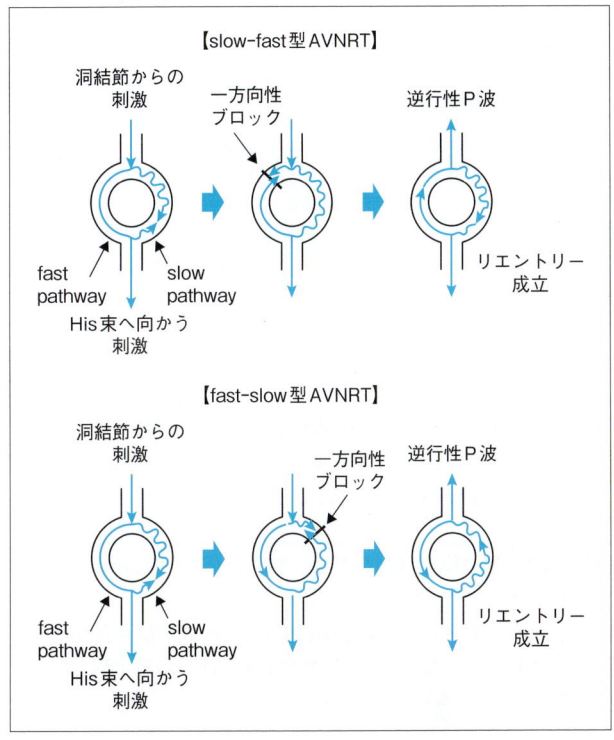

【slow-fast型AVNRT】

洞結節からの刺激 / 一方向性ブロック / 逆行性P波
fast pathway / slow pathway
His束へ向かう刺激
リエントリー成立

【fast-slow型AVNRT】

洞結節からの刺激 / 一方向性ブロック / 逆行性P波
fast pathway / slow pathway
His束へ向かう刺激
リエントリー成立

- 非通常型（uncommon type）：通常型以外．伝導路の種類によって多数存在しうる．

治療
- 頻拍発作時：頻脈性不整脈の治療アルゴリズム（❻）に従う．
- 根治治療：カテーテルアブレーション（成功率97％以上）．
 …合併症：房室ブロック（0.1％）．特に1度房室ブロックに合併するAVNRTのアブレーション治療は完全房室ブロックの危険性が高い．

Brugada 症候群
Brugada syndrome

> **Key point !**
> - 日本を含む東南アジアの若年〜中年男性に好発し，日内変動，日差変動を伴う V_{1-3} の特徴的な ST 上昇を認め，夜間の VT/VF に伴う突然死に関連する
> - Brugada 型心電図を有する患者のうち，植込み型除細動器 (implantable cardioverter defibrillator；ICD) 適応となる症例を見逃さない

病因・病態
- 原因遺伝子として，*SCN5A* 遺伝子変異（心筋の Na^+ チャネルの異常）や，L 型 Ca^{2+} チャネル遺伝子の変異等，これまで 12 種類以上の原因遺伝子が同定されている．

疫学
- Brugada 型心電図（⑮）の頻度：約 0.7〜1.0％（coved 型 0.12〜0.16％）．男性優位．
- 突然死の発生率：無症候性の場合は平均約 0.5％/年だが，失神の既往や coved 型の場合は，年間 6％，VF，心停止蘇生例では年間 17％ の重篤な心事故を生じる．

診断
- 必須条件：V_{1-3} のいずれかで，type I ST 上昇を認める（薬剤負荷後や一肋間上での心電図で type I に変化する場合を含む）．
- 必須条件に加え，①〜⑤のうち，1 つ以上を認める．
  ①多形性 VT・VF の既往．
  ②突然死の家族歴（年齢< 45 歳）．
  ③家族内での典型的な type I の心電図症例がある．
  ④電気生理学的検査による多形性 VT・VF の誘発．
  ⑤失神や夜間の瀕死期呼吸．

Na^+ チャネル遮断薬負荷試験
- Brugada 症候群が疑われる症例で，心電図が正常または saddle back 型 ST 変化の場合に行うことで必須条件を満たすか確認で

⓯ Brugada症候群の心電図

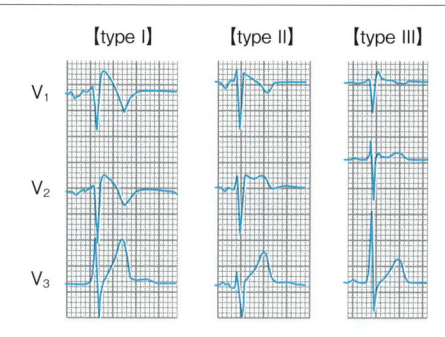

【type I】　【type II】　【type III】

V₁₋₃の誘導で

分類	type I	type II	type III
	coved型	saddle back型	covedまたはsaddle back型
J点とST部分	J点またはST部分が0.2mV以上の上昇	J点0.2mV以上の上昇 0.1mVのST上昇	ST上昇 0.1mV未満
	陰性T波	陽性T波または二層性T波	

J点：QRSとSTの境目

(Berne P, et al. Brugada syndrome 2012. Circ J 2012；76：1563-71 より)

きる．coved型ST上昇（≧0.2mV）へ変化すれば陽性．
- 使用薬剤：ピルシカイニド（サンリズム®）1mg/kg/10分 or フレカイニド（タンボコール®）2mg/kg/10分またはプロカインアミド（アミサリン®）10mg/kg/10分．
- 注意点：VF誘発の危険があるため，検査時に電気的除細動器を用意するとともに，急激なcoved型へのST変化や心室期外収縮（PVC）の頻度増加を認めた時点で負荷試験を終了する．薬剤中止後もこれらの変化に改善を認めない場合は，イソプロテレノール（プロタノール®）を0.01μg/kg/分で投与し，心電図変化を確認しながら投与量を調節する．

…PAF合併例も少なくない．PAFのときBrugada疑いと申告するよう指導．

⓰ ICD 植込みの適応

クラス I	・心停止蘇生例. ・自然停止する多形性心室頻拍・心室細動が確認されている場合.
クラス IIa	・Brugada 型心電図(coved 型)を有する例*で,以下の 3 項目のうち,2 項目以上を満たす場合. 　①失神の既往. 　②突然死の家族歴. 　③心臓電気生理学的検査で心室細動が誘発される場合.
クラス IIb	・Brugada 型心電図(coved 型)を有する例*で,上記の 3 項目のうち,1 項目のみを満たす場合.

＊：薬物負荷,1肋間上の心電図記録で認めた場合も含む.
(日本循環器学会. QT 延長症候群(先天性・二次性)と Brugada 症候群の診療に関するガイドライン 2012 年改訂版. p.40 表 17 より)

心臓電気生理学的検査

- type I 心電図に加えて,①失神の既往,②突然死の家族歴,③心臓電気生理学的検査(EPS)で多形性 VT/VF が誘発される,の 3 項目のうち 2 項目が満たされると ICD 植込みの Class IIa の適応である.すなわち type I 心電図に失神の既往または家族歴が加わった際には EPS の適応である.

日本での VF/心停止既往群と失神・無症候群の予後の差異

- 日本では VF や心停止を生じた症例は type I 心電図,type II, III 心電図のいずれの群においても心事故の発生について予後不良であるが,失神症例や無症状の症例では type I, type II 心電図を問わず全体としては比較的予後良好である.しかし,これらの失神群・無症候群で運動負荷試験を行い,その回復期において V_{1-3} で 0.5mm 以上の ST 上昇が見られた場合や,EPS で 2 連刺激までに多形性 VT/VF が誘発された場合は,そうでない場合に比べて予後は不良であることが報告されている.

治療

- 心停止蘇生例・自然停止する多形性 VT や VF が確認されている症例は ICD の絶対的な適応である(それ以外の ICD 適応に関しては⓰参照).
- 突然死予防の第一選択は ICD であるが,補助的に抗不整脈薬を用いることもある(キニジン,シロスタゾール,ベプリジル).

- 1日以内あるいは短時間にVT/VFを繰り返すVT/VF electrical stormの際には，前述のイソプロテレノールの静注や内服薬の併用や，トリガーとなる心室期外収縮などに対するカテーテルアブレーションを行う．
- VT/VFを繰り返す症例では近年，右室流出路(right ventricular outflow；RVOT)心外膜のカテーテルアブレーションでBrugada心電図およびVT/VFが抑制できる可能性が報告されている．

疑い症例やlow risk症例の場合

- 誘因のない失神，起床時の失禁はすぐの受診を勧める．
- 発熱，長時間の入浴，心房細動時の抗不整脈薬(Na^+チャネル遮断薬)の投与は突然死を生じる可能性があるため，注意をする．

QT延長症候群

long QT syndrome；LQTS

> **Key point !**
> - QT延長が先天性か二次性かを検討する
> - 男性ではQTc 450msec以上，女性では460msec以上がQT延長である
> - QT延長はハイリスクかどうかSchwartzらの診断基準に当てはめて検討する

- QT延長は薬剤や病態によって生じる二次性と遺伝的な背景をもとに発症する先天性LQTSがある．典型的な心電図を⓱に示す．
- QT延長は見逃しやすいため，簡便なスクリーニングの方法とし，RR間隔の半分のところをQT間隔が超えていたらQTが延長している可能性が高い．QT時間≧RR間隔の半分ならQT延長の可能性が高い．
- 男性なら450msec以上，女性なら460msec以上がQT延長であるが，二次性のQT延長が否定できた場合にリスク評価としてSchwartzらの診断基準(⓲)に従って診断を進める．
- 先天性LQTSは遺伝子診断も保険償還で可能であり，遺伝子の異常によって治療薬が異なってくることから積極的に行う．

⑰ QT延長症候群の心電図

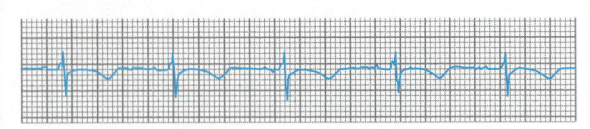

QTc（＝QT/√RR）≧450msec（男性），460msec（女性）

病因・病態

- 先天性：遺伝子異常が原因の心筋イオンチャネル異常（cardiac ion channelopathy）．
- 二次性：薬剤，心疾患，電解質異常，中枢神経疾患，代謝異常等によるイオンチャネルの機能変化．
- 上記原因によって心筋膜でのNa⁺，K⁺の流れが変化し，心筋活動電位が不均一に延長し，EADをトリガーとする期外収縮が起こり，局所的なリエントリー回路が形成され，多形性VTやtorsades de pointes（TdP）が引き起こされる．

症状

- 原因不明の失神や突然死．
  …二次性の場合，抗不整脈薬以外でTdPまで合併することはまれ．

診断

- QT延長および，臨床症状や家族歴，遺伝子検査等を含め総合的に診断する（⑱）．
  …簡便な測定方法：QT時間≧RR間隔の半分．

二次性QT延長症候群の原因となりうる誘因

- 抗不整脈薬（キニジン，プロカインアミド，ジソピラミド，ベプリジル，ソタロール，ニフェカラント，アミオダロン等），抗精神病薬（クロルプロマジン，ハロペリドール，フェノチアジン等），三環系抗うつ薬（イミプラミン，アミトリプチリン等），抗菌薬（クラリスロマイシン，エリスロマイシン，ペンタミジン等），抗真菌薬（フルコナゾール，イトラコナゾール等），抗アレルギー薬（テルフェナジン等），抗癌剤（ドキソルビシン等），高脂血症薬（プロブコール等）．

不整脈

⓲ QT延長症候群の診断基準

心電図所見		点数
A　QTc時間(msec)*1	≧480	3
	460〜479	2
	450〜459(男性)	1
B　運動負荷テスト後4分でのQTc≧480msec		1
C　Torsades-de-Pointes*2		2
D　T-wave alternans		1
E　3誘導以上でのT波のノッチ		1
F　年齢相当でない徐脈*3		0.5
臨床症状		
A　失神	ストレス下	2
	ストレスなし下	1
B　先天性聾唖		0.5
家族歴		
A　QT延長症候群の家族歴		1
B　30歳未満の突然死の家族歴		0.5

*1：心電図変化を来すことが判明している薬剤や因子がない状態での記録
*1：QTcはBazettの式 $QTx = QT/\sqrt{RR}$ で算出
*2：Torsades-de-Pointesと失神は同時にカウントしない
*3：同年代の下2％に入る安静時心拍数
3.5点以上：診断確実，1.5〜3：疑い，1点以下：可能性は低い

(Schwartz PJ, et al. Long-QT syndrome: from genetics to management. Circ Arrhythm Electrophysiol 2012; 5: 868-77 より)

- 電解質異常(低K血症，低Mg血症)，徐脈(房室ブロック，洞不全症候群〈SSS〉)，中枢神経系疾患(クモ膜下出血，頭蓋内出血)，うっ血性心不全(CHF)，甲状腺機能低下症，急性膵炎．

薬剤性TdPの危険因子

- 女性，低K血症，徐脈，最近洞調律化されたAF(特にQTを延長させる抗不整脈薬の併用例)，心不全(HF)，ジギタリス投与，薬剤投与前のQT延長，無症候性の先天性LQT，低Mg血症．

治療

- 低K血症と低Mg血症の是正．
- 先天性の場合，型によって異なる

(例：LQT1 ➡ β遮断薬，LQT3 ➡ メキシレチン)．
- 二次性の場合，原因疾患の治療．
- TdPとなった場合：①硫酸マグネシウム2gをゆっくり静注，②可能ならば心臓ペーシングで心拍数を上昇させてQT間隔の短縮を図る．

心室性期外収縮／特発性心室頻拍
premature ventricular contraction；PVC／idiopathic ventricular tachycardia；IVT

Key point !
- 心室期外収縮は非常に数が多いもの（総心拍の20%を超えるもの（約20,000発/日）または症状が強い場合のみ治療に対象になる
- 心室期外収縮の3連発以上を心室頻拍と定義．心室頻拍であっても，基礎心疾患（MI後，心筋症による低心機能）がなければ，大半は無害のため経過観察でよい
- 特発性心室頻拍はベラパミル感受性かどうか診断的治療を積極的に行う
- 12誘導心電図の四肢誘導，胸部誘導の両者で心室期外収縮を記録する

問診・検査
- 病歴聴取（基礎心疾患の有無），聴診（心雑音），胸部X線，心電図，Holter心電図，経胸壁心エコー（TTE）．

VTの分類
- 続発性：陳旧性心筋梗塞（old myocardial infarction；OMI），拡張型心筋症（dilated cardiomyopathy；DCM），肥大型心筋症（hypertrophic cardiomyopathy；HCM），不整脈原性右室心筋症（arrhythmogenic right ventricular cardiomyopathy；ARVC）等の器質的心疾患を有する．

起源による分類
- 流出路起源（II，III，aVFで高いR波），流入路起源，ベラパミル感受性（Purkinje起源）（左脚後枝領域由来：右脚ブロック＋左軸偏位型，左脚前枝領域由来：右脚ブロック＋右軸偏位型，上部中

隔型：narrow QRS型），その他のPurkinje線維が関与するPVC/VT，脚枝間リエントリー，乳頭筋由来のPVC/VTなどがあり，最終的には，カテーテルアブレーション時のマッピングで起源が明らかとなるが，12誘導心電図によって起源が予想でき，アブレーション時の治療戦略に重要であるため，12誘導心電図の四肢誘導，胸部誘導の両者（12誘導同時記録できる場合は同時）で記録することを心がける(⓲).

- 流出路起源のVTについては，カテーテルアブレーション時にどの部位を焼灼すれば治療できるかは12誘導心電図波形から予測できる(⓴).
- R/S波高比とR波 duration indexについて㉑に示す.

治療

- 無症状の場合，抗不整脈薬は投与してはいけない．
- 動悸症状が目立ち，患者が治療を強く希望した場合は，マイナートランキライザー，β遮断薬（禁忌がなければ）等の副作用の少ない薬から使用する．
- 特発性VT（IVT）は好発部位によって特徴的な心電図が認められ，アブレーション治療の成績も良好である．
- 特に1日20,000回，総心拍数の20%を超えるPVCは心機能が低下し，カテーテルアブレーションによって心機能が改善するエビデンスがある．

⓲ 心室頻拍の主な分類

分類	心電図の特徴
流出路起源	II, III, aVF：高いR波 aVR, aVL：著明なS
流入路起源	
ベラパミル感受性 （Purkinje起源）	最も多い左脚後枝領域が起源の場合： 右脚ブロック＋左軸偏位，V_5, V_6：R波高＜S波高
乳頭筋起源	洞調律時のQRSと類似

頻度：流出路起源＞ベラパミル感受性＞流入路起源，乳頭筋起源

⑳ 流出路起源の特発性心室頻脈の局在診断アルゴリズム

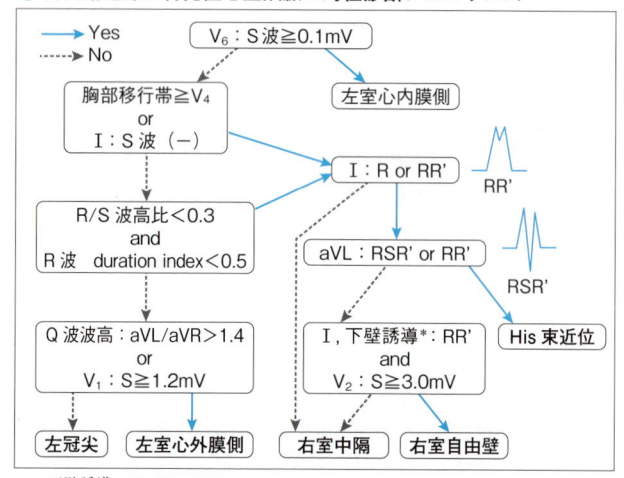

```
→ Yes
---→ No
```

- V_6：S 波≧0.1mV
  - Yes → 左室心内膜側
  - No → 胸部移行帯≧V_4 or Ⅰ：S 波（−）
    - Yes → Ⅰ：R or RR'
    - No → R/S 波高比＜0.3 and R 波 duration index＜0.5
      - Yes → Ⅰ：R or RR'
      - No → Q 波波高：aVL/aVR＞1.4 or V_1：S≧1.2mV
        - Yes → 左冠尖
        - No → 左室心外膜側

- Ⅰ：R or RR'
  - Yes → aVL：RSR' or RR'
    - Yes → His 束近位
    - No → Ⅰ，下壁誘導＊：RR' and V_2：S≧3.0mV
      - Yes → 右室中隔
      - No → 右室自由壁

＊：下壁誘導：Ⅱ，Ⅲ，aVF

(Ito S, et al. J Cardiovasc Electrophysiol 2003；14：1280 より)

㉑ R/S 波高比，R 波 duration

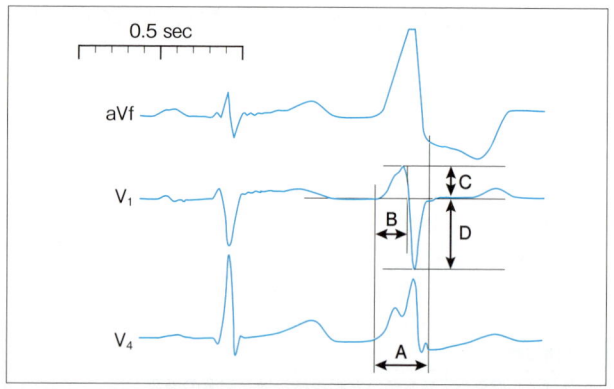

R/S 波高比は，V_1 または V_2 において基線から R 波までの高さ/基線から S 波までの深さ（C/D）の大きい方の値

R 波 duration index は V_1 または V_2 の内 R wave (B) の幅の内の長い方を QRS の長さ(A)で割ったもの＝B/A

(Ouyang F, et al. Repetitive monomorphic ventricular tachycardia originating from the aortic sinus cusp: electrocardiographic characterization for guiding catheter ablation. J Am Coll Cardiol 2002；39：500-8 より)

心房細動

atrial fibrillation；AF

> **Key point !**
> - 症状の有無，発作性，持続性か，持続性ならいつからか，甲状腺機能亢進症はないか，CHADS$_2$ score は何点か，腎機能はどうか，心機能，左房径，弁膜症の有無の評価が重要
> - 抗凝固療法の適応がある場合，第一に抗凝固療法の完遂が重要である
> - 薬物療法が有効であっても根治術を希望する場合，カテーテルアブレーションの適応である
> - AF による心原性脳梗塞は，ラクナ梗塞やアテローム血栓性脳梗塞よりも重症化しやすく予後不良のため，CHADS$_2$ スコアを用いて血栓症のリスクを評価し，適切な抗凝固療法を行う（㉓，㉔）

㉒ 心房細動の心電図

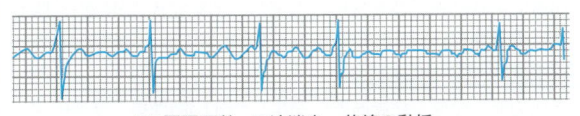

RR 間隔不整，P 波消失，基線の動揺

病因・病態

- 心房細動の心電図を㉒に示す．
- トリガーとなる興奮異常（主に肺静脈起源）と，リエントリーを成立させる心房筋の電気生理学的または構造的変化（不整脈基質）によって AF は発生し維持される．
- 心房収縮の消失によって心房内の血流は低下し，血栓形成の原因となる．

分類

- 発作性 AF（paroxysmal AF；PAF）：発症後 7 日以内に洞調律に復帰する AF．
- 持続性 AF（persistent AF）：発症後 7 日を超えて持続する AF．

- 長期持続性 AF（long-standing persistent AF）：持続性 AF のうち，1 年以上持続する AF．

経過・予後
- 初発の AF が一過性で自然停止した場合，約半数は数年以内に再発する（脳梗塞の危険因子がある場合は抗凝固療法を検討）．
- PAF：持続性 AF への移行率→約 5.0 〜 8.6%/ 年．

関連因子
- 誘因：僧帽弁疾患，HF，MI，高血圧，糖尿病，甲状腺機能亢進症，肥満，過度の飲酒等．
- 慢性化：加齢，弁膜疾患（大動脈弁狭窄症〈AS〉，僧帽弁逆流症〈MR〉），MI，心筋症，左房拡大．

症状
- まったくの無症状の場合もあれば，易疲労感，胸部不快感といった非特異的な症状であったり，動悸や脈のうっ滞等，自覚症状が強いこともある．心機能低下例や HCM 等では，HF を急激に悪化させ，肺うっ血に至ることもある．また SSS を合併している場合は頻脈発作の後，失神をきたすこともある．
- 血栓による動脈閉塞を合併した場合，神経症状（脳梗塞），四肢の突然の激痛（急性肢虚血），腹痛（急性腸管膜虚血）等が現れる．

問診・診察のポイント
- 症状の発生頻度，持続時間，発生しやすい時間帯，誘発因子，過去の治療歴．
- AF 時のバイタルサイン，器質的心疾患の有無（WPW 症候群，冠動脈疾患，心筋症，HF 等），血栓症のリスクの有無．

治療
- 数々の大規模試験（PIAF, AFFIRM, RACE, STAF study）において，抗不整脈薬を用い洞調律を目指す rhythm control 群と，抗不整脈薬は用いずに心拍数を減少させる rate control 群は生命予後に差はないことが示されている．
- 一方で，カテーテルアブレーションによる rhythm control は抗不整脈薬による rhythm control に比較して，心房細動の再発予防効果が強く，QOL の改善に加え，脳梗塞を予防する効果が高いことが示されている．
- QOL の維持という観点から，AF の種類，合併する心疾患，患者

の希望等を踏まえ，各患者に適した治療(rate control, rhythm control, 抗凝固療法)を組み合わせる(㉓).
- また，AF 以外の補正可能な病態(心機能の低下，虚血，甲状腺機能亢進症等)がある場合はそれらの改善を優先し，その後に抗不整脈薬による治療を検討する.
- 抗不整脈薬は，目的(rate control/rhythm control)，副伝路の有無，持続時間(7 日以内か否か)，器質的心疾患の有無によって使い分ける(詳細は p.480 を参照). 使い慣れない場合は，まずは器質的心疾患のない PAF に対し，作用時間が短いものを単剤で使用してみる(1 日 3 回服用するタイプ. 例：ピルシカイニド，プロピオフェノン，シベンゾリン, アプリンジン, 患者が 1 日 2 回の内服を好む場合は，フレカイニドやジソピラミドに変更も可能). 持続時間が 7 日間以上の場合はより強力なベプリジルを用いたり，器質的疾患がある場合はアミオダロンやソタロールを用いることもあるが，それぞれ重篤な副作用があるため使用の際は上級医や専門医へ相談する(アミオダロン：甲状腺機能異常，間質性肺炎，ベプリジル，ソタロール：QT 延長による TdP).
- AF の発症時期が明らかな場合はそれが 48 時間以内かどうかを検討し，48 時間以内であれば, 洞調律化を考慮できるが, 発症から 48 時間以上経過している場合や発症時期が不明な場合は，まず $CHADS_2$ score に従い抗凝固療法を 3 週間以上行ってから初めて洞調律化を考慮する(㉔).

rate control(㉕, ㉖)

- 目標：AF 中の心拍数＜130bpm(自覚症状が軽減するように心拍数の低下に努める).
- 副伝導路を有している場合：いわゆる偽性 VT を合併し，突然死の危険があるため，原則カテーテルアブレーションによる副伝導路遮断の適応となる. 薬剤では房室結節伝導を抑制するジギタリス，非ジヒドロピリジン系 Ca 拮抗薬(ベラパミル，ジルチアゼム)，β遮断薬は副伝導路の伝導を促進させる可能性があるため使用しない. 抗コリン作用の少ない I 群薬を用いる.
- 心房細動により心不全を呈した症例であっても，EF25% 以上であれば，ランジオロールはジゴキシンと同様に安全に使用できる(㉕). 心不全症例であれば，β遮断薬の静注薬を使用し，その後

㉓ 心房細動における抗凝固療法

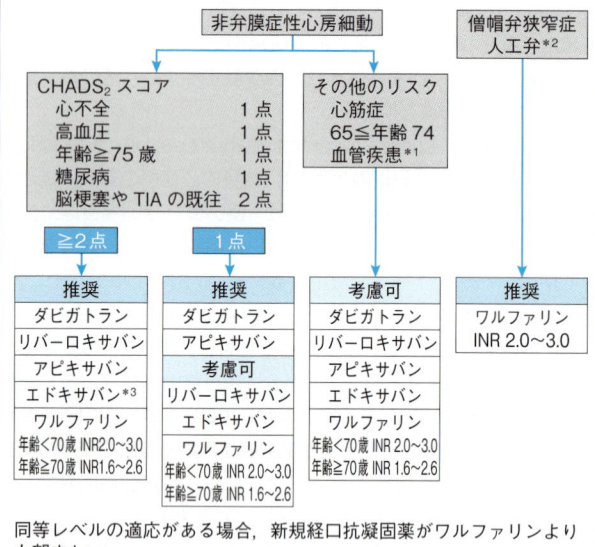

```
                    非弁膜症性心房細動                         僧帽弁狭窄症
                                                            人工弁*2
    ┌─────────────────┬─────────────────┐
 CHADS₂ スコア                      その他のリスク
   心不全          1点              心筋症
   高血圧          1点              65≦年齢74
   年齢≧75歳       1点              血管疾患*1
   糖尿病          1点
   脳梗塞やTIAの既往 2点

   [≧2点]        [1点]
```

推奨	推奨	考慮可	推奨
ダビガトラン	ダビガトラン	ダビガトラン	ワルファリン
リバーロキサバン	アピキサバン	リバーロキサバン	INR 2.0〜3.0
アピキサバン	**考慮可**	アピキサバン	
エドキサバン*3	リバーロキサバン	エドキサバン	
ワルファリン	エドキサバン	ワルファリン	
年齢<70歳 INR 2.0〜3.0	ワルファリン	年齢<70歳 INR 2.0〜3.0	
年齢≧70歳 INR 1.6〜2.6	年齢<70歳 INR 2.0〜3.0	年齢≧70歳 INR 1.6〜2.6	
	年齢≧70歳 INR 1.6〜2.6		

同等レベルの適応がある場合，新規経口抗凝固薬がワルファリンよりも望ましい

*1：心筋梗塞の既往，大動脈プラーク，末梢動脈疾患
*2：機械弁，生体弁ともに含む
*3：2013年12月の時点では保険適応未承認

(日本循環器学会．心房細動治療〈薬物〉ガイドライン．2013年改訂版．p.21 図7より)

㉔ CHADS₂ スコア

項目		スコア
Congestive heart failure	慢性心不全*1	1
Hypertension	高血圧*2	1
Age ≧ 75歳	年齢	1
Diabetes Mellitus	糖尿病	1
Stroke or TIA in the past	脳卒中またはTIAの既往	2

TIA：transient ischemic attack，一過性脳虚血発作
*1：(参考)新規抗凝固薬の大規模試験では①LVEF＜40％，②NYHA≧II，③3〜6か月以内の心不全症状のいずれかを満たす場合
*2：降圧薬内服下で血圧管理が良好な場合も含む

(Gage BF, et al. Validation of clinical classification schemes for predicting stroke: results from the National Registry of Atrial Fibrillation. JAMA 2001；285：2864-70 より)

㉕ 心房細動の心拍数調節（薬物治療）

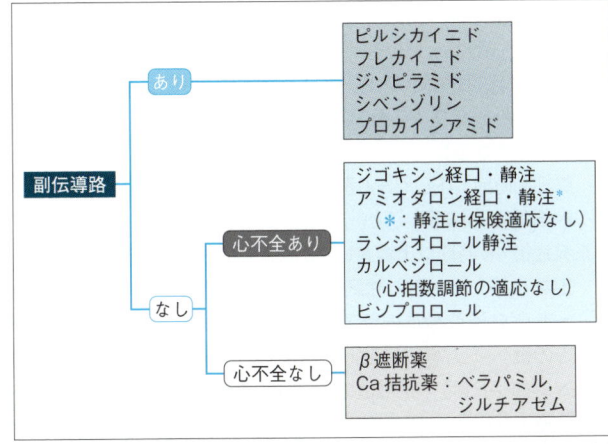

```
                   ┌─ ピルシカイニド
          あり ────┤   フレカイニド
         ╱         │   ジソピラミド
        ╱          │   シベンゾリン
       ╱           └─ プロカインアミド
副伝導路
       ╲                      ┌─ ジゴキシン経口・静注
        ╲          心不全あり ─┤   アミオダロン経口・静注*
         ╲        ╱            │    （*：静注は保険適応なし）
          なし ──┤              │   ランジオロール静注
                  ╲            │   カルベジロール
                   ╲           │    （心拍数調節の適応なし）
                    ╲          └─ ビソプロロール
                     ╲
                      ╲         ┌─ β遮断薬
                       心不全なし┤  Ca拮抗薬：ベラパミル，
                                └─           ジルチアゼム
```

（日本循環器学会．心房細動治療（薬物）ガイドライン．2013年改訂版．p.35 図13より）

経口β遮断薬に切り替える．

電気的・薬理学的除細動による rhythm control（㉗，㉘）

- 目標：心房細動による血行動態悪化の改善．洞調律化による脳梗塞の防止および QOL の維持．
- AF から洞調律に復帰した後も，一時的な左房・左心耳の機能低下が続き，その期間は数週間以上に及ぶこともあるため，除細動前後での抗凝固療法の併用は大切である．
- 除細動に伴う血栓塞栓症のリスクは，電気的除細動，薬理学的除細動どちらも同等であり，必要症例には抗凝固療法を必ず併用する．

避けるべき治療

- 心機能低下例や Brugada 症候群への Na^+ チャネル遮断薬の投与．
- 高度房室ブロックや SSS がある症例で，ペーシングによるバックアップがない状況での薬理学的除細動．

電気的・薬理学的除細動に伴う抗凝固療法期間等

▶ 発症 < 48 時間

…除細動前：必ずしも必須ではない.
…除細動後：CHADS₂ スコア≧1点では4週間.
▶ 発症≧48時間 or 持続時間不明
…除細動前：3週間（ワルファリンではプロトロンビン時間〈PT-INR〉2.0～3.0, 70歳以上ではPT-INR 1.6～2.6の維持量に到達してから）.
…除細動直前：TEEで左心房・左心耳内に血栓がないことを確認.
…除細動後：4週間.
※発症後48時間以上経過していたとしても，血行動態的に不安定なため，ただちに除細動が必要な場合は，ヘパリン3,000～5,000単位をボーラス投与し，電気的除細動を施行する．その後ヘパリンの持続点滴（目標活性化部分トロンボプラスチン時間〈APTT〉：正常値の1.5～2.0倍）および4週間の抗凝固療法を行う．

㉖ rate control における薬剤の用量表

一般名	商品名	経口	
ピルシカイニド	サンリズム®	150mg/日, 分3	
フレカイニド	タンボコール®	200mg/日, 分2	
ジソピラミド	リスモダン®	300mg/日, 分3	
シベンゾリン	シベノール®	300mg/日, 分3	
プロカインアミド	アミサリン®	1,000～2,000mg/日, 分4	
ビソプロロール	メインテート®	0.625～5mg/日, 分1～2	
ランジオロール	オノアクト®		
カルベジロール	アーチスト®	1.25～10mg/日, 分1～2	
ベラパミル	ワソラン®	120～360mg/日, 分3	
ジルチアゼム	ヘルベッサー®	90～270mg/日, 分3	
ジゴキシン	ジギタリス®	初回 0.5～1.0mg/回, 以後0.5mg/6～8時間ごと，効果が現れるまで維持 0.125～0.25mg/日, 分1	

不整脈

電気的除細動が不向きな症例
- 左房径＞55mm，甲状腺中毒症等，治癒可能な原因によるAF，持続期間≧12か月，複数回の除細動失敗歴や再発歴がある，MS等．

電気的除細動の手順
- 必要に応じて抗凝固療法．
- TEEにて左心耳・左房内血栓の有無を確認．
- 静脈ラインを確保，モニタ装着，酸素の準備．
- ヘパリン3,000～5,000単位をボーラス投与．
- 静脈麻酔(チオペンタール等)．
- 100J(biphasic)，2回目以降は必要に応じてJ数を調節．
- 覚醒するまで酸素投与，モニタ確認．
- 一晩，モニタにて経過観察．血栓塞栓症の合併の有無もチェック．

静注	注意点
1mg/kg/10分	基本は1種類の薬剤のみ使用．投与後，数時間経過しても症状の改善が認められず，発症48時間以内のPAFであれば電気的除細動を考慮
1～2mg/kg/10分	
1～2mg/kg/5分	
1.4mg/kg/2～5分	
1～2mg/kg/5分	
1μg/kg/分で持続投与開始 心拍数，血圧を測定 1～10μg/kg/分の用量で適宜調節	
	心不全悪化のリスクがあるため，増量は慎重に
5mg/5～10分	
10mg/5～10分	
初回 0.01mg/kg/日を分2でiv 維持 0.25mg/日	ジギタリス中毒(食欲不振，悪心，嘔吐，下痢，視角異常)

149

第2部 治療編

㉗ 心房細動の除細動

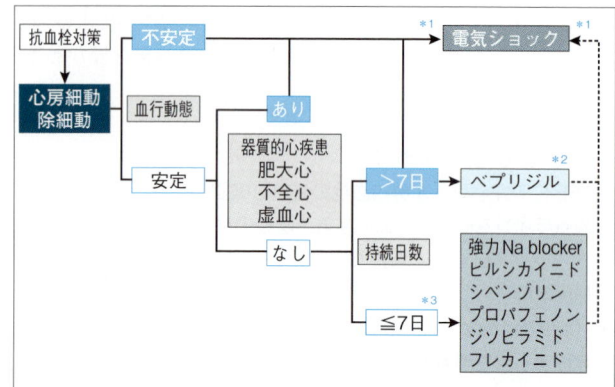

```
抗血栓対策      不安定 ──────────────────→ 電気ショック *¹
                                              ↑ *¹
心房細動   血行動態   あり                     │
除細動                  ┌─────────┐            │
                       │器質的心疾患│            │
          安定         │ 肥大心    │ >7日 ──→ ベプリジル *²
                       │ 不全心    │            ↑
                       │ 虚血心    │            │
                       └─────────┘    ┌──────────────┐
                                      │強力 Na blocker│
                         なし  持続日数 │ ピルシカイニド │
                                      │ シベンゾリン   │
                               ≦7日 *³│ プロパフェノン │
                                      │ ジソピラミド   │
                                      │ フレカイニド   │
                                      └──────────────┘
```

点線は考慮を要する部分. Na blocker：Na チャネル遮断薬.
*1：以下の場合に海外ではアミオダロン投与も選択肢に含まれる
　　が, わが国の保険適応に抵触する可能性がある.
　　①器質的心疾患例で薬理学的除細動を試みる場合.
　　②電気的除細動成功率を上げ, また除細動後の再発予防を目
　　　指す場合.
*2：単剤で無効時にはベプリジルとアプリンジンや他の Ic 群薬
　　の併用が奏効することがある. またアプリンジン単独でも有
　　効なことがある.
*3：有効性と血栓塞栓症合併を減らす観点からは 48 時間以上に
　　ならないことが望ましい.

(日本循環器学会. 心房細動治療(薬物)ガイドライン. 2013 年改訂版. p.38 図 14 より)

※電気的除細動によって洞調律が得られたのち, さらに抗不整脈薬を併用することで洞調律の維持率が高くなる. これは AF は除細動によって洞調律が得られた後でも電気的リモデリングは半年は持続し, 半年間は再発率が高いと考えられているからである.

抗不整脈薬の投与方法

- 抗不整脈薬の選択には, 発症してからの持続時間が極めて重要である. 発症後 1 週間以内の場合は, ㉗で示すように, ピルジカイニド, フレカイニドが使用しやすく, 若年・夜間発症の症例では迷走神経の関与が疑われ, 抗コリン作用のあるジソピラミドが効果的.
- 一方で, 1 週間以上経過した心房細動は自然に停止することはな

不整脈

❷⓼ rhythm control における薬剤の用量表

一般名	商品名		経口	静注	注意点
ピルシカイニド	サンリズム®	Ic	150mg/日, 分3	1mg/kg/10分	基本は1種類の薬剤のみ使用. 投与後, 数時間経過しても症状の改善が認められず, 発症48時間以内のPAFであれば電気的除細動を考慮
フレカイニド	タンボコール®	Ic	200mg/日, 分2	1〜2mg/kg/10分	
プロパフェノン	プロノン®	Ic	450mg/日, 分3		
シベンゾリン	シベノール®	Ia	300mg/日, 分3	1.4mg/kg/2〜5分	
ジソピラミド	リスモダン®	Ia	300mg/日, 分3(Rの場合 分2)	1〜2mg/kg/5分	
ベプリジル	ベプリコール®	IV	100〜200mg/日, 分2		低K血症 QT延長によるTdP
アミオダロン	アンカロン®	III	導入(1〜2週間) 400mg/日, 分1〜2 維持 200mg/日, 分1〜2	保険適応なし	甲状腺機能障害, 間質性肺炎の合併 有効血中濃度 0.5〜1.0μg/mL(トラフ)
ソタロール	ソタコール®	III	80〜320mg/日, 分2		
アプリンジン	アスペノン®	Ib	40〜60mg/日, 分2〜3	1.5〜2mg/kg/10分 (max 100mg)	低K血症 QT延長によるTdP

く, I群薬は除細動効果はない. ベプリジール 100mg 2x 朝夕(最大に使用しても 150mg 3x)のみが除細動効果が期待できる. また, ベプリジールのみで無効な場合, アプリンジン 40mg 2x 朝夕を併用すると除細動が得られることがある.

心房細動アブレーションによる rhythm control

- カテーテルアブレーションによる洞調律維持効果は薬物治療に比較して明らかに効果が高い. さらに, QOL, 脳梗塞予防効果も高い.

㉙ 心房細動の再発予防

```
                    ┌─ アップストリーム改善 ─┐
                    │                          ↓
                    │              アミオダロン*2
              ┌ あり ┐            ソタロール*2
              │     │                          ↘
  心房細動 ──┤  器質的心疾患                    アブレーション
  再発予防    │  肥大心                          ↗
              │  不全心                         │
              │  虚血心                         │
              │                                 │
              └ なし ┐   強力 Na blocker*1      │
                     └─→ ピルシカイニド
                         シベンゾリン
                         プロパフェノン
                         ジソピラミド
                         フレカイニド
```

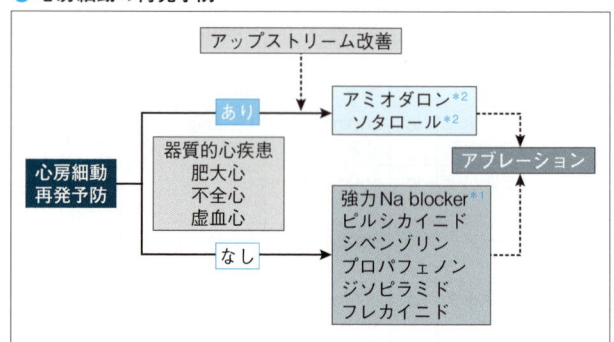

点線は考慮を要する部分．Na blocker：Na チャネル遮断薬．
*1：Na チャネル遮断薬以外に，持続性心房細動の除細動がベプリジルで成功した場合には同剤を再発予防に使用することもある．アミオダロンやソタロールも除細動後の持続性心房細動の再発予防に有効なことがある．
*2：アミオダロンは肥大型心筋症か心不全に伴う心房細動以外の例には保険適応が認められていない．ソタロールは虚血性心疾患に伴う心房細動の再発予防に効果を示すが，保険適応は認められていない．またベプリジルやアプリンジンが心機能低下例において有効とする報告もある．

(日本循環器学会．心房細動治療(薬物)ガイドライン．2013 年改訂版．p.42 図 15 より)

- 持続性心房細動より発作性心房細動のほうが根治率が高いため，根治術を行うのであれば，早いほうが有効．
- 長期持続性心房細動の心房細動アブレーションの根治率は必ずしも高くないが，薬物治療を併用した場合は比較的高い洞調律維持ができるようになってきた．

不整脈

心房粗動
atrial flutter ; AFL

> **Key point !**
> - 発作性心房粗動も心房細動とまったく同様に抗凝固療法が重要
> - 通常型心房粗動のカテーテルアブレーションでの根治率は非常に高い

㉚ 心房粗動の心電図

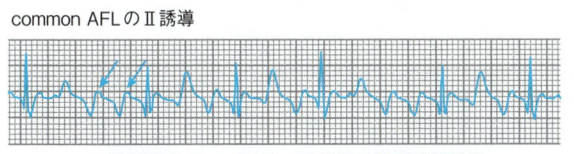

```
common AFLのⅡ誘導
```

鋸歯状波（→部分），QPS波は比較的等間隔

- 通常型心房粗動(common AFL)の心電図を示す(㉚). Ⅱ, Ⅲ, aVFで陰性の鋸歯状, V_1で陽性のF波を認め，三尖弁周囲が不整脈の回路である.

分類

- 通常型心房粗動(common AFL)がAFLのなかで最も頻度が高い. 非通常型心房粗動(uncommon AFL)はMI後や心筋症, 弁膜症, 先天性心疾患の術後等, 器質的心疾患に伴うことが多い. reverse common AFLもcommon AFLと同様回路を逆回りしているもの(㉛).

治療

- 通常型AFLの根本的治療としてカテーテルアブレーションの成功率は高い(90%以上. 三尖弁輪と下大静脈間の解剖学的峡部〈cavotricuspid isthmus；CTI〉への線状焼灼).
- 1：1房室伝導では血行動態が悪化することもあるため. 電気的除細動も考慮する.
- 薬物療法はAFに準じる(ただしIc群は使用しない).

㉛ 心房粗動の分類

種類	発生機序	心電図
通常型 (common)	三尖弁輪周囲を旋回(三尖弁～下大静脈間を必須伝導路とする).粗動波の心拍数は240～340拍/分	counterclockwise 右室から見上げて反時計方向	Ⅱ.Ⅲ.aVF誘導:陰性 V_1陽性,V_6:陰性
逆回り通常型 (reverse common)		clockwise 右室から見上げて時計方向	Ⅱ.Ⅲ.aVF誘導:陽性 V_1陰性,V_6:陽性
非通常型 (uncommon)	↑以外 リエントリー,異常自動能の亢進,撃発活動のいずれか		

- 洞調律化の際の血栓塞栓症の合併リスクはAFと同等であるため,洞調律前後の抗凝固療法に留意する.
- reverse common AFLはcommon AFLと同様の治療で高い根治率を期待できる.

徐脈性不整脈
bradyarrhythmia

> **Key point !**
> - 可逆的な原因を見逃さず,状態に応じて適切な治療を行う

病因
- なんらかの原因(㉜)によって刺激伝導系が障害を受け,徐脈(<50拍/分)となる.

解剖
- 洞結節は自動能をもつ特殊な歩調取り細胞群で,上大静脈と右心房との境目付近に位置し,洞房結節枝から血流を得ており,その本幹は右冠動脈(RCA)由来が65%,左冠動脈回旋枝(LCX)由来が25%,RCAとLCX両方由来が10%である.
- 房室結節は,三尖弁輪直上の心房中隔内に位置し,洞結節からの刺激を減衰して心室へ伝導させることで刺激伝導系の安全弁としての役割を果たしている.主に房室結節枝から血流を得ており,

不整脈

㉜ 徐脈の診断アルゴリズム

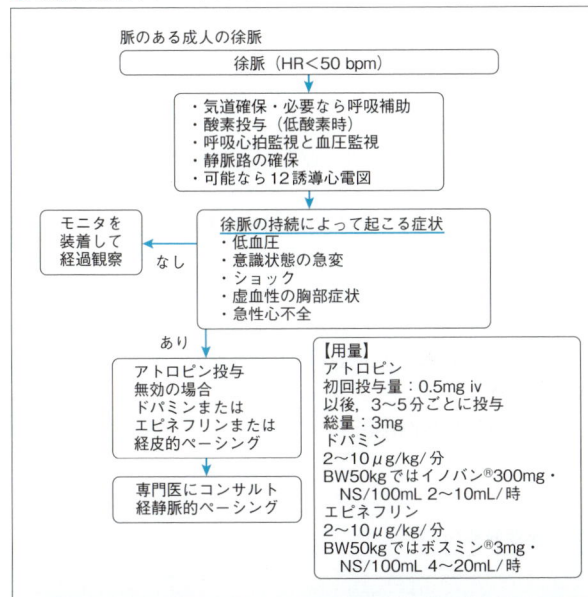

```
脈のある成人の徐脈
徐脈（HR＜50 bpm）
　↓
・気道確保・必要なら呼吸補助
・酸素投与（低酸素時）
・呼吸心拍監視と血圧監視
・静脈路の確保
・可能なら12誘導心電図
　↓
徐脈の持続によって起こる症状
・低血圧
・意識状態の急変
・ショック
・虚血性の胸部症状
・急性心不全
```

なし → モニタを装着して経過観察

あり →
- アトロピン投与
- 無効の場合 ドパミンまたはエピネフリンまたは経皮的ペーシング
- 専門医にコンサルト 経静脈的ペーシング

【用量】
アトロピン
初回投与量：0.5mg iv
以後、3〜5分ごとに投与
総量：3mg
ドパミン
2〜10μg/kg/分
BW50kgではイノバン®300mg・NS/100mL 2〜10mL/時
エピネフリン
2〜10μg/kg/分
BW50kgではボスミン®3mg・NS/100mL 4〜20mL/時

内因性	外因性
・先天性心疾患 ・加齢 ・虚血性心疾患 ・心筋症 ・サルコイドーシス ・ヘモクロマトーシス ・膠原病(SLE, 関節リウマチ, 強皮症) ・外科手術後 ・心膜炎	・自律神経 ・神経心原性失神 ・薬剤性（β遮断薬, Ca拮抗薬, ジゴキシン, 抗不整脈薬） ・甲状腺機能低下症 ・低体温 ・頭蓋内圧上昇 ・電解質異常（高K血症, 高Mg血症, 高炭酸ガス血症, 閉塞性無呼吸症候群） ・敗血症

アトロピン	・初回投与量：0.5mg iv 　…以後、3〜5分ごとに投与 ・極量：3mg
ドパミン	・2〜10μg/kg/分 ・BW50kgではイノバン® 　300mg＋NS/100mL　2〜10mL/時
エピネフリン	・2〜10μg/kg/分 ・BW50kgではボスミン® 　3mg＋NS/100mL　4〜20mL/時

(Neumar RW, et al. Part 8 : Adult Advanced Cardiovascular Life Support : 2010 American Heart Association Guidelines for Cardiopulmonary Resuscitation and Emergency Cardiovascular Care. Circulation 2010 ; 122 : S729–S767 より)

その本幹は右冠動脈後下行枝(#4PD)由来が80%，LCX由来が10%，#4PD，LCX両方由来が10%であり，時には左冠動脈前下行枝(LAD)からの側副枝由来もありうる．

分類

洞不全症候群(SSS) (㉝, ㉞)

- 洞徐脈(I型)：洞調律(I, II, aVF, V_{2-6}で陽性のP波)で心拍数 < 50拍/分.
- 洞停止(II型)：洞停止(突然のP波消失)または洞房ブロック(突然RR間隔が基本の整数倍に延長).
- 徐脈頻脈症候群(III型)：頻脈と徐脈の両者が存在する．頻脈の後のみに徐脈(特に洞停止)が起こる場合，頻脈に対するカテーテルアブレーションが徐脈に対しても有効な場合がある．

房室ブロック

- I度：PR間隔が200msec以上．

㉝ 洞不全症候群(II型)

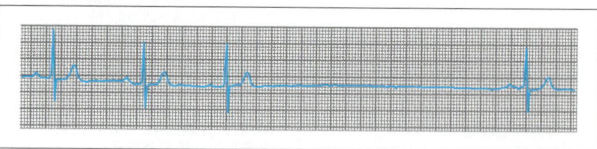

㉞ 洞不全症候群(III型)

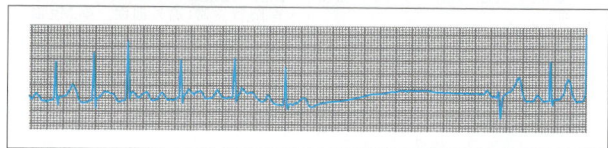

㉟ Wenckebach型房室ブロック

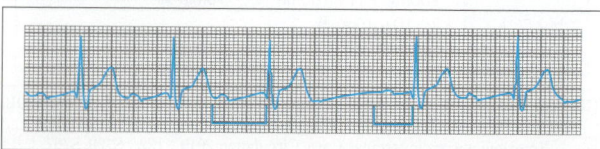

不整脈

- Ⅱ度：Wenckebach型(❸)➡PR間隔が徐々に延長し，QRS波が脱落．
  Mobitz Ⅱ型(❸)➡PR間隔の延長を伴わず，突然QRSが脱落．
  …[鑑別ポイント]Wenckebach型：脱落直後のPR間隔(b)＜脱落直前のPR間隔(a)．
- 2：1房室ブロック：ブロック部位の正確な診断には電気生理学的検査が必要．
  …[ブロック部位]AH間(房室結節内)，BH間(His束内)，HV間(His束より遠位)．
- 高度房室ブロック(❸)：3：1以下の房室伝導比．
- Ⅲ型(完全房室ブロック〈❸〉)：P波とQRS波が完全に独立．QRS波は下位中枢からの補足調律．

❸ Mobitz Ⅱ型房室ブロック

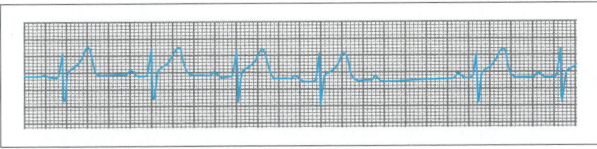

❸ 完全房室ブロック

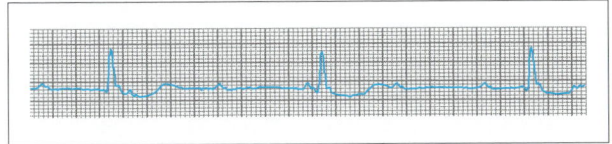

❸ 2：1房室ブロック

157

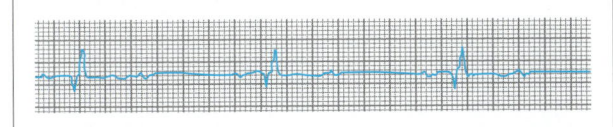

> **!Tips**
>
> ### アトロピンは MobitzII 型房室ブロック,完全房室ブロック,wide QRS の心室補充調律には効果がない
>
> 房室ブロックに対するアトロピン投与で注意.刺激伝導路の下位でのブロックである Mobitz II 型房室ブロック,完全房室ブロック,wide QRS の心室補充調律に対するアトロピン投与は無効のみならず,逆に高度のブロックを惹起し心拍数を低下させる可能性がある(paradoxical slowing).
>
> 特に少量のアトロピン投与が洞結節に対して心房 rate が上昇し,房室結節に多くの興奮が入力されること,また心房 rate が上昇したことで中枢からの迷走神経刺激が増加し,房室伝導は逆に抑制されてしまうことで心室 rate が減少する.

〔嵯峨亜希子,藤生克仁〕

第2部 治療編

心筋症

心筋症の分類

- 心筋症とは，一次的に心筋そのものの障害によって心機能障害をきたす疾患であり，❶のように分類される．

肥大型心筋症

hypertrophic cardiomyopathy；HCM

> **Key point！**
> - 心室の著明な壁肥厚と内腔の狭小化を特徴とする
> - 病態としては，サルコメア蛋白異常による収縮力低下に対する代償的肥大と心筋収縮における Ca 感受性亢進等が推測されている
> - エコー所見とともに心雑音の有無も重要（雑音ありの場合，流出路や心室内の狭窄を疑う）
> - 日本では心尖部肥大型心筋症（apical hypertrophic cardiomyopathy；APH）が多く，中年以降の男性に多く発症する
> - 予後はおおむね良好だが，突然死をきたすこともある

❶ 心筋症の定義と分類（ESC の提言）

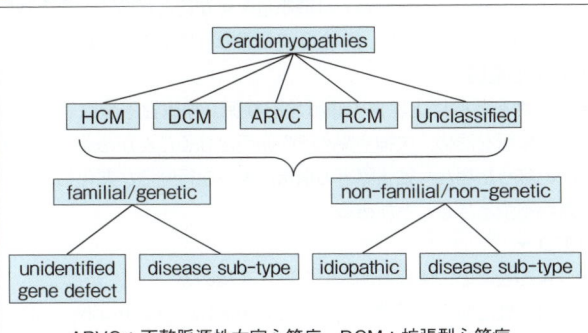

```
                    Cardiomyopathies
        ┌──────┬──────┬──────┬──────┐
       HCM    DCM   ARVC   RCM  Unclassified
        └──┬──┘
    ┌──────┴──────┐
familial/genetic    non-familial/non-genetic
   ┌────┴────┐          ┌────┴────┐
unidentified  disease   idiopathic  disease
gene defect  sub-type              sub-type
```

ARVC：不整脈源性右室心筋症，DCM：拡張型心筋症，
HCM：肥大型心筋症，RCM：拘束型心

病因・病態

- 遺伝子の変異による心室筋肥大のために循環機能不全を生じる.
- びまん性あるいは局所的な心室筋肥大とそれに伴う拡張障害, 過収縮による内腔の狭小化, また流出路狭窄を生じることもある.
- 微小循環障害の重症度が予後と相関するという報告がある.
- 家族性の頻度は50%程度で, 遺伝形式は常染色体優性.
- 肥大部位が特殊なものとして, 左室流出路(LVOT)に狭窄をきたす閉塞性肥大型心筋症(HOCM), 心室中部閉塞性心筋症, APHが挙げられる. 拡張型心筋症(DCM)様病態を呈した場合, 拡張相肥大型心筋症(dilated phase of hypertrophic cardiomyopathy; DHCM)とよぶ.
- 高率に塞栓症を発症し, 脳塞栓症はしばしば致命的となる.
- 肥大の部位によって❷のように分類される.

症状

- 呼吸困難, 動悸, めまい, 失神, 胸痛等.
- 初期は無症状で経過することが多い.

身体所見

- 聴診では, IV音を聴取することが多い. またHOCMの場合, 収縮期駆出性雑音を聴取することもある. Levine分類3/6以上の場合, LVOT圧較差39mmHg以上あることが考えられる.

検査・診断

12誘導心電図

- 肥大を反映し, 左側誘導では高電位を呈すことが多く, その他にST-T変化, 陰性T波, 異常Q波も認められることがある(❸).

Holter心電図

- 心室性あるいは上室性の頻脈性不整脈, 徐脈性不整脈等, 多彩な不整脈を認め, 失神や突然死の原因となることがある. 特に頻脈となった場合, 拡張障害の増悪により血行動態が悪化し, 急性左心不全となることがある.

心エコー

- びまん性あるいは局所的な心筋肥大を認める.
- 非対称性心室中隔肥厚(asymmetric septal hypertrophy; ASH)を認めることがある.
- 閉塞性肥大型心筋症では, 僧帽弁前尖の収縮期前方運動(systolic

心筋症

❷ Maron の分類

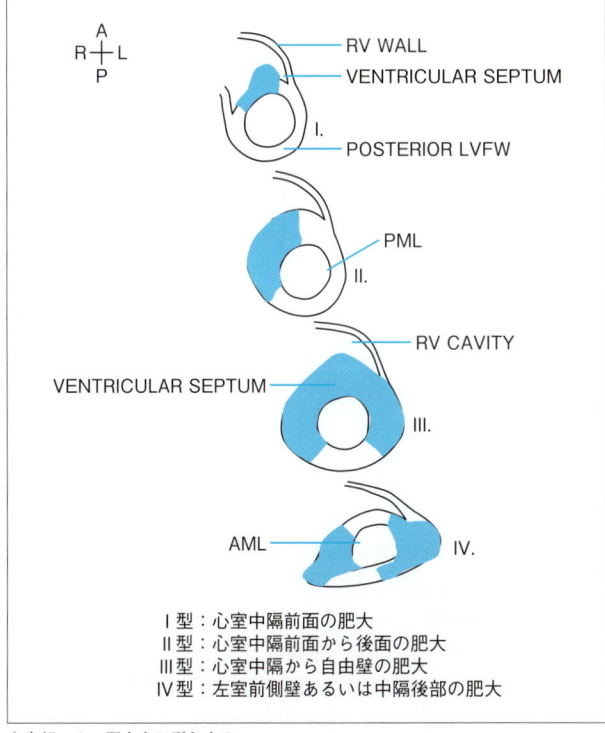

I型：心室中隔前面の肥大
II型：心室中隔前面から後面の肥大
III型：心室中隔から自由壁の肥大
IV型：左室前側壁あるいは中隔後部の肥大

心尖部のみの肥大をV型とする．

(Maron BJ, et al. Patterns and significance of distribution of left ventricular hypertrophy in hypertrophic cardiomyopathy. A wide angle, two dimensional echocardiographic study of 125 patients. Am J Cardiol 1981；48：418-28 より)

anterior motion；SAM)を認める．
- 左室流入波形をパルスドプラ法により評価することで拡張障害の程度を推測できる．拡張障害の評価法については，第3部 検査・手技編：心エコーの左室拡張能の評価の項を参照．
- 閉塞性あるいは心室中部閉塞性の場合，圧較差が推測できる．

❸ 閉塞性肥大型心筋症に典型的な心電図

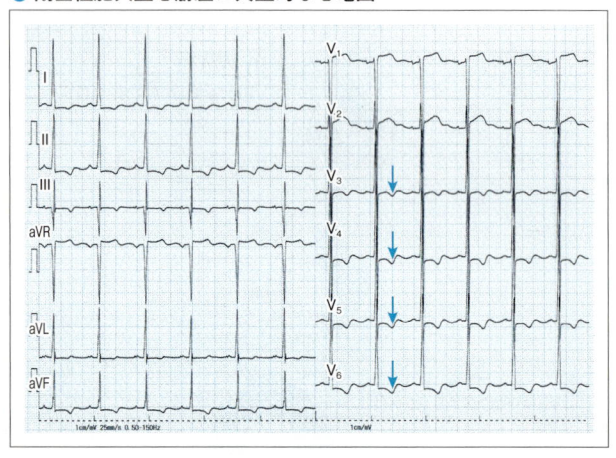

心臓MRI
- 60〜80%の症例で gadolinium 遅延造影効果が認められる.
- gadolinium 遅延造影効果は, 線維化に相当するといわれている.

心臓カテーテル検査
- 左室造影(LVG):形態評価を直接行うことができる.
- 心内圧測定:左心室内圧較差を直接測ることができる.
- 心筋生検:肥大した心筋が錯綜配列をなし, アポトーシスや線維化を認める(❹).

遺伝子検査
- βミオシン重鎖遺伝子, 心筋ミオシン結合蛋白C遺伝子, トロポニンT遺伝子等の検索.

治療

- 心肥大に対する根本的な治療はない.
- 自覚症状の改善, 合併症の予防, 突然死の予防を目的とし, 薬物あるいは非薬物治療を行う(❺). 詳細は第2部 治療編:心不全(HF)の項を参照.
- 対症療法としてβ遮断薬が用いられる.
- シベンゾリンには左室流出路圧較差を軽減する効果がある.

❹ 肥大型心筋症における心筋細胞の肥大と錯綜配列

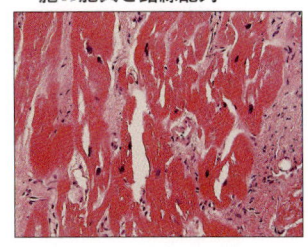

- HOCM の場合は閉塞に対する非薬物治療（経皮的中隔心筋焼灼術〈percutaneous transluminal septal myocardial ablation；PTSMA〉，Morrow 手術，ペーシング）の適応を考慮する．

拡張型心筋症
dilated cardiomyopathy；DCM

> **Key point !**
> - 左室の拡大と左室収縮能の低下を特徴とする
> - 原因は，遺伝子の変異，ウイルス感染と自己免疫異常等さまざまな病因が複雑に関与していると考えられている
> - 予後は不良で，しばしば難治性のうっ血性心不全（CHF）をきたし死に至ることもある

病因・病態 (6)

- 遺伝子異常，自己免疫疾患またはウイルス性感染症後の二次性免疫異常，ウイルス性心筋炎の後遺症，代謝障害，栄養不足，ミトコンドリア異常，アドリアマイシン系抗癌剤の副作用等，心筋細胞を障害するさまざまな原因が考えられ，単一の疾患というよりは，収縮不全をきたす多様な病因によって発症した病態の終末像と考えられる．
- 20～40歳代に多く，男性にやや多い（男女比 2.8：1）．
- 家族性の頻度は，7～25％程度．

第2部 治療編

⑤ 肥大型心筋症の治療のフローチャート

肥大型心筋症

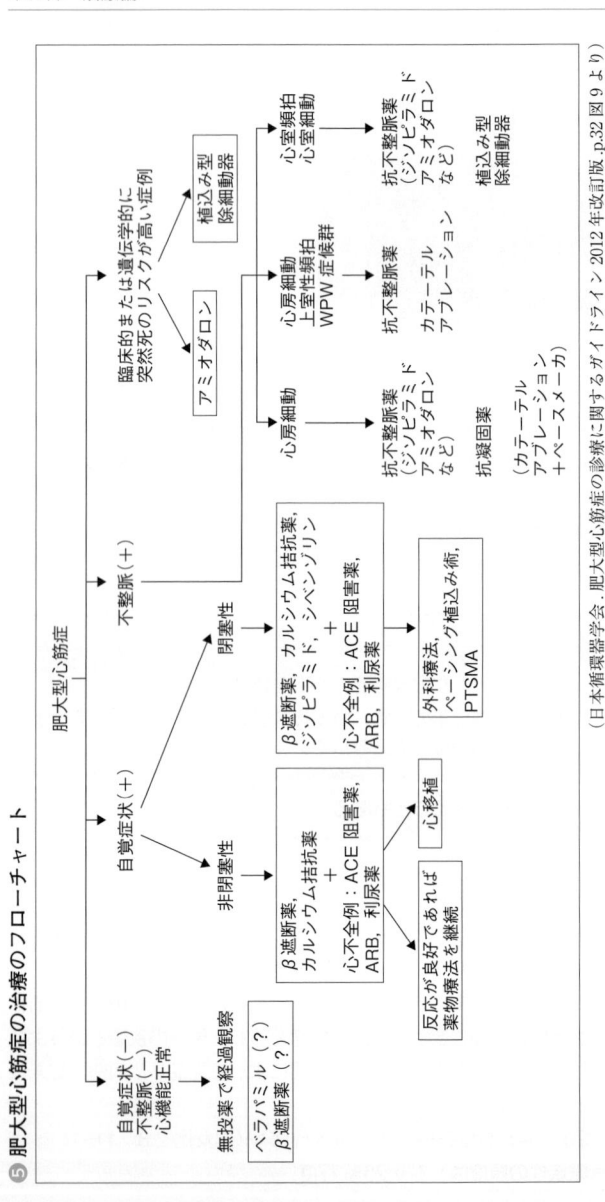

- 自覚症状（−）
  不整脈（−）
  心機能正常
  → 無投薬で経過観察
  ベラパミル（?）
  β遮断薬（?）

- 自覚症状（+）
  - 非閉塞性
    → β遮断薬、カルシウム拮抗薬
    ＋
    心不全例：ACE阻害薬、ARB、利尿薬
    → 反応が良好であれば薬物療法を継続
    → 心移植
  - 閉塞性
    → β遮断薬、カルシウム拮抗薬、ジソピラミド、シベンゾリン
    ＋
    心不全例：ACE阻害薬、ARB、利尿薬
    → 外科療法、ペーシング植込み術、PTSMA

- 不整脈（+）
  - 心房細動
    → 抗不整脈薬（ジソピラミド、アミオダロンなど）
    抗凝固薬
    （カテーテルアブレーション＋ペースメーカ）
  - 心房細動 上室性頻拍 WPW症候群
    → 抗不整脈薬
    カテーテルアブレーション
  - 臨床的または遺伝学的に突然死のリスクが高い症例
    → アミオダロン
  - 植込み型除細動器
    → 心室頻拍 心室細動
    → 抗不整脈薬（ジソピラミド、アミオダロンなど）
    植込み型除細動器

（日本循環器学会．肥大型心筋症の診療に関するガイドライン 2012年改訂版．p.32 図9 より）

164

❻ DCM の病態

```
心筋収縮力の低下
        ↓
交感神経活性の亢進
        ↓
頻拍や末梢血管収縮作用が優位になる
        ↓
心筋酸素消費量増加, 心室拡張期時相短縮
        ↓
心筋虚血, エネルギー効率低下, 心室流入障害
        ↓
うっ血の増悪
        ↓
心筋肥大, 間質の線維化, 血管肥厚
        ↓
著明な心拡大, 心拍出量の低下
```

- 左室の収縮能と拡張能が低下することで, 左室拡張末期圧(LVEDP), 左房圧や肺動脈楔入圧(PAWP)が上昇し, 左心不全(LVF)に至り, 末期には右心不全(RVF)もきたす.
- 慢性にうっ血が生じることで, 長期にわたって交感神経活性が亢進する.
- しばしば心室頻拍(VT)・心室細動(VF)をきたし, 突然死の原因となる.
- 有症状患者の5年生存率は約50%, 10年生存率は約30%.
- 日本においては心臓移植レシピエントの基礎疾患として最も多い疾患.

症状
- 呼吸困難, 歩行困難, 食欲不振等の消化器症状.
- 重症では, 全身倦怠感・易疲労感・失神, 尿量減少・夜間頻尿.

身体所見
- 聴診では, Ⅲ音と僧帽弁逆流(MR)を聴取することが多い.
- ラ音, 頸静脈怒張, 肝腫大・黄疸, 末梢浮腫.

検査・診断

12 誘導心電図
- 特異的な所見はない. ST-T 変化, 異常 Q 波, QRS の延長, さ

❼ 拡張型心筋症の心筋細胞の肥大と間質の線維化

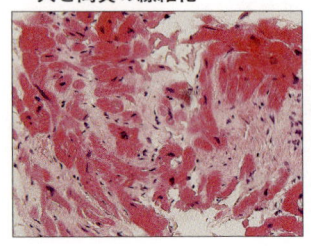

まざまな不整脈，脚ブロック，房室ブロックが認められることがある．

心エコー
- びまん性壁運動低下を認める．
- 左室容積は著明に拡大する．
- 壁肥厚は，正常～減少．

心臓 MRI
- 心室中隔の中層や冠動脈支配領域では説明がつかない部位に遅延造影を示すことがある．

心臓カテーテル検査
- LVG：形態評価を直接行うことができる．
- 心筋生検：心筋の変性，脱落と代償性肥大の混在，高度な間質性・置換性の線維化を認める（❼）．

遺伝子検査
- ジストロフィン遺伝子，ラミン A/C 遺伝子等の検索．

治療

- 本疾患に対する根本的な治療はない．
- 自覚症状の改善，合併症の予防，突然死の予防を目的とし，薬物（❽）あるいは非薬物治療を行う（詳細は第 2 部 治療編：心不全の項を参照）．
- 内科的治療抵抗性の重症例においては，除外基準に抵触しなければ心臓移植レシピエント登録を考慮する．

その他の心筋症

拘束型心筋症（RCM）

- 心内膜の線維性肥厚と心筋の線維瘢痕化によって，心室に拡張障害をきたす疾患．
- 特異的な治療法はなく，予後不良で10年後の生存率は10%程度といわれている．日本では極めてまれな疾患である．

❽ 予後の改善を期待した薬剤

カテゴリー	薬剤名	適応と効果	レベル	グレード
ACEI	エナラプリル リシノプリル	左室収縮不全に予後改善効果	1	A
β遮断薬	カルベジロール ビソプロロール	予後改善	1	A
ARB	カンデサルタン バルサルタン	心イベント抑制	1	A
アルドステロン拮抗薬	スピロノラクトン エプレレノン	予後改善	2	B
ジギタリス	ジゴキシン	心不全悪化による入院↓	2	B
短時間作用型Ca拮抗薬	ニフェジピン ジルチアゼム	予後を悪化	2	D
経口強心薬短期投与	ピモベンダン デノパミン ドパルミン	薬物療法に抵抗する難治症例において，自覚症状や生活の質を改善させる	2	C1

※現在バルサルタンは適応外となっている

（日本循環器学会．ダイジェスト版 拡張型心筋症ならびに関連する
二次性心筋症の診療に関するガイドライン．2011年．p.15 表22 より）

エビデンスレベル
　レベル1：システマティック・レビュー／ランダム化比較試験のメタアナリシス
　レベル2：1つ以上のランダム化比較試験による
推奨グレード
　グレードA：強い科学的根拠があり，行うよう強く勧められる．
　グレードB：科学的根拠があり，行うよう勧められる．
　グレードC1：科学的根拠はないが，行うよう勧められる．
　グレードC2：科学的根拠がなく，行わないよう勧められる．
　グレードD：無効性あるいは害を示す科学的根拠があり，行わないよう勧められる．

- 心臓移植が唯一の根治療法であるが，補助人工心臓（VAD）の有効性は期待できないため，対象となる患者では早めの心臓移植レシピエント登録を考慮する．

心アミロイドーシス
- アミロイドーシスは，全身性または局所的にアミロイドが沈着し，さまざまな臓器障害をきたす疾患．
- 心アミロイドーシスとは，特に心臓にアミロイドが沈着することによって心機能不全を引き起こす．病態は，心室壁の肥厚によって心筋のコンプライアンスが低下し，拡張不全を生じ，さらに病期が進行すると収縮障害をもきたし，難治性の HF となる．また，アミロイド沈着に伴って刺激伝導系が障害される．
- 心電図では伝導障害や低電位を認めることがあり，心エコーでは granular sparkling sign とよばれる特徴的な心筋の輝度上昇と著明な心房の拡大を認める．
- 全身性アミロイドーシスの診断の手引きを❾に示す．
- アミロイドーシスに対する治療は，抗アミロイド療法と対症療法がある．
- AL アミロイドーシスに対しては，自己末梢血幹細胞移植を併用した高用量化学療法，AA アミロイドーシスに対しては生物学的製剤を用いた治療が検討される．
- 心室伝導障害や不整脈に対してはペースメーカや薬物治療を行う．

心サルコイドーシス
- サルコイドーシスは原因不明の全身性肉芽腫性疾患．乾酪壊死を伴わない類上皮細胞肉芽腫が，肺，肺門部リンパ節，眼，皮膚等に出現する．また，間質性浮腫やリンパ球浸潤，線維化もきたす．
- 心サルコイドーシスは心筋に肉芽腫を形成し，壁肥厚を認めた後，線維化が進行し，心室中隔にしばしば特徴的な菲薄化をきたす．進行すると DCM 様病態に至る．
- 心サルコイドーシスの診断の手引きを❿に示す．
- 診断がついたらステロイド治療を開始する．肉芽腫性炎症の拡大を抑制する効果があり，早期開始が重要である．
- 治療指針を⓫に示す．

心筋症

❾ 全身性アミロイドーシス診断のためのフローチャート

① 症候からアミロイドーシスを疑う
心身症候群（うっ血性心不全、不整脈）、腎症候（ネフローゼ症候群、腎不全）、消化器症状（呼吸不良症候群、巨舌、肝腫大など）、末梢神経・自律神経症状（多発ニューロパチー、手根管症候群、起立性低血圧、便秘、下痢、排尿障害、出血症状（皮膚、消化管など）、甲状腺や唾液腺の腫大など

② アミロイドーシスを示唆する臨床症状所見をチェックする
アミロイド沈着所見、心電図異常（低電位・Vx〜V3QSパターン）の腎機能障害所見、心電図異常（低電位・Vx〜V3QSパターン）、伝導ブロック・不整脈）、心臓超音波での心筋肥厚及び高輝度エコー、99mTc-ピロリン酸心筋シンチ上の異常集積などの心筋障害所見、神経学的検査や交感神経機能検査（交感神経皮膚反応、123I-MIBG心筋シンチほか）異常などの末梢神経・自律神経障害所見ほか
AL アミロイドーシス：血清M蛋白、尿中Bence Jones蛋白、血清遊離軽鎖（FLC）
AAアミロイドーシス：関節リウマチなどの慢性炎症性疾患の存在と血清 CRP、SAA 高値

③ 生検でアミロイド沈着を証明する
生検部位：消化管（胃、十二指腸、直腸）、皮膚、腹壁脂肪（吸引生検）、腎臓、肺臓、腓腹神経など

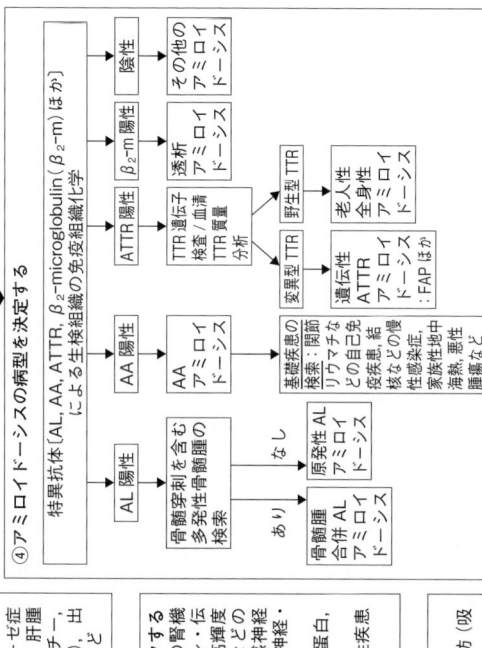

④ アミロイドーシスの病型を決定する
特異抗体（AL、AA、ATTR、β_2-microglobulin（β_2-m）ほか）による生検組織の免疫組織化学

```
AL陽性                    AA陽性              ATTR陽性                           陰性
   │                        │                    │                              │
骨髄穿刺を含む           AA             TTR遺伝子           $\beta_2$-m陽性   その他の
多発性骨髄腫の       アミロイ            検索/血清                              アミロイ
検索               ドーシス            TTR蛋白質                              ドーシス
   │                                   分析
あり     なし                      │         │
   │      │                   変異型TTR   野生型TTR
骨髄腫    原発性AL                │         │
合併AL   アミロイ              遺伝性     老人性
アミロイ  ドーシス              ATTR      全身性
ドーシス                       アミロイ   アミロイ
                              ドーシス   ドーシス
                              ：FAPほか
```

基礎疾患の検索：関節リウマチなどの自己免疫疾患、核などの自己免疫疾患、結核などの慢性感染症、家族性地中海熱、悪性腫瘍など

透析アミロイドーシス

（アミロイドーシスに関する調査研究班．アミロイドーシス診療ガイドライン2010. p.7 より）

⑩ サルコイドーシスの心病変の診断の手引き

心臓病変を強く示唆する臨床所見
　主徴候と副徴候に分け以下 1), 2)のいずれかを満たす場合.

1)主徴候 4 項目中 2 項目以上が陽性の場合
2)主徴候 4 項目中 1 項目が陽性で, 副徴候 2 項目以上が陽性の場合

心臓所見
　(1)主徴候：
　　(a)高度房室ブロック
　　(b)心室中隔基部の菲薄化
　　(c)Gallium-67citrate シンチグラフィーでの心臓への異常集積
　　(d)左室収縮不全(左室駆出率 50% 未満)
　(2)副徴候：
　　(a)心電図異常：心室不整脈(心室頻拍, 多源性あるいは頻発する心室期外収縮), 右脚ブロック, 軸偏位, 異常 Q 波のいずれかの所見
　　(b)心エコー図：局所的な左室壁運動異常あるいは形態異常(心室瘤, 心室壁肥厚)
　　(c)核医学検査：心筋血流シンチグラフィー(thallium-201 chloride あるいは technetium-99m methoxyisobutyl-isonitrile, technetium-99m tetrofosmin)での灌流異常
　　(d)Gadolinium 造影 MRI における心筋の遅延造影所見
　　(e)心内膜心筋生検：中等度以上の心筋間質の線維化や単核細胞の浸潤

付記：
1)虚血性心疾患と鑑別が必要な場合は, 冠動脈造影を施行する.
2)心臓以外の臓器でサルコイドーシスと診断後, 数年を経て心病変が明らかになる場合がある. そのため定期的に心電図, 心エコー検査を行い経過を観察する必要がある.
3)Fluorine-18 fluorodeoxyglucose PET における心臓への異常集積は, 診断上有用な所見である.
4)完全房室ブロックのみで副徴候が認められない症例が存在する.
5)心膜炎(心電図における ST 上昇や心嚢液貯留)で発生する症例が存在する.
6)乾酪壊死を伴わない類上皮細胞肉芽腫が, 心筋生検で観察される症例は必ずしも多くない.

除外診断：巨細胞性心筋炎を除外する.

(加藤靖周, 森本紳一郎. サルコイドーシス心病変の診断と治療.
日本サルコイドーシス／肉芽腫性疾患学会雑誌 2008；28(1)：22. より抜粋)

⓫ 心サルコイドーシスの治療指針

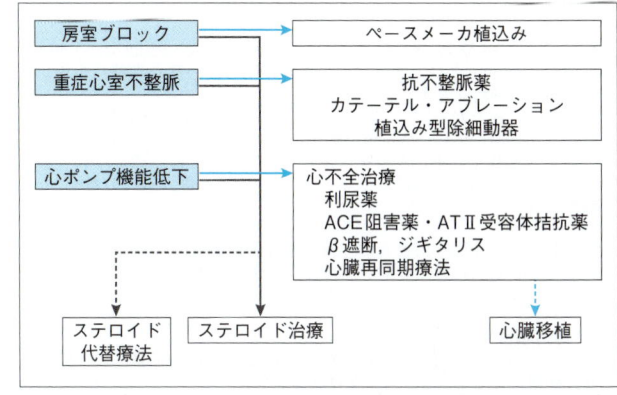

```
房室ブロック ────→ ペースメーカ植込み

重症心室不整脈 ──→ 抗不整脈薬
                    カテーテル・アブレーション
                    植込み型除細動器

心ポンプ機能低下 ─→ 心不全治療
                     利尿薬
                     ACE阻害薬・ATⅡ受容体拮抗薬
                     β遮断, ジギタリス
                     心臓再同期療法

ステロイド      ステロイド治療            心臓移植
代替療法
```

ステロイド治療：プレドニゾロン 30mg/日で開始．2〜4週ごとに5mg/日ずつ減量．維持量は5〜10mg．

（加藤靖周, 森本紳一郎. サルコイドーシス心病変の診断と治療. 日本サルコイドーシス／肉芽腫性疾患学会雑誌 2008；28(1)：21-2. p.22より）

たこつぼ心筋症（broken heart syndrome）

- たこつぼ心筋症は，心身ストレスを受けた閉経後女性に好発し，急性冠症候群（ACS）様のエピソード（胸痛や呼吸困難，心電図異常，心臓の壁運動異常，心筋逸脱酵素上昇等）がありながら，冠動脈に有意狭窄なく，心基部の過収縮を特徴とする疾患．
- たこつぼ心筋症の診断の手引きを⓬に示す．
- 典型例の経時的心電図変化を⓭に示す．

不整脈原性右室心筋症（ARVC）

- ARVCは，主として右室心筋に脂肪変性が起き，右室起源の重症心室性不整脈を引き起こす疾患．進行すると左室にも脂肪変性が拡がっていくこともある．
- 心筋生検では脂肪浸潤と心筋細胞の脱落や線維化を認める．
- 原因としては細胞間接着で重要なデスモゾームの構成遺伝子異常等が報告されている．左脚ブロック型のVTがみられることが多い．

産褥心筋症

- 妊娠後期から分娩後5か月以内にDCM様のHFを発症する．

⑫ たこつぼ心筋症の診断の手引き

I. 定義
たこつぼ心筋障害(たこつぼ心筋症):takotsubo(ampulla) cardiomyopathy とは,急性発症の原因不明の左心室心尖部バルーン状拡張(無収縮)を呈する症例を指す.

本症ではあたかも「たこつぼ」様の形態をとる.心尖部の無収縮は,数週〜1か月以内に,大部分の症例において,ほぼ正常化する.

心室収縮異常は主に左心室に生じるが,右心室にも認められる例がある.心室流出路機能的狭窄(圧較差,血流速度亢進,心雑音)も観察される.

> (注)他の原因,たとえば,脳血管障害患者が,本疾患と同様の心室収縮異常を呈する場合には「脳血管障害に合併したたこつぼ心筋障害」として,特発性と区別して扱う.

II. 除外項目
たこつぼ心筋障害(たこつぼ心筋症)の診断にあたっては,以下の病変,疾患による異常を除外しなければならない.
a) 冠状動脈の器質的有意狭窄または攣縮,特に左心室心尖部を含めて広範に還流する右前下肢病変による急性心筋梗塞(冠動脈造影は,急性期の造影が望ましいが,慢性期に行い有意狭窄病変がないか,心室収縮異常形態に関与する病変がないことを確認することが必要である)
b) 脳血管障害
c) 褐色細胞腫
d) ウイルス性もしくは特発性心筋炎

> (注)冠状動脈病変の除外には冠状動脈造影が必須である.脳血管障害,褐色細胞腫等でたこつぼ様の心筋障害を合併することがある.

III. 診断の参考事項
1) 症　状:急性冠症候群に類似の胸痛,呼吸困難,症状なく発症することもある.
2) 契　機:精神的ストレス,身体的侵襲,明らかな契機なしに発症することもある.
3) 高齢者ことに女性に多い傾向が知られる.
4) 左室造影または心エコー図における心尖部バルーン状拡張とその速やかな改善.
5) 心電図:発症直後は ST 上昇がみられることがある.その後,典型型では広範な誘導で T 波が陰転し,次第に陰性部分が深くなり,QT 延長を伴う.この変化は徐々に回復するが,陰性 T 波は数か月続くことがある.急性期に異常 Q 波や QRS 電位差の変化を認めることもある.
6) 検査項目:典型例においては,心筋逸脱酵素上昇は中等度以下にとどまる.
7) 予　後:大部分が速やかに回復するが,肺水腫や他の後遺症を呈する例,死亡例がある.

(北畠 顕,友池仁暢 編.特発性心筋症調査研究班:心筋症:診断の手引きとその解説.かりん舎 2005. p.109-11 より)

⓭ たこつぼ心筋症における心電図の経時的変化

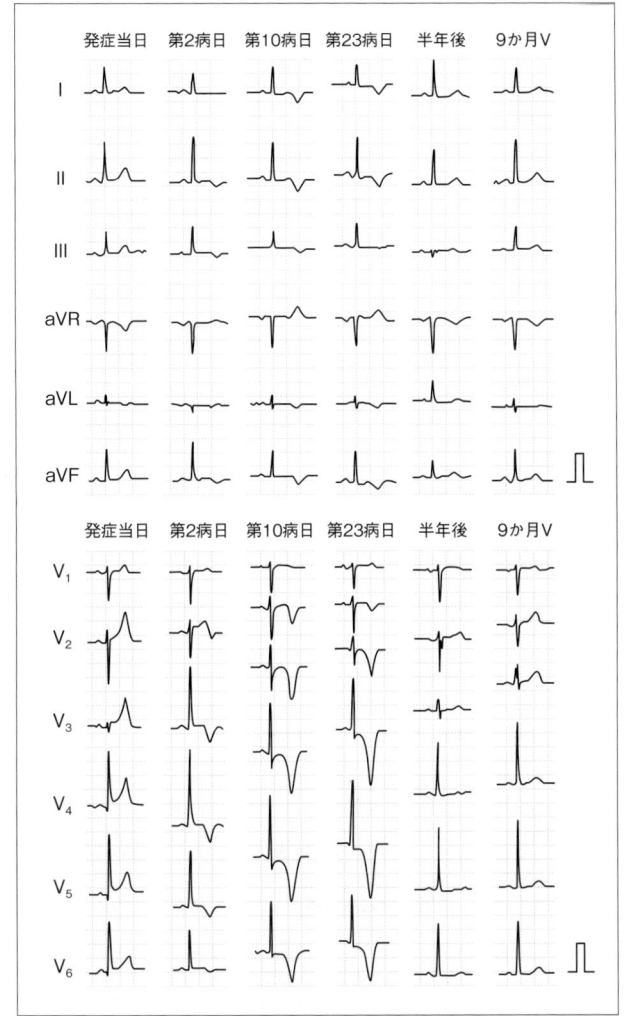

50歳女性イレウスの手術前日に突然胸痛が出現.精査の結果,たこつぼ心筋症と診断された

(坂本信雄,竹石恭知.たこつぼ心筋症の診断.心臓 2010;42:445 より)

- 機序としてプロラクチンの断片による血管新生阻害が考えられている．
- 半数以上は治癒するといわれている．

> **! Tips**
>
> 産褥心筋症の明確なメカニズムは解明されていないが，酸化ストレスによって，カテプシンD（プロラクチン分解酵素）がプロラクチンを分解し，血管障害作用のある16kDa プロラクチンフラグメントが産生され，心筋症に悪影響を及ぼしているという説がある．
>
> (Current state of knowledge on aetiology, diagnosis, management, and therapy of peripartum cardiomyopathy: a position statement from the Heart Failure Association of the European Society of Cardiology Working Group on peripartum cardiomyopathy.Eur J Heart Fail. 2010 Aug;12(8):767-78)

左室緻密化障害

- 何らかの原因で左室心筋が疎となる疾患で，DCM様の症状，経過をとる．
- 心室内血栓による塞栓症や不整脈が問題となる．
- ⓮に診断基準を示した．

⓮ 左室緻密化障害の心エコーによる診断基準

1. 左室心筋は，心外膜側の緻密化層と心内膜側の緻密化障害層の2層からなる．緻密化障害層は厚く，肉柱の網状構造でそれらの間に深いスペースがある．
   この2層構造は，孤発性緻密化障害で認められ，左室肥大や拡張型心筋症では認められない．
   収縮末期で，緻密化障害層の厚さは，緻密化層の2倍以上である．
2. 緻密化障害は，心尖部や左室中部に局在することが多い．しかし，これらの部位の壁運動は低下しているとは限らない．
3. 緻密化障害層の肉柱とその間の深いスペースの診断には，カラードプラ法が有用である．

(Jenni R, et al. Echocardiographic and pathoanatomical characteristics of isolated left ventricular non-compaction: a step towards classification as a distinct cardiomyopathy. Heart 2001; 86: 666-71を参考に作成)

ミトコンドリア心筋症

- ミトコンドリア心筋症はミトコンドリアの機能障害によって心筋障害や伝導障害をきたす．
- 原因はミトコンドリアの遺伝子とされており，20種類以上の変異が報告されているが，孤発例も多い．
- 病期の進行に伴って，DHCM様の病態に移行することもある．
- 疑うポイントとして，家族歴や聴覚障害，筋力低下，糖尿病等があげられる．

心Fabry病[1]

- Fabry病はスフィンゴ糖脂質が加水分解酵素（α-galactosidase A）の遺伝子の異常により進行性に全身の細胞のリソソームに蓄積し，皮膚，眼，神経，血管，腎臓，心臓等の多臓器の障害が出現する疾患．X染色体劣性の遺伝形式をとる．
- 心Fabry病はスフィンゴ糖脂質が特に心臓に蓄積し，心機能障害をきたす．
- HCM様の経過をたどり，病期が進行すると，DHCMと同じ病態となる．α-galactosidase A活性の著しい低下（正常平均値の20%未満）やα-galactosidase A蛋白の欠損，機能異常が生化学的検査によって確認される．または，遺伝子検査によってα-galactosidase A遺伝子に病因となる変異が確認される．治療は，遺伝子組み換えα-galactosidase A酵素蛋白を用いた酵素補充療法がある．

アルコール性心筋症

- 長期の多量飲酒で生じる心筋症．
- 1日80〜90gの純エタノール換算量を5年以上にわたり摂取すると発症するといわれている．DCM様の経過をたどるが，禁酒することで心機能は改善することがある．
- 心筋生検では，細胞内小器官の構造変化，ミトコンドリアの大小不同・増大，心筋内の脂肪滴等が認められる．

（加藤愛巳，波多野　将）

第2部 治療編

心筋炎・心膜炎

> **Key point !**
> - 発熱患者を診る際に，心筋炎や心膜炎の可能性も念頭におくことが重要である
> - 治療の基本は，臨床診断を的確に行い，循環不全に迅速に対応することである
> - 心筋炎の場合，原因によってはステロイドが有効な症例もあるので，極力心筋生検により組織診断を行う

急性心筋炎
acute myocarditis

病因・病態
- 心筋炎は心筋に炎症が生じるもので，多くは，細菌やウイルス等の感染によって発症する．その他，薬剤，放射線，熱等の物理的刺激や，代謝異常，免疫異常も原因となる．

症状
- 急性心筋炎の症状は，かぜ様症状（発熱，悪寒，頭痛，筋肉痛）や食欲不振，悪心・嘔吐，下痢等の消化器症状が先行することが多い．その後，数時間から数日の経過で，呼吸困難・浮腫等の心不全（HF）徴候，心膜刺激による胸痛，不整脈に随伴する症状が出現．
- 身体所見は，脈の異常（頻脈，徐脈，不整），奔馬調律，頸静脈怒張等．心タンポナーデ，ショック，意識障害を認めることもある．

診断
- ❶のフローチャートに従って診断する．
- ウイルス性心筋炎の代表的な原因ウイルスを❷に示した．

治療
- 治療は無症状や軽微徴候の場合，入院のうえで安静と経過観察となる．
- 高度ブロックによる徐脈には，一時的体外式ペーシングを行う．一方，期外収縮の頻発や非持続性心室頻拍（nonsustained ventricular tachycardia；NSVT）に対しては安易な薬物治療は行わ

心筋炎・心膜炎

❶ 急性心筋炎の診断

```
        ┌─────────────────────────┐
        │ 症状・身体所見より心筋炎を疑う │
        └─────────────────────────┘
                      ↓
```

血液検査	心電図	胸部X線	心エコー図
白血球の増多 CRPの上昇 CK-MBやトロポニンの上昇	ST-T異常 QRS幅の拡大 房室ブロック R波減高, 期外収縮 心房細動	肺うっ血 心拡大	局所的あるいはびまん性の壁肥厚・運動低下 心腔の狭小化

- これらの所見は数時間単位で変化する
- 徐脈の出現, QRS幅の拡大, 期外収縮の多発 壁肥厚や壁運動低下の増強, トロポニンT高値は重症化の危険がある

心臓カテーテル検査
①冠動脈病変の除外
②心内膜心筋生検：炎症細胞浸潤, 心筋細胞の断裂・融解・消失, 間質の浮腫

ウイルス関連診断
①急性期と緩解期のペア血清を用い, ウイルス抗体値の4倍以上の変動をもって陽性と判断する
②生検した心筋細胞から, PCR法などによってウイルスゲノムを検出する

(日本循環器学会. 急性および慢性心筋炎の診断・治療に関するガイドライン 2009年改訂版. p.4-7 を参考に作成)

❷ ウイルス性心筋炎の代表的な原因ウイルス

成人	小児
コクサッキーB群1〜6型, A群4・9・16型	単純ヘルペスウイルス
アデノウイルス	EBウイルス
サイトメガロウイルス	RSウイルス
エコーウイルス9・11・14・16・22型	麻疹ウイルス
パルボウイルスB12	ムンプスウイルス
ヒトヘルペスウイルス6型	
A型, B型インフルエンザウイルス	

これらのすべてのウイルスのペア血清を測定するが, 陽性率は10%にすぎない

ない．HF管理のため，カテコラミン，カルペリチドを用い，治療抵抗性の場合には補助循環を行う．難治例では，ステロイド短期大量療法，大量免疫グロブリン療法の有効性も注目されている．
- 予後については約50%が後遺症を残さず完全治癒，約40%が後遺症を残して治癒，約10%が死亡する．

特殊な心筋炎

劇症型心筋炎
- 初期症状は通常の急性心筋炎と同様．急激に病状が進行し，ショックや循環不全をきたし，しばしば対外循環管理を要する．
- ❸に劇症型心筋炎における体外循環管理のフローチャートを示した．体外循環が長期に必要な場合にはVAP装着を考慮する．劇症型心筋炎においては，原則少なくとも一時的には両心室のVAPが必要となる．

巨細胞性心筋炎
- 劇症型心筋炎の臨床病型をとることが多く，アレルギーや自己免疫の関与が推定されている．
- 組織学的検査で，心筋の炎症巣に多核巨細胞を認める．
- ステロイドや免疫抑制薬（シクロスポリン，アザチオプリン）が有効だが，予後は極めて不良．

好酸球性心筋炎
- 心筋に浸潤した好酸球の顆粒中の好酸球性カチオン蛋白や，主要塩基性蛋白等の細胞毒性物質により生じる．
- 原因はアレルギー性疾患，薬剤過敏症，寄生虫感染等さまざまで，特発性が最多．
- 診断では①末梢血中の好酸球数の増加（500/mm^{3}以上），②心症状，③心筋逸脱酵素の上昇，④心電図変化，⑤心エコーにおける一過性の壁肥厚や壁運動異常，これらの5項目が認められれば，強く疑われる．
- 心筋生検では好酸球の浸潤，好酸球の脱顆粒，心筋細胞の融解・消失，間質の浮腫や線維化等が認められる．
- ステロイドが有効．壁在血栓予防のため，抗凝固療法を併用．

❸ 劇症型心筋炎における体外循環管理

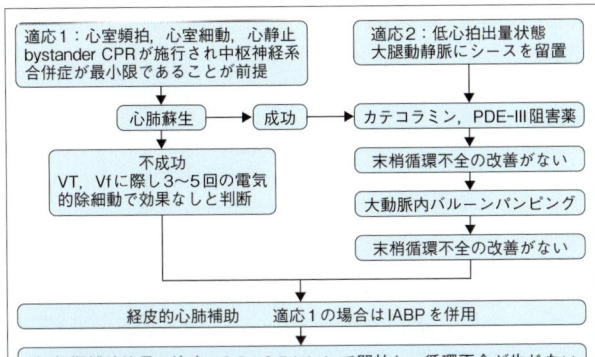

```
┌─────────────────────────────┐      ┌─────────────────────────────┐
│ 適応1：心室頻拍，心室細動，心静止│      │ 適応2：低心拍出量状態        │
│ bystander CPRが施行され中枢神経系│      │ 大腿動静脈にシースを留置      │
│ 合併症が最小限であることが前提   │      │                             │
└─────────────────────────────┘      └─────────────────────────────┘
              │                                    │
          ┌───┴───┐   成功                         ▼
          │心肺蘇生├─────────→┌─────────────────────────┐
          └───┬───┘           │ カテコラミン，PDE-III阻害薬│
              │不成功          └─────────────────────────┘
              ▼                            │
┌─────────────────────────┐                ▼
│ VT, Vfに際し3〜5回の電気 │    ┌─────────────────────────┐
│ 的除細動で効果なしと判断 │    │ 末梢循環不全の改善がない │
└─────────────────────────┘    └─────────────────────────┘
              │                            │
              │                            ▼
              │                ┌─────────────────────────┐
              │                │ 大動脈内バルーンパンピング│
              │                └─────────────────────────┘
              │                            │
              │                            ▼
              │                ┌─────────────────────────┐
              │                │ 末梢循環不全の改善がない │
              │                └─────────────────────────┘
              │                            │
              ▼                            ▼
┌────────────────────────────────────────────────────┐
│ 経皮的心肺補助    適応1の場合はIABPを併用           │
└────────────────────────────────────────────────────┘
```

1) 初期補助流量の決定：3.0〜3.5 L/minで開始し，循環不全が生じない最低の補助流量に調節する
2) 送血回路から下肢バイパスを設ける
3) 抗凝固：ACT 250 sec，ヘパリンコーティング回路なら150〜200 sec，いずれも300 secを超えないように調節

管 理
1) 循環不全指標：SVO$_2$，L.A, T.B, AKBR, アシドーシス，生化学検査，尿量
2) 心機能指標：壁運動，EF%, %FS, 駆出時間，CCI, ETCO$_2$

上記指標を参考に，循環不全がなく心機能が改善する状態を維持する

合併症対策
1) 多臓器障害，循環不全の進行：補助流量増加，CVVH，メシル酸ナファモスタット，ウリナスタチンの併用，DICに注意
2) 下肢阻血：下肢バイパス，減張切開，切断
3) 出血：メシル酸ナファモスタットを併用し，ACT 150-200 secとする．Hb 10g/dL, Plt 5.0×10^4/mm^{3}以上を保つよう輸血
4) 溶血：ハプトグロビン投与，脱血不良を避ける
5) 感染：感染源検索と抗生剤投与，DIC, 敗血症に注意
6) 高K血症：原因検索，原因除去，CVVH，G-I療法
7) 脱血不良：PA20〜30/10〜15を目安に輸液負荷

離脱準備
補助流量の減量：心機能改善が認められれば補助流量を0.3〜0.5 L/min減量し，循環不全がなく駆出時間が最も長くなるような補助流量を設定していく．減量後，循環不全が生じていれば元の流量に戻す．可及的に流量減量を試みる

離脱考慮
補助流量が1.5 L/minまで減量でき，循環不全の指標で，SVO$_2$>60%，T.B<3.0mg/dL, L.A正常値，動脈血液ガス分析でアシドーシスがない，生化学検査で臓器障害が進行していない，尿量が保たれている．心機能の指標で，壁運動の改善，駆出時間>200 msec, ETCO2≒PaCO$_2$, CCI>2.0 L/min/m^2, であれば離脱を考慮する

離 脱
補助流量を1.0 L/minに減量し，循環不全および心機能の指標に悪化傾向がなければ，ただちに離脱する

(日本循環器学会．急性および慢性心筋炎の診断・治療に関するガイドライン 2009年改訂版．p.13 図7より)

❹ 心膜炎の心電図

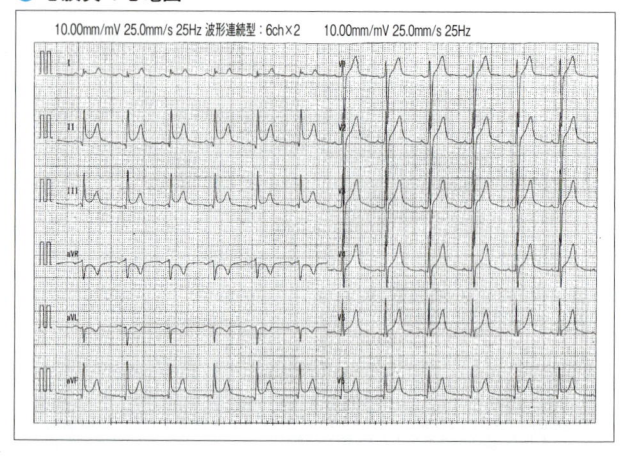

心膜炎
pericarditis

病因・病態
- 心膜に炎症が生じたもの．心筋炎に合併することもある．

症状
- 症状は発熱，胸痛，呼吸困難，倦怠感等．胸痛は深呼吸・咳嗽・体動で増強し，左側臥位で増悪，前屈の座位で軽減．呼吸困難は，呼吸により胸痛が増悪するため，浅く速い呼吸となる．

診断
- 身体所見は心膜摩擦音を聴取．心嚢液の貯留により心音は減少．
- 検査所見では，胸部X線で心嚢液の貯留による心拡大を認める．心電図では，ほぼ全誘導でSTが上昇し，心筋梗塞(MI)とは異なりQ波は出現しない(❹)．
- 心エコーでは心膜と心外膜の間に echo-free space を認める．

治療
- 治療は入院のうえ，症状が消失するまで安静．胸痛に対してはNSAIDsを投与．心嚢液が中等量以上貯留し，心タンポナーデをきたしている場合は，心嚢ドレナージによる排液が必要．

（片桐美香子，波多野　将）

第2部 治療編

感染性心内膜炎

感染性心内膜炎
infective endocarditis；IE

> **Key point !**
> - IEの症状や所見は多彩であり，疑うことが大切である
> - 各種検査を行い，迅速にエンピリック治療を開始する必要がある

病因・病態
- IEは弁を含む心内膜の感染症であるが，①弁破壊による心合併症，②多種多様な感染所見（敗血症，感染性塞栓，感染性動脈瘤等），③免疫反応（脾腫や免疫複合体による炎症）が組み合わさって生じる全身性の疾患である．
- IEの分類を❶に示す．
- 主な死因は循環不全（心不全〈HF〉），中枢神経合併症，敗血症の3点である．

疫学
- 発生率は10万人あたり3〜9 case/yearとされているが，人工弁や心内・血管内デバイスの普及率の増加に伴って発生率は増加傾向である．
- 死亡率は全体的には20〜25％程度とされているが，報告によりばらつきが大きい．また，微生物ごとに死亡率は大きく異なり，特に黄色ブドウ球菌や緑膿菌等のグラム陰性桿菌，真菌の場合は極めて死亡率が高い．

> **Tips**
>
> *S.gallolyticus*（旧名：*S.bovis*）は大腸癌との関連が知られており，血液感染を認めた場合には精査したほうが望ましい．

第2部 治療編

❶ 感染性心内膜炎の臨床経過による分類

急性IE	弁膜異常等の基礎疾患のない患者に主として病原性の強い起因菌(黄色ブドウ球菌, G群β溶連菌, A群β溶連菌等)が感染して生じることが多い.
亜急性IE	先天性器質的異常や弁膜異常(弁の逸脱や動脈硬化性変化, リウマチ性変性等)を背景としてそれほど病原性が強くない起因菌(Streptococcus viridans〈緑連菌〉, Streptococcus gallolyticus〈旧名 S.bovis〉, CNS, 腸球菌, HACEK群等)によって生じることが多い.

自己弁心内膜炎(native valve endocarditis；NVE)と人工弁心内膜炎(prosthetic valve endocarditis；PVE)に分ける分類もある

high risk factors

- 器質的異常(先天性心疾患や二尖弁, 弁の逸脱等), 弁膜症やリウマチ熱の既往, 心内デバイス(ICD, ペースメーカ等), 口腔内不衛生, 観血的治療歴(歯科, 関節注射, 針治療等), 人工透析, 糖尿病, 免疫不全状態, 注射薬物乱用(三尖弁), 中心静脈カテーテル留置.

症状・診断

- 説明のつかない全身的所見が存在したり, 局所の臓器所見が多発したりするような場合には必ず IE を鑑別に入れるべきである.
  - …全身症状：発熱, 悪寒戦慄, 疲労・衰弱, 体重減少, 食欲不振, HF・不整脈症状, 頭痛, 胸痛, 腹部症状, 脾腫, 背部痛, 筋肉痛, 関節痛・関節炎等.
  - …塞栓症状：脳血管(感染性動脈瘤), 肺, 腹部臓器, 四肢動脈, Janeway病変(疼痛は伴わない), 口腔内粘膜や眼瞼結膜の点状出血, 爪下線状出血等.
  - …免疫複合体反応：Osler結節(疼痛を伴う), 免疫複合体による糸球体腎炎等.
- 診断には modified Duke criteria を用いる(❷).

診断のために行うべき検査

- 各種培養検査(血液培養3セット, 尿培養, 痰培養, その他感染に関与すると思われる膿瘍や褥瘡等がある場合はその検体の培養), 心エコー, 塞栓症検索のための頭部および体幹部画像検査(MRI, 造影CT等).

- 3セットの血液培養は可能であれば時間を空けて採取するのが望ましいが，病状が不安定であったり，急速に進行したりする際は場所を変えてすみやかに採取を行い治療を開始すべきである．きれいな診断をつけるために治療開始が遅れて予後を悪くさせては

❷ modified Duke criteria 診断基準

major criteria

①血液培養陽性
- 「典型的な心内膜炎の起炎菌」が別々に採取された血液培養で陽性
 S.viridans，S.bovis，HACEK group，S.aureus，または市中感染 Enterococcus 属（他に感染巣がない場合）
- 持続的に陽性の血液培養
 12 時間以上間隔を空けて採取した血液培養が少なくとも 2 回陽性
 3 セット全ての血液培養陽性となるか，4 セット以上の大部分が陽性（最初に採取したものと最後に採取したものが 1 時間以上離れている）
- Coxiella burnetii が血液培養で 1 回陽性か，本菌に対する anti-phase 1 IgG antibody の抗体価が＞ 1：800

②心内膜病変の所見：
- 心エコー陽性
 弁または弁の支持組織，あるいは逆流ジェット通路上に振動性の心臓内腫瘤がある
 人工弁に他に解剖学的な説明が不可能な腫瘤が付着して振動している
 心内膿瘍
 人工弁の部分的裂開
- 新規弁逆流症の出現（以前から存在した雑音の変化，増強だけでは不十分）

minor criteia

- 基礎疾患としての弁膜疾患や先天性心疾患，薬物中毒（静脈注射）
- 発熱（＞ 38℃）
- 血管性病変：動脈塞栓，敗血症性肺塞栓，感染性動脈瘤，頭蓋内出血，眼瞼結膜出血，Janeway 病変
  注）点状出血や爪下線状出血は含まれない
- 免疫学的所見：糸球体腎炎，Osler 結節，Roth 斑，リウマトイド因子陽性
- 微生物学的所見：血液培養陽性だが大項目の基準は満たさないもの，あるいは抗体価検査で IE を起こしうる病原体の急性感染の証拠あり

診断

- definite diagnosis：2 major，1 major ＋ 3 minor，5 minor
- possible diagnosis：3 minor，1 major ＋ 1 minor

（Li JS, et al. Proposed modifications to the Duke criteria for the diagnosis of infective endocarditis. Clin Infect Dis 2000；30: 633-8 をもとに作成）

第2部 治療編

本末転倒である.
- 血液培養は治療の効果判定としても重要であり,治療開始後翌日に再検する.抗菌薬投与期間の算定は,血液培養陰性が確認された日を第1日目として数える.

> **! Tips**
>
> **血液培養陰性心内膜炎(Ⅰが圧倒的に原因として多い)**
> I. すでに抗菌薬が投与されている(→状態が安定していれば,抗菌薬中止し,2~3日後に再度血液培養を提出する).
> II. HACEK groupのような弱毒菌やバルトネラ,真菌等の特殊な病原体が原因(培養期間の延長や抗体検査,手術切除検体のポリメラーゼ連鎖反応〈polymerase chain reaction ; PCR〉等を検討).
> ・TTEは一般的に感度60%程度と乏しく,検査前確率が高いときや人工弁症例ではTEE(感度は90%以上であり,かつ心内膿瘍や弁破壊の程度等を詳細に評価できる)を行う必要があり,また臨床状態の変化に応じて繰り返すことも重要である.

治療

- IEの診断・治療にあたっては循環器内科医だけでなく,感染症内科医や心臓外科医と連携する必要がある.各種合併症にも注意する(❸).
- 早期治療が生命予後を決めるため,各種培養検査を迅速に提出した後,経験的治療(empiric therapy)を開始する(❹).
- 病原菌およびその感受性が判明した後はガイドラインおよび感染症内科医と相談し,起因菌に特異的な治療内容への変更,治療期間の決定を行う.
- 手術のタイミング(❺)を逃さないよう慎重な臨床経過のフォロー(画像検査のフォローも含む)が必要.
- 脳合併症を伴う場合には❻のように治療を進める.
- 早期手術の適応範囲や,僧帽弁のIEに対する僧帽弁形成術の適応といった問題は現段階でも議論が絶えないが,手術療法の改善に伴って今後も推奨の程度は変化しうる.
- デバイス(ペースメーカ/ICD)およびリードの感染徴候がある場

合にはこれらの抜去を行い，感染徴候が明らかでなくとも起因菌が耐性菌であったり，外科的治療を行ったりする際には抜去を検討する．
- 抗凝固療法を行っている患者が中枢神経系の疾患（塞栓，出血等）を合併した場合には，抗凝固療法の一時的な中止を検討する．

❸ 感染性心内膜炎の主な合併症

心合併症	弁破壊によるうっ血性心不全	合併率は大動脈弁29%，僧帽弁20%，三尖弁8%であり，心不全合併症例の死亡率は17〜33%
	房室ブロック，脚ブロックその他各種不整脈	弁輪周囲膿瘍に伴ってブロックをきたすことが多い
	弁周囲膿瘍	手術加療の検討が必要
塞栓症	中枢神経系 ・塞栓性脳梗塞 ・感染性脳動脈瘤 ・頭蓋内出血 ・脳膜瘍 ・髄膜炎等	中枢神経合併症はIEの15〜20%にみられ，抗菌薬投与後も2週間以内は生じやすいため注意が必要． 塞栓症は僧帽弁前尖，疣贅サイズ＞10mmで生じやすい 中枢神経系の塞栓症や感染性動脈瘤は中大脳動脈（特に血管分岐部）に多く，死亡率が高い 連鎖球菌の場合は疣贅の大きさと塞栓症の発症リスクは相関するが，黄色ブドウ球菌や真菌の場合は疣贅の大きさに関わらず塞栓症を発症しうる
	心臓	冠動脈への塞栓によって急性心筋梗塞を発症することがある
	他臓器	脾梗塞（続発性脾膿瘍を発症することがあり，その場合は大きさや数に応じて脾摘も検討する必要あり），腎梗塞，再発性肺塞栓（右心系IEのとき），腸間膜動脈塞栓，椎体椎間板炎・膿瘍等
腎合併症	薬剤性腎障害，腎炎等	VCMやGMを使用するときは血中濃度検査を行ってTDMが必要
血管合併症	感染性動脈瘤（脳動脈，腹部大動脈，腸間膜動脈，腎動脈等）	手術適応の検討が必要

第2部 治療編

❹ 感染性心内膜炎に対する経験的抗菌薬治療

自己弁	CTRX 2g 1日2回 or CEZ 2g 1日3回 or ABPC 2g 1日6回*1 ＋ GM 3mg/kg 1日1回 ± VCM 15mg/kg 1日2回*2	*1：病歴等から黄色ブドウ球菌が疑わしい場合は CEZ を，連鎖球菌が疑わしい場合は ABPC を選択する *2：MRSA が疑わしい場合，抗菌薬使用歴がある場合に使用を考慮する，随時薬物血中濃度測定を行って TDM を行い，投与量・投与回数を調整する
人工弁	CTRX 2g 1日2回＋ GM 3mg/kg 1日1回＋ VCM15mg/kg 1日2回 ± RFP 600mg 1日1回	

❺ 感染性心内膜炎の手術適応

○自己弁および人工弁心内膜炎に共通する病態
Class I
1. 弁機能障害による心不全の発現
2. 肺高血圧(左室拡張末期圧や左房圧の上昇)を伴う急性弁逆流
3. 真菌や高度耐性菌による感染
4. 弁輪膿瘍や仮性大動脈瘤形成および房室伝導障害の出現
5. 適切かつ十分な抗生剤投与後も7〜10日以上持続ないし再発する感染症状

Class IIa
1. 可動性のある 10mm 以上の疣腫の増大傾向
2. 塞栓症発症後も可動性のある 10mm 以上の疣腫が観察される場合

Class IIb
1. 弁形成の可能性がある早期僧帽弁感染

Class III
上記の何れにも当てはまらない疣腫

○人工弁心内膜炎における病態
Class I
1. 急速に進行する人工弁周囲逆流の出現

Class IIa
1. 弁置換後2ヶ月以内の早期人工弁感染
抗菌薬抵抗性のブドウ球菌，グラム陰性菌による感染
2. 適切かつ充分な抗菌薬投与後も持続する菌血症で他に感染源がない場合

(日本循環器学会. 感染性心内膜炎の予防と治療に関するガイドライン 2008 改訂版. p.22 より)

感染性心内膜炎

⑥ 脳合併症を伴う際の治療

```
神経症状を伴う
活動性感染性    → 頭部CT検査
心内膜炎
```

頭部CT検査の分岐：
- 脳梗塞 → 2〜3週間観察 → 弁膜手術
  注）
- 脳内出血 → 出血を伴う梗塞 → 4週間観察 → 弁膜手術
  → 脳血管造影 → 動脈瘤破裂 → 脳外科手術（クリッピングまたは動脈瘤切除）→ 2〜3週間観察 → 弁膜手術
- 所見なし
  - TIA疑い → 遅滞なく弁膜手術
  - 髄膜炎疑い → 腰椎穿刺 髄液検査 → 陽性 → 遅滞なく弁膜手術

注）重篤な心不全などで緊急手術が必要な例では，対応可能な施設においては脳梗塞発症72時間以内の手術を考慮する．

(日本循環器学会．感染性心内膜炎の予防と治療に関するガイドライン 2008 改訂版．p.20 より)

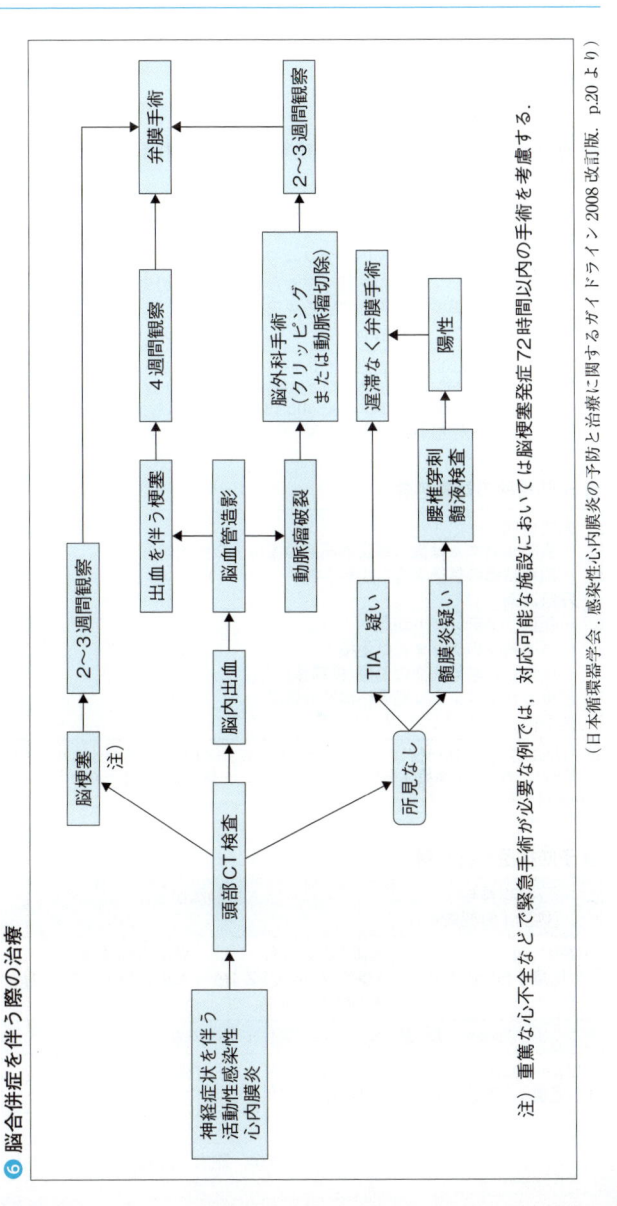

第2部 治療編

予防

- IEの予防を❼，❽，❾に示す．

❼ 感染性心内膜炎に対する予防投薬が妥当とされる心疾患

- 人工弁置換術後
- IE の既往
- 先天性心疾患
  - …根治術が行われていないチアノーゼ性心疾患
  - …人工物を用いて根治術を行ってから6か月以内の先天性心疾患
  - …修復部位に異常が残存している先天性心疾患
- 弁膜症を生じている移植心

※ 上記項目は AHA2007 年改訂版ガイドラインに挙げられていたものだが，日本循環器学会の感染性心内膜炎の予防と治療に関するガイドライン 2008 改訂版では，これら以外に僧帽弁逸脱による MR，HOCM，各種弁膜症(特に閉鎖不全症)に対しても抗菌薬予防投与を推奨している

❽ 予防投薬の対象処置

- 歯科領域
  - …歯肉組織または歯の根尖部周囲の歯科・口腔内処置
  - …口腔粘膜の貫通を含む歯科手技
- 呼吸器系
  - …扁桃，アデノイド切除
  - …気道粘膜の切除または生検
  - …感染した感染病変の処置(排膿等)
- 感染した皮膚または筋骨格構造の処置
- 開心術

※ AHA2007 年改訂版ガイドラインでは消化管および泌尿生殖器の処置の際に IE 予防のための抗菌薬投与を推奨していないが，一般的な菌血症予防としての抗菌薬は必要と考えられる

❾ 予防抗菌薬投与例

経口投与 (処置1時間前)	経静脈投与	
AMPC 2g (小児量：50mg/kg)	処置30分以内 ABPC 2g(or CEZ 1g) + GM 1.5mg/kg	処置6時間後 ABPC 2g(or CEZ 1g)
ペニシリンアレルギーの場合	ペニシリンアレルギーの場合	
CLDM 600mg (小児量：20mg/kg)	処置30分以内 VCM 1g + GM 1.5mg/kg	処置6時間後 なし

(候　聡志，眞鍋一郎，龍野桂太)

第2部 治療編

大動脈疾患

大動脈解離
aortic dissection；AD

> **Key point !**
> - 急性大動脈解離は死亡率の高い疾患であり，胸背部痛を呈する疾患として，必ず鑑別に挙げるべき疾患である
> - 分枝血管の狭窄や閉塞により，心筋梗塞（MI），脳虚血，消化器系臓器虚血，腎不全，下肢動脈閉塞等多彩な病態を示すため，問診，診察，各種検査による全身の評価が必要である
> - 早期手術が必要な場合も多く，診断を迅速に行う必要がある

病因・病態
- 高血圧が病因の主体となるが，若年者や女性では Marfan 症候群等の遺伝子異常による結合組織疾患を念頭に置く必要がある．
- Stanford 分類，DeBakey 分類があり（❶），分類により治療法が異なるため正確な診断が必要である．

症状
- 胸背部痛が典型的ではあるが，大動脈弁閉鎖不全症による心不全（HF），脳虚血による麻痺，腹腔内臓器虚血による腹痛や血便，腎血流低下による急性腎不全，四肢動脈閉塞による四肢痛，四肢血流障害等，多彩な症状を呈するため，全身の動脈の評価が必要である．
- 典型的な胸背部痛がなく，各分枝動脈の閉塞による症状が前面に出る場合もあるが，背景疾患としてその存在を疑わなくてはならない．

診断（❷）
- 胸部 X 線では縦隔の拡大を認めるが，これだけでは確定診断は困難である．
- 単純 CT では石灰化の内側偏位，偽腔の血腫による CT 値の変化等で診断は可能ではある．しかしながら見逃しも多く，造影 CT

❶ 大動脈解離の分類

DeBakey 分類			
上行大動脈に内膜亀裂があり弓部大動脈より末梢に解離が及ぶもの	上行大動脈に解離が限局するもの	下行大動脈に内膜亀裂があり，腹部大動脈に解離が及ばないもの	下行大動脈に内膜亀裂があり，腹部大動脈に解離が及ぶもの
I 型	II 型	IIIa 型	IIIb 型
A 型		B 型	
上行大動脈に解離があるもの		上行大動脈に解離がないもの	
Stanford 分類			

のほうが情報量も多く治療方針の決定等にも大きく寄与するため，可能であれば躊躇せずに施行する．

- 経胸壁心エコー(TTE)で大動脈内の剥離内膜を観察することができ，CTよりも迅速に診断することも可能である．また大動脈弁閉鎖不全症や心囊水貯留，壁運動異常の評価は，上行大動脈の解離において治療方針に影響を与えるので大変重要である．
- 経食道心エコー(TEE)は経胸壁よりも胸部大動脈の診断や評価に有用である．しかしながら必要とする時間や侵襲が大きくなり，ストレスを与える可能性もあるので，その適応については慎重に検討するべきである．

治療

- 一般的にはStanford A型(特に偽腔開存型)の場合には手術を，

大動脈疾患

❷ 急性大動脈解離診断・治療のフローチャート

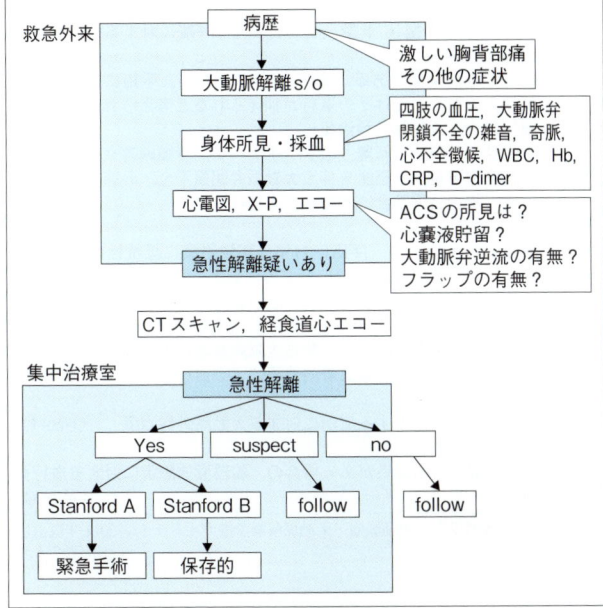

```
救急外来
        病歴
         ↓           激しい胸背部痛
     大動脈解離s/o     その他の症状
         ↓
                     四肢の血圧，大動脈弁
                     閉鎖不全の雑音，奇脈，
     身体所見・採血    心不全徴候，WBC, Hb,
         ↓           CRP, D-dimer

                     ACSの所見は？
     心電図，X-P，エコー   心嚢液貯留？
         ↓           大動脈弁逆流の有無？
     急性解離疑いあり   フラップの有無？
         ↓
     CTスキャン，経食道心エコー
         ↓
集中治療室
       急性解離
    ┌────┼────┐
   Yes  suspect  no
  ┌─┴─┐    ↓      ↓
Stanford A Stanford B follow  follow
   ↓       ↓
 緊急手術   保存的
```

(日本循環器学会．大動脈瘤・大動脈解離診療ガイドライン2011年改訂版．p.16 図14より)

B型の場合には降圧療法を選択することが多い．
- Stanford A型で偽腔閉鎖型のものでは大動脈弁閉鎖不全症，心タンポナーデを認めたり，上行大動脈内に潰瘍様突出像(ulcer-like projection；ULP)が存在する場合，大動脈径が50mm以上，もしくは血腫径が11mm以上の場合には手術を考慮する(❸)[1].
- Stanford B型でも臓器灌流障害や偽腔の破裂，再解離の場合には手術適応になることがある(❹).

薬物治療

- いずれにせよ血圧コントロールは重要で，動脈ラインで持続的に血圧をモニタリングし，降圧薬の調節を行う．
- 急性期の収縮期血圧目標は100〜120mmHgとし，ニカルジピン等のCa拮抗薬を中心に，ニトログリセリンやβ遮断薬(プロ

❸ Stanford A 型大動脈解離に対する急性期治療における推奨

> Class I
> 1. 偽腔開存型 A 型(I, II 型, 逆行性 III 型)解離に対する大動脈外科治療(緊急手術) (Level C)
> 2. 解離に直接関係のある,重症合併症*を持ち,手術によりそれが軽快するか,またはその進行が抑えられると考えられる大動脈解離に対する大動脈外科治療 (Level C)
> *偽腔の破裂,再解離,心タンポナーデ,意識障害や麻痺を伴う脳循環障害,心不全を伴う大動脈弁閉鎖不全,心筋梗塞,腎不全,腸管循環不全,四肢血栓塞栓症など
>
> Class IIa
> 1. 血圧コントロール,疼痛に対する薬物治療に抵抗性の大動脈解離,偽腔閉塞型 A 型解離に対する大動脈外科治療 (Level C)
> 2. 上行大動脈の偽腔が血栓化し,合併症や持続的疼痛を伴わない A 型解離に対し,一定の条件の下内科治療を開始 (Level C)
> 3. 大動脈緊急手術適応のない急性大動脈解離に伴う腸管灌流障害に対する外科的あるいは血管内治療による血行再建術 (Level C)
>
> Class IIb
> 1. 重篤な脳障害を有する症例に対する大動脈外科治療 (Level C)
>
> Class III
> 1. 大動脈緊急手術適応がある場合の,臓器灌流障害に対する血行再建術 (Level C)

(日本循環器学会.大動脈瘤・大動脈解離診療ガイドライン 2011 年改訂版. p.27 表 7 より)

プラノロール)等を組み合わせ降圧を図る.静注薬でのコントロールが良好になった段階で経口薬へのスイッチを行う.

疼痛管理,安静度

- 疼痛管理も重要で,場合によってはモルヒネやブプレノルフィン等のオピオイドを用いる必要もある.
- 発症早期には安静が重要であり,十分に降圧ができてから安静度を拡大していく.安静度拡大の際には血圧測定を行い,血圧上昇や症状の出現がある場合には薬物療法の強化を図る.

経過中のポイント

- 内科的治療中に偽腔破裂,動脈閉鎖による各種梗塞症状,心嚢水増加を認める場合には CT 等で解離の進展具合について確認し,外科治療の適応について再度判断する必要がある.
- 炎症の波及による胸水や臥床による無気肺等により呼吸状態の悪化を認めることがある.早期の離床が有効であるが,全身状態

大動脈疾患

❹ Stanford B 型大動脈解離に対する急性期治療における推奨

Class I
1. 合併症のない偽腔開存型 /ULP 型 / 偽腔閉塞型 B 型解離に対する内科治療 (Level C)
2. 解離に直接関係のある重症合併症*を持ち,手術によりそれが軽快するか,または,その進行が抑えられると考えられる大動脈解離に対する大動脈外科治療 (Level C)
    *偽腔の破裂,再解離,心タンポナーデ,意識消失や麻痺を伴う脳循環障害,心不全を伴う大動脈弁閉鎖不全,心筋梗塞,腎不全,腸管循環障害,四肢血栓塞栓症等
3. 大動脈緊急手術適応のない偽腔開存型 B 型解離における下肢血流障害に対する外科的あるいは血管内治療による血行再建術 (Level C)

Class IIa
1. 血圧コントロール,疼痛に対する薬物治療に抵抗性の大動脈解離に対する大動脈外科治療 (Level C)
2. 血圧コントロールに対する薬物治療に抵抗性の大動脈解離に対する内科治療 (Level C)
3. 緊急手術適応のない急性大動脈解離に伴う腸管灌流異常に対する外科的あるいは血管内治療による血行再建術 (Level C)

Class IIb
1. 重篤な脳障害を有する症例に対する大動脈外科治療 (Level C)

Class III
1. 合併症のない B 型解離に対する大動脈外科治療 (Level C)
2. 大動脈緊急手術適応がある場合の,臓器灌流障害に対する血行再建術 (Level C)

(日本循環器学会. 大動脈瘤・大動脈解離診療ガイドライン 2011 年改訂版. p.28 表 8 より)

により離床を進めることが難しい場合には,酸素投与や非侵襲的陽圧換気(noninvasive positive pressure ventilation;NPPV)の使用を必要とすることもある.

- 血液検査所見として CRP が緊急手術の施行,入院中の死亡,低酸素と関連があり,モニタリングとして適している[2].

> **! Tips**
>
> 大動脈基部は CT 撮影の際に心拍動によりぶれが生じ,解離の評価が困難である場合がある.そのときには心電図同期下 CT を用いることにより鮮明な画像が得られ,診断に有用である.

大動脈瘤
aortic aneurysm

> **Key point !**
> - 未破裂大動脈瘤は破裂例と比較し，明らかに手術後の予後がよいため，早期発見および適切な段階での治療が必要とされる
> - CT における評価では最大短径を原則的に用いることに気をつけること

病因・病態
- 大動脈径が胸部で 45mm，腹部で 30mm を超えた場合に大動脈瘤と称している．
- 高血圧を主な原因とする動脈硬化性変化や感染，外傷，炎症，Marfan 症候群等が背景疾患として挙げられる．

症状
- 胸部大動脈瘤 (thoracic aortic aneurysm；TAA) の場合には嗄声 (反回神経麻痺)，血痰 (肺および気管支の圧迫)，嚥下困難 (食道圧迫) 等，瘤による各期間の圧迫による症状を認めることがある．
- 腹部大動脈瘤 (abdominal aortic aneurysm；AAA) の場合には腹痛，腹部膨満感，腰痛を訴えることがあるが，無症状のことも多く，腹部診察所見が重要である．
- 切迫破裂，破裂では激しい胸痛，腹痛を訴えて来院することが多い．TAA の場合には吐血，喀血を呈することがある．破裂によりショックに至るとその救命はかなり困難を極める．

診断
- 未破裂大動脈瘤では症状を訴えて来院する患者もいるが，身体診察，胸部 X 線，心エコー，腹部超音波等により偶発的に発見される場合もある．まずは胸腹骨盤単純 CT で大動脈の全体像をとらえることが必要である．壁在血栓の評価，解離の有無の確認，3D 構築のために特に禁忌事項等なければ造影 CT を施行することが望まれる．
- 切迫破裂，破裂例では診断から手術までの時間をいかに短くするかが勝負である．ショック状態の場合には，エコーで大動脈瘤や周

囲の血腫を認めれば即座に手術室に移動し，手術を行う必要がある．血行動態が安定している場合にはCTで評価することが望まれるが，突然ショックになることもあるので迅速に診断は行う．

治療

- 未破裂例では動脈瘤のサイズにより手術の適応を判断する（❺，❻）．
- 人工血管置換術およびステントグラフト挿入術が手術療法として挙げられる．
- 人工血管置換術では吻合部仮性動脈瘤，胸部大動脈領域では脳梗塞，腹部大動脈領域ではイレウス，虚血性腸炎等が合併症として挙げられる．
- ステントグラフトではエンドリーク（ステントグラフトで閉鎖したはずの大動脈瘤への血流残存），瘤径拡大が合併症として挙げられる．
- ステントグラフト挿入術のほうが低侵襲ではあるが，その適応は血管形態等に左右される．

column

Marfan症候群

　Marfan症候群は結合組織の構成要素であるフィブリリン蛋白の異常が原因となり，骨格，心血管，眼，肺，皮膚等多くの臓器にわたる異常を引き起こす．発症頻度は5,000人に1人程度であり，身長が高く，四肢が細長いことが身体的な特徴として有名である．致死的な合併症として若年での上行大動脈の拡大，解離が知られており，早期発見，介入が必要である．特に妊娠，出産等周産期において大動脈解離を併発することが多く，妊娠に当たっては十分な評価が必要であり，場合によっては事前に人工血管置換術等の加療を受ける必要もある．

（藤原隆行，武田憲彦）

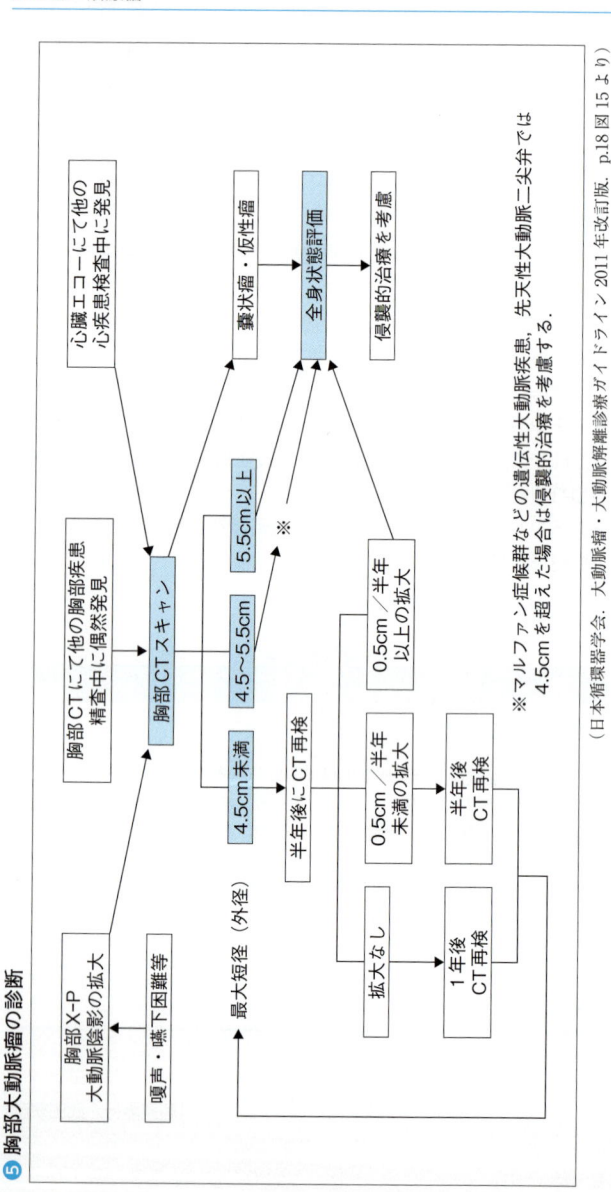

第2部 治療編

5 胸部大動脈瘤の診断

胸部大動脈瘤の診断フローチャート

- 胸部X-P：大動脈陰影の拡大
- 嗄声・嚥下困難等
- 胸部CTにて他の胸部疾患精査中に偶然発見
- 心臓エコーにて他の心疾患検査中に発見

↓

胸部CTスキャン（最大短径（外径））

- 4.5cm未満 → 半年後にCT再検
  - 0.5cm/半年未満の拡大 → 半年後CT再検
  - 拡大なし → 1年後CT再検
  - 0.5cm/半年以上の拡大 → 全身状態評価
- 4.5〜5.5cm → 全身状態評価 ※
- 5.5cm以上 → 全身状態評価

→ 嚢状瘤・仮性瘤 → 全身状態評価
→ 侵襲的治療を考慮

※マルファン症候群などの遺伝性大動脈疾患、先天性大動脈二尖弁では4.5cmを超えた場合は侵襲的治療を考慮する。

（日本循環器学会、大動脈瘤・大動脈解離診療ガイドライン2011年改訂版. p.18 図15より）

大動脈疾患

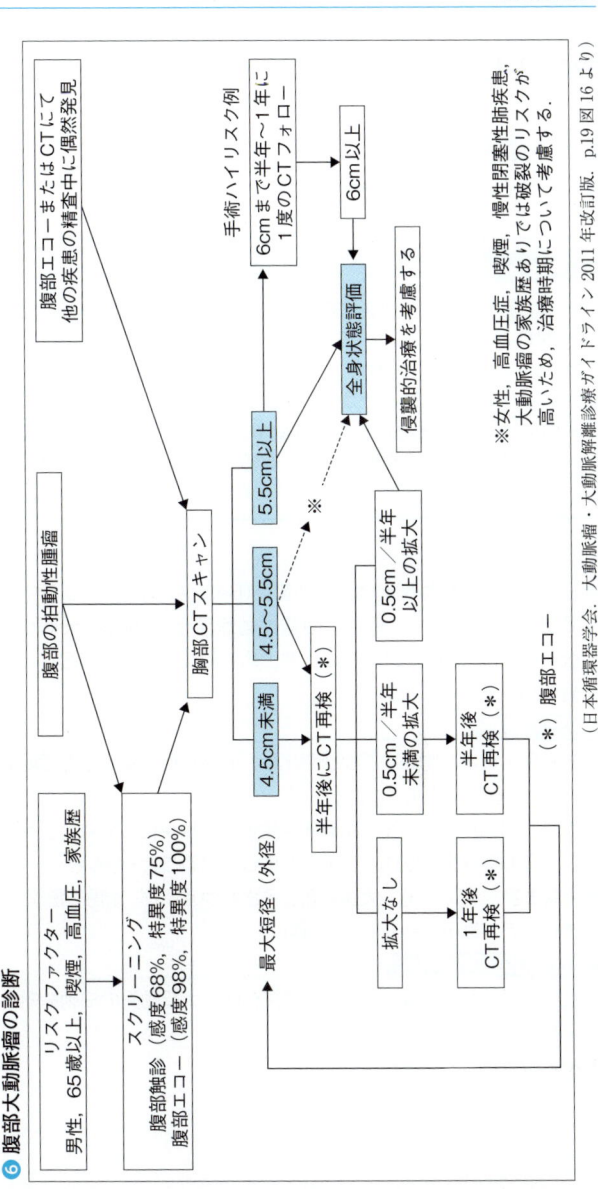

❻ 腹部大動脈瘤の診断

リスクファクター
男性、65歳以上、喫煙、高血圧、家族歴

スクリーニング (感度 68%、特異度 75%)
腹部触診 (感度 98%、特異度 100%)
腹部エコー

↓

腹部の拍動性腫瘤 → 胸部CTスキャン

腹部エコーまたはCTにて他の疾患の精査中に偶然発見 → 胸部CTスキャン

最大短径(外径)

- **4.5cm未満**
  - 拡大なし → 1年後 CT再検(*)
  - 0.5cm/半年未満の拡大 → 半年後 CT再検(*)
  - 0.5cm/半年以上の拡大 → 全身状態評価
- **4.5～5.5cm** → 半年後にCT再検(*) → 全身状態評価
- **5.5cm以上** → 全身状態評価
  - 手術ハイリスク例: 6cmまで半年～1年に1度のCTフォロー
  - 6cm以上 → 全身状態評価
  - → 侵襲的治療を考慮する

(*) 腹部エコー

※女性、高血圧、喫煙、慢性閉塞性肺疾患、大動脈瘤の家族歴ありでは破裂のリスクが高いため、治療時期について考慮する。

(日本循環器学会. 大動脈瘤・大動脈解離診療ガイドライン 2011年改訂版. p.19 図16 より)

197

第2部 治療編

閉塞性動脈疾患

末梢動脈疾患
peripheral arterial disease ; PAD

> **Key point !**
> - 食生活の欧米化や急速な高齢化により動脈硬化を基盤としたPADが急増している
> - PADは予後不良であり，危険因子の管理とともに早期発見により適切な治療を行うことが重要である
> - 間欠性跛行患者に対しては運動療法を行い，症状や全身状態，狭窄の部位や程度により，適切な薬物療法や血行再建療法を選択する

- 日本では，以前は閉塞性血栓血管炎(Beurger病)がPADの中心であった．しかし，現在，閉塞性動脈硬化症(arteriosclerosis obliterans ; ASO)が95%以上を占めており，PADはASOと同義に用いることが多い．

病因・病態
- 動脈硬化により動脈内腔が狭窄化し，血流が低下することで組織の循環障害をきたした病態．
- 喫煙，糖尿病，高血圧，脂質異常症等の動脈硬化の危険因子を有し，冠動脈疾患や脳血管疾患を合併していることも多い．
- 主幹動脈，特に腸骨，大腿動脈が侵されやすいが，糖尿病患者や透析患者では下腿病変も多い(❶)．

症状および身体所見
- 触診で足背動脈，後脛骨動脈，膝窩動脈，大腿動脈の拍動触知低下を認める．
- ASOの臨床分類を❷，❸に示す．

閉塞性動脈疾患

❶ 下肢動脈の解剖

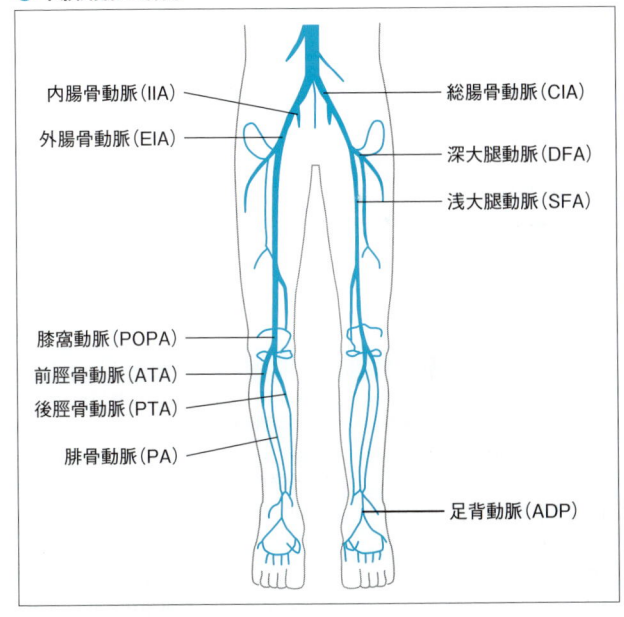

- 内腸骨動脈（IIA）
- 外腸骨動脈（EIA）
- 総腸骨動脈（CIA）
- 深大腿動脈（DFA）
- 浅大腿動脈（SFA）
- 膝窩動脈（POPA）
- 前脛骨動脈（ATA）
- 後脛骨動脈（PTA）
- 腓骨動脈（PA）
- 足背動脈（ADP）

❷ ASO の臨床分類（Fontaine 分類）

I 度	無症状
II 度	間欠性跛行
III 度	虚血性安静時疼痛
IV 度	潰瘍・壊死

検査・診断

生理学的検査

足関節上腕血圧比（ankle-brachial pressure index；ABI）
　…ABI（❹）は上腕血圧と足関節血圧の比であり，PAD の診断アルゴリズム（❺）では，0.9 以下の場合 PAD と診断してよい．

足趾上腕血圧比（toe-brachial index；TBI）
　…糖尿病患者や透析患者では，下肢動脈の石灰化が強く，足関節

圧が偽上昇することがある．TBI は石灰化の影響を受けにくいため有用なことがある．

…TBI が 0.6 未満を陽性とする．

皮膚灌流圧（skin perfusion pressure；SPP）

…皮膚レベルの灌流圧であり，微小循環を評価する．
…SPP ＜ 30mmHg で重症虚血肢．

運動負荷検査

- 軽症例のスクリーニングや間欠性跛行の程度評価に有用．

❸ Rutherford 分類

度	群	臨床定義	客観的基準
0	0	無症状，循環動態からみても有意な閉塞性病変なし	トレッドミル運動負荷試験(TM)あるいは反応性充血試験正常
	1	軽度跛行	TM 終了可，運動後の AP ＞ 50mmHg，しかし安静時に比較して最低 20mmHg 下降
I	2	中等度跛行	1 群と 3 群の中間
	3	高度跛行	TM 不能および運動後の AP ＜ 50mmHg
II	4	虚血性安静時疼痛	安静時 AP ＜ 40mmHg，足関節あるいは中足骨 PVR の平坦化あるいは跛行の激減 TP ＜ 30mmHg
III	5	軽度組織消失，非治癒性潰瘍	安静時 AP ＜ 60mmHg，足関節あるいは中足骨 PVR の平坦化あるいは跛行の激減 TP ＜ 40mmHg
	6	広範な組織喪失	5 群と同じ

AP：足関節圧，PVR：容積脈波測定，TP：足趾血圧

（Rutherford RB, et al. Recommended standards for reports dealing with lower extremity ischemia：revised version. J Vasc Surg 1997；26：517-38 より）

❹ ABI と PAD の関係

$ABI = \dfrac{足関節収縮期血圧}{上肢収縮期血圧}$

ABI ≦ 0.9 下肢動脈疾患の疑い
0.9 ＜ ABI ＜ 1.4 正常
ABI ＞ 1.4 下肢動脈の石灰化が強く，実際の血行動態を反映していない ➡ 他の検査が必要

※上肢収縮期血圧は左右の高いほうを用いる

- 運動負荷を行い，前後の足関節圧，足趾血圧，ABIを測定する．

画像診断

血管超音波検査

…超音波でプラークの性状，血管の閉塞や狭窄評価を行う．非侵襲的で繰り返し行うことができる．カラードプラで血流波形を記録し，立ち上がり時間(AT) > 120msec や収縮期最大血流速度(peak systolic velocity；PSV) > 2m/秒で狭窄を疑う．石灰化高度な血管，下腿動脈の詳細の全体像は把握困難．

❺ PADの診断アルゴリズム

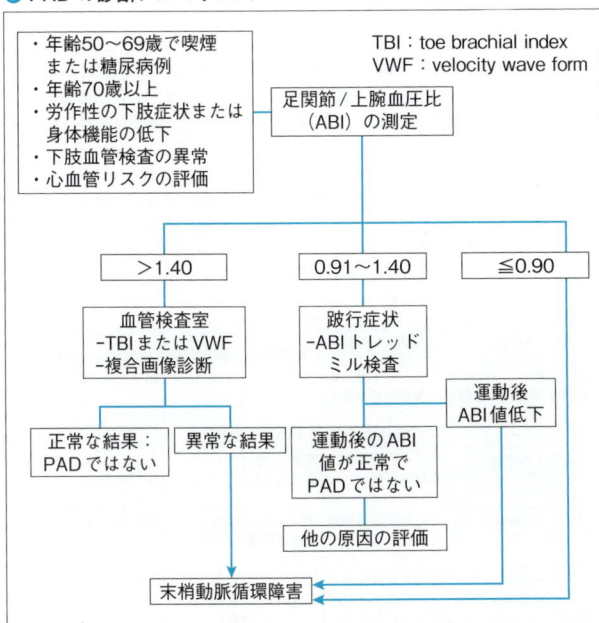

- 年齢50〜69歳で喫煙または糖尿病例
- 年齢70歳以上
- 労作性の下肢症状または身体機能の低下
- 下肢血管検査の異常
- 心血管リスクの評価

TBI：toe brachial index
VWF：velocity wave form

足関節/上腕血圧比(ABI)の測定

- **> 1.40** → 血管検査室 -TBIまたはVWF -複合画像診断 → 正常な結果：PADではない／異常な結果
- **0.91〜1.40** → 跛行症状 -ABIトレッドミル検査 → 運動後ABI値低下／運動後のABI値が正常でPADではない
- **≦ 0.90**

他の原因の評価 → 末梢動脈循環障害

(TASC II Working Group，日本脈管学会訳．下肢閉塞性動脈 硬化症の診断・治療指針II〈日本脈管学会編〉．東京：メディカルトリビューン 2007より)

急性下肢虚血（acute limb ischemia；ALI）

PAD 患者人口 1 万人あたり，1 年間で約 1.5 人の ALI 発症が報告されており，決してまれではない．重症度はその経過や閉塞部位と範囲，側副血行による代償，血栓形成の進行速度等により影響を受けるが，局所の血栓症による ALI は ASO を基礎疾患として有しており，側副血行も認めることが多く時間的猶予がある．それに比較し，塞栓症の場合には病状の進行が速く，治療までの時間的猶予がない場合が多い．血栓症の主な原因としては，慢性 ASO，下肢血行再建術後，膝窩動脈瘤，ステントグラフト術後，悪性疾患などによる全身性凝固亢進状態などがある．

塞栓症の主な原因としては心原性と血管性があり，心原性としては心房細動，弁置換術後を含めた弁膜疾患，陳旧性心筋梗塞後の左心室壁在血栓，心臓腫瘍，血管性としては大動脈瘤による壁在血栓，動静脈瘻，Shaggy aorta syndrome，カテーテル検査後などがある．原疾患は多様化しているが，生命を脅かす重篤な疾患を認めることも多く，ALI の診断後に原因の早期究明は不可欠である．

臨床的な ALI の重症度分類は身体所見，触診，Doppler 検査によって ❻ のように分類される．分類 II の段階では，早期の血行再建治療が必要となるが，III の段階になると虚血再灌流障害（myonephropathic metabolic syndrome；MNMS）を併発し，腎不全，循環不全等の多臓器障害から死に至る可能性が高くなり，早期の四肢切断術が必要となる．

この段階での血行再建治療は MNMS を誘発することになるので原則禁忌である．しかしながら MNMS を事前に予測する確立した客観的検査法はなく，身体所見にて判断しているため血行再建術の適応決定に難渋する症例もみられる．

❻ 臨床的な ALI 重症度分類

区分	説明／予後	所見 知覚消失	所見 筋力低下	Doppler 信号 動脈	Doppler 信号 静脈
I. Viable（下肢循環が維持されている状態）	ただちに下肢生命が脅かされることはない		なし	聞こえる	聞こえる
II. Threatened viability（下肢生命が脅かされている状態）					
a. Marginally（境界型）	早急な治療により救肢が可能	軽度（足趾）またはなし	なし	（しばしば）聞き取れない	聞き取れる
b. Immediately（緊急型）	ただちに血行再建することにより救肢が可能	足趾以外にも安静時痛を伴う	軽度〜中等度	聞き取れない	聞き取れる
III. Irreversible（不可逆的な状態）	組織大量喪失または恒久的な神経障害が避けられない	重度知覚消失	重度麻痺（筋硬直）	聞き取れない	聞き取れない

(Shigematsu H, et al. Circ J 2009；73(Suppl III)：1507-69 より)

閉塞性動脈疾患

> **! Tips**
>
> **運動負荷 NIRS**
> **(near infrared spectroscopy：近赤外線分光法)**
> 間欠性跛行の評価方法として，最大歩行距離は主観的要素が大きいので客観性に欠け，一方で ABI はあくまでも安静時の下肢血流を反映する指標であるので，運動中の筋肉虚血が本態と考えられる間欠性跛行を評価するには適当とはいえない．NIRS は生体内の局所酸素代謝(酸素化ヘモグロビンと脱酸素化ヘモグロビンの経時的変化量)を無侵襲的かつリアルタイムに測定可能な検査法であるが，トレッドミル運動負荷検査と組み合わせて，下肢筋肉内の酸素動態を測定することで，間欠性跛行の重症度が客観的に評価できる方法として日本で報告されている．また，跛行患者に対する治療効果判定や脊柱管狭窄症を原因とした跛行患者との鑑別にも有用である．

CTA（CT angiography）
… マルチスライス CT(multi detector CT；MDCT)を用いた CTA の導入により，感度 95 〜 99％，特異度 94 〜 98％ で狭窄の検出が可能(❼)．造影剤が必要．

MRA（MR angiography）
… 単純 MRA でも有用な情報を得ることができるが，ガドリニウムを用いた MRA は放射線被曝がなく，CT と比較して血管内腔情報の描出に優れる(❽)．石灰化の影響を受けにくい．

動脈造影検査
… 確定診断，局所診断には最も有用な方法であるが，侵襲的検査となる(❾)．

治療

運動療法
- 間欠性跛行の初期治療としては，運動療法が有効．跛行を生じるのに十分な強度で歩行し，疼痛が中等度になれば安静にすることを繰り返し，1 回 30 〜 60 分行う．

薬物療法
- 血管拡張作用を有する経口抗血小板薬を基本とする(❿)．

第 2 部 治療編

❼ CT angiography

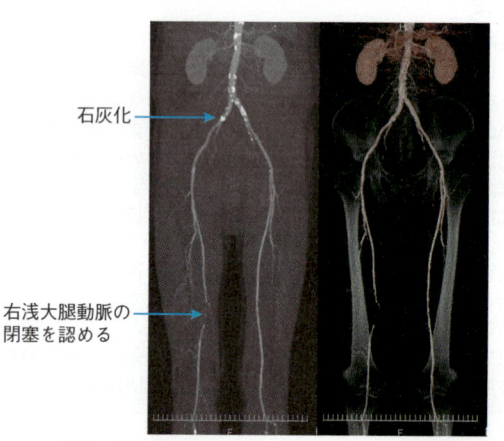

石灰化

右浅大腿動脈の閉塞を認める

MIP（maximum intensity projection）
石灰化，狭窄部のオリエンテーション

VR（volume rendering）
全体像の把握

❽ MR angiography（単純）

❾ 動脈造影検査（下肢）

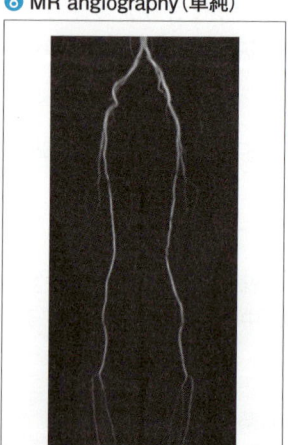

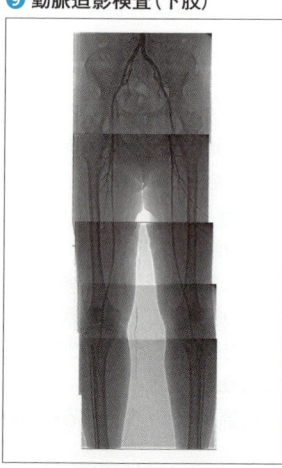

閉塞性動脈疾患

⓾ PAD の薬物療法における内服薬の例

薬剤	用法・用量	作用機序	副作用※
シロスタゾール (プレタール®)	200mg 分 2	ホスホジエステラーゼ阻害による抗血小板・血管拡張作用	心拍数増加 心不全の増悪
アスピリン (バイアスピリン®)	100mg 分 1	抗血小板作用	消化性潰瘍 喘息
クロピドグレル (プラビックス®)	75mg 分 1	強力な抗血小板作用 アテローム性動脈硬化の進行抑制	肝機能障害 無顆粒球症
サルポグレラート (アンプラーグ®)	300mg 分 3	セロトニン拮抗作用にもとづく血管収縮抑制・抗血小板作用	肝機能障害
リマプロスト (オパルモン®) アルファデクス (プロレナール®)	30μg 分 3 15μg 分 3	プロスタグランジン誘導による血管拡張・抗血小板作用	肝機能障害
イコサペンタ酸エチル (エパデール®)	600mg 分 3	抗血小板作用 脂質代謝改善作用	肝機能障害

※出血傾向は共通

血行再建療法

- 血行再建のみでの生命予後改善効果は証明されておらず，QOL の改善が主となる．
- 症状がない場合には血行再建術の適応はなく，全身状態も考慮する．
- TASCII 分類は，下肢動脈の末梢血管疾患に対する血行再建治療において，血管内治療あるいは外科的治療のいずれを選択すべきかを病態形態から推奨した分類である．狭窄か閉塞か，病変の部位，片側性か両側性かで分類される(⓫)．
- 膝窩動脈領域では，重症下肢虚血のみが対象となる．

血管内治療
…TASC II A 〜 C 分類で推奨．
…大動脈および腸骨動脈領域では D 分類でも病変によっては適応．
…大腿動脈および膝窩動脈領域では，B 分類の病変に対しては，バルーン治療ではなく，ステント留置術の有用性が示されている．

第2部 治療編

⓫ TASC II 分類

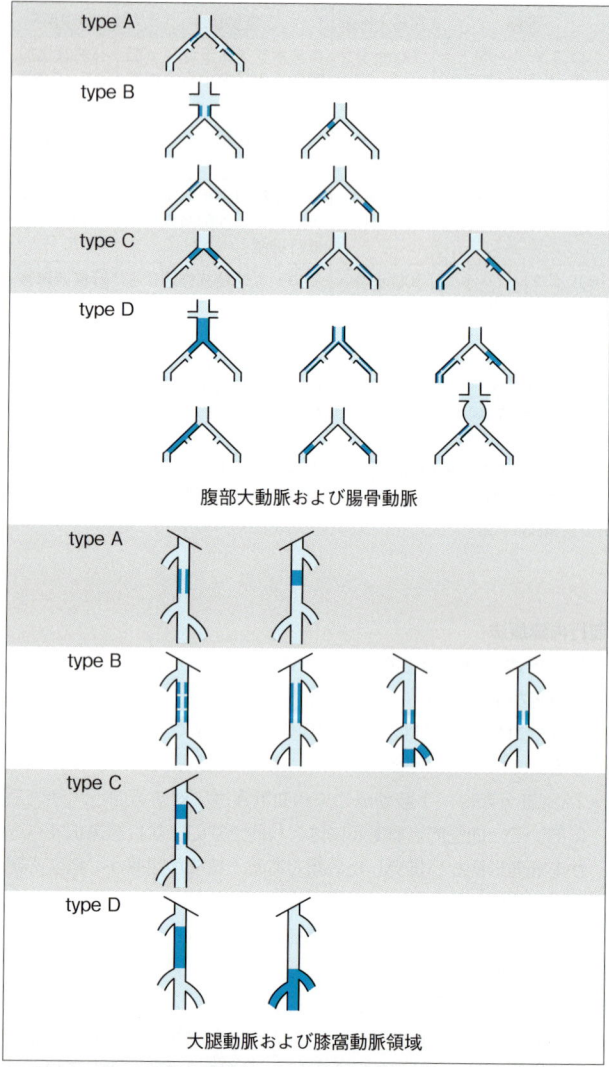

腹部大動脈および腸骨動脈

大腿動脈および膝窩動脈領域

(Norgren L, et al. Inter-Society Consensus for the Management of Peripheral Arterial Disease〈TASC II〉. J Vasc Surg 2007；45：549A-51A より)

閉塞性動脈疾患

外科的治療（バイパス術）
- …TASC II D 分類で推奨.
- …膝窩動脈領域においては，全身状態を評価し，再治療のリスクが高い場合，可能であれば末梢バイパス手術を考慮する.

---

column

ASO に対する高度先進医療

血管再生療法

血管再生療法とは，虚血組織において毛細血管レベルで血管再生を促進させる治療であり，虚血性難治性潰瘍に対する先端医療として注目されている．血管新生促進因子の遺伝子組換え蛋白やプラスミド等を虚血部分へ投与して血管再生を促す遺伝子治療と，骨髄や末梢血中に存在している幹細胞や血管内皮前駆細胞を用いる細胞治療がある．遺伝子治療では，肝細胞増殖因子(hepatocyte growth factor；HGF)，血管内皮細胞増殖因子(vascular endothelial growth factor；VEGF)，線維芽細胞増殖因子(fibroblast gro w th factor；FGF)等が用いられてきた．まだ研究的医療であるが，HGF 遺伝子治療と自己単核球細胞移植に関しては，有効性が報告されており，今後さらに研究が進み，一般的治療となることが期待される．

頸動脈狭窄症
carotid artery stenosis

Key point !
- 頸動脈狭窄による脳梗塞は再発する可能性が高く，予防が重要である
- 自覚症状と狭窄度に応じて，適切な薬物療法や血行再建療法を選択する

病因・病態
- 頸動脈狭窄症は，頸動脈硬化の進展により血管内腔が狭窄して脳への血流低下が生じた病態である.

⑫ **頸動脈の解剖**

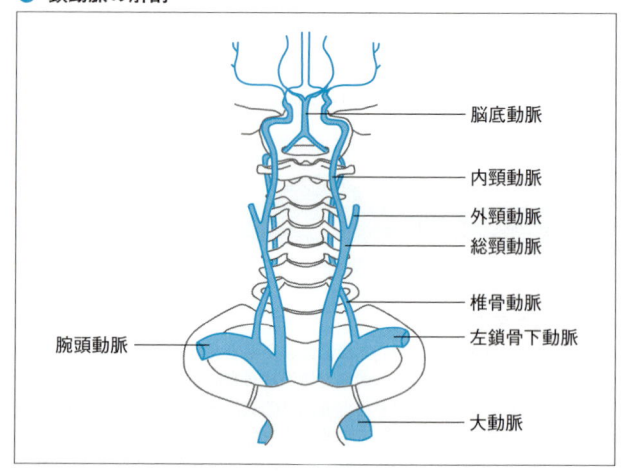

```
                                    脳底動脈
                                    内頸動脈
                                    外頸動脈
                                    総頸動脈
                                    椎骨動脈
           腕頭動脈                  左鎖骨下動脈
                                    大動脈
```

- 頸動脈の解剖を⑫に示す．

症状および身体所見

- 脳虚血症状として，構音障害，四肢の運動感覚障害等が生じる．
- 症状は短時間で改善することが多く，24時間以内に改善するものを一過性脳虚血発作（transient ischemic attack；TIA）と呼ぶ．
- 頸部聴診で血管雑音（bruit）を認めることがある．

検査・診断

頸動脈超音波検査
- ①動脈硬化の有無，②プラークの性状観察，③頸動脈狭窄率の測定（⑬）．

頸動脈 CTA（造影）・MRA
- 狭窄病変の検出に有用．

血管造影
- 血行再建の術前検査として必要．

脳血流 SPECT（⑭）

脳循環予備能の評価
　　…図の中の数字とアルファベットは部位と左右（例：2R →

閉塞性動脈疾患

⓭ 頸動脈狭窄の評価

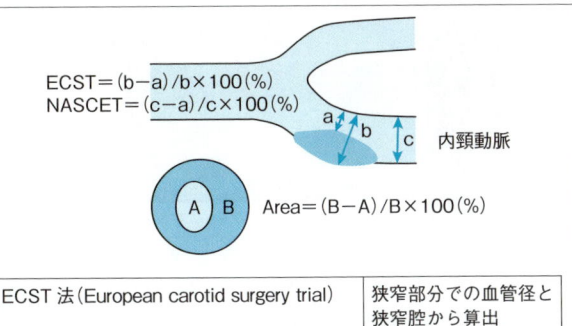

$ECST = (b-a)/b \times 100\,(\%)$
$NASCET = (c-a)/c \times 100\,(\%)$

内頸動脈

$Area = (B-A)/B \times 100\,(\%)$

ECST 法（European carotid surgery trial）	狭窄部分での血管径と狭窄腔から算出
NASCET 法（north American symptomatic carotid Endorterectomy）	狭窄遠位部の内頸動脈径と狭窄腔から算出

収縮期最大血流速度（PSV）は 200cm/秒を超えている場合，70% 以上の狭窄が疑われる．

#2ACA, right)を示す．

…表の数字は rest，ダイアモックス®負荷では血流量を，CVR では血流量の増加率を示す．

…脳血管拡張物質であるダイアモックス®を負荷して測定される脳血管拡張能あるいは脳血管反応性（cerebrovascular reactivity；CVR）の低下は，脳虚血発作を起こす予測因子である．CVR20% 以下では，脳梗塞を起こす可能性が高いとされる．健側脳血流量（cerebral blood flow；CBF）の 80% 未満かつ CVR10% 未満では，外科的治療により脳卒中再発率が低下することが示されている．

治療

薬物治療

- 降圧療法：Ca 拮抗薬や ARB は有効．70% 以上の高度狭窄では，収縮期血圧低下による脳梗塞発症率が高まるため，降圧目標の検討が必要．
- スタチン：プラーク安定化作用．
- 血小板薬の内服：2 次予防としての有効性は確立されている．

第2部 治療編

⑭ 脳血流 SPECT

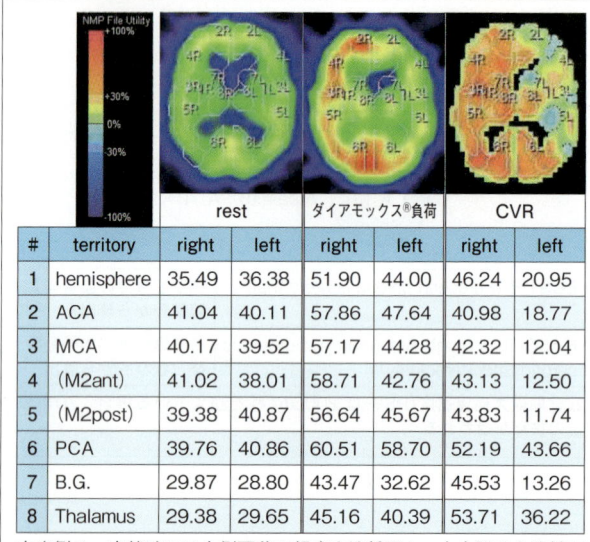

#	territory	right (rest)	left (rest)	right (ダイアモックス®負荷)	left (ダイアモックス®負荷)	right (CVR)	left (CVR)
1	hemisphere	35.49	36.38	51.90	44.00	46.24	20.95
2	ACA	41.04	40.11	57.86	47.64	40.98	18.77
3	MCA	40.17	39.52	57.17	44.28	42.32	12.04
4	(M2ant)	41.02	38.01	58.71	42.76	43.13	12.50
5	(M2post)	39.38	40.87	56.64	45.67	43.83	11.74
6	PCA	39.76	40.86	60.51	58.70	52.19	43.66
7	B.G.	29.87	28.80	43.47	32.62	45.53	13.26
8	Thalamus	29.38	29.65	45.16	40.39	53.71	36.22

本症例は，安静時には右側頭葉の軽度血流低下と，左小脳の血流低下を認める．左大脳皮質（後頭葉を除く）で CVR の低下があり，脳循環予備能の低下が考えられる．

血行再建療法

①頸動脈血栓内膜剥離術（carotid endarterectomy；CEA）
　…適応：無症候性 60% 以上，症候性 50% 以上の頸動脈狭窄．
②頸動脈ステント留置術（carotid artery stenting；CAS）（⑮）
　…適応：無症候性 80% 以上，症候性 50% 以上の狭窄を呈する CEA ハイリスク例（⑯）．

- 合併症：脳梗塞，脳出血，血管解離，徐脈，低血圧．

閉塞性動脈疾患

⓯ CAS

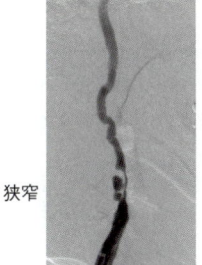

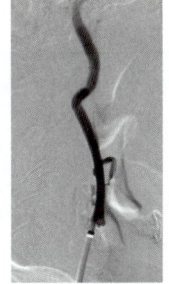

狭窄　　　　　　　　　　ステント留置

CAS前　　　　CAS後

右・内頸動脈の狭窄に対して，ステントを留置し拡張した

⓰ CASの適応（CEAのハイリスク群）

解剖学的要因	他要因
第2頸椎以上の高位病変	80歳以上
鎖骨以下の病変	うっ血性心不全
頸部手術・放射線治療の既往	LVEF 30%以下
同側CEAの既往	不安定狭心症
対側咽頭神経麻痺	4週間以内の心筋梗塞
気管切開中	LVEF 30%以下
	30日以内の開心術予定
	重症慢性肺疾患
	末期腎不全

(Yadav JS, et al. Protected carotid-artery stenting versus endarterectomy in high-risk patients. N Engl J Med 2004；351：1493-1501を参考に作成)

腎動脈狭窄症
renal artery stenosis；RAS

> **Key point !**
> - 動脈硬化性腎動脈狭窄が増加しているが，典型的な症状に乏しく，見逃されていることも多い
> - 難治性高血圧，血圧コントロールの急激な悪化，若年性高血圧，腎機能障害，腎臓サイズの15mm以上の左右差等では疑うことが必要である
> - 降圧薬による薬物療法や血行再建療法を行う

病因・病態
- 腎動脈狭窄の原因は約90%が動脈硬化である．
- その他，原因疾患として線維筋性異形成，高安動脈炎，大動脈解離，腎動脈瘤，血栓症等が挙げられる．

症状および身体所見
- 難治性高血圧，血圧コントロールの急激な悪化，若年性高血圧や腎機能障害をきたす．
- 原因不明の肺水腫の原因となることがある．
- 腹部聴診で血管雑音(bruit)を聴取する．

検査・診断
- 安静時血漿レニン活性(PRA)の上昇，カプトプリル負荷テストで負荷後の上昇を認めるが，他疾患の有無，降圧薬の有無等に影響を受け信頼性に欠ける．

腎動脈超音波検査
- 収縮期最大血流速度(PSV)が180cm/秒かつPSVにおける腎動脈/大動脈比が3.5以上の場合には，腎動脈狭窄が疑われる．

腎動脈CTA(造影)，MRA
- MDCTを用いた造影CTAは，腎動脈狭窄の評価を正確に行うことができる．
- 単純MRAはアーチファクトも多いため，信頼性については劣るが，造影剤を使用しないというメリットがある．ガドリニウムを使用すると検出率は上昇する．

閉塞性動脈疾患

腎動脈造影・腎動脈圧較差測定(⑰)
- 局所診断に有用.
- 血行再建の適応を考慮する場合,血流予備量比(FFR)による圧較差の評価が有効である.FFR 0.8以下の場合や,収縮期で20mmHg以上の圧較差を認める場合は,有意狭窄と考えられている(⑱).

治療

薬物療法
- 片側性腎動脈狭窄に伴う高血圧に対しては,ACE阻害薬,Ca拮抗薬,β遮断薬が有効である.
- 動脈硬化患者では,禁煙指導,合併症の管理,抗血小板薬の投与を行う.

⑰ 腎動脈造影

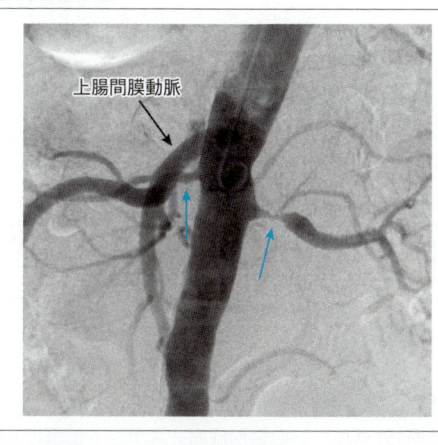

上腸間膜動脈

両側腎動脈の狭窄を認める

⑱ 血行動態的に有意な腎動脈狭窄

(1) 直径で50%以上70%までの狭窄で,圧較差が収縮期で20mmHg以上,または平均で10mmHg以上(5-Fr以下のカテーテルまたは圧測定ワイヤーによる).
(2) 直径で70%以上の狭窄.
(3) 血管内超音波で直径70%以上の狭窄.

(Hirsch AT, et al. ACC/AHA 2005 practice guidelines for the management of patients with peripheral arterial disease〈lower extremity, renal, mesenteric, and abdominal aortic〉. Circulation 2006;113:E463-E654 より)

⓮ 腎動脈狭窄に対する血行再建術の適応

臨床症候	クラス	エビデンスレベル	推奨事項
無症候性狭窄	IIb	C	・血行動態的に有意なRASを有する無症候性の両側腎，または機能を営む可能性のある単腎の治療として考慮してもよい． ・機能を営む可能性のある腎（腎の長径が7cm超）において，無症候性の血行動態的に有意な片側RASに対する有効性は十分に確保されておらず，現在では臨床的に証明されていない．
高血圧	IIa	B	・血行動態的に有意なRASを有し，増悪する高血圧，治療抵抗性高血圧，悪性高血圧，原因不明の片側萎縮腎を伴う高血圧，薬剤不耐性高血圧患者に対し，妥当な治療法である．
腎機能保護	IIa	B	・両側のRASまたは機能している単腎のRASを伴う進行性慢性腎疾患者に対して妥当な治療法である．
	IIb	C	・片側性RASを伴う慢性腎不全患者に対し考慮しても良い治療法である．
うっ血性心不全と不安定狭心症	I	B	・血行動態的に有意なRASを有し，繰り返す原因不明のうっ血性心不全患者，または突然発症した原因不明の肺水腫患者に対して適応がある．
	IIa	B	・血行動態学に有意なRASを有する不安定狭心症患者に妥当な治療法である．

(日本循環器学会.末梢閉塞性動脈疾患の治療ガイドライン2009.
p.1536-7をもとに作成)

血行再建療法

- 腎動脈狭窄に対する血行再建術の適応を⓮に示す．
- 経皮的血行再建療法（バルーン血管形成術，ステント留置術）と外科的手術があり，一般的に侵襲の少ない前者を選択する．

経皮的腎動脈ステント留置術
…入口部の動脈硬化性腎動脈狭窄に対し，ステント留置術を行う．

外科的手術
…区域動脈におよぶ複雑病変，動脈瘤の合併に対して行う．

(片桐美香子，東邦康智)

第2部 治療編

肺高血圧症

肺高血圧症

pulmonary hypertension：PH

Key point!

- PHは進行性疾患であり，早期診断と早期治療開始が望ましい．特に強皮症や混合性結合組織病等のPHを発症しやすい結合組織病患者では定期的なスクリーニングが重要である
- PHの原因疾患は多岐にわたり，原疾患により多彩な全身症状を合併する．診療には多診療科の連携が重要であり，PH専門施設への紹介が望ましい
- 自覚症状の改善のみを治療目標とするのではなく，肺動脈圧を可能な限り改善させるべく治療を強化することが重要である
- 肺動脈性肺高血圧症(pulmonary arterial hypertension；PAH)は肺血管拡張薬の進歩により治療成績が向上し，長期生存が可能となっている

病態

- PHとはさまざまな原因により肺動脈圧が上昇している病態を指し，右心カテーテル検査で平均肺動脈圧が25mmHg以上と定義される．
- PHの罹患率は低く，common diseaseではないが，しばしば難治性であり進行すると予後不良である．
- PHは原因疾患により大きく5つのカテゴリーに分類される(❶)．PAHについては肺血管拡張薬の開発により治療成績が改善し，長期生存が期待できるようになった．また慢性血栓塞栓性肺高血圧症(chronic thromboembolic pulmonary hypertension；CTEPH)についても，日本ではバルーン肺動脈形成術(balloon pulmonary angioplasty；BPA)の普及により，血行動態の改善が期待できる．

第2部 治療編

❶ 再改訂版肺高血圧症臨床分類

第1群. 肺動脈性肺高血圧症（PAH）	第2群. 左心性心疾患に伴う肺高血圧症

1) 特発性肺動脈性肺高血圧症 (idiopathic PAH：IPAH)
2) 遺伝性肺動脈性肺高血圧症 (heritable PAH：HPAH)
  1. BMPR2
  2. ALK1, endoglin, SMAD9, CAV1
  3. 不明
3) 薬物・毒物誘発性肺動脈性肺高血圧症
4) 各種疾患に伴う肺動脈性肺高血圧症 (associated PAH：APAH)
  1. 結合組織病
  2. エイズウイルス感染症
  3. 門脈肺高血圧
  4. 先天性心疾患
  5. 住血吸虫症
	1) 左室収縮不全
	2) 左室拡張不全
	3) 弁膜疾患
	4) 先天性/後天性の左心流入路/流出路閉塞

	第3群. 肺疾患および/または低酸素血症に伴う肺高血圧症
	1) 慢性閉塞性肺疾患 2) 間質性肺疾患 3) 拘束性と閉塞性の混合障害を伴う他の肺疾患 4) 睡眠呼吸障害 5) 肺胞低換気障害 6) 高所における慢性暴露 7) 発育障害
	第4群. 慢性血栓塞栓性肺高血圧症（CTEPH）
	第5群. 詳細不明な多因子のメカニズムに伴う肺高血圧症
第1'群. 肺静脈閉塞性疾患（PVOD）および/または肺毛細血管腫症（PCH） **第1"群. 新生児遷延性肺高血圧症（PPHN）**	1) 血液疾患（慢性溶血性貧血，骨髄増殖性疾患，脾摘出） 2) 全身性疾患（サルコイドーシス，肺ランゲルハンス細胞組織球症，リンパ脈管筋腫症，神経線維腫症，血管炎） 3) 代謝性疾患（糖原病，ゴーシェ病，甲状腺疾患） 4) その他（腫瘍塞栓，線維性縦隔炎，慢性腎不全） 区域性肺高血圧

（日本循環器学会. 肺高血圧症治療ガイドライン 2012 改訂版. p.5 表3 より）

症状

- PHの進行とともに右心不全（right venticular failure；RVF）が進行する．下腿浮腫や腹水貯留等のうっ血症状，息切れ，呼吸困難や全身倦怠感等の症状が出現．自覚症状の程度による WHO 機能分類は簡便な重症度指標である（❷）．

❷ 肺高血圧症の WHO 機能分類

WHO 肺高血圧症機能分類
- Ⅰ度 ：身体活動に制限のない肺高血圧症患者
  普通の身体活動では呼吸困難や疲労，胸痛や失神など生じない．
- Ⅱ度 ：身体活動に軽度の制限のある肺高血圧症患者
  安静時には自覚症状がない．普通の身体活動で呼吸困難や疲労，胸痛や失神などが起こる．
- Ⅲ度 ：身体活動に著しい制限のある肺高血圧症患者
  安静時に自覚症状がない．普通以下の軽度の身体活動では呼吸困難や疲労，胸痛や失神などが起こる．
- Ⅳ度 ：どんな身体活動もすべて苦痛となる肺高血圧症患者
  これらの患者は右心不全の症状を表している．安静時にも呼吸困難および／または疲労がみられる．どんな身体活動でも自覚症状の増悪がある．

- 重症 PH では，低酸素血症や胸痛，失神等の低心拍出症候群が出現する．
- 続発性 PAH では，原疾患の悪化により PH の増悪がみられることがあり，原疾患の病勢の把握が重要である．

診断

- PH の存在は心エコー検査における三尖弁逆流速度から求めた推定右室－右房間圧較差（三尖弁圧較差〈tricuspid regurgitation pressure gradient；TRPG〉）が高値であることから疑われることが多い．
- PH の治療方針の決定にあたり，原因疾患の特定と鑑別診断が必要．特にそれぞれに特異的な治療法のある PAH と CTEPH の鑑別や，左心疾患や静脈病変等のような post-capillary の病変の精査が重要である．
- 鑑別診断と重症度評価は系統的かつ網羅的に行う（❸）．
- 右心カテーテルにおける血行動態パラメータや 6 分間歩行距離（6MWT），CPX における運動耐容能は，客観的な重症度評価および治療効果判定に有用である．
- 6MWT の距離と長期予後は必ずしも相関しないことが最近明らかになっている．あくまで，短期目標の surrogate marker としての使用となる．

第 2 部 治療編

❸ 肺高血圧症診断アルゴリズム

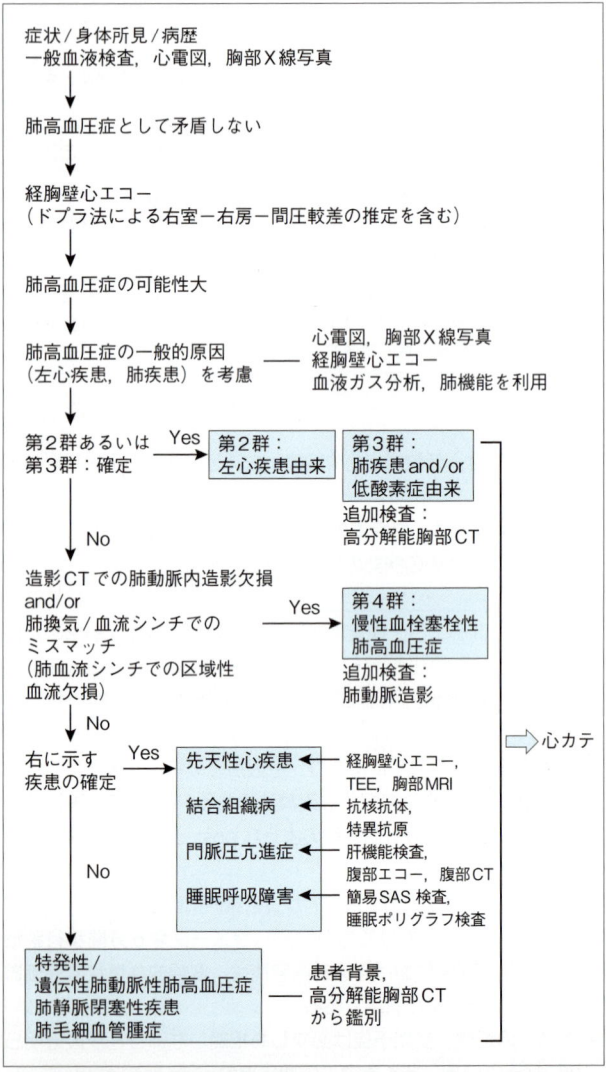

```
症状/身体所見/病歴
一般血液検査,心電図,胸部X線写真
          ↓
肺高血圧症として矛盾しない
          ↓
経胸壁心エコー
(ドプラ法による右室-右房-間圧較差の推定を含む)
          ↓
肺高血圧症の可能性大
          ↓
肺高血圧症の一般的原因 ─── 心電図,胸部X線写真
(左心疾患,肺疾患)を考慮    経胸壁心エコー
          ↓               血液ガス分析,肺機能を利用

第2群あるいは   Yes   ┌第2群:    ┐ ┌第3群:
第3群:確定    ───→ │左心疾患由来│ │肺疾患and/or
                   └──────────┘ │低酸素症由来
          │ No                   │追加検査:
          ↓                      │高分解能胸部CT
造影CTでの肺動脈内造影欠損
and/or                  Yes    ┌第4群:
肺換気/血流シンチでの    ───→ │慢性血栓塞栓性
ミスマッチ                    │肺高血圧症
(肺血流シンチでの区域性          │追加検査:
血流欠損)                       │肺動脈造影
          │ No
          ↓
右に示す    Yes   ┌先天性心疾患◀─── 経胸壁心エコー,
疾患の確定 ───→ │                  TEE,胸部MRI
                │結合組織病  ◀─── 抗核抗体,
                │                  特異抗原
                │門脈圧亢進症◀─── 肝機能検査,
                │                  腹部エコー,腹部CT
                │睡眠呼吸障害◀─── 簡易SAS検査,
                └                  睡眠ポリグラフ検査
          │ No
          ↓
┌特発性/              ┐
│遺伝性肺動脈性肺高血圧症│ ─── 患者背景,
│肺静脈閉塞性疾患       │     高分解能胸部CT
│肺毛細血管腫症         │     から鑑別
└───────────────────┘

⇨ 心カテ
```

(日本循環器学会.肺高血圧症治療ガイドライン2012改訂版.p.12図1より)

> **! Tips**
>
> **TRPG を過信するべからず**
> ドプラ法による TRPG の測定は簡便であり非侵襲的であることから，PH のスクリーニングとして広く用いられる．しかしながらこの手法は測定値にばらつきが大きく，過小評価や過大評価の原因になるといわれている．実際に TRPG ＞ 40mmHg をカットオフ値とすると，PH の有無について感度 58％，特異度 87％ の診断能であったと報告されており，TRPG による PH の正確な診断は困難であることがわかる．PH の確定診断および，治療経過における血行動態の正確な評価には右心カテーテル検査が必要である．

治療

PAH の治療

- 急性肺血管反応性試験により，病態への血管攣縮の関与を確認する．反応性がある場合には Ca 拮抗薬の有効性が期待できる．
- 重症度に応じて PAH 治療薬の選択を行う（❹）．内服薬 1 剤での血行動態改善効果は限定的であり，平均肺動脈圧（mPAP）を十分に低下させることを目標に治療する．特に重症例では治療早期からの PAH 治療薬の併用ないし，高用量エポプロステノール持続静注療法を考慮する．
  …PAH 治療薬の詳細については第 4 部薬剤編：肺高血圧症治療薬の項を参照のこと．
- 治療開始後は生理学的検査（心電図，心エコー，呼吸機能検査），血液検査（BNP 等）はもちろん，心臓カテーテル検査や運動耐容能のフォローアップ（心肺機能検査や 6 分間歩行検査）についても定期的に評価をすることが望ましい．血行動態改善が不十分であれば治療強化を検討する．
- RVF を軽減させる利尿薬，低酸素血症に対する在宅酸素療法（home oxygen therapy；HOT）等の支持療法や過度の身体負荷を避ける．流行性感染症の予防等の一般的対応は PH 全体で重要．
- 肺移植は唯一の根治療法であり，最終的な選択肢である．高用量エポプロステノール療法を含めた最大限の薬物療法を施行してもなお，WHO 機能分類 Ⅲ 度以上の症状が残存する場合に移植

❹ PAH 治療薬の効果

認可 PAH 治療薬による初期治療

推奨度	エビデンス	WHO II	WHO III	WHO IV
I	A or B	ERA	ERA	Epoprostenol 静注
		PDE5-I	PDE5-I riociguat	
		riociguat	Treprostinil s.c.	
			Epoprostenol 静注	
IIa	C		Treprostinil s.c.	ERA
				PDE5-I riociguat
				Treprostinil s.c., i.v.
IIb	B		Beraprost	
	C		初期併用療法	初期併用療法

ERA：ボセンタン，アンブリセンタン，マシテンタン
PDE5-I：シルデナフィル，タダラフィル

(Galie N, et al. Updated treatment alogorithm of pulmonary hypertension.
J Am Coll Cardiol 2013；62：D60-72 および日本循環器学会.
肺高血圧症治療ガイドライン 2012 改訂版. p.21 を参考に作成)

登録を考慮する．欧米における肺移植の長期成績は 5 年生存率で 52 ～ 75%，10 年生存率で 43 ～ 66% と報告されている[3]．

- バルーン心房中隔切開術（balloon atrioseptostomy；BAS）は右房から左房へシャントを作成することで全身への血流供給を上昇させ，PaO_2 は減少するが全身臓器への酸素供給を増加させる方法である．BAS は血流静注エポプロステノール療法を含めた薬物治療に不応で，WHO 機能分類 IV 度から改善しない症例や，低心拍出による失神発作を頻回に繰り返す症例で検討される．平均右房圧が 20mmHg を超え，室内気下での SaO_2 が 85% 未満の患者は適応とすべきではない．

CTEPH の治療

- PH の原因が器質化血栓による肺動脈の狭窄ないし閉塞が主体であり，適切な抗凝固療法を施行しても 6 か月以上 PH が続くものを CTEPH と診断する．
- mPAP ＜ 30mmHg の自然予後は比較的良好だが，それ以上で

肺高血圧症

は mPAP が高いほど予後不良.
- 中枢型は肺動脈血栓内膜摘除術(pulmonary endarterectomy；PEA)の適応となることが多く，PEAの専門施設にコンサルトする.

> ### ❗ Tips
>
> **PAH 治療薬の使用にあたり注意すべきこと**
>
> PAH 治療薬は高血圧症の治療で使用される Ca 拮抗薬等の血管拡張薬と比較して，肺血管への選択性が高い薬剤である．ただし，薬剤により全身血管への拡張作用が副作用を引き起こすため注意が必要である．特に頭痛や鼻閉，滲出性中耳炎等は薬剤併用時に増強しやすく，服薬アドヒアランスの低下につながりやすい．全身血管拡張による症状は静注エポプロステノールで顕著であり，重症例ではしばしば高用量で用いられるため特に注意が必要である．
>
> PAH 治療薬使用の際には肺疾患の有無に留意する必要がある．肺疾患合併例では肺血管拡張薬の使用により換気血流不均衡を招き，低酸素血が悪化するリスクがあるからである．PAH のなかでも，膠原病関連 PH 症では間質性肺疾患を比較的多くの患者で合併することから，PAH 治療薬追加にあたっては SpO_2 の低下や労作時息切れの増悪に注意する必要がある．
>
> 肺静脈閉塞疾患や左心疾患に伴う PH 等，肺毛細血管よりも後方の病変により肺動脈圧が上昇している疾患に対する PAH 治療薬の使用は，しばしば肺うっ血を増悪させることにより病態をむしろ悪化させるリスクがある．肺静脈性肺高血圧症(pulmonary veno-occlusive disease；PVOD)や肺毛細血管腫症(pulmonary capillary hemangiomatosis；PCH)は稀少な疾患であるが，毛細血管より後部に閉塞起点が生じるため通常 PAH 治療薬導入により肺うっ血が増悪し，治療に難渋することが多い．
>
> これらの症例では肺移植しか救命の手段がなく，診断がつき次第，肺移植登録を行うことが望ましい．また PAH は肺動脈病変だけではなく，肺静脈病変を合併することがあり，特に強皮症関連 PAH ではしばしば PVOD 様の病変合併がみられると報告されている[4]．

- PEAの適応とならない症例についてはBPAにより血行動態改善が期待できる.
- 抗凝固薬の服用は生涯必須である.可溶性グアニル酸シクラーゼ(soluble guanylate cyclase;sGC)刺激薬リオシグアトはCTEPHへの有効性が示された最初の肺血管拡張薬である.リオシグアト使用時は体血圧低下に注意する.

その他のPH

- 左心疾患や肺疾患に合併するPHに対しては原病の治療が基本であり,肺血管拡張薬は原則適応とならない.
- 一部の高度のPHを合併する症例は予後不良である.

(牧　尚孝,波多野　将)

第2部 治療編

静脈血栓塞栓症

肺血栓塞栓症
pulmonary thromboembolism；PTE

Key point !

- 非特異的所見で発症することがある一方で，血行動態が破綻すると予後は著しく悪化する．PTEを疑った際には，臨床確率を考慮した系統的な診断および早期の治療開始が重要
- 急性期は内科的治療で可逆的に血行動態の改善が期待できる．血行動態破綻症例では予後不良であるため早期PCPS導入を検討する必要がある

病因・病態

- PTEは，主に血栓を中心とした塞栓子により肺動脈が物理的に狭窄，閉塞することに起因する疾患で，換気血流不均衡による低酸素血症と肺血管抵抗上昇による右心不全が問題となる．
- 塞栓子の90％以上は下肢深部静脈血栓に由来し，血栓形成の要因としてVirchowの三徴(血流停滞，血管内皮障害，血液凝固能亢進)が重要である．PTEの主要な危険因子には外科手術後(特に腹部・骨盤内・下肢手術)，65歳以上の高齢，肥満，長期臥床，悪性腫瘍，外傷・骨折，血栓性素因等が挙げられる．
- 症状出現からの時期により急性(2週間以内)，亜急性(2週間〜6か月)，慢性(6か月以上)に分類される．
- 日本では急性肺血栓塞栓症309例の死亡率は14％と報告されており[1]，適切な治療により死亡率の改善が見込める．

症状

- 急激に発症した胸痛，呼吸困難を認めたら，急性肺血栓塞栓症を鑑別に挙げるべきである．失神にて発症する症例や，無症状の場合もある等，重症度により多彩な症状を示す．
- 手術後や長時間安静からの安静解除直後の起立・歩行時，排便・排尿時，体位変換時は急性肺血栓塞栓症の特徴的発症状況であ

り，積極的に急性肺血栓塞栓症を疑うべきである．
- 慢性肺血栓塞栓症では肺高血圧症の重症度に応じて，低酸素血症や右心不全（RVF）症状（全身倦怠感，頸静脈怒張，下腿浮腫，胸腹水貯留等）が出現する．

診断と治療

- 問診・身体所見からPTEの危険因子の有無を確認する（❶）．

❶ 肺血栓塞栓症の危険因子

	後天性因子	先天性因子
血流停滞	長期臥床 肥満 妊娠 心肺疾患（うっ血性心不全，慢性肺性心など） 全身麻酔 下肢麻痺 下肢ギプス包帯固定 下肢静脈瘤	
血管内皮障害	各種手術 外傷，骨折 中心静脈カテーテル留置 カテーテル検査・治療 血管炎 抗リン脂質抗体症候群 高ホモシステイン血症	高ホモシステイン血症
血液凝固能亢進	悪性腫瘍 妊娠 各種手術，外傷，骨折 熱傷 薬物（経口避妊薬，エストロゲン製剤など） 感染症 ネフローゼ症候群 炎症性腸疾患 骨髄増殖性疾患，多血症 発作性夜間血色素尿症 抗リン脂質抗体症候群 脱水	アンチトロンビン欠乏症 プロテインC欠乏症 プロテインS欠乏症 プラスミノゲン異常症 異常フィブリノゲン血症 組織プラスミノゲン活性化因子インヒビター増加 トロンボモジュリン異常 活性化プロテインC抵抗性 (Factor V Leiden*) プロトロンビン遺伝子変異 (G20210A)* *日本人には認められていない

(日本循環器学会．肺血栓塞栓症および深部静脈血栓症の診断，治療，予防に関するガイドライン2009年改訂版．p.5表1より)

- 血行動態不安定な症例では診断と治療を同時に行う必要がある．PTE の臨床確率を評価し（❷），適切な検査で診断を進める方法が提唱されている（❸，❹）．
- 心エコー，肺血流シンチグラフィ，造影 CT，右心カテーテル検査ならびに肺動脈造影は急性肺血栓塞栓症の診断に有用である．
- 血行動態ならびに心エコー上の右心負荷の有無により 4 群に分類される（❺）．血行動態不安定な症例には早期から経皮的心肺補

❷ 肺血栓塞栓症（左）/ 深部静脈血栓症（右）の臨床確率評価（Wells score）

項目	点数
素因	
DVT/PTE の既往	＋1.5
最近の手術あるいは長期臥床	＋1.5
癌	＋1
症状	
血痰	＋1
臨床徴候	
心拍数＞100 拍/min	＋1.5
DVT の臨床徴候	＋3
臨床判断	
PTE 以外の疾患の可能性が低い	＋3

PTE の臨床確率（3 段階）	Total
低い	0〜1
中等度	2〜6
高い	≧7

PTE の臨床確率（2 段階）	Total
PTE らしくない	0〜4
PTE らしい	＞4

項目	点数
臨床徴候	
癌（6 か月以内の治療または現在緩和治療を受けている）	＋1
下肢の麻痺，直近のギプス固定	＋1
3 日以上の症状安静，12 週以内の麻酔を要する大手術	＋1
深部静脈に沿った圧痛	＋1
下肢全体の腫張	＋1
下腿周径の左右差＞3cm	＋1
患肢の pitting edema	＋1
患肢表層静脈拡張（静脈瘤ではない）	＋1
DVT の既往	＋1
DVT 以外の原因疾患の可能性あり	－2

DVT の臨床確率（3 段階）	Total
低い	0
中等度	1〜2
高い	≧3

DVT の臨床確率（2 段階）	Total
DVT らしくない	0〜1
DVT らしい	≧2

（Wells PS, et al. Derivation of a simple clinical model to categorize patients probability of pulmonary embolism: increasing the models utility with the SimpliRED D-dimer. Thromb Haemost 2000；83：416-20, Wells PS, et al. Evaluation of D-dimer in the Diagnosis of Suspected Deep-Vein Thrombosis. N Engl J Med 2003；349：1227-35. p. 1228 より）

第 2 部 治療編

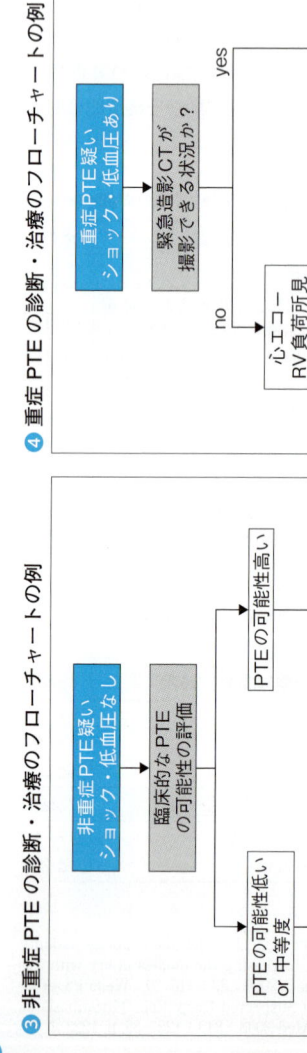

❹ 重症 PTE の診断・治療のフローチャートの例

```
重症 PTE 疑い
ショック・低血圧あり
        ↓
緊急造影 CT が撮影できる状況か？
   ├─ yes ──→ 造影 CT
   │           ├─ positive → PTE 特異的治療を開始
   │           └─ negative → PTE 否定／他疾患の検索
   └─ no ──→ 心エコー RV 負荷所見
               ├─ no → PTE 否定／他疾患の検索
               └─ yes → 他の検査不可能 or 状態不安定
                         → 状態安定し CT 可能なら → 造影 CT
```

(Adam T. et al. Guidelines on the diagnosis and management of acute pulmonary embolism. Eur Heart J 2008 : 29 : 2276-315. p.2288 より)

❸ 非重症 PTE の診断・治療のフローチャートの例

```
非重症 PTE 疑い
ショック・低血圧なし
        ↓
臨床的な PTE の可能性の評価
   ├─ PTE の可能性低い or 中等度
   │    → D ダイマー測定
   │       ├─ negative → PTE 否定 PTE(-) → 無治療
   │       └─ positive → 造影 CT
   │                      ├─ PTE(+) → 抗凝固療法
   │                      └─ PTE(-) → 無治療
   └─ PTE の可能性高い
        → 造影 CT
           ├─ PTE(+) → 抗凝固療法
           └─ PTE(-) → さらに精査 or 無治療
```

(Adam T. et al. Guidelines on the diagnosis and management of acute pulmonary embolism. Eur Heart J 2008 : 29 : 2276-315. p.2289 より)

静脈血栓塞栓症

❺ 急性肺血栓塞栓症の臨床重症度分類

	血行動態	心エコー上右心負荷
Cardiac arrest Collapse	心停止あるいは循環虚脱	あり
Massive（広範型）	不安定 ショックあるいは低血圧（定義：新たに出現した不整脈，脱水，敗血症によらず，15分以上継続する収縮期血圧＜90mmHgあるいは≧40mmHgの血圧低下）	あり
Submassive（亜広範型）	安定（上記以外）	あり
Non-massive（非広範型）	安定（上記以外）	なし

（日本循環器学会．肺血栓塞栓症および深部静脈血栓症の診断，治療，予防に関するガイドライン2009年改訂版．p.7 表3より）

助（percutaneous cardiopulmonary support；PCPS）による循環補助の導入を考慮する．

- 右心不全によるショックや低血圧合併例に対してノルアドレナリンやドブタミンによる血行動態補助は有効である．補液による容量負荷は，低心拍出の改善に有効だとする報告もあるが，左室圧排により左心拍出低下を招くリスクがあり推奨されない．
- PTEが疑われる症例では出血リスクがなければ，すみやかな抗凝固療法開始を検討する．Non-massive群の死亡率は1％弱である一方で，Submassive群，Massive群，Cardiac arrest/Collapse群の死亡率はそれぞれ約3％，15％，50％と報告されており[2]，重症度や塞栓子の残存リスクに応じて治療追加を検討する（❻）．
- 重症例で血栓量の多い症例については抗凝固療法のみで血行動態の安定が得られないことがあり，血栓溶解療法（線溶療法）や外科的血栓摘除術を考慮すべきである．
- ひとたび出血をきたした際には，線溶療法，抗凝固療法とも中止を余儀なくされることがあり，治療が複雑化するため注意する．

❻ 重症度に応じた急性肺血栓塞栓症の治療

重症度	Massive/Collapse	Submassive	Non-massive
呼吸循環管理	◯ (昇圧薬, PCPS)	◯	◯
抗凝固療法	◯	◯	◯
血栓溶解療法	◯ (出血のリスクを考慮)	検討 (出血のリスクを考慮)	—
カテーテル治療	検討	検討	—
外科的血栓摘除術	検討	—	—
IVC フィルター	DVT に応じて検討	DVT に応じて検討	DVT に応じて検討

検査方法各論

身体所見

- 頻脈，頻呼吸の頻度は多いが非特異的である．また頸静脈怒張や IIp 音亢進を認めることもあるが，感度は高くない．逆に肺音に異常のない，急性呼吸不全は PTE を疑う根拠となる．片側性の浮腫など深部静脈血栓症を疑う所見は PTE の可能性を間接的に高める．

胸部 X 線

- 感度の高い所見は乏しい．呼吸不全を説明できるような肺実質陰影を認めないことは，PTE を疑う強い根拠となる．

心電図

- 洞頻脈が最も多い所見であり，右室負荷，V_{1-3} の ST 変化・陰性 T 波，SI, QIII, TIII, 新規右脚ブロックの出現，右軸偏位等を呈する．いずれも特異度に乏しく，他疾患の除外に用いられることが多い．

血液検査

- PTE に特異的所見はなく，主に他疾患の除外に用いる．プロテイン C，プロテイン S，von Willebrand 因子等の凝固因子の異常や抗核抗体，抗カルジオリピン抗体等の血栓素因の検索も必要

である．D-dimer は急性肺血栓塞栓症の可能性が低い群における PTE の否定には有用であるが，陽性適中率は低い．

胸部壁心エコー（TTE）
- 右室径の拡大，右室壁運動の低下，推定右室収縮期圧の上昇，拡張した右室による心室中隔扁平化像等の右心負荷所見を認めることがある．感度は高くないが，認められた際には PTE の可能性が高くなる．診断および重症度評価に有用な検査である（❸，❹，❺）．

造影 CT
- 感度，特異度ともに高く，診断の第一選択となる．単検出器 CT（SDCT）よりも多検出器 CT（MDCT）のほうが診断能力に優れている．下肢静脈相も同時に撮影することで深部静脈血栓症（DVT）の有無・範囲の確認を同時に行えるが被曝量は増大する．

肺換気-血流シンチグラフィ
- 検査が陰性時にはほぼ PTE を否定できる．シンチグラフィが緊急時に可能な施設は限られるため，MDCT で診断がつかなかった際の追加検査や治療効果判定，慢性肺血栓塞栓症の診断に有用である．

治療各論

抗凝固療法
- PTE の治療の基本であり，臨床的に有意な PTE では禁忌がなければ全例で施行するべきである．古典的には未分化ヘパリン，ワルファリンが一般的であるが，新たな抗凝固薬が適応となり使用可能となっている（詳細は次の DVT の治療 p.233 を参照）．

血栓溶解療法
- 血栓量の多い症例や重症例では血栓量を減少させるために考慮すべきである．出血リスクを助長させるため，血栓溶解療法の禁忌（❼）がないことを確認して行う．
  …処方例：モンテプラーゼ（クリアクター®）27,500 単位/kg を 2 分間かけて静注．

カテーテル的治療
- カテーテルを用いて肺動脈内の血栓に直接アプローチする治療法で，中枢の肺動脈内に血栓量が多い症例で検討されることが多い．血栓溶解法，血栓破砕術，血栓吸引術，流体力学的血栓除

❼ 血栓溶解療法の禁忌事項

絶対禁忌	相対禁忌
脳出血および起源不明な脳卒中の既往 6か月以内の虚血性脳梗塞 中枢神経障害・脳腫瘍 最近3週間以内の大きな外傷，手術，頭部外傷 1か月以内の消化管出血 既知の出血 大動脈解離の既往	6か月以内の一過性脳虚血発作 経口抗血小板薬内服中 妊娠あるいは分娩後1週間以内 圧迫止血困難な部位の血管穿刺 心肺蘇生による外傷 難治性高血圧（収縮期血圧＞180mmHg） 進行肝障害 感染性心内膜炎 活動性消化性潰瘍

(Van de Werf F, et al. Management of acute myocardial infarction in patients presenting with ST-segment elevation. Eur Heart J 2003 ; 24 : 28-66. 35 より)

去術等が施行されている．

外科的血栓摘除術

- 肺動脈幹や左右肺動脈主幹部での急性広範型肺血栓塞栓症は，急速に血行動態が破綻し予後不良である．そのため，ショック持続症例や血行動態が不安定な症例では，人工心肺装着下に直視下肺動脈血栓塞栓摘除術の適応となる．急性広範型肺血栓塞栓症で非ショック例については次のような症例でも適応と考えられる．
  …血圧低下がなくても，頻脈が持続し内科的治療に反応しない例．
  …血管造影やCT検査所見で肺動脈の閉塞が広範囲で急速に心不全(HF)や呼吸不全が進行する例．
  …血栓溶解療法が禁忌である例．
  …右房から右室にかけて浮遊血栓が存在する例．

下大静脈フィルター留置

- 腸骨大腿静脈血栓症を合併する症例では検討する必要がある．出血等の合併症により抗凝固療法が継続できない症例や抗凝固療法中にもかかわらずPTEを繰り返す症例等では有効と考えられる．

静脈血栓塞栓症

深部静脈血栓症
deep vein thrombosis；DVT

> **Key point !**
> - 致死的となりうる PTE への進展予防が治療の第一目標となる
> - 血栓後遺症の予防のため，早期の治療を考慮する
> - 院内発症が多く，血栓リスクに応じた予防策をとることが重要である

DVT の病態と予防法
- 静脈のうっ滞，血液凝固能の亢進，血管壁の障害から，主に下肢の深部静脈に血栓が形成された状態である．ヒラメ筋内静脈等の下腿静脈からの発生が多いが近位側静脈で生じることもある（❽）．
- 長期間の臥床や下肢麻痺等の下肢を動かせない状況や，心不全（HF）・感染症・悪性腫瘍等の全身疾患，血栓性素因等は DVT 発症のリスクであり危険因子の強度は要因ごとに異なる（❾）．
- 外科手術後の DVT 発症リスクは各領域で手術部位等により異なるため，各領域別のリスク評価が必要である（❿）．患者が強い DVT 付加的危険因子をもっている，あるいは弱い付加的危険因子を複数もつ場合には，総合的な DVT リスク評価を 1 段階引き上げて対処する．
- DVT 予防は早期離床が基本であり，理学的予防法（弾性ストッキング，間欠的空気圧迫法）または抗凝固療法，あるいはその両方を血栓リスクに応じて適用する（⓫）．

症状と診断
- 問診では DVT の急性期症状のみならず，PTE や奇異性動脈塞栓症の症状にも留意する．
- 片側あるいは両側下肢に急激に出現した色調変化，腫張，疼痛があれば急性期 DVT を疑う．
- 血栓性素因や合併症の既往，血栓リスクとなる薬剤使用歴等 DVT 発症リスクの有無を問診にて聴取する．
- 中枢型と末梢型で症状の範囲が異なる．下腿筋の圧痛は有用な所

第2部 治療編

見である．浮腫はしばしば認められるが，特異性に乏しい．
- 臨床確率評価法の代表例として Wells score（❷）があり，低確率

❽ 下肢深部静脈，下肢表在静脈の解剖

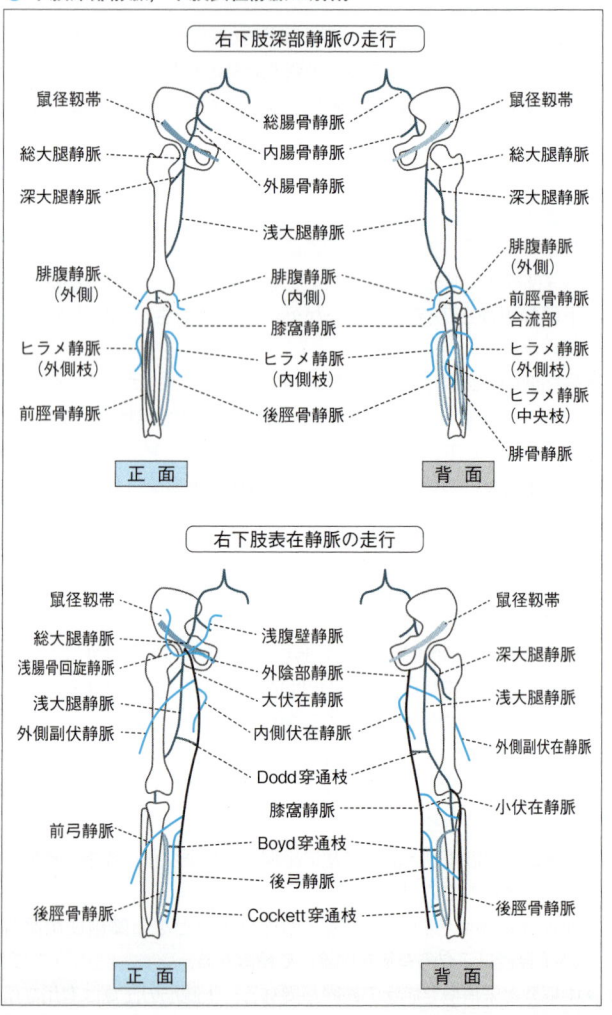

右下肢深部静脈の走行

正面：
- 鼠径靱帯
- 総大腿静脈
- 深大腿静脈
- 腓腹静脈（外側）
- ヒラメ静脈（外側枝）
- 前脛骨静脈
- 総腸骨静脈
- 内腸骨静脈
- 外腸骨静脈
- 浅大腿静脈
- 腓腹静脈（内側）
- 膝窩静脈
- ヒラメ静脈（内側枝）
- 後脛骨静脈

背面：
- 鼠径靱帯
- 総大腿静脈
- 深大腿静脈
- 腓腹静脈（外側）
- 前脛骨静脈合流部
- ヒラメ静脈（外側枝）
- ヒラメ静脈（中央枝）
- 腓骨静脈

右下肢表在静脈の走行

正面：
- 鼠径靱帯
- 総大腿静脈
- 浅腸骨回旋静脈
- 浅大腿静脈
- 外側副伏在静脈
- 浅腹壁静脈
- 外陰部静脈
- 大伏在静脈
- 内側伏在静脈
- Dodd穿通枝
- 膝窩静脈
- Boyd穿通枝
- 前弓静脈
- 後弓静脈
- 後脛骨静脈
- Cockett穿通枝

背面：
- 鼠径靱帯
- 深大腿静脈
- 浅大腿静脈
- 外側副伏在静脈
- 小伏在静脈
- 後脛骨静脈

232

静脈血栓塞栓症

❾ 静脈血栓塞栓症の付加的な危険因子の強度

危険因子の強度	危険因子
弱い	肥満 エストロゲン治療 下肢静脈瘤
中等度	高齢 長期臥床 うっ血性心不全 呼吸不全 悪性疾患 中心静脈カテーテル留置 癌化学療法 重症感染症
強い	静脈血栓塞栓症の既往 血栓性素因 下肢麻痺 ギプスによる下肢固定

血栓性素因：アンチトロンビン欠乏症，プロテインC欠乏症，プロテインS欠乏症，抗リン脂質抗体症候群など．
（日本循環器学会．肺血栓塞栓症および深部静脈血栓症の診断，治療，予防に関するガイドライン 2009 改訂版．p.50 表 27 より）

でD-dimer陰性であれば臨床的に重大なDVTは否定し得る．
- まれにDVTにより動脈灌流も阻害されて，有痛性青股腫，静脈性壊疽へと進み，最終的に下肢切断に至ることがある．
- 慢性期には，静脈弁の障害によって疼痛，静脈拡張，浮腫，色素沈着，静脈性潰瘍といった血栓後症候群を呈し，QOL低下の原因となる．血栓後遺症は，血栓の範囲と関連しており，中枢型では約40％で発症すると報告される．
- 確定診断には画像診断が必要であり，下肢静脈超音波が第一選択である．造影CTやMRVは下肢静脈超音波が困難な患者や腹部・胸部血管の評価を必要とする場合にはよい適応となる．下肢静脈造影は侵襲的であり，非侵襲的診断法にて診断がつかない場合に適応になる．

治療
- 治療の考え方は①DVTの進展や再発の予防，②PTEの予防，③後遺症の軽減をそれぞれ行うことである．薬物療法と理学療法を組み合わせることが基本である．

⓾ 各領域の静脈血栓塞栓症のリスクの階層化

リスク レベル	一般外科・泌尿器科・婦人科手術	整形外科手術	産科領域
低リスク	60歳未満の非大手術 40歳未満の大手術	上肢の手術	正常分娩
中リスク	60歳以上、あるいは危険因子のある非大手術 40歳以上、あるいは危険因子がある大手術	腸骨からの採骨や下肢からの神経や皮膚の採取を伴う上肢手術 脊椎手術 脊椎・脊髄損傷 下肢手術 大腿骨遠位部以下の単独外傷	帝王切開術（高リスク以外）
高リスク	40歳以上の癌の大手術	人工股関節置換術・人工膝関節置換術・股関節骨折手術（大腿骨骨幹部を含む） 骨盤骨切り術（キアリ骨盤骨切り術や寛骨臼回転骨切り術など） 下肢手術にVTEの付加的な危険因子が合併する場合 下肢悪性腫瘍手術 重度外傷（多発外傷）・骨盤骨折	高齢肥満妊婦の帝王切開術 静脈血栓塞栓症の既往あるいは血栓性素因の経膣分娩
最高リスク	静脈血栓塞栓症の既往あるいは血栓性素因のある大手術	「高リスク」の手術を受ける患者に静脈血栓塞栓症の既往あるいは血栓性素因の存在がある場合	静脈血栓塞栓症の既往あるいは血栓性素因の帝王切開術

総合的なリスクレベルは、予防の対象となる処置や疾患のリスクに、付加的な危険因子を加味して決定される。例えば、強い付加的な危険因子を持つ場合にはリスクレベルを1段階上げるべきであり、弱い付加的な危険因子の場合でも複数個重なればリスクレベルを上げることを考慮する。

リスクを高める付加的な危険因子：血栓性素因、静脈血栓塞栓症の既往、悪性疾患、癌化学療法、重症感染症、中心静脈カテーテル留置、長期臥床、下肢麻痺、下肢ギプス固定、ホルモン療法、肥満、静脈瘤など（血栓性素因：主にアンチトロンビン欠乏症、プロテインC欠乏症、プロテインS欠乏症、抗リン脂質抗体症候群を示す）。

大手術の厳密な定義はないが、すべての腹部手術あるいはその他の45分以上要する手術を大手術の基本とし、麻酔法、出血量、輸血量、手術時間などを参考として総合的に評価する。

(日本循環器学会．肺血栓塞栓症および深部静脈血栓症の診断，治療，予防に関するガイドライン2009改訂版．p.52 表28より)

静脈血栓塞栓症

⓫ リスクの階層化と静脈血栓塞栓症の発生率，および推奨される予防法

リスクレベル	下腿DVT(%)	中枢型DVT(%)	症候性PTE(%)	致死性PTE(%)	推奨される予防法
低リスク	2	0.4	0.2	0.002	早期離床および積極的な運動
中リスク	10〜20	2〜4	1〜2	0.1〜0.4	弾性ストッキングあるいは間欠的空気圧迫法
高リスク	20〜40	4〜8	2〜4	0.4〜1.0	間欠的空気圧迫法あるいは抗凝固療法*
最高リスク	40〜80	10〜20	4〜10	0.2〜5	(抗凝固療法*と間欠的空気圧迫法の併用)あるいは(抗凝固療法*と弾性ストッキングの併用)

*整形外科手術および腹部手術施行患者では，エノキサパリン，フォンダパリヌクス，あるいは低用量未分画ヘパリンを使用．その他の患者では，低用量未分画ヘパリンを使用．最高リスクにおいては，必要ならば，用量調節未分画ヘパリン(単独)，用量調節ワルファリン(単独)を選択する．
エノキサパリン使用法：2,000 単位を1日2回皮下注，術後24時間経過後投与開始(参考：我が国では15日間以上投与した場合の有効性・安全性は検討されていない)．
フォンダパリヌクス使用法：2.5mg(腎機能低下例は1.5mg)を1日1回皮下注，術後24時間経過後投与開始(参考：我が国では，整形外科手術では15日間以上，腹部手術では9日間以上投与した場合の有効性・安全性は検討されていない)．
DVT：deep vein thrombosis，PE：pulmonary embolism

(日本循環器学会．肺血栓塞栓症および深部静脈血栓症の診断，治療，予防に関するガイドライン 2009 改訂版．p.50 表26 より)

- 未分化ヘパリンとワルファリンを組み合わせた抗凝固療法が古典的に行われてきた．ヘパリンの投与量は初回 5,000 単位静注後，APTT 値で正常値の 1.5〜2.5 倍を目標として調節する．ワルファリンは PT-INR で 1.5〜2.5 になるように調整する．
- フォンダパリヌクス皮下注は下肢整形外科手術および腹部外科手術における DVT ハイリスク症例に予防投与の適応がある．経口薬エドキサバンは下肢整形外科手術における膝関節および股関節手術に限定して予防投与の適応がある．フォンダパリヌクス，エ

⑫ フォンダパリヌクス，エドキサバンの処方例

	フォンダパリヌクス (アリクストラ®)	エドキサバン (リクシアナ®)
DVT/PTE 治療	体重に応じた投与量(50kg未満：5mg，50kg以上100kg未満：7.5mg，100kg以上：10mg)を1日1回皮下注	60mg 1日1回内服(体重60kg以下では半量に減量)
DVT予防	2.5mg 1日1回皮下注(腎機能低下症例では適宜減量する)	30mg 1日1回内服

　ドキサバンは現在ではDVT/PTEの治療に対しても保険適応となっている．
- ⑫に抗凝固療法の断続期間を示す．

血栓溶解療法
- ヘパリン単独よりも血栓溶解効果が高く，慢性期のDVT再発や後遺症の抑制に効果がある．日本ではDVTに対してはウロキナーゼのみが保険適応である．
  - …処方例：ウロキナーゼ　初回1日量6万〜24万単位，以後漸減し7日間投与．

下大静脈フィルター
- 血栓遊離によるPTE予防目的で下大静脈フィルターを使用する．PTEを発症していない場合の下大静脈フィルターの留置に関しては，施設により使用基準は異なっているのが現状である．①抗凝固療法禁忌例，②遊離の危険性が高い近位部深部静脈症例，③心肺機能に余力のない症例，④静脈血栓塞栓症ハイリスクの術前症例等が，相対的適応と考えられている．近年，回収可能型フィルターの使用頻度が高まっており，必要期間に応じてフィルターを選択し，必要度が下がれば抜去することが望ましい．

理学療法
- 弾性ストッキングまたは弾性包帯による圧迫療法．
  - …急性期には圧迫によるPTEのリスクを増大させる懸念があり，圧迫療法については慎重に考えるべきである．
  - …亜急性期・慢性期には，症状改善とDVT再発や血栓後遺症の発生を抑制するのに有用である．動脈血行障害のある患者，蜂

窩織炎，血栓性静脈炎等の急性期炎症では病態を悪化させる可能性があり注意を要する．

カテーテル治療・外科治療
- 中枢型で血栓量が多い症例で，下肢腫張の強い症例や有痛性青股腫で血栓性後遺症を軽減させる目的で行われる．近年はカテーテル治療が主流となりつつある．

（許沢佳弘，牧　尚孝）

第2部 治療編

先天性心疾患

心房中隔欠損症
atrial septal defect；ASD

Key point !

- 右心負荷所見の有無が重要．最終的な治療適応は右心カテーテルでのシャント血流の評価
- ASDでは外科的閉鎖術以外にも大腿静脈からのカテーテル閉鎖術（Amplatzer閉鎖術）が行われている

病因・病態

- 全先天性心疾患のなかで約10%の頻度．二次孔欠損型（❶）が最も多い．
- シャント血流は，①欠損孔の大きさ，②心房の圧較差，③心室コンプライアンス，④肺血管抵抗等で決まる．
- 検診の心雑音や右心負荷所見で見つかる場合が多い．右心負荷に伴う心房細動（AF），心房粗動（AFL）の発症頻度は40歳以上で上昇．原因不明の右心負荷（右室の拡大，胸部X線での肺動脈拡張，心電図所見での右心負荷等）を見つけたときは，ASD含めた左-右シャントの疾患を見逃さない．

症状

- 無症状のことが多いが，生後より徐々にシャント血流が増加しており，無意識に運動制限している場合が多い．問診でも無意識の運動制限を意識して聴取する（実際，ASD閉鎖後に運動耐容能が上昇することが多い）．
- 労作時息切れ等，自覚症状出現時には，右心負荷による病態の進行を呈している場合も多い．成人の場合では，先天性心疾患以外に虚血性心疾患（IHD）の合併を見逃さないよう注意．

診断・治療

- 心電図での右軸変位や右脚ブロック，胸部X線での肺動脈拡大は右心負荷所見を示しており，見逃さないよう注意．

❶ 心房中隔欠損症の分類

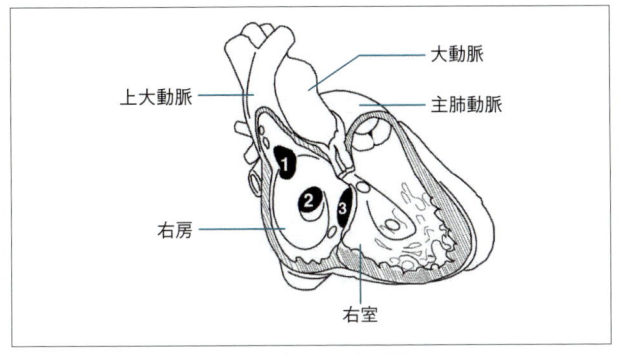

1：静脈洞型(sinus venosus ASD：10%)，2：二次孔型(ostium secundum ASD：75%)，3：一次孔型(ostium primum ASD：15%)

(Sommer R, et al. Pathophysiology of congenital heart disease in the adult：part I：Shunt lesions. Circulation 2008；117：1090-9. 1091 より)

- 経胸壁心エコー(TTE)ではシャント血流を発見できない場合もある．疑わしい場合は，経食道心エコー(TEE)や右心カテーテル検査を積極的に行う．
- 冠動脈CTは，冠動脈評価以外にも，ASDの欠損孔や部分肺静脈還流異常症(partial anomalous pulmonary venous return；PAPVR)等，その他の合併症の有無も評価できて有用．
- 確定診断や治療方針決定には右心カテーテル検査を行う．サンプリングを念入りに行い，ASD以外のシャント疾患を見逃さない．肺高血圧症(PH)の合併を認める場合は，酸素負荷や一酸化窒素(NO)負荷により肺動脈の可逆性を調べる(必要があれば内服薬導入後に閉鎖を検討する)．
- 右心負荷所見やQp/Qs ≧ 1.5(または≧ 2)の場合は閉鎖術の適応である．
- Amplatzer閉鎖術の適応は，①二次孔欠損型，②6〜38mmの欠損孔(単孔だけではなく多孔性の場合もAmplatzer Cribriformで閉鎖可能)，③Qp/Qs > 1.5，④欠損孔周りに十分な辺縁rimがある症例(実際には全周性にrimがある症例は3〜4割とま

❷ 心房中隔欠損症の孔と rim

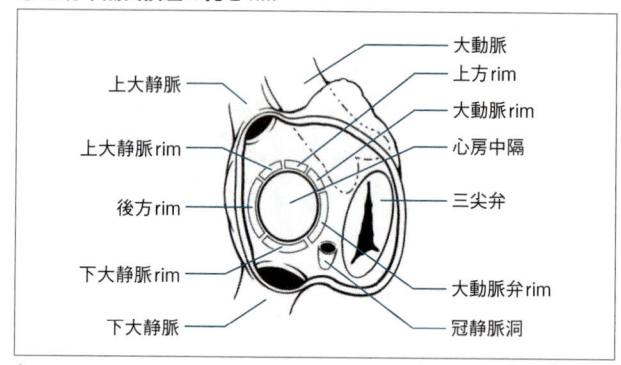

図中ラベル：大動脈／上方rim／大動脈rim／心房中隔／三尖弁／大動脈弁rim／冠静脈洞／下大静脈／下大静脈rim／後方rim／上大静脈rim／上大静脈

(Poommipanit P, Amin Z. Considerations for ASD Closure. Cordiac Interventions Today 2014；MARCH/APRIL；30-9. 31 より)

れ)(❷)等．Amplatzer 閉鎖術が可能と思われる場合，治療可能な施設に紹介する．日本 Pediatric Interventional Cardiology 学会(JPIC)のホームページ(http://www.jpic-meeting.org)で治療可能施設は毎年更新されている．2014 年度段階では，東京大学を含めた 56 施設(そのうち循環器内科医の施行施設は 24 施設)で実施可能．
- 重症化した場合は PH の合併や Eisenmenger 症候群(右心系の圧が左心系の圧より高くなり，静脈血が全身に還流する)を呈している場合であり，専門施設に紹介する．

Amplatzer 閉鎖術

　Amplatzer 閉鎖術は日本では 2008 年に認可された．当初は小児科領域のみで使用されていたが，2011 年より成人の循環器内科でも治療可能となった．Amplatzer 閉鎖栓はニッケル・チタン合金（ニチノール）製（眼鏡のフレーム等で使用）(❸)．大腿静脈からのアプローチで心房中隔に Amplatzer 閉鎖栓を留置する(❹)．4 〜 5 日程度で退院可能である．術後はアスピリン 6 か月，クロピドグレル 25 〜 50mg1 か月の内服が必要（頭痛防止のため）．

　基本的には麻酔科による全身麻酔にて，TEE 下で治療が行われる．一部の施設では局所麻酔下に，心腔内エコーのみで閉鎖術が行われている．また，従来は PH を合併した ASD への閉鎖術は禁忌とされていたが，今は PH 治療薬が使用できるようになっており，PH 治療薬との併用で PH 合併 ASD の閉鎖も可能である（その場合は PH 治療に慣れた施設で行うことが望ましい）．Amplatzer 閉鎖術を含め，structural heart disease intervention は未開拓の分野であり，今後大いに発展が期待される分野として注目されている．

❸ Amplatzer 閉鎖栓

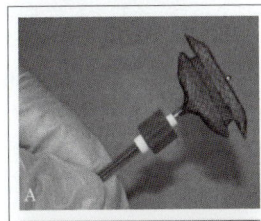

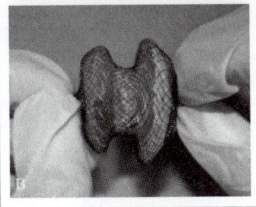

❹ Amplatzer 留置中の胸部 X 線像

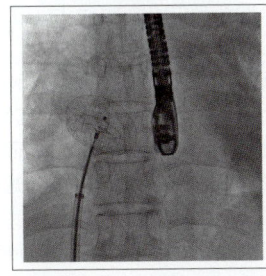

右側に写っている TEE でも，留置時にリアルタイムで確認する（当院の症例）．

(Ueda H, et al. Device closure of atrial septal defect：immediate and mid-term results. Circ J 2012；76：1229-34．1230 より)

心室中隔欠損症
ventricular septal defect；VSD

Key point !
- 小欠損孔 VSD では感染性心内膜炎(IE)の予防が重要
- 漏斗部欠損型(高位欠損)VSD では大動脈弁逸脱や大動脈弁逆流，Valsalva 洞動脈瘤破裂等に注意

病因・病態
- 先天性心疾患のなかで最も頻度が高い(約30%)．
- 小欠損孔では異常所見はないが，中等度以上の欠損孔では肺動脈，左房・左室への容量負荷により肺血管陰影の増強や心陰影の拡大を認める．
- VSD は IE が合併しやすく，小欠損孔 VSD では特に注意が必要．

症状
- 小欠損は心雑音以外に自覚症状はなく，運動や日常生活にも支障がない．

診断・治療
- VSD の部位別診断(⑤)は心エコーにて行う．それぞれ合併症への注意点も異なる．
- 漏斗部欠損(高位欠損)：Kirklin I 型：日本 30%，欧米だと 5%．大動脈弁(特に右冠尖)が右室側に突出することがあり，AR の評価を行う．Valsalva 洞動脈瘤破裂を起こす場合もある．大動脈弁逸脱を伴った VSD では左右短絡がなく，心雑音が消失することもあることに注意．
- 膜様部欠損(中間位欠損)：Kirklin II 型：60～80%．最も頻度が高く自然閉鎖しやすい．
- 流入部欠損(後方欠損)：Kirklin III 型．最も頻度が少ない．Down 症に合併しやすい心奇形の一つ．
- 筋性部欠損(低位欠損)：Kirklin IV 型．日本 5%，欧米だと 20%)：自然閉鎖例が多い．
- 直径 4mm 以下の VSD は自然閉鎖しやすい．これに対し，漏斗部欠損や malalignment を伴う VSD では自然閉鎖が起こりにく

先天性心疾患

❺ 心室中隔欠損症の分類

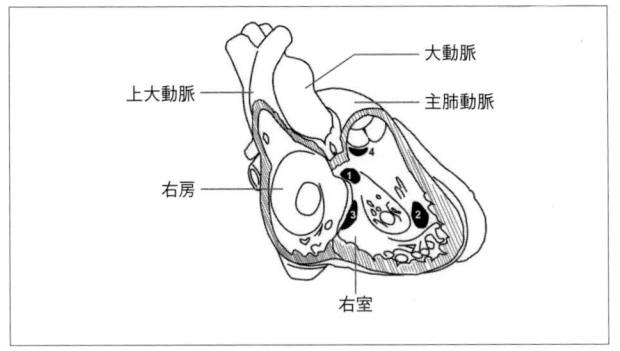

1：膜様部欠損(perimembranous VSD：中間位欠損)，2：筋性部欠損(muscular VSD：低位欠損)，3：流入部欠損(inlet/AV canal type VSD：後方欠損)，4：漏斗部欠損(subarterial infundibular VSD：高位欠損)

(Sommer RJ, et al. Pathophysiology of congenital heart disease in the adult：part I：Shunt lesions. Circulation 2008；117：1090-9. 1094 より)

く，大動脈弁の逸脱を生じやすい．
- 右心カテーテルで Qp/Qs ≧ 1.5，左室拡大がある場合は外科的閉鎖術を考える．他にも大動脈弁逸脱に大動脈弁逆流を伴う症例や，再発性 IE を認める症例でも外科手術が推奨される(海外ではカテーテル閉鎖術も行われているが，2015 年現在，日本では未承認)．

第2部 治療編

❗Tips

心電図では，P波が高い場合には右房負荷，右房拡大を，P波の幅が広い場合には左房負荷，左房拡大を疑う．

心エコーでは通常の解剖と異なることが多い．解剖学的右室が機能的左室（体心室）として機能している場合は，解剖学的左室は機能的右室（肺心室）として機能している．その他の先天性心疾患においても，心エコーにおいて（解剖学的）右室か（解剖学的）左室かを確実に評価することが重要になる（❻）．

❻ 心エコーでの心房，心室，大血管を同定するための解剖学的特徴

心房	RA	★ IVC が流入　☆ SVC が流入（心房中隔より前方）
	LA	★ IVC が流入しない　☆ PV が流入（心房中隔より後方）
心室	RV	★粗い肉柱　★心室中隔面が粗い ★房室弁の付着が心尖寄り　☆漏斗部を有する
	LV	★粗い肉柱を認めない　★心室中隔面が滑らか ☆2個の大きな乳頭筋（自由壁から起始） ☆漏斗部なし
大血管	PA	★心室から起始後に分枝が近い　★ Arch を形成しない
	Ao	★心室から起始後の分枝が遠い　★ Arch を形成する

★特異的所見　☆まれに例外あり

（佐藤誠一．心エコー法の基本．井上　博ほか編．エキスパートをめざす循環器診療．6．先天性心疾患，全身疾患と心血管異常．南江堂 2007．66 より）

川崎病

Kawasaki disease

Key point !

- 遠隔期の冠動脈瘤，瘤内血栓形成，冠動脈狭窄，心筋虚血等を注意してフォローする
- 冠動脈瘤がある症例から内服薬の適応となる．基本は胸痛発作の改善と心事故の予防
- PCI や CABG の症例選択は慎重に行う

病因・病態

- 川崎病の好発疾患は1歳頃であるため，循環器内科医は川崎病後遺症を診ることになる．
- 遠隔期に問題となるのは，冠動脈瘤，瘤内血栓形成，冠動脈狭窄，心筋虚血，心筋梗塞（MI）等．

症状

- 症状はないことが多い．心筋虚血が出現すると狭心症様症状が出現する．
- 2割弱に冠動脈の完全閉塞例がみられるが，無症状であることが多い．負荷試験でも虚血陰性となるような著明な側副血行路が発達していることも川崎病での特徴．

診断・治療

- 小児期には放射線被曝がなく造影剤も使用しない MRI で冠動脈評価が行われることが多い．冠動脈瘤の形態評価では MDCT の画像が有用．
- 諸検査での心筋虚血の検出率が低いが，心筋虚血の初発症状としての突然死が起きることもあり，中等度以上の瘤（小動脈瘤：内径≦4mm，中等瘤：4～8mm，巨大瘤：内径≧8mm）では冠動脈造影が推奨．瘤が大きいほど遠隔期の冠動脈狭窄は高い．
- 主な治療目的は胸痛発作の改善，心事故の予防等．具体的には抗血小板薬（冠動脈瘤のある症例），Ca 拮抗薬（冠攣縮を合併する場合もある），β遮断薬，ACE 阻害薬・ARB やスタチン等．
- 冠動脈瘤が残存していない症例は未投薬でいいが，冠動脈瘤の残存群からはアスピリン等の抗血小板薬の服用を継続．ワルファリン等の抗凝固薬は，中等度から巨大瘤，MI の既往，冠動脈瘤の急激な拡大の症例のみに限定．冠動脈瘤に伴い心筋虚血を合併する場合は CABG が適応となる（❼）．
- 冠動脈の有意狭窄病変に PCI の適応がある場合は，冠動脈瘤前後の高度な石灰化によりロータブレータの併用が必要になることもある．循環器内科医のみの判断ではなく，小児循環器科医とも病態を含め十分に検討し，心臓外科（小児心臓外科）のバックアップがある施設で治療を行うことが望ましい．

第2部 治療編

❼ 川崎病ガイドラインのまとめ

	重症度	病態	診断，経過観察
I	拡大性変化がなかった群	川崎病既往が動脈硬化性病変に進展する要因となる可能性については，明らかなエビデンスはない．	発症後5年までは経過を観察する．経過観察は30病日，60病日，6か月，1年および発症後5年の時点とし，心電図，心エコー，必要に応じて胸部X線写真を加える．最終チェック時に負荷心電図検査を行うのが望ましい．
II	急性期の一過性拡大群	急性期の冠動脈では，組織学的に血管炎が中膜外層から始まり，内膜に及ぶのが認められる．心エコーでびまん性の冠動脈の拡大がみられ，30病日までに正常径に戻る群．	
III	Regression群	発症から1～2年後に起こることが多く，小～中の動脈瘤でしばしばみられる．退縮部位で冠動脈拡張能の低下，血管内皮機能の異常や内膜の著明な肥厚が報告されている．成人期に同部位を責任部位とする急性冠症候群を合併したとの報告がある．	原則としては，小学校入学時まで1年ごとに心電図，心エコー，胸部X線写真を行う．その後，小学校4年時，中学校入学時，高等学校入学時まで負荷心電図を含めた観察を続ける．急性期の冠動脈瘤の内径が大きい症例では，種々の画像検査[*1]を組み合わせて経過を追跡する．
IV	冠動脈瘤の残存群	回復期以後に残存する瘤が後遺症とされる．組織的には炎症が進行し内弾性板が破綻し，汎血管炎となる．その後，内外弾性板が断片状となり動脈圧に耐えられなくなって破綻し瘤の形成に至る．巨大冠動脈瘤を有する症例のなかには，有意な狭窄性病変を有していなくても心筋虚血を合併することがあるので注意を要する．	負荷心電図および種々の画像検査[*1]を組み合わせて経過観察を行わなければならない．とくに，急性期の冠動脈瘤の内径が大きい症例では心筋虚血を合併している可能性があり，2～5年ごとに負荷心筋シンチグラフィを行うことが望ましい．
V-a	冠動脈狭窄性病変群(虚血所見のない群)	中等以上の瘤で発症後比較的早期に血栓により閉塞する症例がみられる．突然死がある一方，無症状の閉塞例も約2/3を占めている．閉塞後に再疎通血管や側副血行路が発達し心筋虚血所見の改善をみる場合も多い．遠隔期に出現，進行する局所性狭窄は右冠動脈，とりわけ左前下行枝近位部，主幹部に出現頻度が高い．狭窄や閉塞に進展する可能性は瘤が大きいほど高く，長期経過観察で狭窄が出現している可能性がある．	一生を通じての経過観察が必要であり，症例ごとにオーダーメードの計画を立てなければならない．負荷心電図および種々の画像検査[*1]を組み合わせて経過観察を行わなければならない．観察時期は個々の症例で異なるが，おおむね3～6か月ごとにチェックする．
V-b	冠動脈狭窄性病変群(虚血所見を有する群)		

[*1]：画像検査：心エコー(負荷を含む)，負荷心筋シンチグラフィ，選択的冠動脈造影，IVUS，MRI，MRA，MDCTなど．

先天性心疾患

治療	生活指導，運動指導
遠隔期には原則として，治療は必要としない．急性期以降に冠動脈瘤のない症例では，アスピリンなどの抗血小板薬の内服は中止しても構わない．	生活・運動面での制限はしない．学校生活管理指導表は発症後5年以上経過していれば，「管理不要」とする．その後の管理については保護者（または本人）との協議による．生活習慣病の重複を生涯に渡り避けるようにすべき点が重要である．とくに中学，高校生に対する生活習慣病予防の教育（脂質の測定，禁煙，肥満予防など）が必要である．
必要に応じてアスピリンなどの抗血小板薬の服用を継続．	生活・運動面での制限はしない．I，IIに準じる．
アスピリンなど抗血小板薬の服用を継続する．巨大冠動脈瘤形成例，冠動脈瘤内血栓例に抗凝固薬を必要とする場合がある．有意な狭窄性病変を有しない巨大冠動脈瘤の症例で心筋虚血を合併する場合には，CABGが適応となる場合がある．	生活・運動面での制限はしない．学校生活管理指導表は「E可」とする．巨大瘤を有する場合には学校生活管理指導表は「D禁」とし，発症後1年以降で変化がない場合は「E禁」もありうる．
アスピリンなど抗血小板薬の服用を継続する．虚血発作の予防，心不全の治療として，Ca拮抗薬，硝酸薬，β遮断薬，ACE阻害薬，ARBを併用する．	生活・運動面での制限はしない．学校生活管理指導表は巨大瘤以外は「E可」とする．薬物治療の必要性について説明し服薬を守るよう指導する．また，虚血時の症状，対応についても指導する．狭窄性病変が改善しない限り，年1回以上の経過観察が必要である．
V-aと同様に薬物療法を行い，運動負荷心電図や負荷心筋シンチグラフィなどで虚血が証明されれば，CABG，または，適切なPCIを考慮する．	運動制限が必要．状態により「D」以上の区分で判断する．運動部活動は「禁」とする．運動負荷検査の評価，心筋虚血の評価などにより「A」〜「D」区分の判断をする．服薬の重要性について十分に指導する．

（日本循環器学会．川崎病心臓血管後遺症の診断と治療に関するガイドライン 2013年改訂版．p.48 表21より）

成人先天性心疾患 (ACHD)

　成人先天性心疾患(adult congenital heart disease；ACHD)患者は2014年現在ですでに40万人を超えるとされ(2010年の厚労省の調査ではIHD患者数は約80万人)，毎年約1万人ずつ成人に達すると考えられている．今後，ACHD分野が循環器内科のなかで重要な分野になることは確実であり，紙面の都合で挙げられなかったその他のACHDの治療法(主に外科手術)を表として示す(❽)．

❽ 主な成人先天性心疾患に対する根治術

診断名	主な手術治療
大動脈弁狭窄症 (AS：二尖弁を除く)	・弁置換術(修)
心房中隔欠損(ASD)	・Amplatzer閉鎖術(修) ・直接縫合・パッチ閉鎖術(修)
房室中隔欠損／心内膜床欠損 (AVSD/ECD)	・中隔パッチ閉鎖術＋弁形成術(弁置換)(修) ・肺動脈絞扼術(姑)
大動脈二尖弁(Bicuspid AV)	・弁置換術(修)
大動脈縮窄／大動脈離断 (CoA/IAA)	・大動脈修復＋心室中隔閉鎖＋動脈管離断(修) ・肺動脈絞扼術＋動脈管離断(姑)
先天性修正大血管転位 (ccTGA)	・ダブルスイッチ術(修)：心室中隔パッチ閉鎖(大動脈左室流出路形成)＋肺動脈流出路形成術＋心房スイッチ術(Mustard/Senning術) ・心室中隔パッチ閉鎖術(姑／修)
動脈管開存(PDA)	・動脈管離断術(修)
総動脈幹遺残(PTA)	・Rastelli術(人工血管使用-右室肺動脈流出路形成＋心室中隔パッチ閉鎖)(修)
肺動脈閉鎖-心室中隔欠損(VSD) ／ファロー4徴症-肺動脈閉鎖 (PA-VSD/TOF-PA)	・Rastelli術(修) ・Blalock-Taussigシャント形成術(姑)
ファロー4徴症(TOF)	・肺動脈流出路心内修復術＋心室中隔パッチ閉鎖術(修)
大血管転位(TGA)	・心房スイッチ術(同上)(姑／修) ・大血管転換術(Jatene術)＋心室中隔閉鎖(修) ・Rastelli術(同上)(修) ・Blalock-Taussigシャント形成術(姑)
三尖弁閉鎖／単心室 (TA/SV)	・Fontan(右心耳-肺動脈吻合＋心房中隔閉鎖術)(姑／修) ・TCPC術(上大静脈-肺動脈，下大静脈-心外導管-肺動脈吻合)(姑／修) ・Glenn術(上大静脈-肺動脈吻合術)(姑) ・Blalock-Taussigシャント形成術(姑)
心室中隔欠損(VSD)	・心室中隔パッチ閉鎖術(修)
Ebstein奇形	・三尖弁／右室形成術(Danielson術，Carpentier術)／三尖弁置換術(修) ・三尖弁閉鎖術＋TCPC術(姑／修)

(修)：正常の血行動態に準じる心内修復術，(姑)：姑息術，(姑／修)：通常の肺体循環直列修復なるも正常化とは言いきれない術式

(稲葉俊郎，八尾厚史)

第2部 治療編

睡眠時無呼吸症候群（睡眠呼吸障害）

睡眠時無呼吸症候群
sleep apnea syndrome ; SAS

Key point !

- 近年,循環器系疾患と睡眠時無呼吸症候群(sleep apnea syndrome ; SAS)の関連性が病態のみならず,予防および治療の面からも大きな注目を集めている
- SAS は,高い頻度で心血管疾患を合併することが知られている(❶).

- 睡眠時無呼吸という病態は,必ずしも症状が伴うわけではないので,SAS ではなく,睡眠呼吸障害(sleep disordered breathing ; SDB)という名称を使用すべきという見方もある.

病因・病態

- 睡眠時無呼吸は,閉塞性睡眠時無呼吸(obstructive sleep apnea ; OSA)と中枢性睡眠時無呼吸(central sleep apnea ;

❶ 各心疾患における睡眠時無呼吸症候群合併頻度

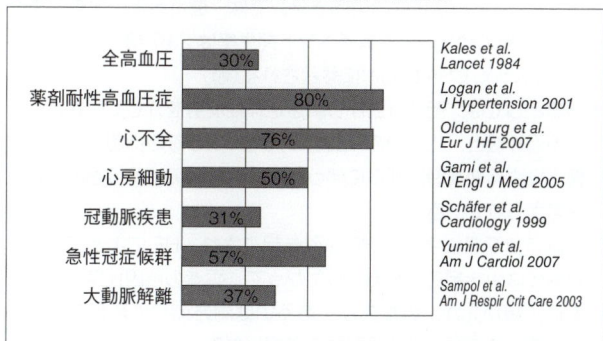

疾患	頻度	出典
全高血圧	30%	Kales et al. Lancet 1984
薬剤耐性高血圧症	80%	Logan et al. J Hypertension 2001
心不全	76%	Oldenburg et al. Eur J HF 2007
心房細動	50%	Gami et al. N Engl J Med 2005
冠動脈疾患	31%	Schäfer et al. Cardiology 1999
急性冠症候群	57%	Yumino et al. Am J Cardiol 2007
大動脈解離	37%	Sampol et al. Am J Respir Crit Care 2003

(日本循環器学会.循環器領域における睡眠呼吸障害の診断・治療に関するガイドライン.Circ J 2010；74(Suppl III)：970 図2より)

CSA)と両者を併せもった混合性睡眠時無呼吸(mixed sleep apnea；MSA)がある．OSAは，肥満や解剖学的特徴(小顎等)により上気道が閉塞することによって引き起こされ，CSAは，心不全(HF)，脳血管障害等によって引き起こされる．OSAは睡眠時無呼吸全体の約8割を占めるとされている．OSAやCSAによる睡眠時の低酸素ストレスは心血管系への多大な悪影響を及ぼす．心血管イベントを抑制する意味で，早期発見と早期治療介入が重要である．

- 日本での有病率に関しては，OSAを扱った一般住民910名を対象とした疫学調査では無呼吸低呼吸指数(apnea-hypopnea index；AHI)が10以上のOSAを男性3.3%，女性0.5%(全体で1.7%)に認め，患者数は200万人と推定されている．しかし，診断に至るものは少なく，治療の対象となるOSAの85%以上が未診断といわれている[1]．
- OSAは❷に示すように自律神経を中心としたさまざまな経路を介して心血管系に影響を及ぼす．
- 病態の一部として，動脈硬化(炎症や血管内皮機能等)への影響が考えられている．無呼吸と再呼吸による間欠的な低酸素血症は，血清のエンドセリンやアンジオテンシン，脂質酸化ストレスマーカーの値を上昇させるといわれている．これらの作用によって内皮細胞障害が促進され動脈硬化が進行し，その結果，心血管イベントの発症リスクが高まるとされている．
- スペインでの10年間の前向き研究では，健常者との比較で重症OSA患者の致死的心血管イベント発生率は2.87倍であった[2]．
- HFによってCSAは高率に惹起される(❸)．
- 病態としては，肺うっ血から肺迷走神経反射を介して引き起こされる過呼吸と，化学受容体反射の亢進による呼吸抑制，心拍出量低下による循環時間延長に伴う化学受容体への情報伝達の遅れ等が考えられている．
- 睡眠時無呼吸によってHFが引き起こされ，HFによって睡眠時無呼吸は引き起こされる．したがって，両者の原因検索にあたっては，鶏が先か，卵が先か，あるいは両方向性に影響を及ぼし合っているのか，よく検討する必要がある．

❷ OSA の心血管系への影響

```
┌─────────────────────────────────────┐
│              OSA                    │
└─────────────────────────────────────┘
┌─────────────────────────────────────┐
│            急性期                    │
│ 1. 気道閉塞による胸腔内圧低下           │
│    右心系への静脈還流の増加            │
│    前負荷の減少                      │
│    後負荷の上昇                      │
│    閉塞解除後の心拍出量の増加          │
│ 2. 低酸素血症                        │
│    交感神経あるいは副交感神経刺激      │
│    虚血後の再還流障害による内皮機能障害 │
│ 3. 睡眠中に突然の覚醒                 │
│    交感神経活性上昇                   │
└─────────────────────────────────────┘
                 ↓
┌─────────────────────────────────────┐
│            慢性期                    │
│ 1. 持続的交感神経活性上昇              │
│ 2. 心拍数の変動の減少                  │
│ 3. 内皮機能障害                       │
│ 4. 血小板活性の上昇，凝固系の亢進       │
└─────────────────────────────────────┘
                 ↓
┌─────────────────────────────────────┐
│            心不全                    │
│         高血圧，肺高血圧              │
│            不整脈                    │
│          虚血性心疾患                │
└─────────────────────────────────────┘
```

(Hamilton GS, et al. Obstructive sleep apnoea and cardiovascular disease. Intern Med J 2004;34:420-6 より)

診断・治療

- HF が原因の CSA に対しては，HF 自体への治療が病態軽減へつながる．
- SAS を合併した虚血性心疾患(IHD)の長期予後に関して，米国の研究では，PCI 後 5 年間の心血管死亡率は睡眠時無呼吸の治療群と非治療群で有意に差があったとの報告がある[3]．
- 検査としては，簡易検査(メモリー機能付き腕時計型パルスオキシメータ，アプノモニター)，睡眠ポリグラフ検査(polysomnography；PSG)等がある(第 3 部 検査・手技編：睡眠時無呼吸症候群の検査と治療の項を参照)．
- SAS の治療としては，生活習慣の是正や薬物療法，外科療法に

❸ 心不全が CSA を引き起こす病態生理

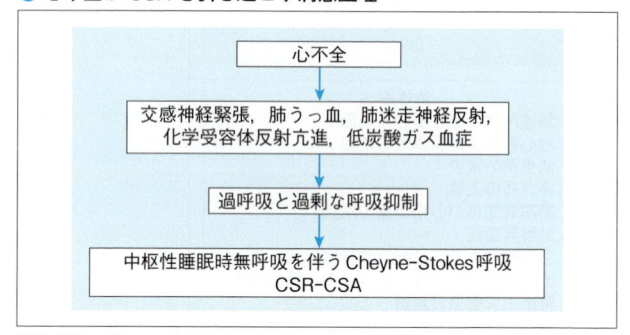

```
┌─────────────────────────────────────────────────┐
│                    心不全                        │
│                      ↓                          │
│     交感神経緊張，肺うっ血，肺迷走神経反射，      │
│       化学受容体反射亢進，低炭酸ガス血症          │
│                      ↓                          │
│            過呼吸と過剰な呼吸抑制                │
│                      ↓                          │
│     中枢性睡眠時無呼吸を伴う Cheyne-Stokes 呼吸  │
│                    CSR-CSA                      │
└─────────────────────────────────────────────────┘
```

CSR-CSA：Cheyne-Stokes respiration with central sleep apnea
(松田暉監，布田伸一，福嶌教偉編．心臓移植．東京：丸善出版：2012．p.80 より)

加えて，CPAP，ASV が行われている．
- 検査・治療については後の項で詳しく述べる(第 3 部 検査・手技編：睡眠時無呼吸症候群の検査と治療の項を参照)．

(加藤愛巳，綱谷英介)

第2部 治療編

高血圧

本態性高血圧
essential hypertension

> **Key point !**
> - 冠動脈疾患患者での降圧目標は 140/90mmHg 未満である
> - 24 時間にわたる降圧を目指す
> - 後期高齢者では，過度の降圧に注意する

疫学
- 日本の高血圧者数は約 4,300 万人と推定される．
- 至適血圧を超えた高血圧の程度によって，全心血管病，脳卒中，心筋梗塞(MI)，慢性腎臓病等の罹患リスクおよび死亡リスクが上昇する．
- 日本の食塩摂取量は依然として多い．また肥満に伴う高血圧が増加している．

診断
- 診察室血圧はカフを心臓の高さに保ち，安静座位の状態で測定．1～2 分間の間隔をおいて複数回測定し，安定した値を示した 2 回の平均値を血圧値とする．
- 成人における血圧値の分類を示す(❶)．
- 診察室血圧と家庭血圧により，正常血圧，白衣高血圧，仮面高血圧，(持続性)高血圧の 4 つに分類できる(❷)．
- 診察室血圧に基づく高血圧の診断は，少なくとも 2 回以上の異なる機会における血圧値によって行う．
- 家庭血圧は朝(起床後 1 時間以内，排尿後，朝の服薬前，朝食前，座位 1～2 分間安静後)および晩(座位 1～2 分間安静後)に行う．
- 診察室血圧と家庭血圧に診断の差がある場合，家庭血圧による診断を優先する．

第2部 治療編

治療方針の決定

- 高血圧治療の対象は 140/90mmHg 以上のすべての高血圧患者であり，高血圧患者は血圧値と血圧以外の危険因子，高血圧性臓器障害の有無によって低リスク，中等リスク，高リスク群の3群に層別化される（❸，❹）.

❶ 成人における血圧値の分類（mmHg）

		診察室血圧		家庭血圧
正常域血圧	至適血圧	< 120	かつ	< 80
	正常血圧	120〜129	かつ/または	80〜84
	正常高値血圧	130〜139	かつ/または	85〜89
高血圧	Ⅰ度高血圧	140〜159	かつ/または	90〜99
	Ⅱ度高血圧	160〜179	かつ/または	100〜109
	Ⅲ度高血圧	≧ 180	かつ/または	≧ 110
	（孤立性）収縮期高血圧	≧ 140		< 90

（日本高血圧学会高血圧治療ガイドライン作成委員会. 高血圧治療ガイドライン 2014. 日本高血圧学会 2014. p.19 より）

❷ 高血圧のカテゴリー

	家庭血圧 < 135/85	家庭血圧 ≧ 135/85
外来血圧 ≧ 140/90	白衣高血圧	高血圧
外来血圧 < 140/90	正常	仮面高血圧

白衣高血圧は高血圧患者の15〜30％にみられ，高齢者でその頻度が増加する．仮面高血圧には早朝高血圧，職場高血圧等ストレス下の高血圧，夜間高血圧が含まれる

高血圧

- 心血管病の危険因子の一つであるメタボリックシンドロームは，予防的な観点からみたものである(**⑤**). リスクに基づいて適切な治療方針を設定する(**⑥**).
- 一般的な降圧目標は140/90mmHg 未満とする. 後期高齢者では過度の降圧に注意する. 冠動脈疾患患者での降圧目標は140/90mmHg 未満である(**⑦**).

❸ 高血圧管理計画のための予後影響因子

A. 心血管病の血圧値以外の危険因子
高齢(65歳以上)
喫煙
脂質異常症*1 低 HDL コレステロール血症 (< 40mg/dL) 高 LDL コレステロール (≧ 140mg/dL) 高トリグリセライド血症 (≧ 150mg/dL)
肥満(BMI ≧ 25) (特に内臓脂肪型肥満)
メタボリックシンドローム
若年(50歳未満)発症の心血管病の家族歴
糖尿病 空腹時血糖 ≧ 126 mg/dL 負荷後2時間血糖 ≧ 200 mg/dL 随時血糖 ≧ 200 mg/dL HbA1c ≧ 6.5 % (NGCP)

B. 臓器障害 / 心血管病	
脳	脳出血・脳梗塞 無症候性脳血管障害 一過性脳虚血発作
心臓	左室肥大(心電図, 心エコー) 狭心症, 心筋梗塞, 冠動脈再建後 心不全
腎臓	蛋白尿・アルブミン尿 低 eGFR*2 (< 60mL/分 /1.73m²) 慢性腎臓病(CKD) 確立された腎疾患(糖尿病性腎症, 腎不全等)
血管	動脈硬化性プラーク 頸動脈内膜中膜複合体厚 ≧ 1.1mm 大血管疾患 末梢動脈疾患(足関節上腕血圧比低値 : ABI ≦ 0.9)
眼底	高血圧性網膜症

*1：空腹時採血により LDL コレステロールは Friedwald の式(TC−HDL−C−TG/5)で計算する. TG400mg/dL 以上や食後採血の場合には nonHDL-C (TC−HDL−C)を使用し，その基準は LDL-C ＋ 30mg/dL とする

*2：eGFR は下記の血清クレアチニンを用いた推算式(eGFRcreat)で算出するが，筋肉量が極端に少ない婦合は，血清シスタチンを用いた推算式(eGFRcys)がより適切である
eGFRcreat(mL/分 /1.73m²) = 194 × Cr$^{-1.094}$ × 年齢$^{-0.287}$(女性は × 0.739)
eGFRcys(mL/分 /173m²) = (104 × Cys$^{-1.019}$ × 0.996^{年齢}(女性は × 0.929))−8

(日本高血圧学会高血圧治療ガイドライン作成委員会. 高血圧治療ガイドライン 2014. 日本高血圧学会 2014. p.32 より)

- 抗血小板薬・抗凝固薬服用中の患者では，高血圧が頭蓋内出血のリスクとなるため，厳格な血圧管理が求められる．

生活習慣の修正 (⑧)

- 生活習慣の修正では，食塩 6g/日未満を目標に減塩する．
- メタアナリシスの結果，約 4kg の減量で有意な降圧が得られる．
- アルコール制限による降圧効果が期待できる．

❹ 診察室血圧に基づいた心血管病リスク層別化

リスク層 (血圧以外の予後影響因子)	Ⅰ度高血圧 140〜159/ 90〜99mmHg	Ⅱ度高血圧 160〜179/ 100〜109mmHg	Ⅲ度高血圧 ≧180mmHg/ ≧110mmHg
リスク第一層 (予後影響因子がない)	低リスク	中等リスク	高リスク
リスク第二層 (糖尿病以外の1〜2個の危険因子，3項目を満たすMetsのいずれかがある)	中等リスク	高リスク	高リスク
リスク第三層 (糖尿病，CKD，臓器障害/心血管病，3項目以上の危険因子，4項目を満たすMetsのいずれかがある)	高リスク	高リスク	高リスク

(日本高血圧学会高血圧治療ガイドライン作成委員会．高血圧治療ガイドライン 2014．日本高血圧学会 2014．p.33 より)

❺ メタボリックシンドロームの診断基準

腹腔内脂肪蓄積	
ウエスト周囲径	男性≧85cm，女性≧90cm (内臓脂肪面積　男女とも≧100cm^2 に相当)
上記に加えて下記のうち2項目以上	
脂質値	高 TG 血症≧150mg/dL かつ/または 低 LDL-C 血症＜40mg/dL　男女とも
血圧値	収縮期血圧≧130mmHg かつ/または 拡張期血圧≧85mmHg
血糖値	空腹時高血糖≧110mg/dL

(日本高血圧学会高血圧治療ガイドライン作成委員会．高血圧治療ガイドライン 2014．日本高血圧学会 2014．p.80 より)

❻ 初診時の高血圧管理計画

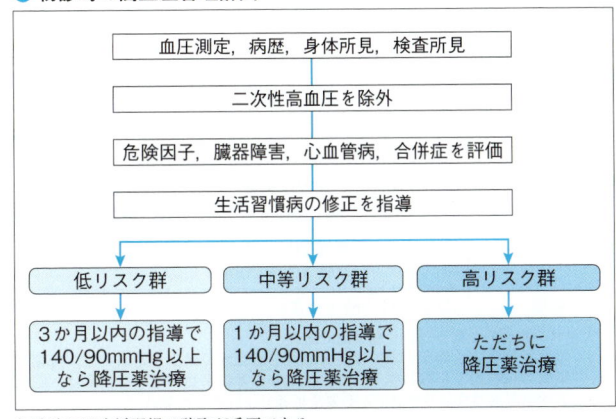

```
┌─────────────────────────────────┐
│  血圧測定,病歴,身体所見,検査所見  │
└─────────────────────────────────┘
              ↓
┌─────────────────────────────────┐
│       二次性高血圧を除外          │
└─────────────────────────────────┘
              ↓
┌─────────────────────────────────┐
│ 危険因子,臓器障害,心血管病,合併症を評価 │
└─────────────────────────────────┘
              ↓
┌─────────────────────────────────┐
│     生活習慣病の修正を指導         │
└─────────────────────────────────┘
       ↓         ↓         ↓
  ┌─────────┐ ┌─────────┐ ┌─────────┐
  │低リスク群│ │中等リスク群│ │高リスク群│
  └─────────┘ └─────────┘ └─────────┘
       ↓         ↓         ↓
  ┌─────────┐ ┌─────────┐ ┌─────────┐
  │3か月以内の│ │1か月以内の│ │ただちに  │
  │指導で    │ │指導で    │ │降圧薬治療│
  │140/90mmHg│ │140/90mmHg│ │         │
  │以上なら  │ │以上なら  │ │         │
  │降圧薬治療│ │降圧薬治療│ │         │
  └─────────┘ └─────────┘ └─────────┘
```

初診時には生活習慣の聴取が重要である
リスク層別化に基づいて適切な治療方針を設定する

(日本高血圧学会高血圧治療ガイドライン作成委員会.
高血圧治療ガイドライン2014. 日本高血圧学会2014. p.33 より)

❼ 降圧目標

	診察室血圧	家庭血圧
若年,中年,前期高齢者患者	140/90mmHg 未満	135/85mmHg 未満
後期高齢者患者	150/90mmHg 未満 (認容性があれば 140/90mmHg 未満)	145/85mmHg 未満 (目安) (認容性があれば 135/85mmHg 未満)
糖尿病患者	130/80mmHg 未満	125/75mmHg 未満
CKD患者(蛋白尿陽性)	130/80mmHg 未満	125/75mmHg 未満 (目安)
脳血管障害患者 冠動脈疾患患者	140/90mmHg 未満	135/85mmHg 未満 (目安)

注:目安で示す診察室血圧と家庭血圧の目標の差は,診察室血圧140/90mmHg,家庭血圧135/85mmHgが高血圧の診断基準であることから,この二者の差をあてはめたものである

(日本高血圧学会高血圧治療ガイドライン作成委員会.
高血圧治療ガイドライン2014. 日本高血圧学会2014. p.35 より)

❽ 生活習慣の修正項目

1. 減塩	6g/日未満
2a. 野菜, 果物	野菜, 果物の積極的摂取*1
2b. 脂質	コレステロールや飽和脂肪酸の摂取を控える 魚(魚油)の積極的摂取
3. 減量	BMI(体重(kg)÷[身長(m)]²)が25未満
4. 運動	心血管病のない高血圧患者が対象で, 有酸素運動を中心に定期的に(毎日30分以上を目標に)運動を行う
5. 節酒	エタノールで男性20〜30mL/日以下 女性10〜20mL/日以下
6. 禁煙	(受動喫煙の防止も含む)

生活習慣の複合的な修正はより効果的である
*1：重篤な腎障害を伴う患者では高K血症をきたすリスクがあるので, 野菜・果物の積極的な摂取は推奨しない. 糖分の多い果物の過剰な摂取は, 肥満者や糖尿病等カロリー制限が必要な患者では勧められない

(日本高血圧学会高血圧治療ガイドライン作成委員会.
高血圧治療ガイドライン2014. 日本高血圧学会2014. p.40より)

降圧薬治療 (❾, ❿)

- Ca拮抗薬, ARB, ACE阻害薬, 少量利尿薬, β遮断薬が主要降圧薬である.
- 積極的な適応や禁忌もしくは慎重使用となる病態や合併症の有無に応じて降圧薬を選択する.
- 24時間にわたる降圧を目指す.
- 一般的には緩徐な降圧が望ましいが, Ⅲ度高血圧や多重危険因子等, 高リスク症例では数週間以内にすみやかな降圧を目指す.
- 降圧目標値を達成するためには2, 3種類の薬剤を併用することも多い(⓫, ⓬).
- 妊娠中の場合の降圧目標は収縮期160mmHg, 拡張期110mmHg未満.
- 主要な各降圧薬については第4章薬剤編：降圧薬の項を参照.
- 妊娠中の場合の降圧薬選択は次の通り. 治療上の有益性が危険性を上回ると判断された場合に使用が可能.
  - …メチルドパ(アルドメット®)：250 mg/日, 分1〜3, 最大2,000 mg/日.
  - …ヒドララジン(アプレゾリン®)：30 mg/日, 分3〜4, 最大

高血圧

❾ 主要降圧薬の積極的適応

	Ca拮抗薬	ARB/ACE阻害薬	サイアザイド系利尿薬	β遮断薬
左室肥大	●	●	●	
心不全		●*1	●	●*1
頻脈	●(非ジヒドロピリジン系)			●
狭心症	●			●*2
心筋梗塞後		●		●
CKD 蛋白尿（−）	●	●	●	
CKD 蛋白尿（+）		●		
脳血管障害慢性期	●	●	●	
糖尿病/Mets*3		●		
骨粗鬆症			●	
誤嚥性肺炎		●(ACE阻害薬)		

*1：少量から開始し，慎重に増量する，*2：冠攣縮性狭心症に注意，
*3：メタボリックシンドローム

（日本高血圧学会高血圧治療ガイドライン作成委員会．
高血圧治療ガイドライン2014．日本高血圧学会2014．p.46より）

❿ 主要降圧薬の禁忌や慎重投与となる病態

	禁忌	慎重使用例
Ca拮抗薬	徐脈（非ジヒドロピリジン系）	心不全
ARB	妊娠，高K血症	腎動脈狭窄症*1
ACE阻害薬	妊娠，血管神経性浮腫，高K血症特定の膜を用いるアフェレシス/透析*2	腎動脈狭窄症*1
利尿薬（サイアザイド系）	低K血症	痛風，妊娠，耐糖能異常
β遮断薬	喘息，高度徐脈	耐糖能異常，閉塞性肺疾患，末梢動脈疾患

*1：両側性腎動脈狭窄症の場合は原則禁忌
*2：第4部 薬剤編：ACE阻害薬の項を参照

（日本高血圧学会高血圧治療ガイドライン作成委員会．
高血圧治療ガイドライン2014．日本高血圧学会2014．p.46より）

⓫ 積極的適応がない場合の高血圧治療の進め方

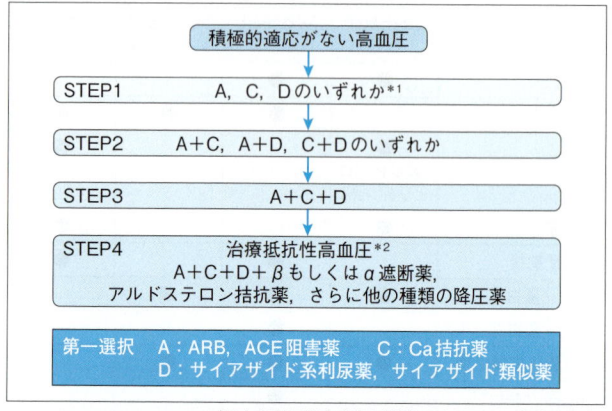

```
          ┌─────────────────────────┐
          │  積極的適応がない高血圧  │
          └─────────────────────────┘
                      ↓
  STEP1      A, C, Dのいずれか*1
                      ↓
  STEP2      A+C, A+D, C+Dのいずれか
                      ↓
  STEP3              A+C+D
                      ↓
  STEP4      治療抵抗性高血圧*2
             A+C+D+βもしくはα遮断薬,
             アルドステロン拮抗薬,さらに他の種類の降圧薬
```

第一選択	A：ARB, ACE阻害薬 C：Ca拮抗薬
	D：サイアザイド系利尿薬, サイアザイド類似薬

（日本高血圧学会高血圧治療ガイドライン作成委員会．高血圧治療ガイドライン2014．日本高血圧学会 2014．p.47 より）

⓬ 2剤の併用

```
              2剤の併用
              Ca拮抗薬
       ARB  ╳         ╳  ACE阻害薬
              利尿薬
```

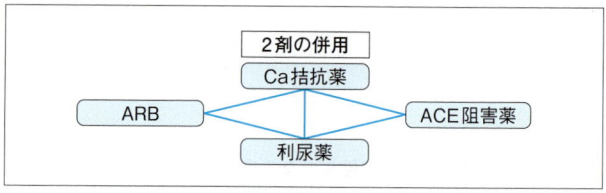

ARBとACE阻害薬の併用は一般的には用いられないが，腎保護のために併用するときは，腎機能，高K血症に留意して慎重に使う

（日本高血圧学会高血圧治療ガイドライン作成委員会．高血圧治療ガイドライン2014．日本高血圧学会 2014．p.48 より）

200 mg/日．
…ラベタロール（トランデート®）：50 mg/回，1日3回，最大450 mg/日．

心疾患を合併する高血圧の治療　⓭

- 冠動脈疾患を伴う高血圧において，あるレベル以下への降圧により予後が悪化する可能性（J型現象）は，いまだ証明されていない．
- 狭心症を合併する高血圧では，抗狭心作用をもつCa拮抗薬とβ

高血圧

⓭ 心疾患を合併する高血圧の治療

狭心症	・器質的冠動脈狭窄*1：β遮断薬，長時間作用型 Ca 拮抗薬 ・冠攣縮：長時間作用型 Ca 拮抗薬 ・降圧不十分な場合は ARB または ACE 阻害薬を追加
心筋梗塞後	・RA 系阻害薬，β遮断薬が第一選択 ・降圧が不十分な場合は長時間作用型 Ca 拮抗薬，利尿薬を追加 ・低心機能症例：アルドステロン拮抗薬の追加*2
心不全	**収縮機能不全** ・RA 系阻害薬*3 ＋ β遮断薬*3 ＋利尿薬 ・重症例ではアルドステロン拮抗薬の追加 ・降圧が不十分な場合は長時間作用型 Ca 拮抗薬を追加 **拡張機能不全** ・持続的かつ十分な降圧
心肥大	・持続的かつ十分な降圧 ・RA 系阻害薬，長時間作用型 Ca 拮抗薬が第一選択

*1：適応例では冠行再建術を行う
*2：高 K 血症に注意する
*3：少量から開始し，慎重に増量する

(日本高血圧学会高血圧治療ガイドライン作成委員会.
高血圧治療ガイドライン 2014. 日本高血圧学会 2014. p.64 より)

遮断薬が第一選択となる．
- 冠攣縮性狭心症では Ca 拮抗薬が適応となる．
- MI 後の患者では β遮断薬，RA 系阻害薬（ACE 阻害薬，ARB），アルドステロン拮抗薬により予後改善が期待できる．
- 収縮機能不全による心不全（HF）には RA 系阻害薬＋β遮断薬＋利尿薬の併用療法が標準的治療であり，予後改善が見込まれる．ただし，RA 系阻害薬や β遮断薬の導入に際しては，HF の悪化・低血圧・徐脈（β遮断薬）・腎機能低下等に注意しながら少量より開始して緩徐に漸増する．
- アルドステロン拮抗薬は，標準的治療を受けている収縮機能不全による HF 患者の予後をさらに改善させる．

二次性高血圧 (⑭)
secondary hypertension

> **Key point !**
> - 若年の高血圧では二次性高血圧の可能性を考慮する
> - ARR > 500 で原発性アルドステロン症を強く疑う

- ある特定の原因による高血圧を二次性高血圧という．二次性高血圧は通常の治療で難渋することが多く，原因を同定し治療することによって効果的に降圧させることができる．
- 主な二次性高血圧の原因疾患と，その所見，鑑別に必要な検査を示す(⑭)．
- 二次性高血圧の頻度は，全高血圧患者のうちで少なくとも10%以上存在すると考えられる．
- 比較的頻度の高いものとして腎実質性高血圧，原発性アルドステロン症，腎血管性高血圧，睡眠時無呼吸症候群(SAS)等が挙げられる．
- 腎血管性高血圧は高血圧患者の約1%に認められる．中・高年に多い粥状動脈硬化が最も多く，若年者に好発する線維筋異形成がこれに次ぎ，若年女性に多い大動脈炎症候群(高安動脈炎)もまれに認められる．
- 原発性アルドステロン症は高血圧患者の5～10%前後を占め，原疾患の治療により治癒可能な一方で，診断の遅れが標的臓器障害の進展に関与することから積極的に診断することが重要．
- 原発性アルドステロン症の検査では，血漿レニン活性(plasma renin activity；PRA)と血漿アルドステロン(plasma aldosterone concentration；PAC)は20分以上の安静後に座位もしくは臥位で採血する．降圧薬未治療時あるいは2週間休薬後に測定する．スピロノラクトンは影響が大きいため，2か月以上の休薬が必要．絶対リスク減少率(absolute risk reduction；ARR) [PAC(pg/mL)/PRA(ng/mL/時)] > 200をスクリーニングに用いるが，500以上でより可能性が増す．

⓮ 主な二次性高血圧を示唆する所見と鑑別に必要な検査

原因疾患	示唆する所見	鑑別に必要な検査
二次性高血圧一般	重症高血圧，治療抵抗性高血圧，急激な高血圧発症，若年発症の高血圧	
腎血管性高血圧	RA系阻害薬投与後の急激な腎機能増悪，腎サイズ左右差，低K血症，腹部血管雑音	腎動脈超音波，腹部CTA，腹部MRA，レノグラム，PRA，PAC
腎実質性高血圧	血清Cr上昇，蛋白尿，血尿，腎疾患の既往	血清免疫学的検査，腹部CT，超音波，腎生検
原発性アルドステロン症	低K血症，副腎偶発腫瘍	PRA，PAC，負荷試験，副腎CT，副腎静脈採血
睡眠時無呼吸症候群	いびき，肥満，昼間の眠気，早朝・夜間高血圧	睡眠ポリグラフィ
褐色細胞腫	発作性・動揺性高血圧，動悸，頭痛，発汗	血液・尿カテコラミンおよびカテコラミン代謝産物，腹部超音波，CT，MIBGシンチグラフィ
クッシング症候群	中心性肥満，満月様顔貌，皮膚線状，高血糖	コルチゾル，ACTH，腹部CT，頭部MRI，デキサメタゾン抑制試験
サブクリニカルクッシング	副腎偶発腫瘍	コルチゾル，ACTH，腹部CT，頭部MRI，デキサメタゾン抑制試験
薬物誘発性高血圧	薬物使用歴，低K血症	薬物使用歴の確認
大動脈縮窄症	血圧上下肢差，血管雑音	胸腹部CT，MRI，MRA，血管造影
甲状腺機能低下症	徐脈，浮腫，活動性減少，脂質，CPK，LDH高値	甲状腺ホルモン，TSH，自己抗体，甲状腺超音波
甲状腺機能亢進症	頻脈，発汗，体重減少，コレステロール低値	甲状腺ホルモン，TSH，自己抗体，甲状腺超音波
副甲状腺機能亢進症	高Ca血症	副甲状腺ホルモン
脳幹部血管圧迫	顔面けいれん，三叉神経痛	頭部MRI，MRA

（日本高血圧学会高血圧治療ガイドライン作成委員会．高血圧治療ガイドライン2014．日本高血圧学会2014．p.116より）

（片桐美香子，高橋政夫）

第2部 治療編

術前検査

> **Key point !**
> - 術前検査は，手術において予想される心負荷による合併症を未然に防ぐための検査
> - 運動負荷検査は，患者の状態によって施行そのものがリスクとなるため，適応を慎重に判断する

総論

- 術前検査は，周術期に起こりうる循環器疾患を未然に予測するために行う検査である．
- 周術期の心臓への負荷は，全身麻酔，輸液負荷，出血，大きい血圧変動によって起こりうる．
- 周術期は手術部位からの出血のリスクや血行動態の不安定な状態があり，合併した循環器疾患への対応が限られる．

評価項目について

- 術前評価では，主に虚血性心疾患(IHD)のリスク，周術期の心不全(HF)を起こすリスクについて評価を行う．
- 弁膜症，不整脈等の他の疾患についても，リスク評価のなかで症状が顕在化するか確認する．

スクリーニング的な循環器的評価

- 問診，既往の評価，心電図，胸部X線，心エコー，運動負荷試験を行う．

問診

- HF，IHD の可能性を考える．
- 日常生活のなかで，心不全症状，虚血症状を疑わせる症状を認めたことがあるか ➡ 4METs 以上の日常生活動作(ADL)で，症状が出ているかを確認する(❶)．

coronary risk の評価
　…主要な冠危険因子：喫煙，高血圧，高脂血症，糖尿病，肥満
　　(BMI > 25)．
　…その他の冠危険因子：家族歴，加齢(> 65歳)，高尿酸血症，

術前検査

❶ 普段の ADL

一般的な家事	2.8 ～ 4.3METs
屋内歩行	2.0METs
外の散歩	3.0METs ～
ランニング	6.0METs ～ (10 分未満のジョギング + 歩行で 6METs)
階段を下りる	3.5METs
階段を上る	4.0METs ～

(Ainsworth BE, et al. 2011 Compendium of Physical Activities : A Second Update of Codes and MET Volues. Med Sci Sports Exerc 2011 ; 43 : 1575-81 を参考に作成)

腎不全, 性別(男性).

…呼吸器疾患の合併や, 糖尿病の合併がある場合, 症状が修飾されている可能性がある.

…前述の質問で 4METs 以上の負荷への耐用能が確認できない場合は, 「より詳細な循環器的評価」を行う.

> **Tips**
>
> **METs とは**
> - METs とは metabolic equivalent の略で, 安静時(静かに座っているとき)の単位時間, 体重あたりのカロリー消費量を 1 としたとき, さまざまな活動において消費されるカロリー量がそれの何倍であるかを示したもの.
> - 消費カロリーについても簡易計算によって算出される.
> - 消費カロリー (kcal) = 1.05 × METs × time (hour) × body weight (kg)

既往の評価

active cardiac condition (重症度の高い心臓の状態) に該当するものがあるかを確認する

- 不安定な冠動脈疾患 ➡ 狭心症 (CCSIII ～ IV), recent MI (7 ～ 30 日以内の心筋梗塞).
- 非代償性心不全 ➡ NYHA class IV, 新規または急性増悪した HF.
- 重篤な不整脈 ➡ 高度房室ブロック, Mobitz 2 型ブロック, 完全

房室ブロック，有症状の徐脈または心室性不整脈，心拍数 100 以上のコントロール不良の上室性不整脈，新規の心室頻拍．
- 高度の弁膜疾患 ➡ 高度の大動脈弁狭窄症（AVA＜1.0cm^2，MAG＞40mmHg，有症状），有症状の僧帽弁狭窄症．
- CCS：Canadian Cardiovascular Society，NYHA：New York Heart Association，AVA：大動脈弁口面積，MAG：平均大動脈弁圧較差[1] ➡ active cardiac condition を満たす疾患があれば，まず該当疾患の評価，加療を考慮する．

安静時心電図・胸部 X 線
- 合併症のスクリーニングとして入院時に行う．

心エコー
- 安静時の心機能の評価．弁膜症，陳旧性心筋梗塞などの器質的疾患の検索．

運動負荷試験
- 安静時心エコーは，HF のリスク評価はできるが，周術期の負荷に対するリスク評価はできないため，運動負荷を検討する．
  …注意点：運動負荷は，運動負荷試験禁忌の疾患をもつ患者，致死性の不整脈を有する患者においてリスクを伴う．また，ADL が低下した患者，人工関節の患者等，運動が難しい患者での検査は避ける（❷）．
- double master ECG：6.5METs 相当の負荷となる．心電図変化の有無で判断する．
- トレッドミルテスト（TMT）➡ 第 3 部 検査・手技編：心電図：トレッドミルテストの項を参照．

より詳細な循環器的評価
- 運動負荷が難しい患者 ➡ 核医学検査（薬剤負荷を考慮），coronary CT，冠動脈造影，MRI．
- 重篤な不整脈が疑われる患者 ➡ Holter 心電図での評価，TMT での評価，電気生理学的検査（EPS）での評価．
- 高度の弁膜症が疑われる患者 ➡ 心エコーでの評価，日常生活での症状の有無，医師付き添いの下での TMT（慎重な負荷が必要）．

- 以上の評価・検査を用いた術前の心臓リスクの評価とケアについてのアルゴリズムを❸に示す．risk index（❹）と心血管系イベン

❷ 運動負荷試験の禁忌

絶対禁忌
急性心筋梗塞発症早期（2日以内）
不安定狭心症（高リスク症例）
コントロール不良の不整脈
高度の狭窄性弁膜症
急性あるいは重症心不全
急性肺塞栓または肺梗塞
急性心筋炎または心膜炎
大動脈解離等の重篤な血管病変

相対禁忌
左冠動脈主幹部狭窄
中等度以上の狭窄性弁膜症
高度の電解質異常
重症高血圧
頻脈性または徐脈性不整脈
閉塞性肥大型心筋症等の流出路狭窄
運動負荷が行えない精神的・身体的障害
高度房室ブロック

（日本循環器学会．冠動脈病変の非侵襲的診断法に関するガイドライン．Cire J 2009；73：1023 表1より）

トの発生率については❺に示す．
- ❸のなかの低リスク手術とは，乳腺手術，歯科手術，内分泌手術，眼科手術，婦人科手術，再建手術（形成外科），整形外科小手術（膝），泌尿器科小手術等である．

手術に先行させて冠動脈疾患の加療を行う場合

- 加療によって一定期間，当該手術ができなくなるため，手術を要する疾患の緊急性を勘案したうえで加療内容を判断する．
- PCIを行う場合，薬剤溶出性ステント（DES）の留置後は長期間の抗血小板薬2剤の投与が必要となるため（❻），ベアメタルステント留置，またはバルーン拡張のみが選択されることが多い．
- 実際の抗血小板薬2剤併用療法（DAPT）の推奨継続期間については，ステントに使用されている薬剤，メーカーごとに異なり，また地域によって推奨期間の採用も異なる．個々のステントごとに対応することが望ましいが，継続期間について統一された基準はないこと，DAPTの終了によって一定のリスクを伴うことを患者に説明する必要がある．

❸ 50歳以上の患者の非心臓手術における心臓リスク評価とケアのアルゴリズム

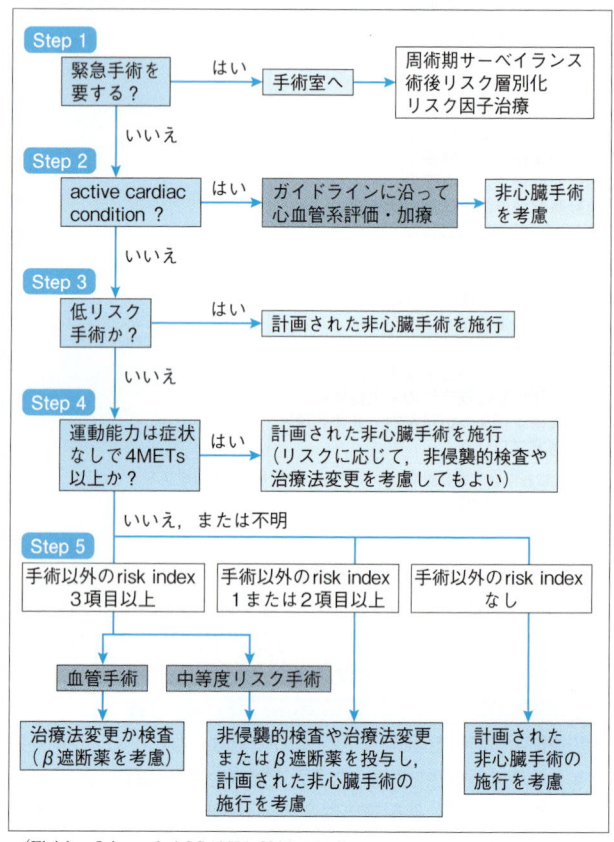

Step 1
緊急手術を要する？ → はい → 手術室へ → 周術期サーベイランス／術後リスク層別化／リスク因子治療

↓ いいえ

Step 2
active cardiac condition？ → はい → ガイドラインに沿って心血管系評価・加療 → 非心臓手術を考慮

↓ いいえ

Step 3
低リスク手術か？ → はい → 計画された非心臓手術を施行

↓ いいえ

Step 4
運動能力は症状なしで4METs以上か？ → はい → 計画された非心臓手術を施行（リスクに応じて，非侵襲的検査や治療法変更を考慮してもよい）

↓ いいえ，または不明

Step 5

手術以外のrisk index 3項目以上	手術以外のrisk index 1または2項目以上	手術以外のrisk index なし
血管手術 ／ 中等度リスク手術	中等度リスク手術	
治療法変更か検査（β遮断薬を考慮）	非侵襲的検査や治療法変更またはβ遮断薬を投与し，計画された非心臓手術の施行を考慮	計画された非心臓手術の施行を考慮

(Fleisher LA, et al. ACC/AHA 2007 guidelines on perioperative cardiovascular evaluation and care for noncardiac surgery: a report of the American College of Cardiology/American Heart Association Task Force on Practice Guidelines. Circulation 2007 ; 116 : e418-e499 より)

❹ revised cardiac risk index

虚血性心疾患（急性心筋梗塞の既往，運動負荷試験で陽性，虚血によると考えられる胸痛の存在，亜硝酸薬の使用，異常 Q 波）
心不全の既往
脳血管障害（一過性脳虚血，脳梗塞）の既往
インスリンが必要な糖尿病
腎機能障害（Cr > 2.0mg/dL）
高リスク手術（大血管手術）

(Lee TH, et al. Derivation and prospective validation of a simple index for prediction of cardiac risk of major noncardiac surgery. Circulation 1999；100：1043-9 より)

❺ revised cardiac risk index による心血管系イベント発生率

リスク因子の数	心血管合併症（%）(95%CI)	心血管死（%）
0	0.5（0.2 〜 1.1）	0.3
1	1.3（0.7 〜 2.1）	0.7
2	3.6（2.1 〜 5.6）	1.7
≧ 3	9.1（5.5 〜 13.8）	3.6

(Lee TH, et al. Derivation and prospective validation of a simple index for prediction of cardiac risk of major noncardiac surgery. Circulation 1999；100：1043-9 より)

❻ DAPT の期間についての各学会のガイドライン

JCS	DES 留置後 DAPT は 12 か月までの継続を推奨．ベアメタルステント留置後も最低 1 か月の使用を推奨
ESC	DES による治療を受けた患者においては，最低 6 か月，通常は 9 か月から 12 か月の使用を推奨
AHA，ACC	DES 留置後 DAPT は 12 か月までの継続を推奨

（福馬伸章，保田壮一郎）

第3部

検査・手技編

専門的検査と
治療的手技

第3部 検査・手技編

心電図

> **Key point!**
> - 心電図は,見ているベクトルをイメージして判読を考えるようにする
> - 心電図を読む順番は好みでよい.ただ毎回読む順番を決め,漏れをつくらないように心がける
> - 慣れてきたら全体を絵のように俯瞰し,大きい所見をすぐに拾えるようにする

心電図

心電図の記録

- V_1, V_2 は第4肋間,V_4 は第5肋間であることに注意し,四肢6誘導,胸部6誘導の心電図を記録する(❶).
- 虚血性心疾患を疑う場合,電極を貼付している位置が変わると心電図解釈が変化することがあるため,電極の位置をマーキングするかシール型の電極を貼付したままにする.
- 胸痛等の症状がある場合には,薬剤投与後に心電図変化をフォローすることも重要である.
- 下壁梗塞を疑う場合には,右室梗塞の可能性を考慮し右側胸部誘導(V_{3R}, V_{4R})も記録する(❶).V_{3R}, V_{4R} についてはそれぞれ V_3, V_4 と左右対称な位置に取り付ける.
- Brugada 症候群を疑う場合には,胸部誘導を一肋間上にずらすと心電図変化が顕在化することがある.

正常心電図波形

- 心電図の用紙は,縦横 1mm 間隔のグラフで,5mm ごとに太い線となっている(❷).
- 通常は,横 1mm = 0.04 秒,横 5mm = 0.2 秒である.一方,縦 1mm = 0.1mV,縦 10mm = 1mV が一般的であるが,特に心肥大等により R が増高している場合には縮尺が修正されることがあり,注意を要する.

心電図

❶ 各誘導の取り付け位置とベクトルのイメージ

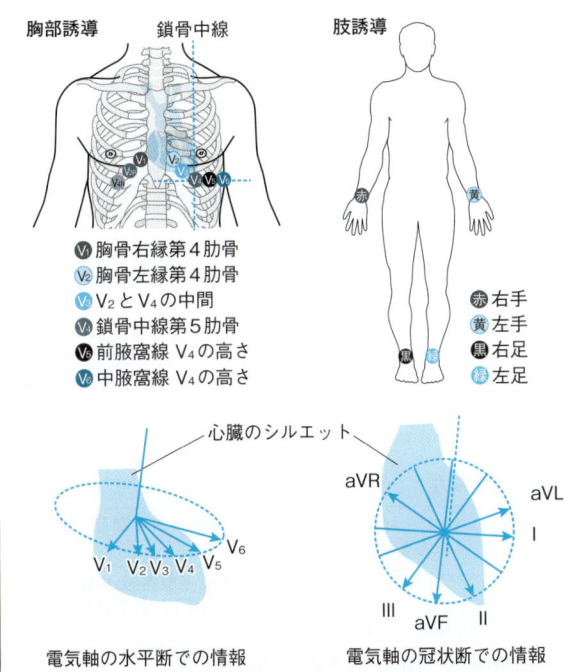

胸部誘導　鎖骨中線　　　肢誘導

- **V1** 胸骨右縁第4肋骨
- **V2** 胸骨左縁第4肋骨
- **V3** V2とV4の中間
- **V4** 鎖骨中線第5肋骨
- **V5** 前腋窩線 V4の高さ
- **V6** 中腋窩線 V4の高さ

- 赤 右手
- 黄 左手
- 黒 右足
- 緑 左足

心臓のシルエット

V1 V2 V3 V4 V5 V6

aVR　aVL　I　III　aVF　II

電気軸の水平断での情報　電気軸の冠状断での情報

※各誘導で，冠状断・水平断の電気軸の情報を反映している
※生理的に心臓の洞結節から心尖部に向かう誘導はⅡ誘導のため，モニター波形はⅡ誘導が選ばれることが多い

心電図の判読

- 判読の仕方を❸に示す．

心拍数

- 一般的に心拍数60〜100bpmを正常範囲，60bpm以下を徐脈，100bpm以上を頻脈とする．
  …RR間隔から心拍数を大まかにとらえる方法（横目盛り1mm＝0.04秒の場合）：RR間隔に5マスのブロックがいくつあるかを数え，300をそれで割る（❹）．

❷ 心電図正常波形

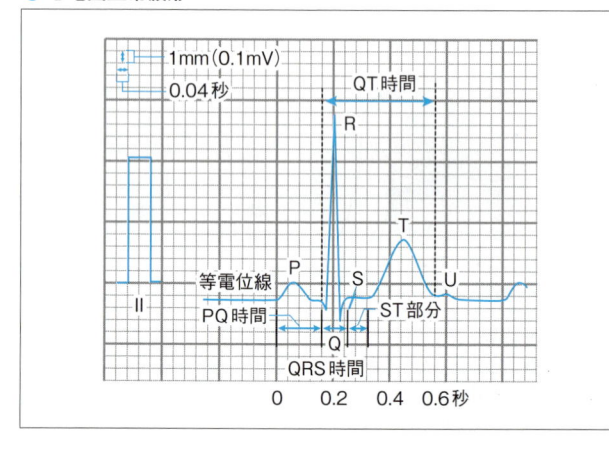

❸ 心電図の読み方

1	心拍数	50 ～ 100bpm が正常．50bpm 未満を徐脈，100bpm 以上を頻脈とする
2	調律	洞調律，房室ブロック，心房性不整脈（心房粗細動を含む），房室接合部調律，心室調律（心室固有調律，心室頻拍，心室細動含む）
3	P 波の形状・時間	右房拡大，左房拡大，異所性 P 波
4	PQ 時間，δ 波の有無	PQ 間隔：0.12 ～ 0.20 秒（= 3 ～ 5mm）が正常
5	QRS	異常 Q 波の有無，R 波の高さ
6	ST 変化	虚血性心疾患，心肥大，Brugada 症候群の鑑別
7	QT 時間	QT 延長 / 短縮症候群
8	T 波 /U 波	T 波：高さが R 波の 1/10 以上かつ振幅が 12mm（1.2mV）未満 極性が，I, II, $V_{2\sim6}$ で陽性 U 波：aVR 以外で陽性かつ T 波の 50% 程度 　（U 波の異常は aVR 以外での陰性または T 波を超す高さ）

❹ Morris 指数

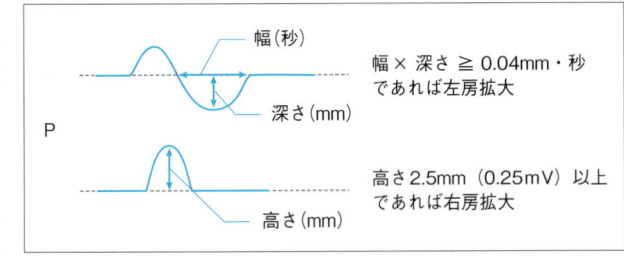

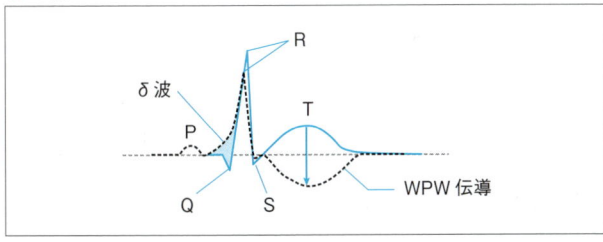

幅×深さ ≧ 0.04mm・秒 であれば左房拡大

高さ 2.5mm（0.25mV）以上 であれば右房拡大

❺ δ波

WPW 伝導

調律
- 一般的に洞調律ではP波はⅠ, Ⅱ, aVF, $V_{2～6}$で陽性.
- 上記極性のP波によって生じる心房拍数と心室拍数は等しい.

波形診断

P波の形状・時間
- 一般的にⅠ, Ⅱ, aVF, $V_{2～6}$で上向性, aVRで下向性である. 異なる場合, 異所性P波を疑う.
- 形状：Ⅱで幅3mm, 高さ2.5mm以内, V_1でMorris指数の絶対値0.04mm・秒未満（❹）.
  …Morris指数 0.04以上：左房拡大を疑う.
  …高さ 2.5mm以上：右房拡大を疑う.

PQ時間, δ波（❺）の有無
- PQ時間は, 0.12～0.20秒（= 3～5mm）を正常とする.
- 短縮の場合には副伝導路が存在している可能性, 延長は第1度房室ブロックを示唆する.

- δ波の特徴は次の3つ．
  - …PQ時間が短縮（＜0.12秒）．
  - …QRS波の初期部分がスラー（緩徐な上昇）．
  - …QRSと反対方向に触れるST部分とT波変化の合併をみることがある．

QRS

- 電気軸：通常は平均前頭面の心臓ベクトルを示す．約40歳以上で−30°〜＋90°である．＋90°以上を右軸偏位，−30°以上を左軸偏位とする．
- 異常Q：幅1mm以上，深さがR波の1/4以上とする．QS型はQ波と等価とみなす．この診断はⅢ，aVL，V_1のみに存在する場合には有意とはいえない．
- QRS幅：0.12秒（3mm）以上を異常とする．右脚ブロック，左脚ブロックを含む心室内伝導障害を示唆する．
- 左室高電位：RⅠ＋SⅢ＞26mm，RaVL＞11mm，RV_5またはRV_6＞26mm，SV_1＋RV_5（またはRV_6）＞35mm．
- 右室高電位：V_1およびV_2で高いR波（R/S比＞1）．

ST変化

- QRSとSTの境界（J点）を基準とする．
- ST低下 ➡ Ⅰ．下降型：J点で1mm以下のST低下．ST部分は0.08秒以上下降が持続．
  - ➡ Ⅱ．水平型：J点で1mm以下のST低下．ST部分は0.08秒以上水平に持続．
  - ➡ Ⅲ．緩徐上昇型：J点の0.08秒後ろでみられる1mm以上のST低下．
    - …緩徐上昇型では，偽陽性率が高い．
- ST上昇 ➡ 1mm以上のST上昇：貫壁性虚血の所見を示す．

QT時間

- QTc：男性で0.45秒以上，女性で0.46秒以上をQT延長とする（QTc；Bazzetの式 $QT/\sqrt{RR}$）➡ QT延長症候群．
  - …QTcをすぐに計算することは難しい．その際は，「T波の終わりがRR間隔の半分を超えているか」をみる（❻）．超えていれば，QTcは正常範囲より延長していることが多い（Tの終末がRRの1/2を超えない場合でもQTcは基準を満たしうるため

❻ QTc の見方

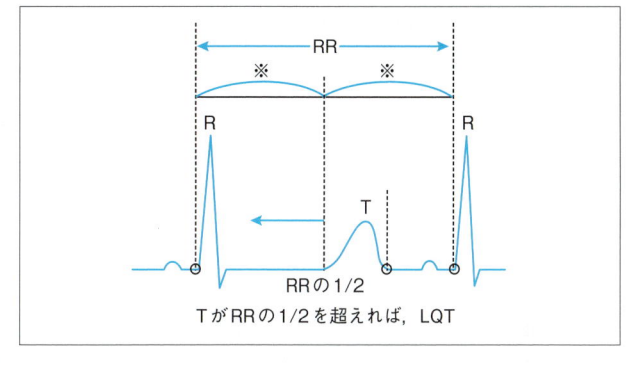

```
        RR
     ※     ※
  R           R
        T
     ←
     RRの1/2
  TがRRの1/2を超えれば，LQT
```

　QTc のチェックは必ず行うこと)．

T波/U波
- T波の正常値
  …高さが R 波の 1/10 以上〜 12mm(1.2mV)．
  …極性が，I, II, $V_{2〜6}$ で陽性，aVR で陰性であること．
- U波の正常値
  …aVR 以外で陽性で，かつ T 波の 50% 程度であること．
  …陰性，または T 波を超す高さがある U 波は，異常と考える．

Holter 心電図

- Holter 心電図は，通常の安静時心電図ではとらえることが難しい一過性の心電図変化を記録することができる．
- あくまで 24 時間以内の情報であり，頻度の少ない発作は捉えられないことが多く，Holter 心電図で把握できないものについてはイベントレコーダーや，植込み型ループレコーダー(implantable loop recorder；ILR)の適応を考慮する．
- 通常は 2 誘導，CM_5 および NASA 誘導の 24 時間心電図波形を記録する．12 誘導心電図と同様ではない(❼)．
- 最近の Holter 心電図には，12 誘導が記録できるもの，血圧記録を併用できるもの(自由行動下血圧測定〈ambulatory blood

❼ CM₅ および NASA

CM₅	＋電極：V₅，－電極：胸骨柄	V₅誘導に類似
NASA	＋電極：剣状突起，－電極：胸骨柄	aVFまたはV₁誘導に類似

pressure monitoring；ABPM〉），酸素飽和度を得られるもの，といった多彩なラインナップがある．

適応

動悸，胸部不快，失神の原因診断
- 不整脈．
- 虚血性心疾患(特に冠攣縮性狭心症，運動負荷で明らかでないST変化)．
- 失神の原因精査．

不整脈の評価
- 心房細動(AF)，心房粗動(AFL)，上室頻拍(SVT)の頻度，持続時間，症状との一致．
- 上室期外収縮(supraventricular premature contraction；SVPC)，心室期外収縮(premature venticular contraction；PVC)の頻度，治療の適応．

虚血性心疾患
- Holter 心電図による心筋虚血の検出率は高くない．ただし，異型狭心症，血管攣縮性狭心症の場合，夜間発作の検出に有効なことがある．

治療効果の評価
- 不整脈に対する加療効果の判定．
- ペースメーカの評価．

評価

- 総心拍数／心拍数トレンド：平均は 10 万／日．心拍変動の程度（自律神経を反映）のチェック．

調律
- 洞不全症候群(SSS)：洞徐脈・洞停止・徐脈頻脈症候群の有無，自覚症状との一致をチェック．
- 房室ブロック：第1度，第2度(Wenckebach型/MobitzII型)，第3度．

❽ 発作性上室頻脈の一例

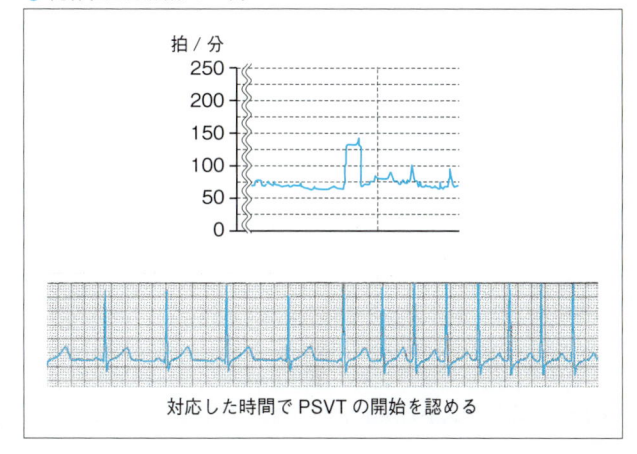

対応した時間で PSVT の開始を認める

- SVPC：経過観察のことが多い．他の上室不整脈の誘因となりうる．
- AF/AFL：頻度，心拍数，停止時の洞停止の有無．
- PVC：基礎心疾患の有無により対応は異なる．ただし，基礎心疾患がない場合にも単一の場合，治療の適応となることがある．
- 心室頻拍(持続性 VT/ 非持続性 VT)：基礎心疾患の有無，心機能により対応は異なる(第 2 部 治療編：不整脈；心室頻拍の項を参照)．
- ST 変化のトレンド：症状の有無のチェック．

Holter 心電図で確認できる不整脈波形の例

発作性上室頻拍(PSVT)(❽)

- ある時点での突然の心拍数上昇と，頻脈の消失を認める．
- 変化のタイミング以外は，脈拍はほぼ一定である．

心房細動(AF)

- 心拍は不整で，圧縮波形において心拍数を示すドットが散在している様子が観察できる．
- ❾の症例では，発作性心房細動(PAF)停止時に約 5 秒の洞停止を伴っている．Rubenstein III 型の徐脈頻脈症候群と診断できる．

❾ 心房細動の一例

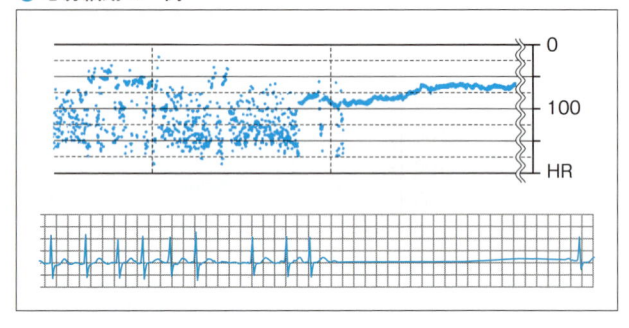

トレッドミルテスト(treadmill test；TMT)

- TMTは，運動負荷のもとで心電図，血圧，自覚症状を観察する検査である．
- 心筋虚血や不整脈誘発性の評価を目的とすることが多いが，予期せぬ発作や循環動態の悪化を生じることがあり，循環器科医師の立ち会いで行うことが望ましい．
- 合併症の可能性について，事前に同意書を取得する．

適応

- 虚血性心疾患：診断，治療効果判定．
- 心不全(HF)：運動耐容能評価，治療効果判定．
- 不整脈：運動による誘発性．
- 高血圧：運動時血圧の評価．

運動負荷の方法

- 運動負荷の方法として，古典的なマスター法，TMT，エルゴメーター法がある．マスター二段階負荷法は簡便であるが，負荷量のコントロールができないこと，運動耐容能を評価できないことから，TMTまたはエルゴメーター法が望ましい．
- プロトコルによるが，一般的には3分ごとに傾斜，歩行速度といった負荷を増やし，目標心拍数(target heart rate；THR)に到達するか，自覚症状，有意な心電図変化・不整脈・血圧変化により中止する．

❿ Bruce法

ステージ (各3分)	速度 mile/h	(km/h)	傾斜 (%)	予測 METs
1	1.7	(2.7)	10	4.8
2	2.5	(4.0)	12	6.8
3	3.4	(5.5)	14	9.6
4	4.2	(6.9)	16	13.2
5	5.0	(8.0)	18	16.6
6	5.5	(8.8)	20	20.0
7	6.0	(9.6)	22	—

- Bruce法, modified Bruce法, Sheffield法, group A等の運動負荷プロトコルが存在する. 代表的なBruce法の条件を❿に示す.

運動負荷の目標
- THR：(220−age)× 0.85 〜 0.90
- double product(= pressure rate product)：sBP × HRの値で, 20,000 〜 25,000を中止判断の参考にすることが多い.
  …なんらかの理由で上記を達成できない場合は,「負荷不十分」と判定する.
  …β遮断薬等の薬剤によって心拍数が増加しない症例もあり, 検査担当医が負荷十分であるか適宜判断する.

検査中止の要件
- 自覚症状：被検者の中止要請, ST下降を伴う胸痛, 呼吸困難, 下肢疲労, 全身疲労(Borg指数〈⓫〉を参考にする).
- 他覚所見：ふらつき, 運動失調, チアノーゼ, 悪心, 欠伸.
- ST変化：ST下降, ST上昇.
- 不整脈：VT, 連続するPVC, 第2度・第3度房室ブロック, 脚ブロック.
- 血圧反応：収縮期血圧250mmHg以上, 拡張期血圧120mmHg以上, 血圧低下(運動中10mmHg以上の低下, あるいは上昇しない場合).
- 運動負荷終了から回復過程で有意な所見を認めることも多く, 観察を継続する.

⓫ Borg 指数および改訂 Borg 指数

	original scale	HR		改訂 scale
6		60	0	何も感じない (nothing at all)
7	非常に楽である (very, very light)	70		
8		90	0.5	非常に弱い (very, very weak)
9	かなり楽である (very light)			
10		110	1	かなり弱い (very weak)
11	楽である (fairly light)			
12		130	2	弱い (weak)
13	ややきつい (somewhat hard)			
14		150	3	ちょうどよい (moderate)
15	きつい (hard)		4	ややきつい (something strong)
16		170	5	きつい (strong)
17	かなりきつい (very hard)		6	
18		190	7	かなりきつい (very strong)
19	非常にきつい (very, very hard)	200	8	
20			9	
			10	非常にきつい (very, very strong) 最大

運動負荷禁忌の条件
- ガイドラインに示された運動負荷禁忌の条件を⓬に示す.

虚血性心疾患の判定
- QRS と ST の境界 (J 点) を基準とする.
- 次のいずれかを満たしていれば, 陽性とする.
  - …ST 低下 ➡ 水平型・下降型：J 点から 0.06〜0.08 秒の点において 0.1mV 以上の ST 低下.
    ➡ 安静時 ST 下降がある場合, 水平型・下降型でさらに 0.2mV 以上の ST 低下.
  - …ST 上昇 ➡ 0.1mV 以上.

⓬ 運動負荷試験の禁忌

絶対禁忌

急性心筋梗塞発症早期(2日以内)
不安定狭心症(高リスク症例)
コントロール不良の不整脈
高度の狭窄性弁膜症
急性あるいは重症心不全
急性肺塞栓または肺梗塞
急性心筋炎または心膜炎
大動脈解離などの重篤な血管病変

相対禁忌

左冠動脈主幹部狭窄
中等度以上の狭窄性弁膜症
高度の電解質異常
重症高血圧
頻脈性または徐脈性不整脈
閉塞性肥大型心筋症などの流出路狭窄
運動負荷が行えない精神的・身体的障害
高度房室ブロック

(日本循環器学会.冠動脈病変の非侵襲的診断法に関するガイドライン.
Circ J;73〈Suppl III〉:1023 表 1 より)

(福馬伸章,小島敏弥)

第3部 | 検査・手技編

心エコー

検査の一般的な流れ

- ❶に日本人における心エコーのパラメータの正常値を示す．大雑把には，左室壁が1cm，（上行）大動脈が3cm，左房径が4cm，左室拡張末期径が5cm，左室拡張末期容量(LVEDV)が100mL，左室拡張末期容量係数(LVEDVI)が50mL/m^2，左房容量が40mL程度と覚えておく．
- 順番は前後しても構わないが，自身で手順を決めておいたほうが取り忘れを防ぐことができる．以下はルーチン検査の一例だが，異常があれば適宜項目を追加する．

①心音の聴診
- 流出路狭窄や心室中隔欠損症(VSD)，動脈管開存症(PDA)等の見落としを防ぐことができ，少なくともカラードプラは迅速に済ませることができる．

②画質設定

③傍胸骨左室長軸像(❷)
- 各chamberの大きさのバランスの評価．
- 上行大動脈径，Valsalva洞径，大動脈弁輪径の計測．
- 左房と左室の観察と計測，左室駆出率(LVEF)の算出．
- 必要に応じMモード記録，僧帽弁のズームと3断面（中央・内側・外側）の観察．
- ドプラ法で大動脈弁，僧帽弁の異常，流出路狭窄等をチェック．

④傍胸骨左室短軸像(❸, ❹, ❺)
- 大動脈弁レベル（大動脈弁，左房，右室流出路，三尖弁）の観察．
- 左室3レベル断面（僧帽弁レベル，乳頭筋レベル，心尖部レベル）で左室壁運動や各弁を観察．

⑤心尖部四腔像，五腔像
- 壁運動の観察，大動脈弁，僧帽弁，三尖弁を評価．
- 左室流入血流波形(E/A, DcT)の観察．

⑥心尖部三腔像(❻)
- 壁運動の観察，左室流出路と大動脈弁の評価に必須の断面．大動脈弁疾患の有無とその重症度の評価．

心エコー

❶ 日本人における男女別心エコーパラメータの正常値

	男性	女性
大動脈径		
大動脈弁輪径, cm	2.2 ± 0.3	2.0 ± 0.2
Valsalva洞径, cm	3.1 ± 0.4	2.8 ± 0.3
ST接合部径, cm	2.6 ± 0.3	2.4 ± 0.3
左室壁厚		
中隔壁厚, cm	0.9 ± 0.1	0.8 ± 0.1
後壁壁厚, cm	0.9 ± 0.1	0.8 ± 0.1
左室内径		
左室拡張末期径, cm	4.8 ± 0.4	4.4 ± 0.3
左室収縮末期径, cm	3.0 ± 0.4	2.8 ± 0.3
左室拡張期径, cm/m²	2.7 ± 0.2	3.0 ± 0.2
左室収縮期径, cm/m²	1.7 ± 0.2	1.8 ± 0.2
左室容量		
左室拡張期容量, mL	93 ± 20	74 ± 17
左室収縮期容量, mL	33 ± 20	25 ± 7
左室拡張期容量／体表面積, mL/m²	53 ± 11	49 ± 11
左室収縮期容量／体表面積, mL/m²	19 ± 5	17 ± 5
左室駆出率, %	64 ± 5	66 ± 5
左室駆出率, %	64 ± 5	66 ± 5
左室心筋重量, g	133 ± 28	105 ± 22
左室心筋重量／体表面積, g/m²	76 ± 16	70 ± 14
右室拡張期径, cm	3.1 ± 0.5	2.8 ± 0.5
右室面積		
右室拡張期面積, cm	16 ± 4	13 ± 3
右室収縮期面積, cm	9 ± 3	7 ± 2
右室面積変化率, %	44 ± 13	46 ± 11
左房径		
左房横径（心尖四腔断面像）, cm	3.6 ± 0.5	3.5 ± 0.5
左房長（心尖四腔像）, cm	4.9 ± 0.6	4.6 ± 0.7
左房横径（傍胸骨長軸像）, cm	3.2 ± 0.4	3.1 ± 0.3
右房径		
右房横径（心尖四腔断面像）, cm	3.4 ± 0.5	3.1 ± 0.5
右房長（心尖四腔像）, cm	4.5 ± 0.6	4.2 ± 0.6
左房容量		
最大左房容量, mL	42 ± 14	38 ± 12
最小左房容量, mL	20 ± 9	17 ± 7
最大左房容量／体表面積, mL/m²	24 ± 7	25 ± 8
最小左房容量／体表面積, mL/m²	11 ± 5	12 ± 5
総合能（Tei index）	0.35 ± 0.10	0.33 ± 0.09

(Daimon M, et al. Normal values of echocardiographic parameters in relation to age in a healthy Japanese population: the JAMP study. Circ J 2008; 72: 1859-66. p.1864 より)

❷ 左室長軸像

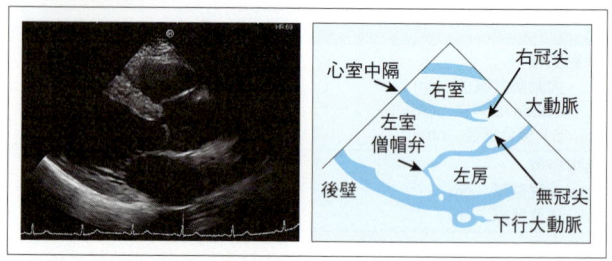

大動脈と左室は軸が異なるため必ずしも同一平面には描出されない

図ラベル：心室中隔，右冠尖，右室，大動脈，左室，僧帽弁，左房，後壁，無冠尖，下行大動脈

❸ 大動脈弁レベル短軸

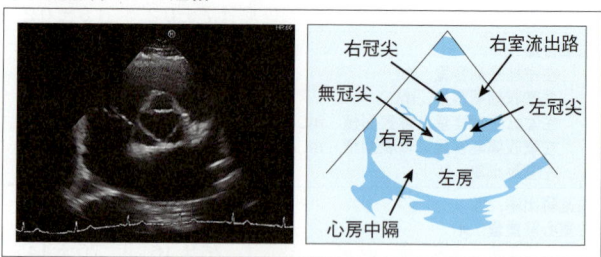

大動脈弁，左房，右房，三尖弁，肺動脈弁の観察を行う

図ラベル：右冠尖，右室流出路，無冠尖，左冠尖，右房，左房，心房中隔

❹ 僧帽弁レベル短軸像

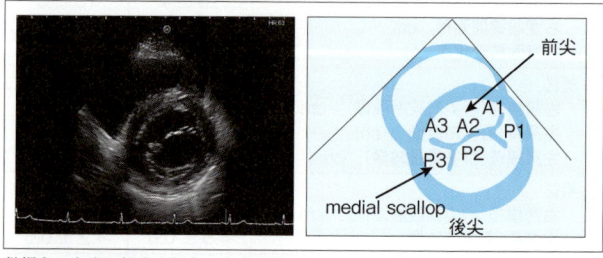

僧帽弁や右室の観察を行う．左室前壁中隔は，大動脈壁との移行部にあたり，正常でも壁運動は低下してみえる

図ラベル：前尖，A1，A2，A3，P1，P2，P3，medial scallop，後尖

⑦心尖部二，四腔像でLVEFの算出（Simpson法），左房容積の測定（❼，❽）

- 局所壁運動異常がない場合はSimpson法は省略することがある．

心エコー

❺ 乳頭筋レベル短軸

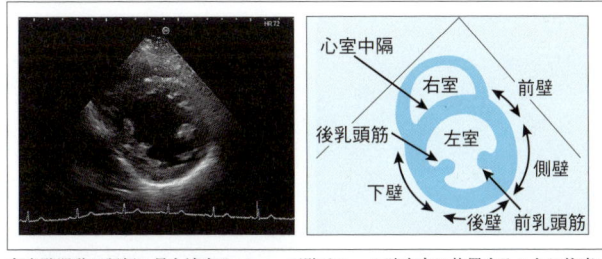

左室壁運動の評価に最も適する view．下壁は 7〜8 時方向に位置することに注意

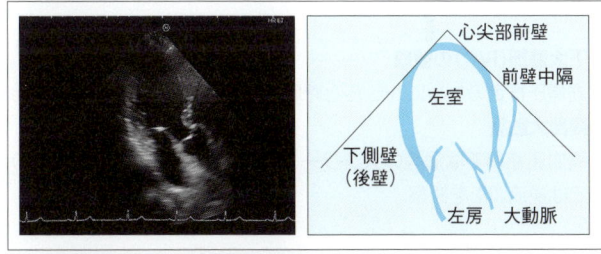

❻ 三腔像

左室壁運動の観察，左室流出路と大動脈弁の評価を行う

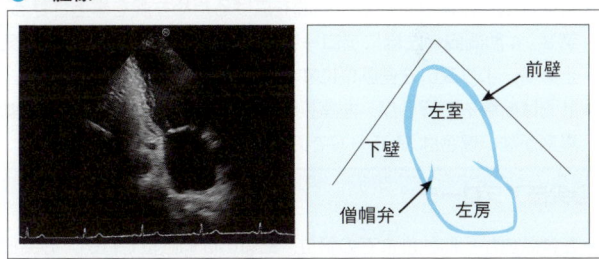

❼ 二腔像

Simpson 法を用いた LVEF の測定や左房容量の測定を行う．左房容量は拡張能の指標の一つとして大切である

⑧ 組織ドプラ法

- 心尖部四腔像にて中隔と側壁，右室自由壁で，基部側（弁輪部）で計測．拡張能指標 e'，E/e' の計測が日常ではよく用いられる．

❽ 四腔像

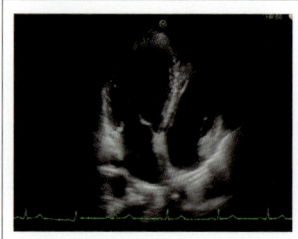

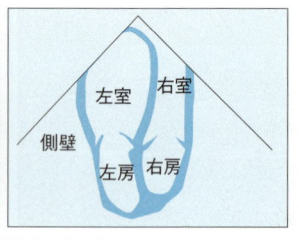

左室流入血流波形や組織ドプラ法での観察を行う．僧帽弁や三尖弁逆流の評価も行う．左右は施設内で統一する（当院では左側が左室）．

⑨下大静脈(IVC)の観察
- 右房圧推定のためにIVC径と呼吸性変動(%)を測定．

⑩腹部大動脈
- 高血圧症例では瘤等のスクリーニング．大動脈弁閉鎖不全(AR)では逆流波形を観察．

傍胸骨アプローチ

- 可能な限り左側臥位とし，肋間を広げるため左腕を挙上させる．第3，4肋間胸骨左縁にプローブを置く．肺が被る場合は，呼気止めや，より深い左側臥位にする．
- 計測は断層法で行うが，左室長軸にビームが直行し，局所壁運動異常がない場合はMモードでの計測も可能．

心尖部アプローチ

- 左側臥位から仰臥位までの斜位，あるいは仰臥位で行い，心尖拍動が触れる位置にプローブを置く．
- 心尖部が画面の扇形の頂点に来るようプローブを調整し，心室・心房が2：1になるような断面（左室がなるべく縦長になるよう）にする．
- プローブを回転させた際に頂点が大きく移動してしまう部位はプローブが真の心尖部から相当離れていると考えてよい．

心エコー

- Simpson 法の際，拡張末期の長軸径差が 20％ 以下になるようにする．

左室 17 分画

- 左室局所壁運動の評価は，AHA の提唱する 17 分画で行う（❾）．

❾ 左室分画モデル

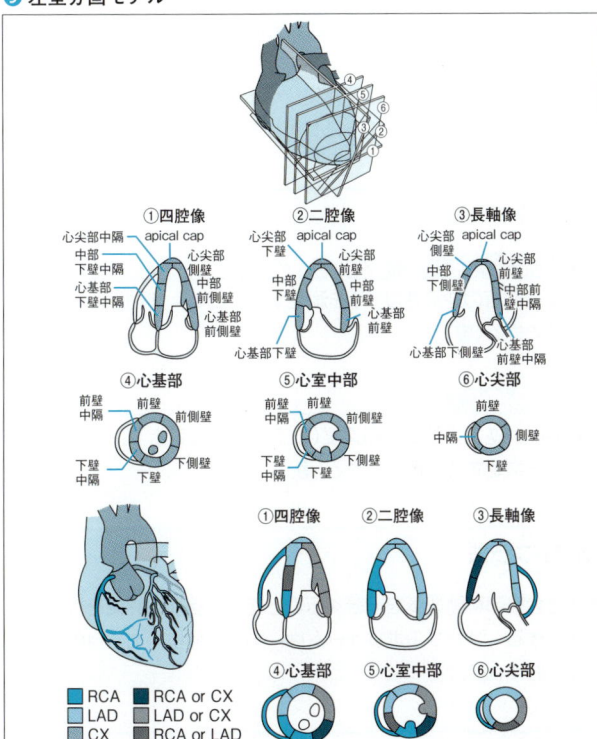

RCA：右冠動脈，LAD：左前下行枝，CX：回旋枝

(Lang RM, et al. Recommendations for chamber quantification：a report from the American Society of Echocardiography's Guidelines and Standards Committee and the Chamber Quantification Writing Group, developed in conjunction with the European Association of Echocardiography, a branch of the European Soccietly of Cardiology. J Am Soc Echocardiogr 2005；18：1440-63. p.1449 より)

- 壁運動異常は normal, mild hypokinesis, severe hypokinesis, akinesis, dyskinesis の 5 段階評価で行うことが多い.
- 前側壁を側壁,下側壁を後壁と表現することも多い.

パルスドプラ法

左室流入血流波形

- 拡張早期(E)波,心房収縮(A)波,E 波減速時間(deceleration time；DcT)を測定することで,左室拡張能の評価を行うことができる(⑩).
- サンプリングポイントは,弁尖レベルにおき,呼気止めで記録する.波形は中が抜けるようにゲインを調節する.

連続波ドプラ法

推定肺動脈収縮期圧

- 三尖弁逆流の逆流速度(V)を測定することで,肺動脈収縮期圧が推定できる(⑪).

推定肺動脈楔入圧

- 肺動脈弁逆流の拡張末期速度(V)を測定することで,肺動脈圧楔入圧を推定することができる(⑫).

組織ドプラ法

- 僧帽弁輪部移動速度を記録することで,拡張能の評価を行うことができる.サンプルボリュームは,中隔と側壁,右室自由壁の基部におく(⑬).

左室拡張能の評価

- 拡張障害の進行とともに E/A は偽正常化するが,e' は一貫して低下し続けるため,E/e' がよい指標となる(⑭).
- 僧帽弁輪部速度は,中隔の壁運動が低下するような例(MVR 後

❿ 心尖部三腔像

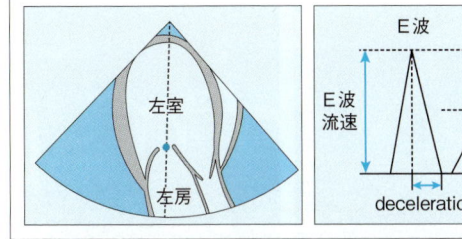

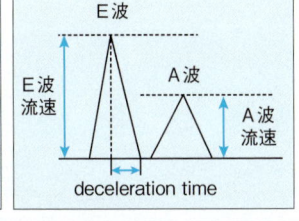

E/A は，健常者でも 60 歳頃を境に逆転し 1 未満になる

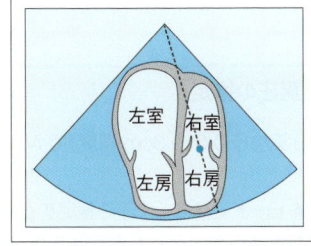

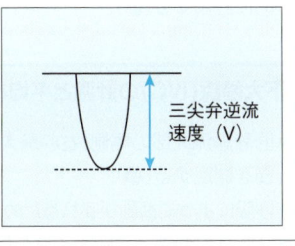

⓫ 心尖部四腔像

推定肺動脈収縮期圧 = $4V^2$ + 推定右房圧．30mmHg 以上あれば軽度，45mmHg 以上あれば中等度，60mmHg 以上あれば重症肺高血圧と考える

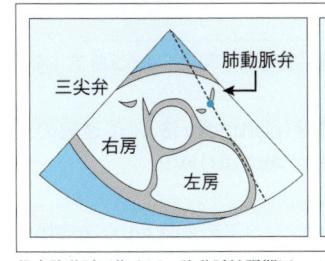

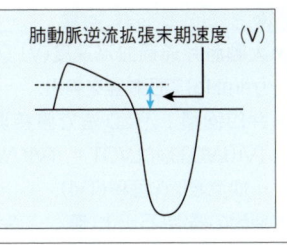

⓬ 推定肺動脈楔入圧

推定肺動脈圧楔入圧 = 肺動脈拡張期圧 = $4V^2$ + 推定右房圧

⓭ 心尖部四腔像

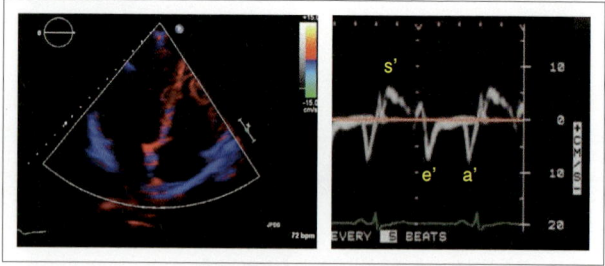

サンプルボリュームを僧帽弁輪部の中隔において測定している．正常のe'波は8cm/秒以上である．この例はぎりぎり正常

か前壁中隔の心筋梗塞）では評価が困難になることに注意．
- 拡張不全は，E/A，DcT，E/e'，LA volume index などから総合的に評価する（⓯）．

下大静脈（IVC）の計測と平均右房圧の推定

- 肝静脈流入部の尾側（右心房入口部から0.5〜3cm程度）でIVC径を測定する（⓰）．
- 呼吸によって断面がずれるためMモードではなく2Dで測定する．
- 呼吸性変動は，深呼吸よりも鼻をすすって（sniff）もらうほうが安定する．
- 平均右房圧はIVC径と呼吸性変動を用いて行われる（⓱）．

各疾患のエコー像

大動脈弁狭窄症（AS）

- 大動脈弁通過血流速度（V）（⓲）から，簡易 Bernoulli 式：$4V^2$（mmHg）で圧較差を算出．
- 弁口面積：① 2D法で直接測定（planimetry法），② 連続の式 TVI（LVOT）× LVOT ＝ TVI（AV）× AVA より算出．
  …血流波形の面積（TVI）．
- 原因の鑑別（石灰化〈⓳〉，二尖弁，リウマチ性）を行い，左室肥大の程度を観察．

大動脈弁閉鎖不全症（AR） [20], [21]

- 重症度の評価には，jet の到達距離，AR jet 幅／左室流出路径の比（＞ 65%を重症）や，AR vena contracta（幅＞ 6mm を重症），腹部大動脈での逆流波形を用いる．
- それぞれの評価法で一致しない場合は圧半減時間（PHT）も参考（＜ 300msec を重症）にするが，左室拡張末期圧（LVEDP）が上昇している場合は短縮するため注意を要する．

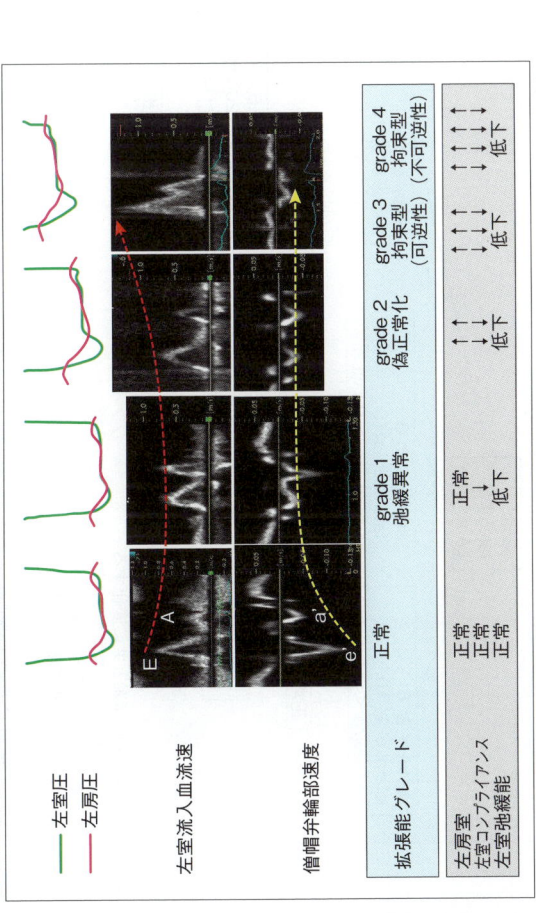

⑭ 左室流入血流速波形と僧帽弁輪部速度による拡張能評価の比較

拡張能グレード	正常	grade 1 弛緩異常	grade 2 偽正常化	grade 3 拘束型（可逆性）	grade 4 拘束型（不可逆性）
左房室 左室コンプライアンス 左室弛緩能	正常 正常 正常	正常 低下	↑ ↓ 低下	↑↑ ↓↓ 低下	↑↑↑ ↓↓↓ 低下

（大倉宏之．ドプラ法を使う：組織ドプラ．筒井裕之，循環器サブスペシャルティ1 心エコーパーフェクトガイド．東京：中山書店；2009．p.40 より）

第3部 検査・手技編

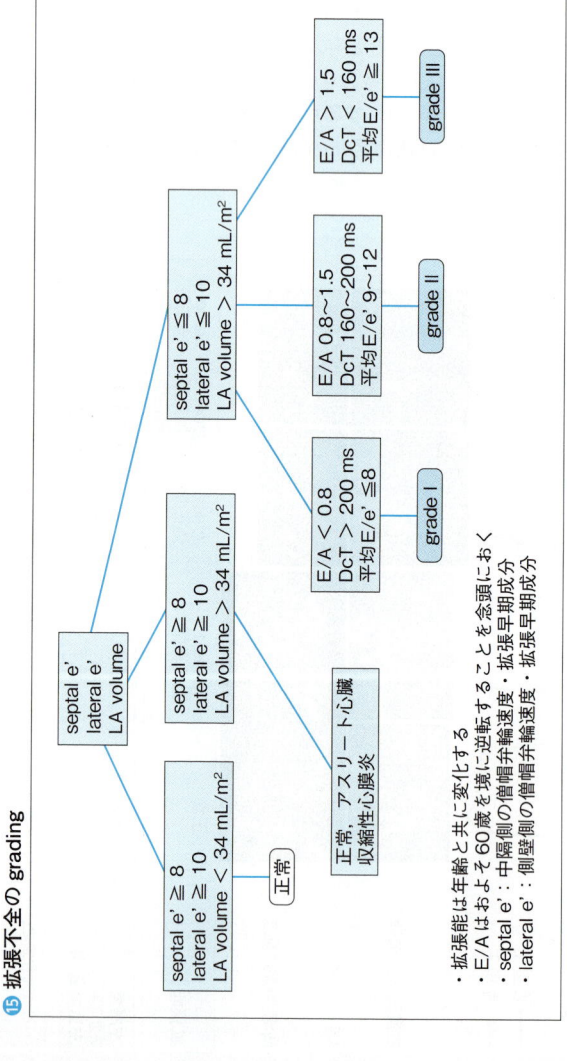

⓯ 拡張不全の grading

```
                    septal e' ≧ 8
                    lateral e' ≧ 10
                    LA volume < 34 mL/m²
                         │
                      [正常]

                    septal e' ≧ 8
                    lateral e' ≧ 10
                    LA volume < 34 mL/m²
                         │
                    正常、アスリート心臓
                    収縮性心膜炎

                    septal e' ≦ 8
                    lateral e' ≦ 10
                    LA volume > 34 mL/m²
         ┌───────────────┼───────────────┐
    E/A < 0.8         E/A 0.8〜1.5      E/A > 1.5
    DcT > 200 ms      DcT 160〜200 ms   DcT < 160 ms
    平均E/e' ≦8       平均E/e' 9〜12    平均E/e' ≧ 13
       │                  │                 │
    [grade I]         [grade II]        [grade III]
```

・拡張能は年齢と共に変化する
・E/A はおよそ 60 歳を境に逆転することを念頭におく
・septal e'：中隔側の僧帽弁輪速度・拡張早期成分
・lateral e'：側壁側の僧帽弁輪速度・拡張早期成分

(Nagueh SF, et al. Recommendations for the evaluation of left ventricular diastolic function by echocardiography. Eur J Echocardiogr 2009；10 (2)：165-93. p.188 より)

心エコー

⑯ IVC径の測定位置

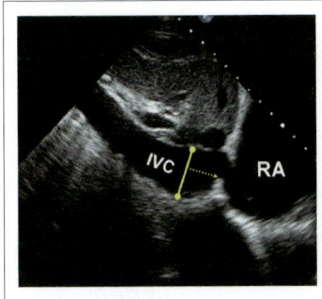

(Rudski LG, et al. Guidelines for the echocardiographic assessment of the right heart in adults. J Am Soc Echocardiogr 2010 ; 23 : 685-713. p.692 より)

⑰ IVC径と右房圧

	右房圧正常 (0～5〈3〉 mmHg)	右房圧中等度上昇 (5～10〈8〉mmHg)		右房圧高度上昇 (10～20 〈15〉mmHg)
下大静脈径	≦21mm	≦21mm	＞21mm	＞21mm
collapse with sniff	＞50%	＜50%	＞50%	＜50%
二次的な右房圧 上昇の指標				・三尖弁流入の拘束性パターン ・三尖弁でのE/e'＞6 ・肝静脈の拡張期優位の血流(収縮期分画＜55%)

〈　〉は平均の圧を表す

(Rudski LG, et al. Guidelines for the echocardiographic assessment of the right heart in adults. J Am Soc Echocardiogr 2010 ; 23 : 685-713. p.695 より)

⑱ 心尖部三腔像における大動脈弁血流通過速度(V)　ドプラ波形

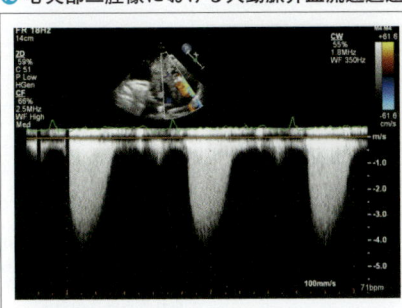

V＝4cm/秒に達し, 重症のASである

第3部 検査・手技編

⓲ 傍胸骨左縁左室長軸像：大動脈弁狭窄

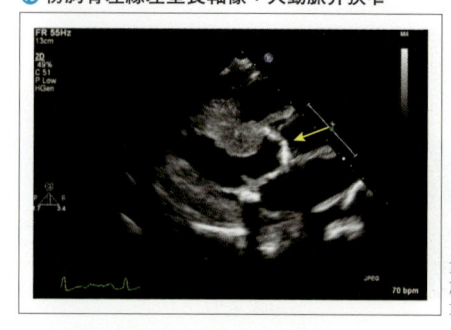

大動脈弁の石灰化と開放制限，対称性左室肥大を認める

⓴ 心尖部四腔像：大動脈弁逆流

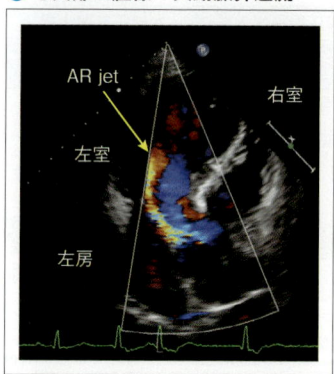

中等度の逆流を認める

㉑ 腹部大動脈での汎拡張期逆流：重症大動脈弁逆流

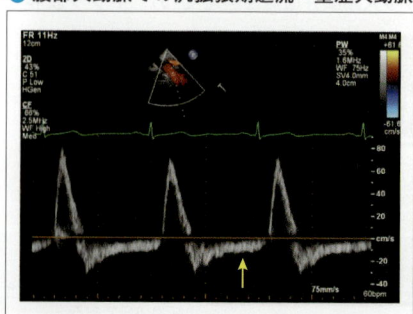

汎拡張期に逆流がみられる場合は重症ARである．矢印が汎拡張期にみられる下向きの血流

僧帽弁逆流症(MR)　(㉒, ㉓, ㉔)

- 重症度の評価には, MR jet area, MR jet幅/LA area比, MR vena contracta幅(＞7mmを重症), 定量評価ではPISA法, volumetric法から判定する.
- 原因疾患の鑑別(逸脱, tethering, 粘液様変性, 腱索断裂)を行う(㉔, ㉕).

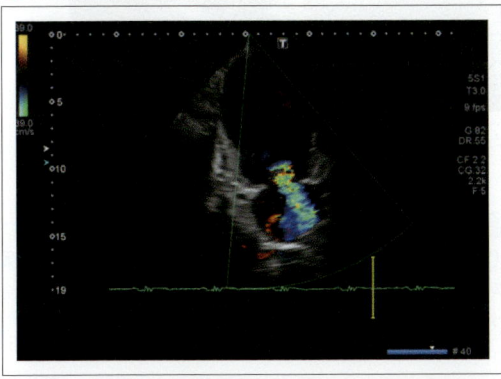

㉒ 心尖部二腔像(機能性MR)

左室拡大により乳頭筋が外側へ移動し, 弁尖が左室内に牽引されること(tethering)による機能性MR. 弁の性状は基本的に異常がない. この例では中等度のMRを認める

㉓ 傍胸骨左縁左室長軸像:前尖の逸脱

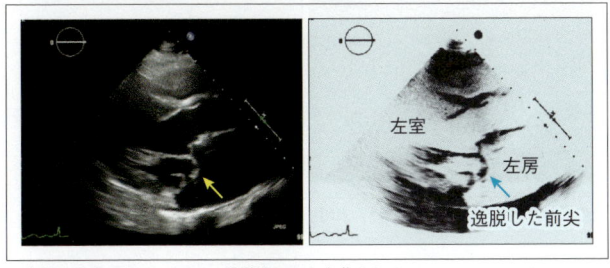

弁自体の異常によるMRで, 器質性MRとも称される

㉔ 傍胸骨左縁左室長軸像：前尖の逸脱による僧帽弁逆流

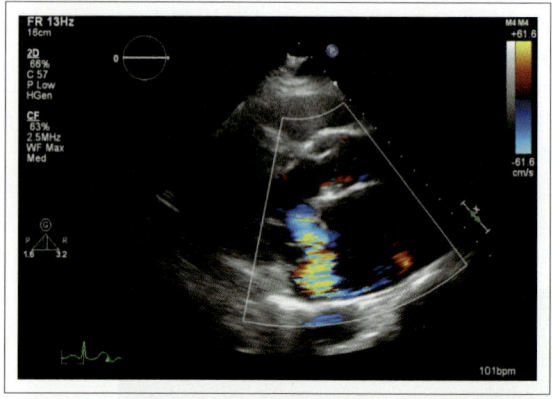

後壁に偏位した MR jet を認める．通常逆流は逸脱した弁と逆方向になる

僧帽弁狭窄症（MS）（㉕，㉖）

- 血流速度（V）（㉗）から簡易 Bernoulli 式 $4V^2$ を使って圧較差を算出可能（平均圧較差 > 10mmHg で重症）．
- 2D 法と PHT から弁口面積を算出（< 1.0cm^2 で重症）．

㉕ 傍胸骨左縁左室長軸像：弁の肥厚とドーミング

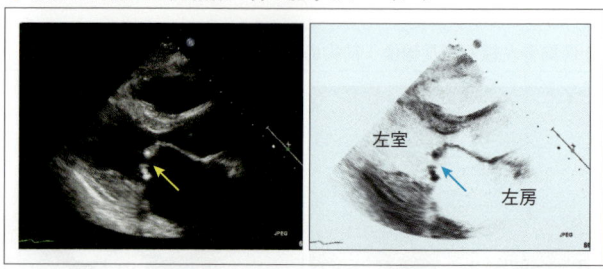

左室　左房

弁の肥厚とドーミングを認める（↑矢印）

心エコー

㉖ 傍胸骨左縁左室短軸像：弁の狭小化

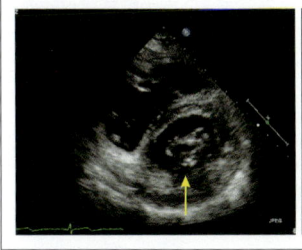

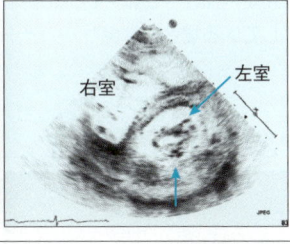

弁が狭小化している．僧帽弁レベルの短軸像で弁口が最小になる断面でトレースして弁口面積を計測する

㉗ 心尖部二腔像で計測した左室流入血流速度（パルスドプラ法）

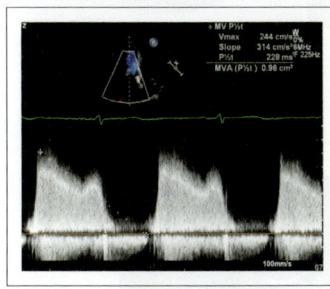

左室流入血流速度をトレースすることで，平均圧較差や最大圧較差，PHT などが計測できる

第3部 検査・手技編

拡張型心筋症（DCM） (㉘, ㉙)

- 左室内血栓や僧帽弁逆流の評価が必須で，心室中隔基部が菲薄化している場合，心臓サルコイドーシスを鑑別にあげる．

㉘ 傍胸骨左縁左室長軸像

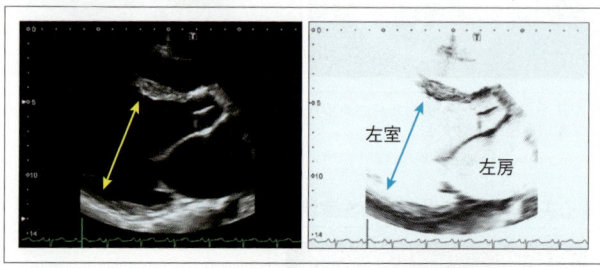

内腔の拡大，びまん性の壁運動低下を認める

㉙ 胸骨左縁左室長軸像：Mモード

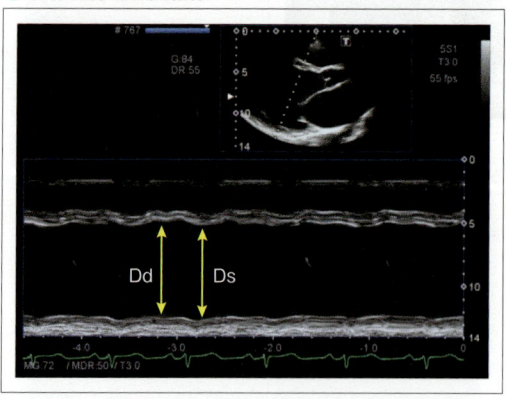

左室拡張末期径（LVDd）= 72mm，左室収縮末期径（LVDs）= 65mm，左室駆出率（LVEF）= 19%．左室拡大とEFの低下を認める

肥大型心筋症（HCM）（30, 31）

- 肥大の部位や左室流出路狭窄の有無や程度，左室中部閉塞（mid ventricular obstruction）の有無を観察する．

30 傍胸骨左縁左室長軸像

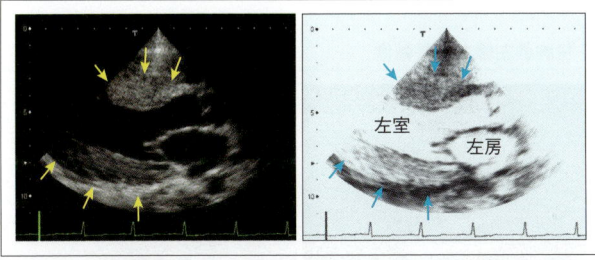

不均一な肥厚が特徴だが，対称性肥大をきたすこともある．心電図が高電位でなければ，心アミロイドや心ファブリーなどのいわゆる「溜まり病」を疑う

31 傍胸骨左縁左室長軸像：Mモード

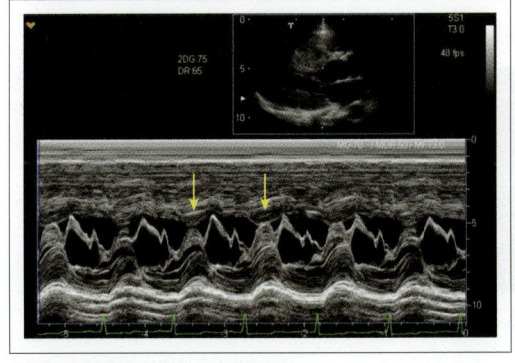

僧帽弁収縮期前方運動（SAM）を認める

第3部 検査・手技編

心膜液貯留，心タンポナーデ（㉜，㉝）

- 心膜液貯留では，肥大の部位や左室流出路狭窄の有無，心室中隔閉塞の有無をみる（㉜）．心膜液のエコーフリースペースが，10〜20mmは中等量，20mm以上は大量と推定することが多い．
- 心タンポナーデの症例を㉝に示す．

㉜ 傍胸骨左縁左室長軸像

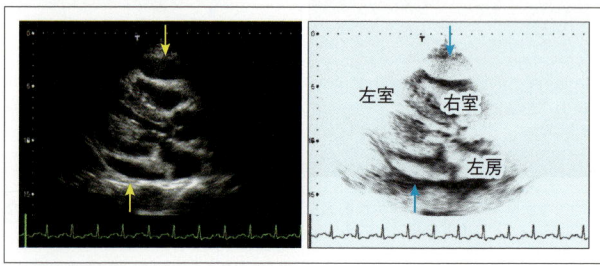

中等量の心膜液貯留を認める

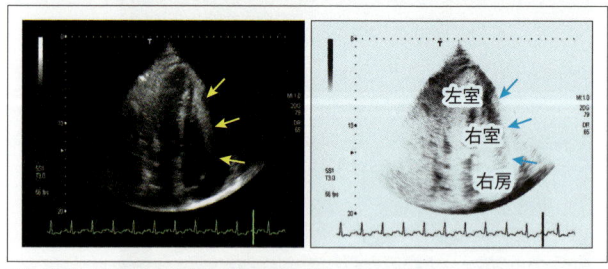

㉝ 心尖部四腔像

拡張早期に右室の虚脱を認める．心タンポナーデの所見の一つである

肺塞栓症(PE) (34)

- 肺塞栓症の症例を34に示す.

34 傍胸骨左室短軸像

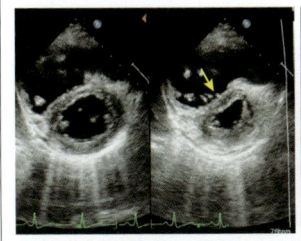

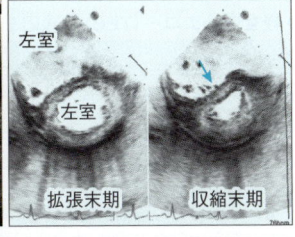

右室の拡大を認め,収縮期に心室中隔は左室側に圧排されている

心臓腫瘍 (35)

- 心臓腫瘍の症例を35に示す.

35 傍胸骨左縁左室長軸像

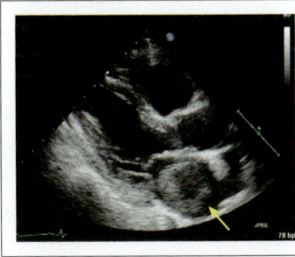

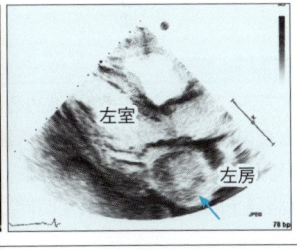

左房内に3cm大の辺縁整の腫瘤を認める(後に粘液腫と判明). 辺縁が不整で可動性の大きいものは塞栓症を起こしやすい

経食道心エコー（TEE）

- 疣贅や弁輪膿瘍，左心耳内血栓，心内シャントの検出，弁の形態評価は経胸壁心エコー（TTE）に比べ優れている．適応はガイドラインも参照のこと（㊱）．

㊱ 経食道心エコー（TEE）の適応

Class I
以下のような場合で，TTE では十分な情報が得られないとき 　1）塞栓源検索（左房，左心耳，右心耳，卵円孔開存，心房中隔欠損など） 　2）弁膜疾患（自己弁および人工弁） 　3）感染性心内膜炎の疑われるとき 　4）心房細動の除細動前の検査（特に左房，左心耳内の血栓検索） 　5）胸部大動脈の評価（大動脈解離，大動脈瘤，大動脈硬化） 　6）先天性心疾患（特に ASD の病型など） 　7）心臓腫瘍（大きさ，付着部位など） 　8）心血管手術時のモニター（弁形成術あるいは弁置換術の評価，心機能，壁運動，大動脈内ステント内挿術など） 　9）非心血管手術時や ICU でのモニター（心機能，壁運動など） 　10）ICU などで，重症患者の心臓の形態・機能情報を得ることで治療方針変更などにかかわる追加情報を得ることが期待できるとき
Class IIa
1．大動脈解離の治療後経過観察

（日本循環器学会．循環器超音波検査の適応と判読ガイドライン 2010 年改訂版．p.48 表 41 より）

事前の準備

- ブラインドでプローブを進めるため，特に口腔，食道疾患の既往（食道静脈瘤や憩室，外科的再建術の有無）をわかる範囲内で調べておくことが重要．
- 誤嚥予防のため検査前 4 時間は絶飲食とし，ルートを確保し補液する．
- 半侵襲的検査であり，適応の慎重な判定とともに，実施の際はなるべく苦痛のないように配慮が必要である．鎮静が必要な場合は，ミダゾラム 10mg/2mL を生理食塩水 50mL 等に溶解して鎮静が得られるまで点滴するか，プロポフォール 200mg/20mL を 3〜6mL ずつ静注．心電図モニタと，SpO$_2$ モニタを装着する．

血圧計も準備しておく．

プローブ挿入

- 座位にて 2% キシロカインゼリーをスプーン 1 杯ほど口に 2，3 分含ませた後，8% キシロカインスプレーで後咽頭壁を麻酔する．左側臥位で膝を軽く曲げ，義歯ははずし，マウスピースを噛ませる．
- 先端を前屈させた状態で後咽頭に向けてプローブを 15cm ほど進める．胃管を入れる要領で被検者に嚥下運動をさせながら進めると食道を通過する．食道裂傷を防ぐために愛護的に挿入する．

基本画像

- TEE の基本画像を 37 に示す．
- 大動脈は食道の軸から 30～45°傾いているため，A 弁短軸像を描出するためには振動子もそれだけ回転させる必要がある．
- 基本の画像は，門歯から 30～35cm 進んだ中部食道四腔像．オリエンテーションがわからなくなったらこの画像に戻る．
- 中部食道ではプローブの位置に最も近いのが左房である．

第3部 検査・手技編

㊲ TEE の基本画像

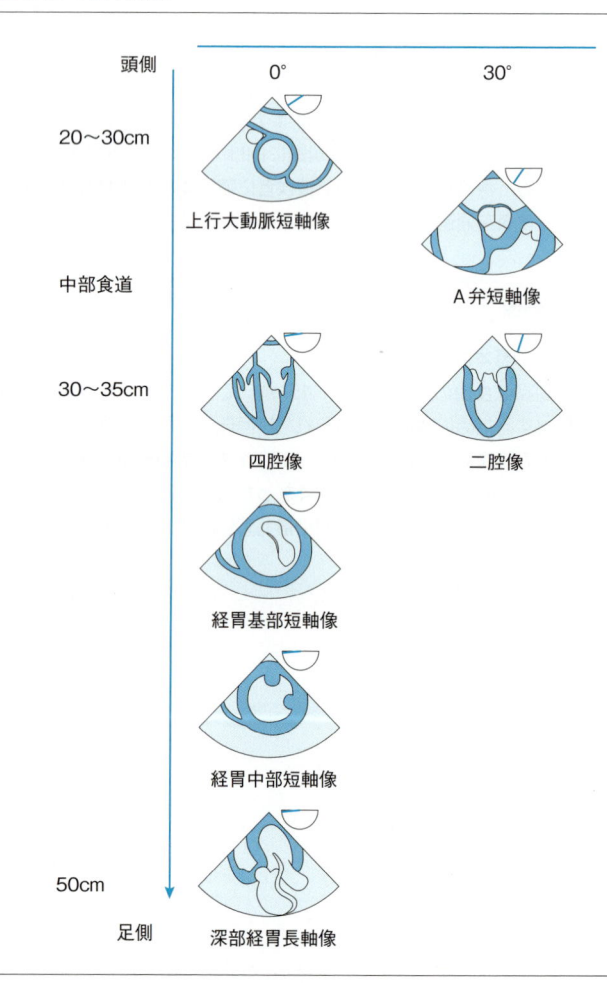

	0°	30°
頭側 ↓ 20〜30cm	上行大動脈短軸像	
中部食道		A弁短軸像
30〜35cm	四腔像	二腔像
	経胃基部短軸像	
	経胃中部短軸像	
50cm 足側	深部経胃長軸像	

振動子の角度

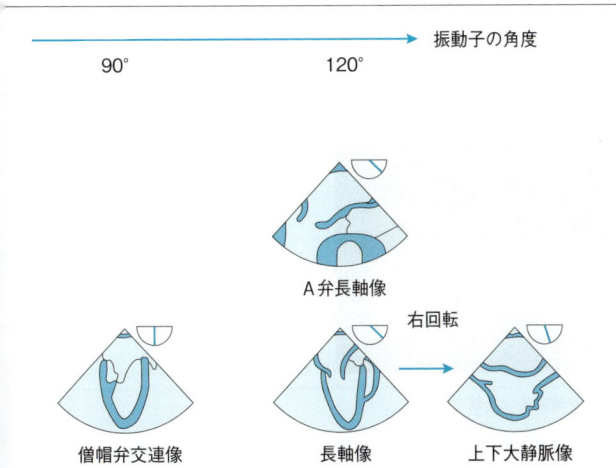

90°　　　　　　　120°

A弁長軸像

右回転

僧帽弁交連像　　長軸像　→　上下大静脈像

各疾患のエコー像

感染性心内膜炎（IE）（㊳，㊴）

㊳ 大動脈弁長軸像

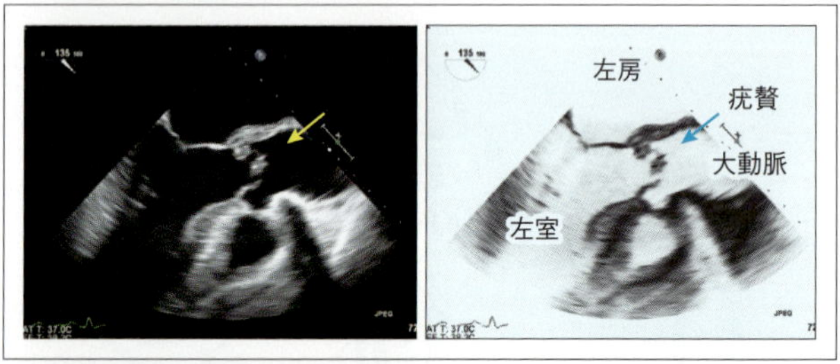

大動脈弁無冠尖に疣贅を認める

㊴ 中部食道二腔像

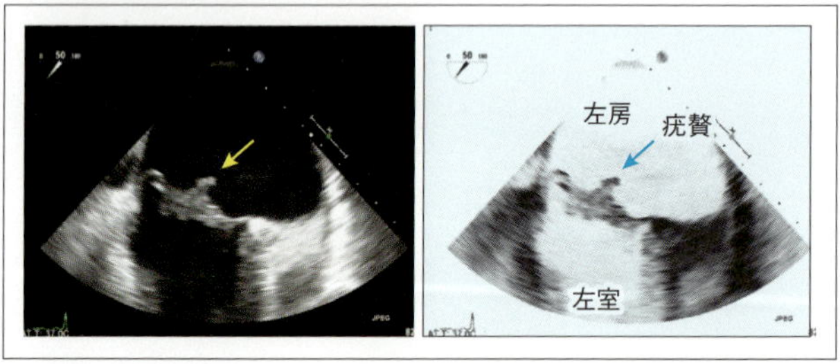

僧帽弁前尖に疣贅を認める

心エコー

左房内血栓 (㊵)

- 左心耳内血流速度：20cm/秒未満は血栓を生じやすい．

㊵ 中部食道二腔像：左房内血栓

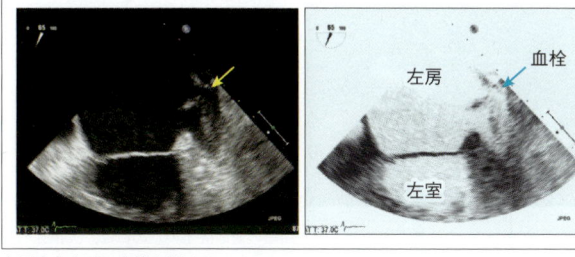

左房内左心耳に血栓を認める

僧帽弁逸脱（MVP） (㊶)

㊶ 中部食道長軸像

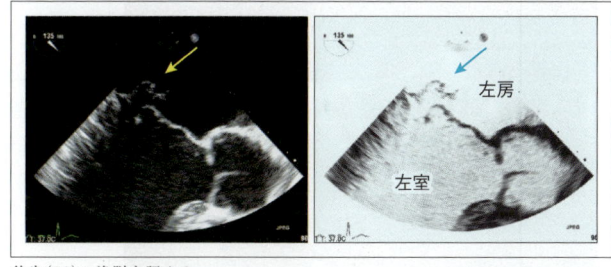

後尖(P2)の逸脱を認める

心房中隔欠損症（ASD）(㊷，㊸)

㊷ 中部食道上下大静脈像

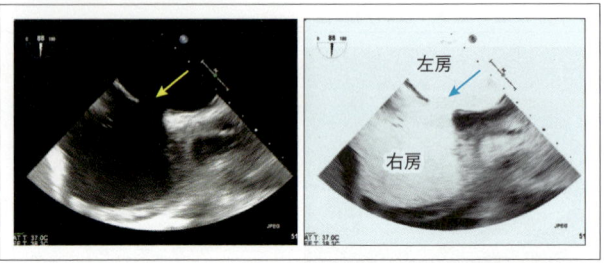

比較的大きな ASD を認める．カテーテル閉鎖の適応決定のためには，欠損孔の辺縁（rim）の長さと性状についての情報が必要となる

㊸ 中部食道上下大静脈像カラードプラ像

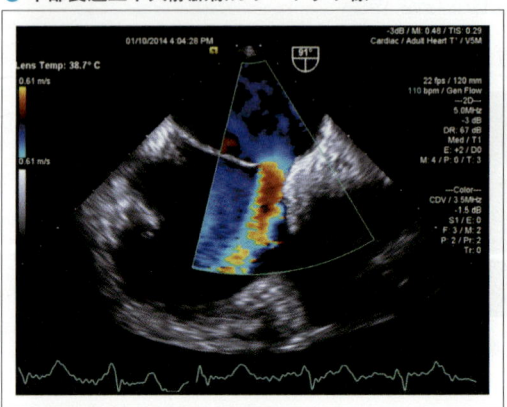

左房から右房へのシャント血流を認める

心エコー

心室中隔欠損症(VSD) (㊹, ㊺)

㊹ 中部食道大動脈弁短軸像

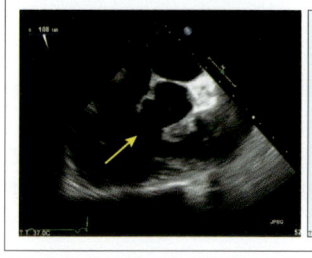

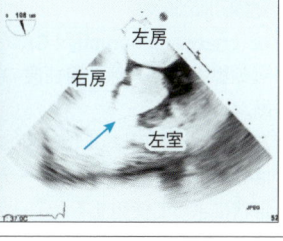

左室流出路付近(漏斗部)の欠損を認める

㊺ 中部食道大動脈弁短軸像カラードプラ像

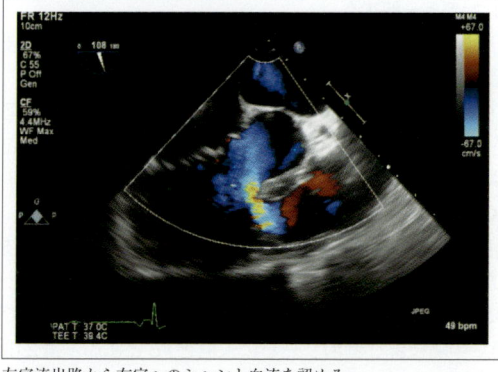

左室流出路から右室へのシャント血流を認める

(中田 亮, 川田貴之)

第3部 検査・手技編

心臓カテーテル検査・治療

冠動脈造影
coronary angiography；CAG
- 冠動脈狭窄の有無，重症度の評価．冠動脈奇形，冠動脈瘤の診断．
- 左冠動脈造影ではJL(Judkins left)カテーテル，右冠動脈造影ではJR(Judkins right)カテーテルを用いることが多いが，冠動脈形状によって使用するカテーテルを変更する．左右両用カテーテルを用いることもある．

冠動脈の構造 (❶)
右冠動脈(RCA)
- 起始部より鋭縁部までを2等分し，近位部を#1とよぶ．通常は右室枝の起始部と一致する．
- 鋭縁部までの遠位部を#2とよび，通常#2の末梢端が鋭縁枝(AM)の起始部と一致する．
- 鋭縁部より後下行枝までを#3とよび，末梢は#4となる．房室結節枝があるものを#4AV，後下行枝は#4PD，後側壁枝を#4PLとよぶ．

左冠動脈(LCA)
- 上行大動脈から左主幹部(LMT)が分岐し，LMTが左前下行枝(LAD)と左回旋枝(LCX)に分枝する．
- LMTを#5，LADの第1中隔枝(first major septal branch)までを#6，第2中隔枝までを#7，さらに末梢を#8とよぶ．第2中隔枝がない場合は，第1中隔枝から末梢を2等分し，近位部を#7，遠位部を#8とする．
- 第1対角枝(D_1)を#9，第2対角枝(D_2)を#10とよぶ．
- LCXは，鈍角枝までを#11，鈍角枝(OM)を#12，その後房室間溝を走行するものを#13，後側壁枝(PL)を#14，後下行枝(PD)を#15とよぶ．

冠動脈造影検査の撮影法
- 主に観察したい冠動脈，部位によって撮影方向を選択する．
- RCAについては❷〜❺，LCAについては❻〜⓫に示す．

心臓カテーテル検査・治療

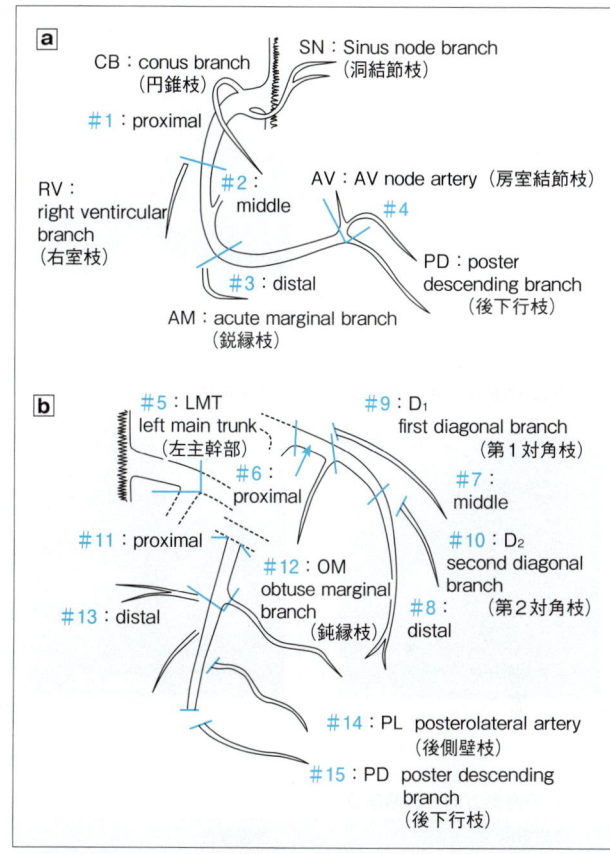

❶ 冠動脈（AHA 分類）

a

CB：conus branch（円錐枝）
SN：Sinus node branch（洞結節枝）
#1：proximal
RV：right ventircular branch（右室枝）
#2：middle
AV：AV node artery（房室結節枝）
#4
#3：distal
PD：poster descending branch（後下行枝）
AM：acute marginal branch（鋭縁枝）

b

#5：LMT left main trunk（左主幹部）
#9：D₁ first diagonal branch（第1対角枝）
#6：proximal
#7：middle
#11：proximal
#10：D₂ second diagonal branch（第2対角枝）
#12：OM obtuse marginal branch（鈍縁枝）
#8：distal
#13：distal
#14：PL posterolateral artery（後側壁枝）
#15：PD poster descending branch（後下行枝）

a：右冠動脈（RCA），b：左冠動脈（LCA）

313

❷ RCA の撮影方向と診断部位

撮影方向	診断部位
LAO（左前斜位）	RCA 全体像（❸）
RAO（右前斜位）	右室枝・後下行枝・鈍縁枝（❹）
LAO cranial	後下行枝・後側壁枝（❺）

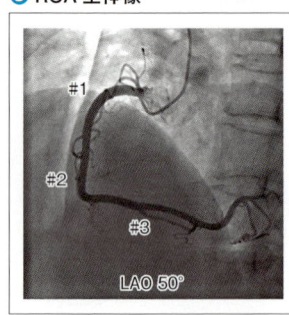

❸ RCA 全体像

❹ 右室枝・後下行枝・鈍縁枝

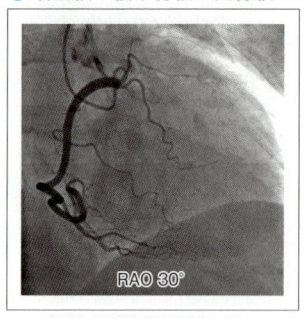

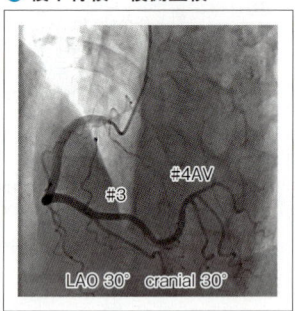

❺ 後下行枝・後側壁枝

❻ LCA の撮影方向と診断部位

撮影方向	診断部位
RAO	LAD・LCX 全体像
RAO cranial	LAD と対角枝の分離・回旋枝末梢（❼）
RAO caudal	LMT・LAD と LCX の分岐部・LCX 近位部（❽）
Straight cranial	LAD 中間部・LAD と対角枝の分岐部（❾）
LAO cranial	LAD 中間部と末梢・対角枝・LCX 全体像（❿）
LAO caudal	LMT から LAD・LCX の分岐（⓫）

心臓カテーテル検査・治療

❼ LADと対角枝の分離・回旋枝末梢

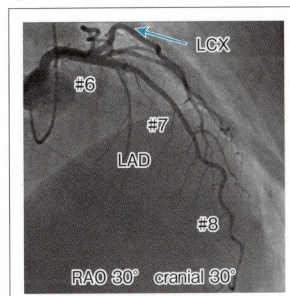

LCX
#6
#7
LAD
#8
RAO 30°　cranial 30°

❽ LMT・LADとLCXの分岐部・LCX近位部

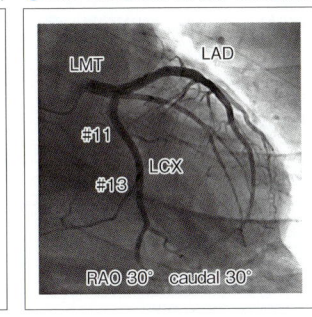

LMT
LAD
#11
LCX
#13
RAO 30°　caudal 30°

❾ LAD中間部・LADと対角枝の分岐部

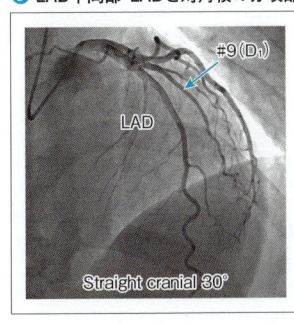

#9 (D₁)
LAD
Straight cranial 30°

❿ LAD中間部と末梢・対角枝・LCX全体像

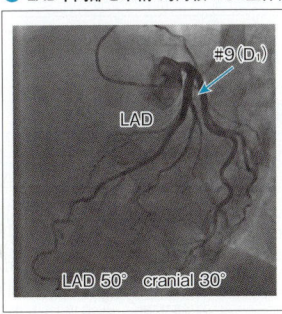

#9 (D₁)
LAD
LAD 50°　cranial 30°

⓫ LMT から LAD・LCX の分岐

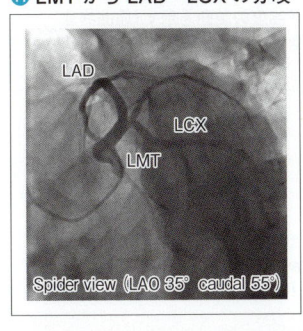

LAD
LCX
LMT
Spider view (LAO 35°　caudal 55°)

第3部 検査・手技編

冠動脈造影の評価

- CAGの評価について⑫〜⑮に示す．

⑫ 狭窄度のAHA分類

25%	0〜25%
50%	26〜50%
75%	51〜75%
90%	76〜90%
99%	91〜99%（99%では造影遅延を伴う）
100%	100%

⑬ 病変形態の分類

type A：限局性病変（＜10mm），同心性病変（concentric）
　　　　近位部が軽度屈曲あるも病変部での屈曲なし
　　　　辺縁は整，石灰化なしか石灰化軽度
　　　　非完全閉塞病変，非入口部病変，非分岐部病変，血栓なし

type B：円筒状病変（10〜20mm），偏心性病変（eccentric）
　　　　近位部の中等度屈曲　病変部の屈曲（45〜90°）
　　　　辺縁不整，中等度以上の石灰化
　　　　3か月以内の慢性完全閉塞
　　　　入口部病変（入口部から＜3mm），分岐部病変，血栓

type C：びまん性病変（＞20mm）
　　　　近位部の高度屈曲，病変部が高度の屈曲を示す（屈曲病変）
　　　　3か月以上経過した慢性完全閉塞病変
　　　　主要分岐部，グラフト病変

⑭ 血流の評価：TIMI分類

grade 0：再灌流なし
grade 1：末梢までは造影されない
grade 2：末梢まで造影されるがdelayあり
grade 3：delayなく末梢まで造影される

⑮ 側副血行路の評価：Rentrop 分類

grade 0：collateral なし
grade 1：本幹までは到達しない
grade 2：本幹の一部まで到達する
grade 3：本幹が十分に造影される

⑯ FFR の計測方法

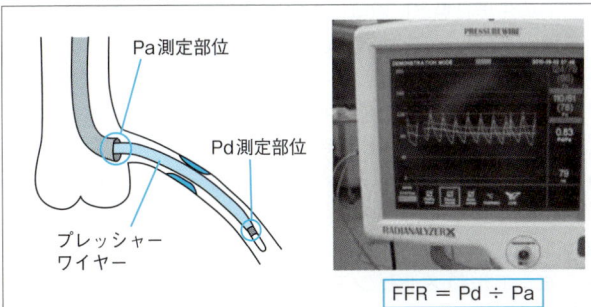

$$FFR = Pd \div Pa$$

Pa（大動脈圧）：外でリングカテーテルの先端
Pd（狭窄病変遠位部の圧）：プレッシャーワイヤー先端の圧センター

冠動脈狭窄の機能的評価

冠血流予備量比（fractional flow reserve；FFR）

- 冠動脈狭窄の機能的重症度を評価する．プレッシャーワイヤーを冠動脈内に挿入し，先端圧（Pd）と大動脈圧（Pa）から算出する（⑯）．
- カテーテルは 5Fr または 6Fr が推奨されている．
- パパベリンの冠動脈注入（左冠動脈 12mg，右冠動脈 8mg），または ATP の静脈内投与（0.15mg/kg/分）を行い，最大冠拡張の状態で測定する．最大冠拡張を得られるように薬剤投与量を調整することがある．
- FFR ≦ 0.75，もしくは ≦ 0.80 が血行再建の適応の目安となる．

第3部 検査・手技編

冠動脈攣縮の誘発

- 冠攣縮性狭心症の診断のために行う．
- 前処置として，硝酸薬および Ca 拮抗薬は 1〜2 日以上前に中止する．
- 誘発のための負荷として次の 2 つが挙げられる．

アセチルコリン負荷

- 方法：注射用アセチルコリン塩化物（オビソート® 0.1g）1A を 37℃の生理食塩水に溶解して 500mL とし，2mL を使用．生理食塩水 18mL と合わせて 20mL とし，20μg/mL とする．LCA には，20 → 50 → 100μg，RCA には 20 → 50μg まで各量 20 秒間で注入する．注入開始 1 分後に CAG を行う．胸痛や心電図変化を認めた場合にはその時点で造影する．
- 徐脈が起こりやすいので，ペーシングカテーテルを挿入しておいたほうがよい．

エルゴノビン負荷

- 方法：エルゴメトリンマレイン酸塩注射液（メテナリン® 0.2mg/1mL）1A を生理食塩水に溶解して 20mL とし，10μg/mL とする．冠動脈内に数分かけて 20〜60μg を注入する．投与 1〜2 分後に CAG を行う．

- 陽性基準：心筋虚血の徴候（狭心痛および虚血性 ST 低下変化）を伴う冠動脈の一過性の完全または亜完全閉塞（> 90%）．

左室造影

left ventriculography；LVG

- 左室ポンプ機能の解析，左室局所壁運動の評価，僧帽弁逆流症（MR）の重症度判定．RAO 30°とLAO 60°で撮影する（⑰〜⑳）．
- 左室の収縮駆出率による心機能の評価や，収縮低下の部位の判定を行う（⑰）．
- RAO 30°とLAO 30°の2方向より左室壁を7分割する（⑱）．

⑰ LVG（拡張期・収縮期）

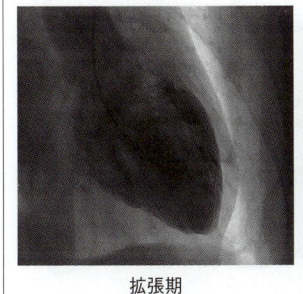

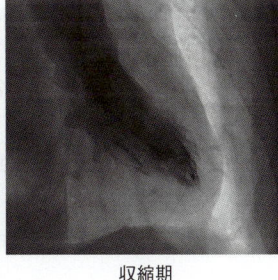

拡張期　　　　　　　　　収縮期

- 左室拡張末期容積係数正常値：70±20 mL/m²
- 左室収縮末期容積係数正常値：24±10 mL/m²
- 左室駆出率正常値（％）：67±8%

⑱ 左室造影における左室壁の segment 分類

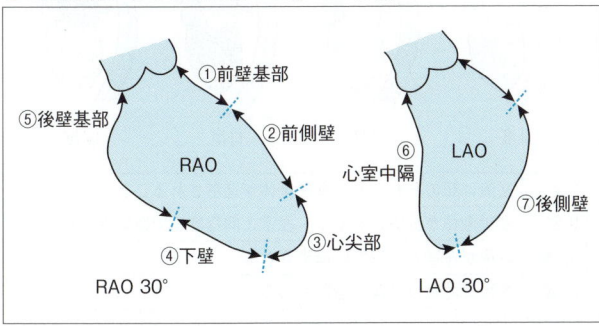

①前壁基部
②前側壁
③心尖部
④下壁
⑤後壁基部
⑥心室中隔
⑦後側壁

RAO 30°　　　　　　　　LAO 30°

- 拡張末期と収縮末期の左室壁の状態から壁運動を評価する(⑲).
- 収縮期に左心房へ逆流する造影剤の量や形状より僧帽弁逆流の重症度を評価する(⑳).

⑲ 左室壁運動の視覚的評価法

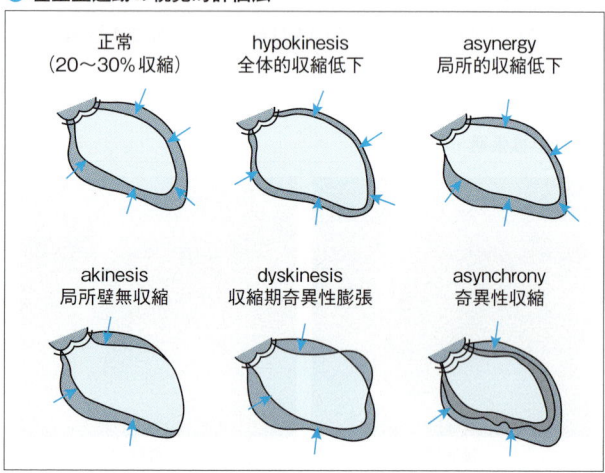

- 正常(20〜30%収縮)
- hypokinesis 全体的収縮低下
- asynergy 局所的収縮低下
- akinesis 局所壁無収縮
- dyskinesis 収縮期奇異性膨張
- asynchrony 奇異性収縮

⑳ 僧帽弁逆流のSellers分類

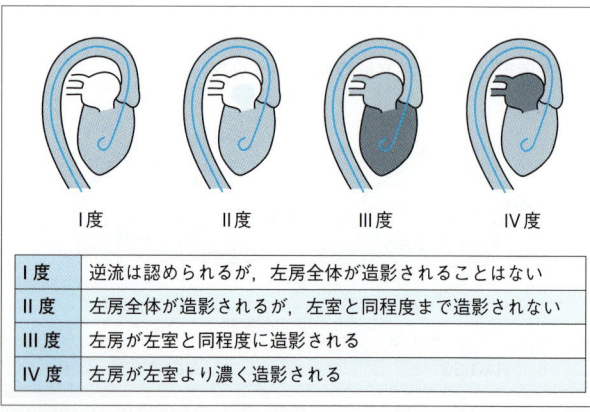

Ⅰ度　Ⅱ度　Ⅲ度　Ⅳ度

Ⅰ度	逆流は認められるが,左房全体が造影されることはない
Ⅱ度	左房全体が造影されるが,左室と同程度まで造影されない
Ⅲ度	左房が左室と同程度に造影される
Ⅳ度	左房が左室より濃く造影される

大動脈造影

aortography；AoG

- 大動脈弁疾患，大動脈疾患，末梢血管疾患の診断(㉑).
- 主要観察部位により造影カテーテルの位置を調節する.
- 拡張期に左心室へ逆流する造影剤の量や形状より，大動脈弁逆流の重症度を評価する(㉑).

㉑ 大動脈弁逆流の Sellers 分類

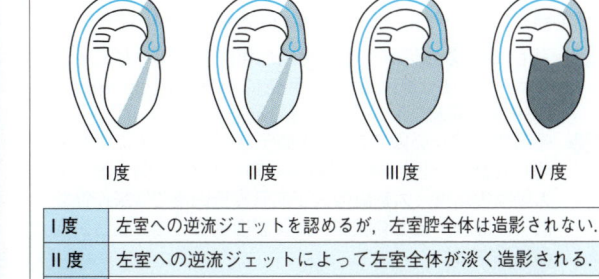

Ⅰ度	左室への逆流ジェットを認めるが，左室腔全体は造影されない.
Ⅱ度	左室への逆流ジェットによって左室全体が淡く造影される.
Ⅲ度	逆流ジェットは認めず，左室全体が大動脈と同じ濃さに造影される.
Ⅳ度	左室全体が大動脈よりも濃く造影される.

経皮的冠動脈インターベンション

percutaneous coronary intervention ; PCI

- 冠動脈の狭窄や閉塞を解除し，血流を増加させる．
- 冠動脈疾患(急性心筋梗塞〈AMI〉，狭心症)に対して行う．狭心症では，CAG 上 75% 以上(LMT では 50% 以上)の狭窄が適応となる．
- AMI においては生命予後改善効果，狭心症等の慢性冠動脈疾患においては胸痛発作等の症状の軽減効果がある．

PCI のアプローチ部位の選択

大腿動脈アプローチ(trans-femoral intervention ; TFI)

利点 7Fr，8Fr のカテーテルの使用が可能で，良好なバックアップが得られ，複雑な手技にも対応可能．IABP，PCPS の挿入がスムーズに行える．

欠点 患者の安静が必要である(止血デバイスの進歩により長時間安静の負担は軽減される方向にある)．腸骨動脈や大動脈の蛇行，大動脈の人工血管置換術後では操作性が低下．血腫・仮性動脈瘤・後腹膜血腫等の出血性合併症のリスクあり．

橈骨動脈アプローチ(trans-radial intervention ; TRI)

利点 TFI に比較して出血等の合併症が少なく，カテーテル前後の管理も容易．長時間安静を必要とせず，患者の負担が小さい．

欠点 橈骨動脈や上腕動脈のループ，鎖骨下動脈や腕頭動脈の蛇行によりアプローチ部位の変更が必要となることがある．穿刺部位の血管の狭窄，閉塞の可能性．

上腕動脈アプローチ(transbrachial approach)

利点 血管の蛇行や攣縮のため TRI が困難な場合，閉塞・手術等の影響で TFI が行えない場合等に選択可．

欠点 出血性合併症が多い．

心臓カテーテル検査・治療

PCIの基本手順

- 一般的な手順を次に示す．治療対象病変により治療戦略を変える．
  ①穿刺部への局所麻酔・シースの挿入．
  ②ガイディングカテーテルの挿入．
  ③CAG．
  ④冠動脈用ガイドワイヤーの挿入．
  ⑤病変部の観察（血管内超音波；IVUS）．
  ⑥バルーンカテーテルによる病変部の拡張．
  ⑦ステント留置．
  ⑧病変部・ステント留置状況の確認（IVUS）．
  ⑨CAG（確認造影）．
  ⑩シース抜去・止血．

PCIで使用されるデバイス

ガイドカテーテル

- 治療手技等により異なるが，一般に6〜7Frのガイドカテーテルを用いる．種々の形状のカテーテルがあり，治療冠動脈，解剖学的形状，必要なバックアップを考慮して選択する（㉒）．

㉒ PCIで使用する主なカテーテルの種類

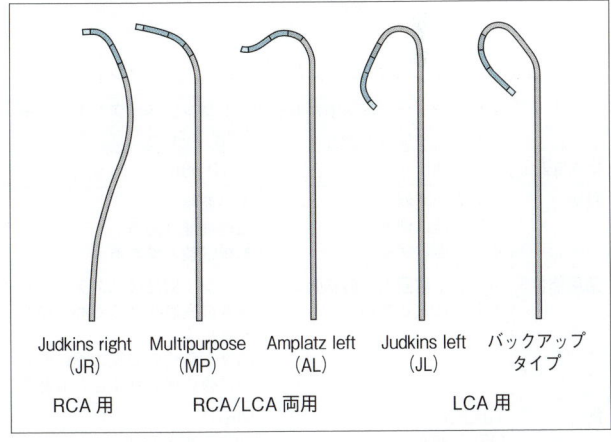

Judkins right (JR)	Multipurpose (MP)	Amplatz left (AL)	Judkins left (JL)	バックアップタイプ
RCA用	RCA/LCA両用		LCA用	

ガイドワイヤー

- 一般的に 0.014 インチのワイヤーを用いるが，慢性閉塞病変，高度狭窄病変等で 0.010 インチ等のより細径のワイヤーを用いることもある．先端の硬さや操作特性は製品によって異なり，治療手技に応じて適したワイヤーを選択する．

バルーンカテーテル

- バルーンを拡張させることにより，動脈硬化組織を機械的に圧迫し狭窄部位を拡張させる．バルーン径，バルーン長ともに多くの種類があり，病変に応じて使い分ける．加圧に応じてのバルーン径増大の程度によりセミコンプライアントバルーンとノンコンプライアントバルーンに分けられる(㉓)．

> **! Tips**
>
> **薬剤溶出性バルーン(DEB，DCB)**
> ステント内再狭窄病変に対する治療に使用する．バルーンの表面に薬剤(パクリタキセル)が塗布されており，バルーンの拡張とともに狭窄部位に浸透し，再狭窄を防ぐ．従来のバルーンで十分な前拡張を行った後，病変部で 30～60 秒拡張する．
> 現在使用可能：SeQuent® Please バルーンカテーテル．

㉓ セミコンプライアントバルーンとノンコンプライアントバルーン

	セミコンプライアントバルーン(セミコン)	ノンコンプライアントバルーン(ノンコン)
推奨拡張圧	< 10 atm	> 10 atm
特徴	柔らかい素材 通過性能に優れる 拡張性能は劣る	固い素材 通過性能は劣る 拡張性能が優れる
使用部位	ステント留置前の前拡張で使われることが多い	ステント留置後にステントを病変に圧着させるために使われる 高度石灰化病変等の固い病変の拡張に使われることもある
例	Tazuna® LIFESPEAR	Hiryu® LIFESPEAR HP

心臓カテーテル検査・治療

ステント

- 小さいメッシュ状の金属の筒で，内腔側より血管を保持し再閉塞を予防する．急性期の再閉塞予防だけでなく，recoil を防止することで慢性期の再狭窄予防にも有用である．
- 急性のステント内血栓症の予防のため，抗血小板薬2剤併用療法(dual anti-platelet therapy；DAPT)が必要である．
- 薬剤溶出性ステント(drug etuting stent；DES)の登場により再狭窄率がさらに低下した．

ベアメタルステント (bare metal stent；BMS) (24)

- 通常型ステント．ステント留置後1〜2か月で新生内膜によってほぼ被覆されるため，遅発性血栓症が少ない．最低1〜3か月は DAPT 継続が必要である．

DES (25)

- ステントの表面に塗布された抗悪性腫瘍薬や免疫抑制薬が徐々

(24) 現在使用されている主な BMS

	Integrity®	MULTI-LINK 8®	Liberté®
製造会社名	メドトロニック	アボットバスキュラージャパン	ボストン・サイエンティフィック
構造			
金属の素材	コバルトクロム	コバルトクロム	ステントスチール

(25) 現在使用されている主な DES

製品名	XIENCE PRIME® / Xpedition®	PROMUS Element™ PLUS/ PREMIER™	Nobori®	Resolute Integrity™
製造会社名	アボットバスキュラージャパン	ボストン・サイエンティフィック	テルモ	メドトロニック
薬剤	エベロリムス	エベロリムス	バイオリムス A9	ゾタロリムス
ステント	MULTI-LINK 8®	Element®	S-stent®	Integrity®
金属の材質	コバルトクロム	プラチナクロム	ステンレススチール	コバルトクロム

に溶出し，血管平滑筋細胞の増殖を抑制することで，再狭窄を予防する．最低6〜12か月のDAPT継続が望ましい．

デバルキングデバイス

 ローターブレーター

- 前半面に30〜40μmのダイヤモンド粉を付着させたオリーブ型の金属のバーを高速回転させ，硬い粥腫を選択的に削る．回転バーは1.25〜2.5mmまであり，病変に合わせてサイズを決定する．石灰化病変，びまん性病変に有用．

 エキシマレーザー

- 先端よりレーザー光を照射し，血管内のプラーク組織を蒸散，除去し，血管内腔を拡大する．静脈グラフト病変，慢性完全閉塞病変，ステント内再狭窄病変，血栓性病変等に有用．

 方向性冠動脈粥腫切除術（directional coronary atherectomy；DCA）

- 筒状になっており，片方についた回転する刃で血管内部のプラークを削り落とす．削ったプラークをカテーテルの内部に吸収することができる．最近では施行することは少ない．

---

column

生体吸収性薬剤溶出性ステント
(bioresorbable vascular scaffolds；BVS)

DESの出現により再狭窄率は改善したが，金属性のステントは恒久的に体内に残存し，ポリマーや薬剤によるアレルギー反応や遅発性ステント内血栓症・再狭窄といった新たな問題が出現してきた．そこで，生体内では必要な期間のみステントとして働き，その期間が過ぎれば自然に分解し，吸収されるBVSが開発された．

BVSではステントは『スキャフォールド』とよばれる．日本で比較的早期に臨床使用で可能性のあるAbsorb（製造：アボットバスキュラージャパン）は，約24〜36か月で生体吸収され，主な素材はポリ乳酸，薬剤はエベロリムスが使用されている．BVSの過拡張はスキャフォールドの構造変化をきたすため，十分な前拡張と至適サイズの選択が必要である．屈曲病変，若年者，血栓性病変（急性心筋梗塞），分岐部病変，びまん性病変が適応とされる．

血栓吸引カテーテル
- カテーテルの対外側に接続したシリンジや吸引ボトルで，陰圧をかけて病変部冠動脈内の吸引を行う．病態に急性の血栓形成が関与している急性冠症候群，特に AMI 症例で使用することが多い．

末梢保護デバイス
- 病変の末梢側に留置し，バルーン拡張時等に血流に乗って移動する血栓やプラークを捕捉することで末梢塞栓を予防する．バスケット型やフィルター型がある．

■ イメージングモダリティー

血管内超音波(intravascular ultrasound；IVUS)
- 血管断面を断層像として描出し，血管壁性状の評価や血管サイズの計測が可能(㉖).

評価項目
- ①病変部位の同定．
- ②プラークの性状診断．
  …プラークは，血管外エコーよりも低輝度なソフトプラーク，同等な線維性プラーク，高輝度でエコー減衰を伴う石灰化プラークに分けられる．これらが混在した混合性プラークもある．全周性か偏心性かといったプラーク付着位置，血栓像，不安定プラークの評価も行う．
- ③血管のリモデリング．

㉖ 正常冠動脈の IVUS 画像

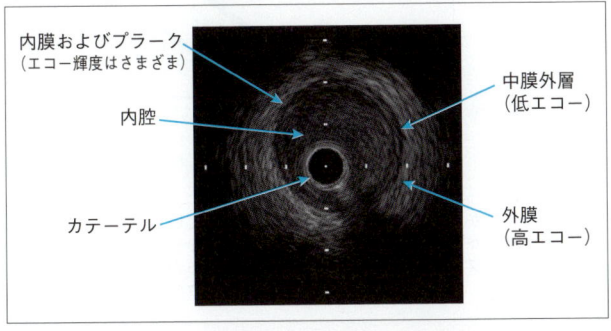

- 内膜およびプラーク（エコー輝度はさまざま）
- 内腔
- カテーテル
- 中膜外層（低エコー）
- 外膜（高エコー）

…血管径が近位部より大きくなっている場合，陽性リモデリングとよぶ．
- ④ステント留置前後の評価(㉗)
  …血管径やプラークを観察し，ステントのサイズおよび留置部位を決定し，不透過部分を利用してマーキングを行う．

光干渉断層法（optical coherence tomography；OCT）
- 近赤外線を用いて組織の微小構造を高解像度で画像化するもので，画像分解能はIVSの約10倍．近赤外線の到達距離は超音波に劣るが，プラーク性状や内容，冠動脈解離，血栓やステント等を詳細に描出できる(㉘)．

血管内視鏡
- 冠動脈内腔の性状，色調，形態をリアルタイムで観察する．血流維持型内視鏡で観察する際は，フラッシュ溶液は低分子デキストランを用い，血流遮断型内視鏡で観察する際は，フラッシュ溶液は乳酸加リンゲル液等の細胞外液製剤を用いる．

止血

大腿動脈アプローチ（TFI）
- 用手圧迫を確実に行うことが基本．止血デバイスは血管閉塞や感染等のリスクがあるため，正しい使用方法で用いることが重要(㉙)．

㉗ ステント留置後の観察項目

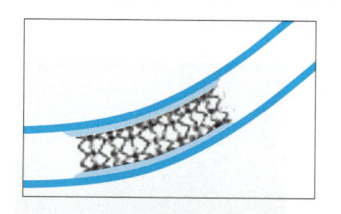

ステント前後
① 解離がないか
② 血腫がないか
③ 残存プラークがないか

ステント留置部
① 病変部をカバーできているか
② ステントが正円形に十分拡張されているか
③ 血管壁に圧着しているか
④ ステント内にプラークの逸脱がないか

㉘ OCT

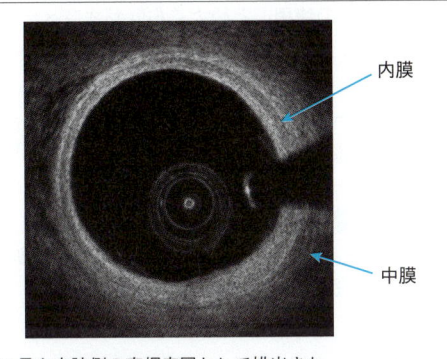

→ 内膜

→ 中膜

内膜は最も内腔側の高輝度層として描出され，中膜は内膜より輝度の低い低輝度層として描出される

㉙ 大腿動脈の止血デバイス

	Angio-seal™ STS Plus	Perclose ProGlide®	Exoseal®
製造	セント・ジュード・メディカル	アボットバスキュラー	コーディス
特徴	血管内に生体吸収性のポリマーからなるアンカーを挿入し，血管外よりコラーゲンスポンジを押し付けることで止血.	非吸収性の縫合糸を用い，穿刺部を縫合することで止血.	生体吸収性のプリグルコール酸プラッグを血管壁外側に留置し，止血.
サイズ	6Fr (5Fr, 6Fr に使用) 8Fr (7Fr, 8Fr に使用)	6Fr	6Fr，7Fr
安静時間	4時間程度	4時間程度	4時間程度
再穿刺	約90日後より可能	48時間後より可能	30日後以降

橈骨動脈アプローチ(TRI)
- 止血デバイスの使用:とめ太くん®(ゼオンメディカル)(㉚),TRバンド®(テルモ)(㉛),メディキットブリードセーフ(メディキット),ヘリックスバンド(イノーバ)等.

上腕動脈アプローチ
- 用手圧迫または止血デバイスの使用:とめ太くん®,メディキットブリードセーフ.

PCIの合併症
- 穿刺部合併症,心タンポナーデ,末梢塞栓,冠動脈解離,不整脈,脳梗塞,造影剤腎症,造影剤アレルギー等.

㉚ とめ太くん®の減圧プロトコール

	設定圧	時間
初期加圧	収縮期圧+10〜20mmHg (末梢側動脈が触れない程度の加圧)	3〜15分
第2期減圧	収縮期圧と拡張期圧の中間圧 (末梢側動脈の拍動が触れ始める程度の圧)	15〜60分
第3期減圧	拡張期圧−10mmHg	15〜60分
第4期減圧	10〜20mmHg(→二次止血開始)	適宜解除

㉛ TRバンド®の減圧プロトコール

	設定圧	時間
初期加圧	空気を約13mL注入 末梢動脈の脈が触れない程度の加圧 (150mmHg程度の圧迫) ※18ccを超えない	15〜60分
第2減圧	空気を約2mL減圧 収縮期血圧と拡張期血圧の中間圧 (100mmHg程度の圧迫)	30〜120分
第3減圧	空気を約2mL減圧 拡張期血圧以下(50mmHg程度の圧迫) (→二次止血開始)	30〜120分

心臓カテーテル検査・治療

> **! Tips**
>
> **冠動脈穿孔**
> ワイヤーによる末梢冠動脈穿孔と，バルーンやステント拡張時の穿孔(blow out)があり，いずれも心タンポナーデにより血行動態の破綻をきたしうる．ワイヤーによる穿孔の場合，マイクロカテーテルによる陰圧吸引や自家血栓，コイルによる止血を行う．blow out の場合，パーフュージョンバルーンや covered stent を使用し，止血を行う．

造影剤腎症（CIN）

- ヨード造影剤使用後 72 時間以内に SCr が前値より 0.5 mg/dL 以上または 25% 以上増加．造影後に腎機能低下がみられ，造影剤以外の原因（コレステロール塞栓等）を除外．
- 一般的には，可逆的な腎機能低下で，SCr 値は 3〜5 日でピークに達した後，7〜14 日後に回復．
- CIN のリスクは，経動脈造影検査より経静脈造影検査のほうが低く，動脈では eGFR < 60mL/分/1.73m^2，静脈では eGFR < 45mL/分/1.73m^2 で予防が必要とされる．慢性腎臓病，糖尿病，脱水，NSAIDs やメトホルミンの使用でリスク増加．

予防・治療
- 造影剤使用量の削減．
- 輸液：造影剤使用の 12 時間前から 12 時間後まで 1〜1.5mL/kg/時の生理食塩水の持続投与．
  …血液透析の施行は CIN 発症の予防効果がなく，発生後の治療法もないため，予防が重要．

造影剤アレルギー

- アレルギー既往のある患者では発生率が 3 倍，造影剤アレルギーの既往がある患者では再発リスク 5 倍以上とも報告があり，問診が重要である．
- 症状は悪心が最も多く，嘔吐，くしゃみ，咳，皮膚紅潮等軽症から，呼吸困難，血圧低下，心停止等重症のものもある．

予防方法
- 次に 3 例を示す．

①プレドニゾロン(プレドニン®)1回30mg　前日夕，当日朝の内服．
②プレドニゾロン(プレドニン®)1回5mg + *d*-クロルフェニラミンマレイン酸塩(ポララミン®)1回2mg　前日昼〜当日昼まで4回内服．
③内服不可もしくは緊急症例の場合．ヒドロコルチゾンリン酸エステル(ハイドロコートン)もしくはヒドロコルチゾンコハク酸エステル(ソル・コーテフ®)200mg 静脈投与．

末梢血管治療
endovascular therapy；EVT

- 末梢動脈疾患(peripheral atrial disease；PAD)に対するEVTの目的は，跛行患者ではQOLの向上であり，重症虚血肢では創傷治癒の促進，大切断の回避である．
- 治療対象部位がさまざまであるため，穿刺部位だけでなく穿刺方向についても検討が必要である．
- かつてはバルーン拡張のみであったが，ステントが使用可能になり，5年開存率は60〜80%と改善している．
- 下肢，特に鼠径部より末梢は，屈曲や進展によりステントの破損

---

column

コレステロール塞栓

　大動脈や大血管の動脈硬化性プラークの破綻により，コレステロール結晶が飛散し，末梢の小動脈を閉塞することで発生する．
　造影剤腎症との鑑別は次の通り．
①カテーテル検査後，数日〜数週間にわたって，進行性に腎機能が低下．
②一般的に不可逆的．
③腎臓だけでなく，多臓器障害をきたす．
④下肢の網状皮斑，チアノーゼ，blue toe 等の皮膚症状を認める．
⑤好酸球増多，CRP上昇，血清補体の低下等を認めることもある．
⑥確定診断は，皮膚および腎生検による．

- が生ずることもあり，留置の適応は慎重に検討すべきである．
- 近年，重症虚血肢（critical limb ischemia；CLI）患者に対するEVTが行われるようになり，膝下病変への適応が拡大している．

EVTの基本手順
- 一般的な手順を示す．
  ① 穿刺部への局所麻酔．
  ② シースまたはガイディングシース（シースレスガイディング）の挿入．
  ③ 下肢動脈造影．
  ④ ガイドワイヤーの挿入．
  ⑤ バルーンカテーテルによる病変部の拡張．
  ⑥ 必要に応じてステント留置．
  ⑦ 下肢動脈造影（確認造影）．
  ⑧ シース抜去・止血．

腸骨動脈領域のEVT
- 腸骨動脈領域は，下肢血流のinflowとして重要である．
- ステント留置を行うが，総腸骨動脈領域は硬い病変が多いため，バルーン拡張型ステントが適している．一方，外腸骨動脈領域は病変が長い場合があり，自己拡張型の長めのステントが適している（㉜）．

大腿動脈領域のEVT
- 総大腿動脈はステント留置を原則行わないnon-stenting zoneであるため，手術（血栓内膜摘除術）も検討する．
- 浅大腿動脈の短い病変であればバルーン拡張を行い，長い病変や慢性完全閉塞病変ではステントが必要となることがある．ステントは外力に強い自己拡張型が用いられる．ステント破損があると再狭窄が起こりやすい．

膝下動脈領域のEVT
- EVTの適応は，安静時疼痛，潰瘍，壊疽等を伴うCLIの症例に限られる．
- ステント留置の適応ではないため，長時間（数分〜10分）のバルーン拡張を行う．

㉜ 腸骨動脈領域の治療

	総腸骨動脈 (CIA)領域	外腸骨動脈 (EIA)領域	ポイント
EVTの アプローチ	主に同側あるい は上肢から	同側，体側，上 肢	・CIAは対側からのア プローチではワイ ヤーバイアスが問題
病変性状	硬い場合が多い	想定より長い場 合あり	・解剖学的にEIAは蛇 行し長い
血管径と バルーン径	7〜10mm	6〜8mm	・血管損傷のリスクを 考慮しやや小さめの バルーンにする
主に使用す るステント と名称	バルーン拡張型 ステント EXPRESS LD ステント	自己拡張型ステ ント SMART Control E-Luminexx Zilver518 Zilver635	・バルーン拡張型ステ ントは病変血管径 か，やや小さめのサ イズを選択する ・自己拡張型ステント はCIAから連続して 挿入する場合はやや 大きな径のステント を選択する

(太田洋. 腸骨動脈血管内治療. 内科 2013；111(1)：75-7. p.76より)

㉝ 下肢動脈用ステント

	S.M.A.R.T.® CONTROL	Express® LD	Epic®	Misago®	Zilver® PTX®
製造	コーディス	ボストン・ サイエン ティフィッ ク	ボストン・ サイエン ティフィッ ク	テルモ	クックジャ パン
拡張方法	自己拡張型	バルーン拡 張型	自己拡張型	自己拡張型	自己拡張型
部位	腸骨動脈・ 浅大腿動脈	腸骨動脈	腸骨動脈	浅大腿動脈	大腿動脈
薬剤	なし	なし	なし	なし	パクリタキ セル
金属の素材	ナイチノール	ステンレス スチール	ナイチノール	ナイチノール	ナイチノール

(片桐美香子，明城正博)

第3部 検査・手技編

右心カテーテル検査
（Swan-Ganz カテーテル検査）

検査でわかること
- 心内圧測定・圧波形パターンの記録，混合静脈血酸素飽和度，心拍出量と血管抵抗の算出，シャント率や弁口面積の算出等が可能．
- 肺血管拡張薬（NO や Ca 拮抗薬），酸素等に対する dynamic な反応も観察可能．
- 種々の代償機転が働いていて Forrester 分類が単純に成り立たないような，低心機能症例の血行動態を理解するためには必要不可欠である．

検査の実際
① 右内頸静脈に 6Fr シースを留置し，Swan-Ganz カテーテル（SGC）を挿入する（X 線透視下では大腿静脈や肘皮静脈からのアプローチも可能）．シースから出たあたりでバルーンを 1.5mL ほど膨らませて血流に乗せて進める．X 線透視がない場合は，圧ラインに接続し，圧波形を観察しながら進める．
② 右房圧 ➡ 右室圧 ➡ 肺動脈楔入圧（PAWP）の順に呼気止めにて圧測定を行う．閉塞（wedge）させていたバルーンをしぼませ，主肺動脈付近までカテーテルを引き，肺動脈圧を測定した後に熱希釈法で心拍出量の測定を行う．高度の三尖弁逆流や右左シャントが存在する場合は，心拍出量を過大評価してしまうため注意が必要．必要時に各行程において血液ガスサンプリングを行う．この場合 Fick 法で心拍出量の測定が可能（column：心拍出量の推定方法を参照）．
③ 必要に応じて呼気止めにて肺動脈 ➡ 右心室へカテーテルを引き抜き，圧較差を測定する．

> **! Tips**
>
> 肺動脈への挿入に時間がかかると, カテーテルが体温で柔らかくなり操作性が落ちる場合がある. その場合はいったんカテーテルを抜き, トレイの中の生理食塩水で冷やすとよい.
> 肺動脈への挿入が困難な場合は①被検者に深吸気をさせる, ②右房内でループを作る, ③0.025インチの200cmのワイヤーを使用するとよい.
> バルーンをwedgeさせた状態で先端をフラッシュしない(肺動脈損傷を起こすことがある).
> 長時間SGCを留置する場合は, カテーテルの先端を3～5cm引き戻す. 肺動脈には肺疾患がなければ肺動脈拡張期圧はPAWPにほぼ等しく, 必要時にwedgeさせれば十分である.

正常波形

- 測定圧の正常圧波形を❶に示す.

基準値

- 基準値を❷に示す.

代表的疾患の血行動態上の特徴

僧帽弁狭窄症(MS)

- 左心室拡張末期圧(left ventricular end-diastolic pressure;LVEDP)と左房圧の圧較差の増大(通常は5mmHg未満), 心拍出量の減少, PAWPの上昇に伴う肺動脈圧の上昇を認める. 心房細動(atrial fibrillation;AF)を伴う場合a波は消失する.
- Gorlin法(❸)を用いて弁口面積を算出するが, 僧帽弁逆流症(MR)を伴っていたり圧較差が5mmHg未満の場合は不正確になることがある.
- 弁口面積の割に症状が強い場合は, 運動負荷・下肢挙上による前負荷の増加, ペーシング負荷等を行う. それにより圧較差が15mmHg以上, PAWPが25mmHg以上, 肺動脈圧が60mmHg以上に上昇する場合は, 血行動態的に有意なMSが存在すると考える.

僧帽弁逆流症(MR)

- PAWPの上昇, v波増高：v波が高いほど重症の傾向があるが, 慢性のMRの場合, 左房が徐々に拡大するためv波が増高しな

右心カテーテル検査（Swan-Ganzカテーテル検査）

❶ Swan-Ganzカテーテルによる測定圧の正常圧波形

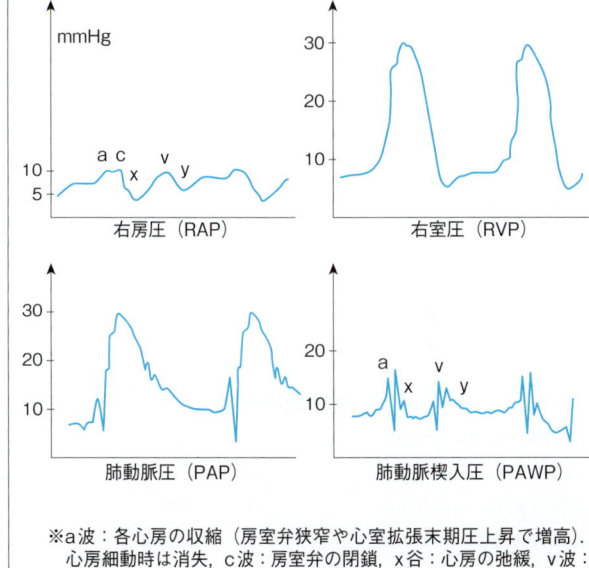

右房圧（RAP）

右室圧（RVP）

肺動脈圧（PAP）

肺動脈楔入圧（PAWP）

※a波：各心房の収縮（房室弁狭窄や心室拡張末期圧上昇で増高），心房細動時は消失，c波：房室弁の閉鎖，x谷：心房の弛緩，v波：心房の充満（房室弁閉鎖不全で増高），y谷：房室弁の開放，ed：拡張末期

い場合がある．

大動脈弁狭窄症（AS）

- 心エコーの発達によりSGCは診断よりも重症度の確認の意味で行われることが多い．
- 冠動脈疾患を合併する患者が多いため，冠動脈造影検査（coronary angiography；CAG）も併せて行う．右心カテーテルあるいは左室造影（LVG）も併せて行い1回拍出量を測定すれば大動脈弁口面積を算出できる（❹）．
- MRおよびASの症例の圧波形を❺，❻に示す．
- ASではカテーテル検査と心エコーとで圧較差に違いが生じることが多い．これはカテーテル検査では異なる時相のpeak to peakの圧較差を計測しているのに対して，心エコーでは左室・

❷ 観血的検査正常値

心内圧(mmHg)と血液ガス(酵素飽和度)正常値					
測定部位	収縮期圧	拡張期圧	平均圧	酵素飽和度(%)
右心房(RA)	v波 2〜10	a波 2〜10	2〜6	70〜75
右心室(RV)	15〜30	2〜8		〃
肺動脈(PA)	15〜30	4〜12	10〜18	〃
肺動脈楔入部 (PAW)	v波 3〜15	a波 3〜15	4〜12	〃
左心房(LA)	v波 6〜20	a波 4〜16	4〜12	95以上
左心室(LV)	150以下	5〜12		〃
大動脈(AO)	150以下	60〜90	75〜105	〃

心血行動態諸指標正常値	
心拍出量(cardiac output)	4〜8L/分
心係数(cardiac index)	2.5〜4.0L/分/m²
1回拍出量(stroke volume)	60〜130mL
1回拍出係数(stroke index)	35〜70mL/m²
肺血管抵抗 (pulmonary vascular resistance)	45〜100dyne・秒・cm^{-5}
全肺血管抵抗 (total pulmonary resistance)	150〜250dyne・秒・cm^{-5}
全身血管抵抗 (systemic vascular resistance)	950〜1,500dyne・秒・cm^{-5}
左室拡張末期容積 (LV end-diastolic volume)	50〜95mL/m²
左室収縮末期容積 (LV end-systolic volume)	20〜35mL/m²
駆出率、駆出分画(ejection fraction)	60〜75%
左室壁厚(LV wall thickness)	7〜12mm
左室心筋重量(LV muscle mass)	50〜100g/m²

大動脈間の(同じ時相での)最大瞬間流速を計測していることによって生じる差異である(❼).

右心カテーテル検査（Swan-Ganz カテーテル検査）

❸ Gorlin の式による僧帽弁口面積の算出方法

$$MVA = \frac{CO/(DEP \times HR)}{38 \times \sqrt{\Delta PG}}$$

※MVA：僧帽弁口面積（cm^2），CO：心拍出量（mL/分），DFP：拡張期流入時間（秒/拍），HR：心拍数，ΔPG：左房–左室拡張期平均圧較差（mmHg）
※1.0 cm^2＞：重症，1.0〜1.5 cm^2：中等症，1.5 cm^2＜：軽症　正常は 4〜6 cm^2

❹ Gorlin の式による大動脈弁口面積の算出方法

$$AVA = \frac{SV}{44.3 \times \sqrt{\Delta PG \times ET}}$$

※AVA：大動脈弁口面積（cm^2），SV：1回拍出量（mL/拍），
ΔPG：左室–大動脈平均圧較差（mmHg），
ET：収縮期駆出時間（秒/拍）
※AVA　1.0cm^2＞：重症，1.0〜1.5 cm^2：中等症，1.5 cm^2＜：軽症
※平均圧較差は LV と AO の曲線で囲まれる部分を積分し，その時間で割ることで求められるが，ポリグラフで自動算出される．

収縮性心膜炎

- RAP の rapid y descent，M 字または W 字波形．
- RVP 波形の dip & plateau パターン（square root pattern）．
- 拡張期心内圧の等圧化（equalization）．
- 収縮性心膜炎の症例の圧波形を❽，❾に示す．

心タンポナーデ

- 収縮性心膜炎との違いは，心嚢液は肥厚心膜よりは柔らかく圧上昇の緩和がみられること．つまり心室拡張期圧全体の上昇・心房圧の上昇はみられるが，dip & plateau や等圧化は通常みられない．
- 心タンポナーデ，収縮性心膜炎，拘束型心筋症（RCM）の血行動態的相違は❿の通り．

❺ 僧帽弁逆流症による PAWP の V 波増高

II

40

V

20

PAWP 0

❻ 大動脈弁狭窄症における左室-大動脈圧較差増大

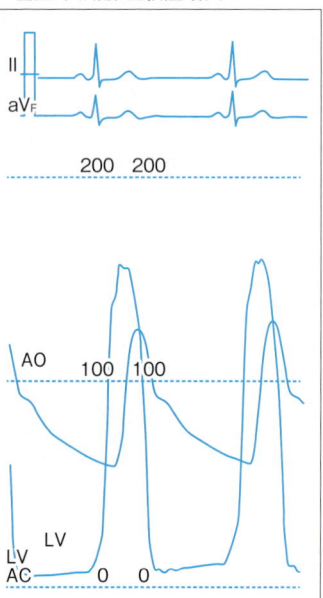

II
aV_F

200 200

AO 100 100

LV
LV
AC   0   0

❼ 大動脈弁狭窄症におけるカテーテル検査と心エコーの圧較差の差異

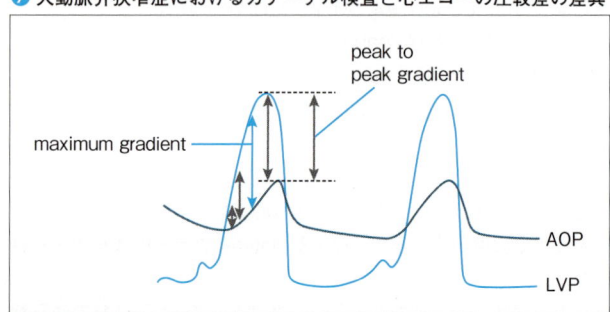

peak to peak gradient

maximum gradient

AOP

LVP

⑧ 収縮性心膜炎のRAP

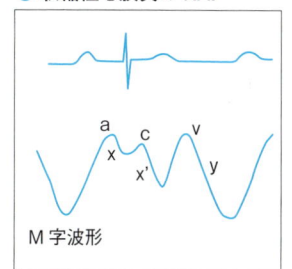

a c v
x x' y
M字波形

⑨ 収縮性心膜炎のRVP

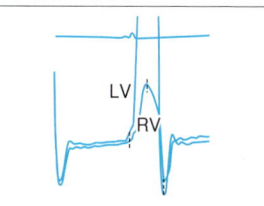

LV
RV

左心室と右心室の拡張期圧が等圧化している．

⑩ 心タンポナーデ，収縮性心膜炎，拘束型心筋症の血行動態的相違

	心タンポナーデ	収縮性心膜炎	拘束型心筋症
Kussumaul徴候	一般的	一般的	時々
奇脈	一般的	一般的	まれ
吸気時の両心室の内圧較差	RVPは上昇 LVPは低下	RVPは上昇 LVPは低下	同調して低下
dip & plateau	まれ	一般的	一般的
両心室の拡張末期圧	LV = RV	LV = RV	LV > RV (5mmHg以上)

Kussumaul徴候：吸気時に頸静脈が怒脹し，右房圧の低下を認めない現象
奇脈：吸気時に収縮期血圧が10mmHg以上低下する現象（正常では10mmHg未満）
dip & plateauの定義：右室のdipの深さが右室収縮期圧の1/3以上

右室梗塞

- 右心系の圧は拘束型心筋症と似たパターンをとる．
- RAPの上昇かつM字波形．
- RVPのdip & plateau.
- mRA > 10mmHg かつ（mPAWP − mRA）< 5mmHg．

心拍出量の推定方法

[Fick法]

動脈血酸素含量−静脈血酸素含量にて酸素含量の差を求め，酸素消費量を呼気の酸素量と1分間あたりの換気量から計算し，下記の計算式で心拍出量を算出する方法．

心拍出量＝酸素消費量(mL/分)/
(動脈血酸素含量−静脈血酸素含量)：($a - VO_2$)

酸素消費量(定常状態では酸素摂取量に等しい)の直接測定は煩雑なので，通常以下の式で求める(簡易Fick法)．

酸素消費量(mL/分)＝
$BSA \times [(138.1 - C \times \ln A) + 0.378 \times HR]$

※ BSA：体表面積，C：性別係数 男性：11.49，女性：17.04
※ A：年齢(2歳以下の場合3歳とする)，HR：心拍数

[熱希釈法]

0℃の生理的溶液(5%ブドウ糖液または生理食塩水)を右房内に注入し，肺動脈内のサーミスターで温度測定を行い，心拍出量を推定する方法．高度の三尖弁逆流や右左シャントが存在する場合は，心拍出量を過大評価してしまうため注意が必要．

(中田 亮，波多野 将)

第3部 検査・手技編

デバイス治療，電気生理検査，カテーテルアブレーション

> **Key point !**
> - 植込みデバイスの適応はガイドラインに沿って行う
> - ペースメーカ植込みの適応評価には，症状(失神，前失神感，意識消失)・心電図所見・投与薬物の確認が必要
> - 植込み型除細動器(implantable cardioverter-defibrillator；ICD)の適応には，原疾患(虚血性心疾患か心筋症か)，症状(失神の有無)，心機能，心室頻拍(VT)の有無が重要
> - 両室ペーシング機能付き植込み型除細動器(cardiac resynchronization therapy defibrillator；CRT-D)適応の評価には，十分な内服治療がされているか，心不全(HF)症状の有無(NYHA IIか IIIか)，QRS幅左脚ブロックかどうかが重要
> - 植込みデバイスの感染は，基本的にリード，ジェネレーターを含めたシステム全抜去を行う

ペースメーカ・ICD・CRT-D

一時ペーシング (temporary pacing) の適応

- 徐脈性不整脈により血行動態が破綻した場合に緊急で行う．
- 経皮ペーシングと体外式ペーシングがある．
- ペーシングリードは右心室心尖部に留置する．
- アプローチは内頸静脈，大腿静脈．内頸静脈アプローチであれば座位が可能で安静度の制限は大腿静脈よりも少ない．
- 経皮ペーシングは骨格筋の収縮も起こり苦痛が強いので鎮静下に行う．

恒久的ペースメーカの適応

- 洞不全症候群(SSS，❶)，房室ブロック(❷)，徐脈性心房細動(❸)が主な恒久的ペースメーカ(permanent pacemaker)の適応症である．

第3部 検査・手技編

❶ 洞不全症候群

Class I：
1. 失神，痙攣，眼前暗黒感，めまい，息切れ，易疲労感等の症状あるいは心不全があり，それが洞結節機能低下に基づく徐脈，洞房ブロック，洞停止あるいは運動時の心拍応答不全によることが確認された場合．それが長期間の必要不可欠な薬剤投与による場合を含む

Class IIa：
1. 上記の症状があり，徐脈や心室停止を認めるが，両者の関連が明確でない場合
2. 徐脈頻脈症候群で，頻脈に対して必要不可欠な薬剤により徐脈を来たす場合

Class IIb：
1. 症状のない洞房ブロックや洞停止

症状のない洞性徐脈にはペースメーカ植込みの適応はない．洞結節機能低下に基づく徐脈，洞房ブロック，洞停止あるいは運動時の心拍応答不全により現れる症状（失神，痙攣，眼前暗黒感，めまい，息切れ，易疲労感，心不全等）の把握が重要である．可逆的な原因によることが明らかな例は除くが，必要不可欠な薬剤の長期投与によるものに対して適応を考慮してよい．必要に応じて電気生理検査による洞結節機能評価を行って適応を決定する．

（日本循環器学会．不整脈の非薬物治療ガイドライン 2011 年改訂版．p.12 より）

❷ 房室ブロック

Class I：
1. 徐脈による明らかな臨床症状を有する第2度，高度または第3度房室ブロック
2. 高度または第3度房室ブロックで以下のいずれかを伴う場合
   (1) 投与不可欠な薬剤によるもの
   (2) 改善の予測が不可能な術後房室ブロック
   (3) 房室接合部のカテーテルアブレーション後
   (4) 進行性の神経筋疾患に伴う房室ブロック
   (5) 覚醒時に著明な徐脈や長時間の心室停止を示すもの

Class IIa：
1. 症状のない持続性の第3度房室ブロック
2. 症状のない第2度または高度房室ブロックで，以下のいずれかを伴う場合
   (1) ブロック部位が His 束内または His 束下のもの
   (2) 徐脈による進行性の心拡大を伴うもの
   (3) 運動または硫酸アトロピン負荷で伝導が不変もしくは悪化するもの
3. 徐脈によると思われる症状があり，他に原因のない第1度房室ブロックで，ブロック部位が His 束内または His 束下のもの

Class IIb：
1. 至適房室間隔設定により血行動態の改善が期待できる心不全を伴う第1度房室ブロック

（日本循環器学会．不整脈の非薬物治療ガイドライン 2011 年改訂版．p.11-12 より）

❸ 徐脈性心房細動

Class I：
1. 失神，痙攣，眼前暗黒感，めまい，息切れ，易疲労感等の症状あるいは心不全があり，それが洞結節機能低下に基づく徐脈，洞房ブロック，洞停止あるいは運動時の心拍応答不全によることが確認された場合．それが長期間の必要不可欠な薬剤投与による場合を含む

Class IIa：
1. 上記の症状があり，徐脈や心室停止を認めるが，両者の関連が明確でない場合

(日本循環器学会．不整脈の非薬物治療ガイドライン 2011 年改訂版．p.13 より)

❹ 器質的心疾患を有する患者に対する一次予防

Class I：
1. 冠動脈疾患または拡張型心筋症に基づく慢性心不全で，十分な薬物治療を行っても NYHA クラス II またはクラス III の心不全症状を有し，かつ左室駆出率 35% 以下で，非持続性心室頻拍を有する場合
2. NYHA クラス I で冠動脈疾患，拡張型心筋症に基づく左室機能低下 (左室駆出率 35% 以下) と非持続性心室頻拍を有し，電気生理検査によって持続性心室頻拍または心室細動が誘発される場合

Class IIa：
1. 冠動脈疾患または拡張型心筋症に基づく慢性心不全で，十分な薬物治療を行っても NYHA クラス II またはクラス III の心不全症状を有し，左室駆出率 35% 以下の場合

Class III：
1. 器質的心疾患を伴わない特発性の非持続性心室頻拍

(日本循環器学会．不整脈の非薬物治療ガイドライン 2011 年改訂版．p.21-22 より)

植込み型除細動器の適応

- 血行動態の破綻を伴う VT，心室細動 (VF) の致死性不整脈が主な適応となるが，ガイドラインを熟知して ICD の適応がありそうであれば，積極的に Holter 心電図や心臓電気生理学的検査による致死性不整脈の誘発等の精査を行うことが重要．
- VT 等による適切作動のみならず，心房細動 (AF) 等の上室性不整脈を契機とした不適切作動は心機能・予後を悪化させるため，薬物療法・アブレーションによる VT の根治，VF の抑制・rate control によるショックの回避が推奨されている．
- ICD の適応を ❹〜❽ に示す．ICD の適応となる心疾患は多岐にわたる．

❺ ICD による二次予防

Class I：
1. 心室細動が臨床的に確認されている場合
2. 器質的心疾患に伴う持続性心室頻拍を有し，以下の条件を満たすもの
   (1) 心室頻拍中に失神を伴う場合
   (2) 頻拍中の血圧が 80mmHg 以下，あるいは脳虚血症状や胸痛を訴える場合
   (3) 多形性心室頻拍
   (4) 血行動態の安定している単形性心室頻拍であっても，薬物治療が無効または副作用のため使用できない場合や薬効評価が不可能な場合，あるいはカテーテルアブレーションが無効あるいは不可能な場合

Class IIa：
1. 器質的心疾患に伴う持続性心室頻拍がカテーテルアブレーションにより誘発されなくなった場合
2. 器質的心疾患に伴う持続性心室頻拍を有し，臨床経過や薬効評価にて有効な薬剤が見つかっている場合

Class IIb：
1. 急性の原因(急性虚血，電解質異常，薬剤等)による心室頻拍，心室細動の可能性が高く，十分な治療にもかかわらず再度その原因に暴露されるリスクが高いと考えられる場合

Class III：
1. カテーテルアブレーションや外科的手術により根治可能な原因による心室細動，心室頻拍(WPW 症候群における頻脈性心房細動・粗動や特発性持続性心室頻拍)
2. 12 か月以上の余命が期待できない場合
3. 精神障害等で治療に際して患者の同意や協力が得られない場合
4. 急性の原因(急性虚血，電解質異常，薬剤等)が明らかな心室頻拍，心室細動で，その原因の除去により心室頻拍，心室細動が予防できると判断される場合
5. 抗不整脈薬やカテーテルアブレーションでコントロールできない頻回に繰り返す心室頻拍あるいは心室細動
6. 心移植，心臓再同期療法(CRT)，左室補助装置(LVAD)の適応とならない NYHA クラス IV の薬物治療抵抗性の重度うっ血性心不全

(日本循環器学会．不整脈の非薬物治療ガイドライン 2011 年改訂版．p.20 より)

CRT-D の適応

- CRT-D は，EF 35% 以下で完全左脚ブロック波形，NYHA III では QRS 幅 120msec 以上，NYHA II では QRS 幅 150msec 以上が適応である(❾)．
- 右室ペーシング依存となる NYHA III〜IV の症例も適応を考慮する．

❻ 原因不明の失神

Class I：
1. 冠動脈疾患または拡張型心筋症に基づく慢性心不全で、十分な薬物治療を行っても NYHA クラス II またはクラス III の心不全症状を有し、かつ左室駆出率 35% 以下の場合

Class IIa：
1. 冠動脈疾患あるいは拡張型心筋症に伴う中等度の心機能低下（左室駆出率 36〜50% かつ NYHA クラス I）があり、電気生理検査にて心室頻拍または心室細動が誘発される場合

Class III：
1. 心機能低下を認めず、肥大型心筋症、Brugada 症候群（薬剤誘発性を含む）、早期興奮症候群、QT 短縮症候群等の致死的不整脈の原因が否定され、かつ電気生理検査にて心室頻拍または心室細動が誘発されない場合

（日本循環器学会．不整脈の非薬物治療ガイドライン 2011 年改訂版．p.23 より）

❼ 肥大型心筋症

Class I：
1. 過去に持続性心室頻拍、心室細動、心肺停止の既往を有する場合

Class IIa：
1. 非持続性心室頻拍、突然死の家族歴、失神、左室壁厚 30mm 以上、運動時の血圧反応異常のいずれかを認める場合

（日本循環器学会．不整脈の非薬物治療ガイドライン 2011 年改訂版．p.23 より）

❽ Brugada 症候群

Class I：
1. 心停止蘇生例
2. 自然停止する心室細動、多形性心室頻拍が確認されている場合

Class IIa：
1. Brugada 型心電図（coved 型）（注）を有する例で、以下の 3 項目のうち、2 項目以上を満たす場合
   (1) 失神の既往
   (2) 突然死の家族歴
   (3) 電気生理検査で心室細動が誘発される場合

Class IIb：
1. Brugada 型心電図（coved 型）を有する例（注）で、上記の 3 項目のうち、1 項目のみを満たす場合

注）薬物負荷、一肋間上の心電図記録で認めた場合も含む．

（日本循環器学会．不整脈の非薬物治療ガイドライン 2011 年改訂版．p.24 より）

❾ 両室ペーシング機能付き植込み型除細動器（CRT-D）

> Class I：
> 1. 最適の薬物治療でも NYHA クラス III または通院可能な程度のクラス IV の慢性心不全を呈し，左室駆出率 35％以下，QRS 幅 120msec 以上，洞調律で，植込み型除細動器の適応となる場合．
>
> Class IIa：
> 1. 最適の薬物治療でも NYHA クラス III または通院可能な程度のクラス IV の慢性心不全を呈し，左室駆出率 35％以下，QRS 幅 120msec 以上，心房細動を有し，植込み型除細動器の適応となる場合
> 2. 最適の薬物治療でも NYHA クラス II の慢性心不全を呈し，左室駆出率 30％以下，QRS 幅 150msec 以上，洞調律で，植込み型除細動の適応となる場合
> 3. 最適の薬物治療でも NYHA クラス III または通院可能な程度のクラス IV の慢性心不全を呈し，左室駆出率 35％以下で既に植込み型除細動器が植込まれ，または予定され，高頻度に心室ペーシングに依存するかまたはそれが予想される場合
>
> Class IIb：
> 1. 最適の薬物治療でも NYHA クラス II の慢性心不全を呈し，左室駆出率 35％以下，植込み型除細動器の植込みが予定され，高頻度に心室ペーシングに依存することが予想される場合
>
> Class III：
> 1. 左室駆出率は低下しているが無症状で，植込み型除細動器の適応がない場合
> 2. 心不全以外の慢性疾患により身体機能が制限されたり，余命が 12 か月以上期待できない場合

（日本循環器学会．不整脈の非薬物治療ガイドライン 2011 年改訂版．p.27 より）

- 右脚ブロック症例では有効ではない．
- 電極は右室心尖部と，冠静脈洞経由で左室リードも留置する．有効な左室リードのペーシング位置は心尖部を避けることが重要と報告されている．

植込み後の注意点・合併症

- 周術期の合併症は出血・血腫，感染が問題となる．
- 現在は抗凝固薬の中止は必要なく，抗血小板薬は症例ごとに中止可能であれば中止する．
- デバイス留置に伴う抗凝固薬のヘパリン置換はむしろ合併症を増加させることが報告されている．電気メスを用いた確実な止血が重要である．

- 感染は主にブドウ球菌（*Staphylococcus*）なので，基本的にはセフェム系抗菌薬で十分だが，たとえばメチシリン耐性ブドウ球菌（MRSA）の保菌者である場合は，はじめからバンコマイシンにしておくことが推奨されている．抗菌薬は術前から開始し，皮膚切開の際には1回目の投与が終了していることが重要である．
- ペースメーカ感染をきたした場合はデバイス全抜去が必要となる．ペースメーカリードでは5年以上，ショックリードでは3年以上を目安として全身麻酔下，人工心肺スタンバイでエキシマレーザーシースを使用し，リードをすべて体内から抜去する．

外来でのフォローアップ

- 退院後は外来でペースメーカチェックを行う．新規の植込み，電池交換後は1か月後，以降は3～6か月ごとにチェックを行う．
- 視診でポケットの感染徴候（腫脹，発赤，皮膚陥凹等）や植込み側の上肢に浮腫等がないか確認する．
- 心電図と胸部X線を毎回撮影し，電池とリードの位置，リード損傷の有無，HF徴候の有無を確認する．
- デバイスチェックではリード抵抗，閾値，波高，不整脈の有無を確認する．
- 現在ほとんどの機種で遠隔モニタリングが可能であり，外来に来院しなくても，デバイス不全や不整脈の出現をキャッチできるため，診療に利用すべきである．

column

ペースメーカの障害者認定

2014年4月から恒久的ペースメーカの障害者認定が改正された．以前は相対的適応でも障害者第1級が取得でき，更新はなかった．しかしながら，現在は適応 class I もしくは class II 以下で運動耐容能が2METs未満の患者で第1級が取得できるが，class II 以下で運動耐容能が2以上4METs未満の場合は第3級，4METs以上ならば第4級の取得となる．3年以内に再認定を行い，運動耐容能で等級を変更することとなった．ただし新基準前に植込んだ患者には適用されない．

電気生理検査・カテーテルアブレーション

- カテーテルアブレーションとは，電極カテーテルの先端から高周波を出し，生じた熱エネルギーを利用し，X線透視下に不整脈の起源または回路を熱凝固させる治療法である．
- カテーテルアブレーションの適応は臨床心臓電気生理検査に関するガイドラインに沿って判断する．
- アブレーションによって上室性頻拍(SVT)，心房頻拍，心房粗動(AFL)は90%後半の根治が得られる．
- 発作性心房細動(PAF)であれば，肺静脈隔離術(pulmonary vein isolation；PVI)で90%程度の根治が得られるが，持続性，長期持続性心房細動になると成功率が低下し，複数回のアブレーションが必要な場合があり，根治を目指すのであれば，できるだけ早期(発作性のうち，または持続性となって間もなく)にアブレーションを行うことが望ましい．
- 先天性心疾患開心術後の不整脈症例のアブレーションには不整脈回路の同定に手術記録による術式，切開線の把握が重要．
- VTのアブレーションによって，VTの根治またはICDの作動回数を減少させることは予後改善に重要であるため，低心機能症例ではHolter心電図でVTの有無を十分に評価する．
- 電気生理検査とは，心臓カテーテルの先端の心内電極を用いて心臓に電気刺激を加え，その反応から心臓の電気的な機能を評価する検査法である．

心内心電図

- 主に心房波(A波)，His束(H波)，心室波(V波)の3つ．その他，アブレーションに必要な局所電位については後述する．それぞれの波形を❿に示す．

カテーテルの配置

- 電極カテーテルを留置する場所には高位右房(HRA)，下外側右房(LLRA)，冠静脈洞(CS)，三尖弁輪(Halo)，His束(His)，右室心尖部ないし流出路(RV apex or outflow)，左室(LV)，肺静脈内(PV)等がある．
- 各種不整脈により配置する電極の組み合わせを変えて検査を行う．基本的な刺激法には，連続刺激法，期外刺激法(2連刺激，3

❿ 心内心電図

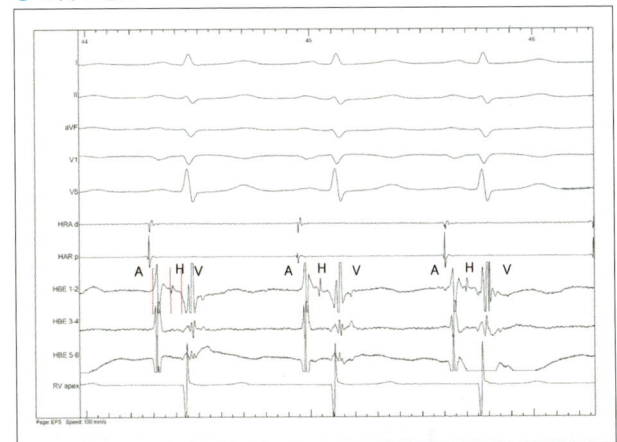

電極カテーテルはそれぞれ高位右房（HRA），His 束（HBE），右室心尖部（RVA）に留置した状態で計測している．心房波は A 波，His 束電位は H 波，心室波は V 波として記録されている．AH interval, HV interval はそれぞれ点線で示した間隔になる．AH interval は A 波の立ち上がりから H 波まで，HV interval は H 波から体表心電図の R 波の再早期の立ち上がりまでを計測する

連刺激）の 2 つがある．この 2 つの方法を組み合わせて，各不整脈の評価を行っていく．

- 実際の評価法と各部位の不応期，カテーテルの配置について⓫，⓬に示す．

洞結節機能評価

洞結節回復時間（sinus node recovery time；SNRT）

- 心房を連続刺激（overdrive pacing）した後の洞調律復帰までの時間．
- ペーシングは自己調律より 10ppm 早いところから始め，200ppm まで 10〜20ppm ずつ pacing rate を上げておのおのの rate で 30 秒間行う．接合部調律を認めた場合，これはカウントせず，P 波が計測されるまでの時間を計測する．次の pacing までは 30 秒間あける．
- 正常値は 1,500msec 未満で洞機能障害ありと判定する．
- 洞結節は交感神経，副交感神経の影響を受けるため，薬理学的

⓫ 評価法と各部位の不応期

	名称	方法	不応期
洞房伝導能	SACT	Strauss法, Narula法	125msec
洞結節能	SNRT	overdrive pacing	平均心周期の1.6倍未満
房室結節伝導能	AH interval	期外刺激法	50〜140msec
	ERP		250〜400msec
His-Purkinje伝導能	HV interval	overdrive, 期外刺激	35〜55msec
	ERP		330〜450msec
心室不応期	ERP	期外刺激	170〜290msec

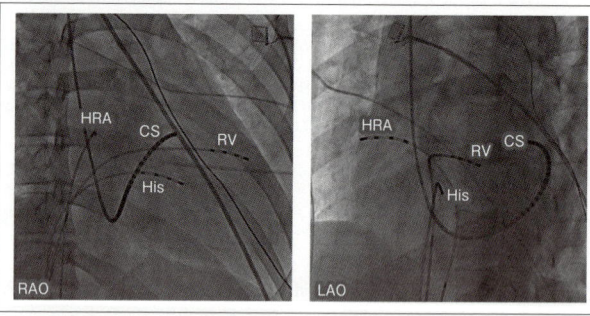

⓬ カテーテル配置

電気生理検査のカテーテル配置. 高位右房(HRA), His束(His), 冠状静脈洞(CS), 右室(RV)にカテーテルが留置されている. 本症例ではカテーテルは心尖部ではなく, 中隔側に留置されている

自律神経遮断(pharmacologic autonomic blockade；PAB)を行い, 洞結節固有の機能を評価することがある.

- 硫酸アトロピン0.04mg/kgおよびプロプラノロール0.2mg/kgを投与し, 固有心拍数(intrinsic heart rate；IHR)を測定する. IHRの正常値は(118.1－年齢)×0.57±14%(45歳未満)または±18%(45歳以上)である.

房室結節伝導時間(AV node conduction time)
- 連続刺激と期外刺激にて房室伝導時間を評価する.

- 連続刺激でブロックの有無を評価し，Wenckebach rate を測定する．pacing rate 110ppm 以下で Wenckebach ブロックを生じる場合は房室伝導の機能低下を示唆する．
- Wenckebach rate 以上に pacing rate を上げていくと，2：1 ブロックが生じる．

His-Purkinje 系の機能評価

- 房室伝導(AV conduction)評価と同様に，overdrive pacing にて HV interval を計測していく．
- His-ventricular(HV)interval の延長や H 波以降の V 波が脱落すれば HV ブロックである．心房の pacing rate によらず 2 度以上の HV ブロックの出現は異常と考え，さらに 150/ 分以下の刺激頻度での HV ブロックは His 束下の伝導障害と判断する．
- 心房 rate の上昇によって HV interval が 55msec 以上に延長する場合も His-Purkinje 系の機能障害が示唆される．
- ブロックが生じない場合には，I 群薬（ジソピラミド 50 〜 100mg またはプロカインアミド 200 〜 400mg）の投与下に overdrive pacing を行うことで潜在的な His-Purkinje の機能障害を評価することが可能である．この場合，HV interval は 100msec 以上の延長で陽性と判定する．

不整脈の誘発

- 誘発されない場合には，通常の刺激に加えて，アトロピン負荷や，イソプロテレノール負荷を行ったうえで誘発を試みる．

房室結節回帰性頻拍(atrio-ventricular nodal reentrant tachycardia；AVNRT)

房室回帰性頻拍(atrio-ventricular reentrant tachycardia；AVRT)

- リエントリー性不整脈であり，overdrive pacing または期外刺激で誘発される．

心房頻拍(atrial tachycardia；AT)

- 機序により誘発条件が異なる．たとえば，自動能や triggered activity ではプログラム刺激では誘発されず，イソプロテレノール負荷等を要する．リエントリー性不整脈では期外刺激等のプログラム刺激で誘発される．

心房粗動・心房細動（AFL/AF）
- overdrive pacing で誘発される．200〜300 ppm で 30 秒の overdrive pacing を行う．

心室頻拍・心室細動（VT/VF）
- overdrive pacing ないし期外刺激法で誘発する．右室心尖部（RV apex），右室流出路（RVOT）で 3 連刺激（S_1-S_2-S_3）まで行い，その後イソプロテレノール負荷下に 2 連刺激まで行う．最後の刺激間隔を 180 msec 未満まで短縮すると健常心でも VF が誘発されてしまうことがあるので注意．

- 電気生理検査の適応一覧を❸〜❺に示す．ガイドラインを参考に

❸ 洞結節機能に対する電気生理検査の適応

クラス I
1. 失神，めまい，眼前暗黒感等の症状を有する洞結節機能不全で，症状との関連が心電図，ホルター心電図等の非侵襲的検査では証明できない患者

クラス IIa
1. 失神，めまい，眼前暗黒感等の症状を有する洞結節機能不全で，症状との関連が心電図，ホルター心電図等の非侵襲的検査によって証明されており，他に房室伝導障害あるいは頻拍症等を合併する患者
2. 徐脈頻脈症候群で頻脈に対する必要不可欠な薬剤により徐脈の悪化を来たす患者
3. 無症状の洞機能不全で洞機能不全を増悪させるおそれのある薬剤の投与が必要な場合

クラス IIb
1. 失神，めまい，眼前暗黒感等の症状を有する洞結節機能不全で，症状との関連が心電図，ホルター心電図等の非侵襲的な検査によって証明されており，その原因が他の疾患に対する薬物治療の影響であることが疑われる患者
2. 洞結節機能不全が疑われる患者で，抗不整脈の投与により，洞結節機能の低下が顕在化できると考えられるもの

クラス III
1. 失神，めまい，眼前暗黒感等の症状を有する洞結節機能不全で，症状との関連が心電図，ホルター心電図等の非侵襲的な検査によって証明され，他に房室伝導障害あるいは頻拍症等を合併していない患者
2. 無症状の洞性徐脈

（日本循環器学会．臨床心臓電気生理検査に関するガイドライン 2011 年改訂版．p.8 表 9 より）

デバイス治療，電気生理検査，カテーテルアブレーション

して適応を検討する．

⑭ 房室ブロックに対する電気生理検査の適応

クラス I
1. 失神，めまい，眼前暗黒感等の症状の原因として房室ブロックが疑われるが因果関係が不明な場合
2. 第2度もしくは3度房室ブロックに対してペースメーカが植込まれた症例で，ペースメーカ治療後も失神，めまい，眼前暗黒感等の症状が存在し，その原因として他の不整脈が疑われる場合

クラス IIa
1. ペースメーカの適応のある房室ブロック症例で洞結節機能の評価が必要な場合
2. Mobitz II型第2度房室ブロック・3度房室ブロックおよび2枝または3枝ブロックの症例でブロック部位の同定および洞結節機能の評価が必要な場合

クラス IIb
1. 無症状の房室ブロックで伝導障害を悪化させるおそれのある薬剤の投与が必要な場合

クラス III
1. 失神，めまい，眼前暗黒感等の症状と房室ブロックとの関連が心電図で明らかにされている場合
2. 症状のない1度房室ブロック，Wenckebach型第2度房室ブロック

(日本循環器学会．臨床心臓電気生理検査に関するガイドライン 2011年改訂版．p.11 表10より)

⑮ 持続性心室頻拍に対する電気生理検査の適応

クラス I
1. 基礎疾患の有無を問わず単形性持続性心室頻拍が記録された患者
2. 心室頻拍に対するカテーテルアブレーションまたは手術を予定している有症候性の単形性持続性心室頻拍
3. wide QRS 頻拍
4. 原因として心室頻拍が疑われる失神/めまいを有する患者
5. 持続性心室頻拍に対する薬効および催不整脈作用の評価

クラス IIa
1. カテーテルアブレーション後の追跡評価
2. 心筋梗塞後で左室機能低下(左室駆出率＜35%)があり，持続性心室頻拍の誘発を前提に植込み型除細動器を考慮する場合

(日本循環器学会．臨床心臓電気生理検査に関するガイドライン 2011年改訂版．p.33 表19より)

心房粗動（atrial flutter；AFL）

- 通常型 AFL アブレーションの適応を⓰に示す．
- 通常型 AFL は下大静脈と三尖弁輪の間にある解剖学的峡部（cavotricuspid isthmus；CTI）をリエントリー回路に含んでいる．右房内を心室側からみて反時計回転に興奮旋回するものを指し，治療のターゲットはこの CTI である．Halo（20極）カテーテルを右房内へ挿入することで興奮順序を確認できる（⓱）．

⓰ 通常型心房粗動のカテーテルアブレーションの適応

クラス I
1. 頻拍や失神，心不全などの症状，QOL の低下を伴う心房粗動
2. 心房細動に対する薬物治療中に出現した通常型心房粗動
3. 心房細動アブレーション中に出現するか以前に記録されている通常型心房粗動

クラス IIa
1. 症状はないが，器質的心疾患を有し，心室機能低下を伴う場合
2. 他の頻拍に対するカテーテルアブレーション治療中に偶然誘発された通常型心房粗動
3. パイロットや公共交通機関の運転手など職業上制限となる場合

（日本循環器学会．カテーテルアブレーションの適応と手技に関するガイドライン 2012. p.20 より）

⓱ common AFL

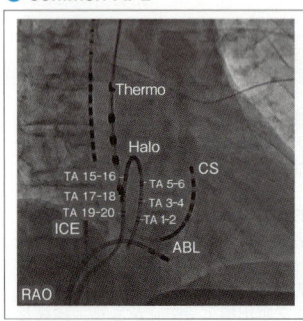

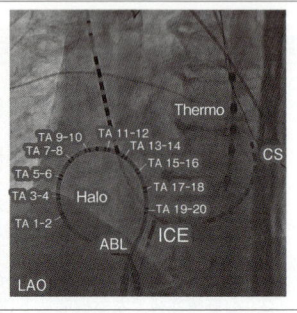

三尖弁輪に沿って 20 極電極（Halo カテーテル）が留置されている．common AFL は反時計回りに粗動波が旋回するので，TA 19, 20 → TA 1, 2 の方向へ電位が記録されていく．写真ではアブレーションカテーテル（ABL）が CTI に置かれている．本症例は心房細動のアブレーションも同時に行っているため，心内超音波（ICE）や温度センサー（Thermo）が留置されている

⑱ CTI block line

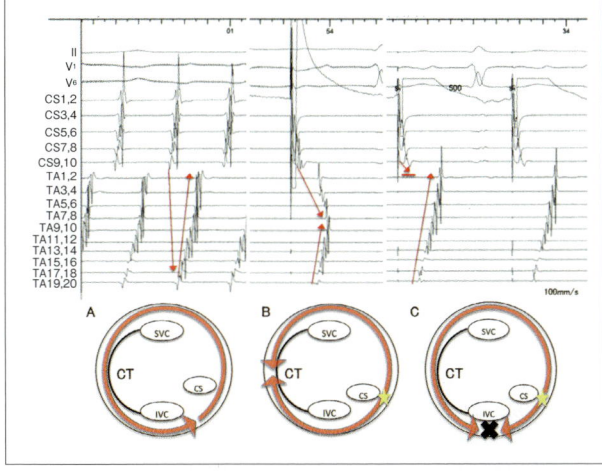

A：心房粗動時の心内心電図．粗動波は三尖弁輪を反時計周りに旋回している（CS9,10 → TA 19,20 → TA 1,2 の方向）．矢印は粗動波の伝搬する順番を表している
B：CS ペーシングでの心房波の伝搬．峡部を通過していくものと，三尖弁輪上部を旋回していく興奮が TA7,8 で衝突している．ブロックライン作成前の状態
C：アブレーション後の心房波の伝搬．峡部にブロックラインが形成されているため，CS ペーシングで生じた心房波は峡部でブロックされ，三尖弁輪上部を旋回する心房波のみが旋回し，峡部で停止する
SVC：上大静脈，IVC：下大静脈，CT：分界稜，CS：冠状静脈洞

- 心室側の弁輪部から下大静脈接合部まで線状に焼灼する．治療効果判定は粗動の停止ではなく，CTI のブロックラインの形成（bidirectional block）の確認である（⑱）．
- CTI アブレーションの成功率は 98% 以上とされている．
- 非通常型の場合は僧帽弁輪を旋回するものや，心臓術後で心房の切開線を旋回するもの等があり，その場合は 3 次元マッピングを用いてリエントリー回路の峡部（isthmus）になっている部分を同定し焼灼する．

心房細動（atrial fibrillation；AF）

- AF アブレーションの適応を⑲に示す．
- 発作性 AF は肺静脈内の異常興奮が心房内へ伝播して生じることが多く，肺静脈隔離（PVI）を行う（⑳）．

⑲ 心房細動のカテーテルアブレーションの適応

クラス I
1. 高度の左房拡大や高度の左室機能低下を認めず，かつ重症肺疾患のない薬物治療抵抗性の有症候性の発作性心房細動で，年間50例以上の心房細動アブレーションを実施している施設で行われる場合

クラス IIa
1. 薬物治療抵抗性の有症候性の発作性および持続性心房細動
2. パイロットや公共交通機関の運転手など職業上制限となる場合
3. 薬物治療が有効であるが心房細動アブレーション治療を希望する場合

クラス IIb
1. 高度の左房拡大や高度の左室機能低下を認める薬物治療抵抗性の有症候性の発作性および持続性心房細動
2. 無症状あるいは QOL の著しい低下を伴わない発作性および持続性心房細動

クラス III
1. 左房内血栓が疑われる場合
2. 抗凝固療法が禁忌の場合

(日本循環器学会．カテーテルアブレーションの適応と手技に関するガイドライン 2012. p.29 より)

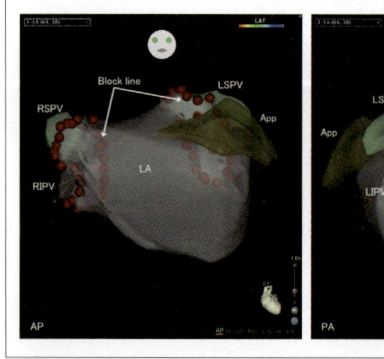

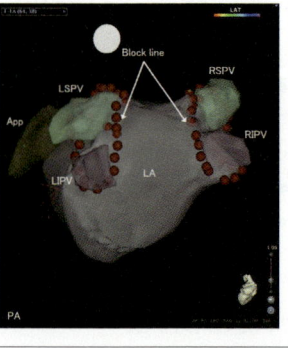

⑳ PVI ライン

3D mapping システムで左房と肺静脈，左心耳を再構築した画像．ドットが PVI line を示している
LA：左房，RSPV：右上肺静脈，RIPV：右下肺静脈，LSPV：左上肺静脈，LIPV：左下肺静脈，App：左心耳

デバイス治療，電気生理検査，カテーテルアブレーション

- 持続性 AF では，PVI に加えて，左心房や右心房の線状焼灼，上大静脈の隔離や局所電位の焼灼の追加を要する．
- 持続性・長期持続性 AF では，PVI に加えて，左房天蓋線状焼灼，僧帽弁-左下肺静脈間 isthmus，左房前壁，上大静脈，冠静脈洞等の線状焼灼や，持続性異常電位(complex fractionated atrial electrogram；CFAE)や ganglionated plexi (GP ablation)といった非線状焼灼を追加する．
- AF の治療成功率は 1 回の PVI では 1 年で 85 ～ 90% 程度，2 回以上のアブレーションで 85 ～ 95% 程度，持続性 AF では PVI に加えて線状焼灼，非線状焼灼を追加すると，1 回で 70%，2 回で 85% 程度の根治を得ることができる．

心房頻拍 (atrial tachycardia；AT)

- AT のアブレーション適応を㉑に示す．
- P 波形による AT の起源予測を㉒に示す．
- HR100 ～ 240/ 分の心房起源の不整脈が AT である．メカニズムは micro reentry，自動能等による非リエントリー性頻拍で心房内の 1 か所から放射線状に不整脈が広がる focal AT と，心房内の大きな回路を旋回する macro reentry による macro reentrant AT がある．
- focal AT は右房起源であれば上大静脈，洞結節近傍，分界稜，冠状静脈洞内，三尖弁輪部に多い．左房起源では肺静脈，左心耳，僧帽弁輪部等に多い．
- macro reentrant AT は開心術後の瘢痕周囲を旋回する incisional AT と，広範な心房筋の変性に伴う AT がある．
- 12 誘導心電図からおおよその AT の起源を推定できるが，実際のアブレーションの際には 3 次元マッピングが有効であり，通電部位を決定する．頻拍回路の同定には頻拍中のペーシングによる entrainment mapping も有用である．
- 各通電では洞結節の位置や，横隔神経麻痺をきたさないように注意する必要がある．洞結節近傍の通電を避けることと，通電前に高出力ペーシングを行い，twitching がないことと，通電中に横隔膜の動きを確認することが合併症を回避するうえで重要である．

房室結節回帰性頻拍 (AVNRT)

- AVNRT とは房室二重伝導路(slow pathway，fast pathway)を

㉑ 心房頻拍カテーテルのアブレーション適応

> クラス I
> 1. 症状を有する頻拍起源の限局した再発性の心房頻拍
> 2. 頻繁に再発するインセサント型心房頻拍
> 3. 頻拍誘発心筋症の原因と考えられる心房頻拍
>
> クラス IIa
> 1. 症状を有する頻拍起源の限局した心房頻拍で薬物治療が有効な場合
> 2. 症状のない心房頻拍で器質的心疾患を有し心室機能低下を伴う場合

(日本循環器学会. カテーテルアブレーションの適応と手技に関するガイドライン 2012. p.22 より)

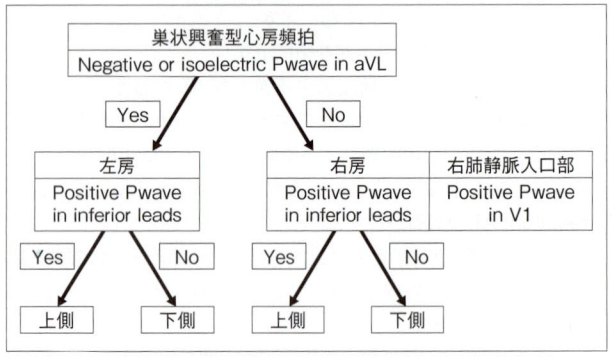

㉒ P波形による心房頻拍の起源予測

```
         巣状興奮型心房頻拍
    Negative or isoelectric Pwave in aVL
         /                    \
       Yes                    No
        ↓                      ↓
       左房              右房         右肺静脈入口部
   Positive Pwave   Positive Pwave   Positive Pwave
   in inferior leads in inferior leads   in V1
     /      \          /      \
   Yes      No       Yes      No
    ↓        ↓        ↓        ↓
   上側    下側     上側     下側
```

(Tang CW, et al. Use of P wave configration during atrial tachycardia to predict site of origin. J Am Coll Cardiol 1995；26：1323 を改変. 日本循環器学会. カテーテルアブレーションの適応と手技に関するガイドライン 2012. p.22 図7 より)

リエントリー回路とした頻拍で，通常型は slow-fast type であり，overdrive pacing ないし期外刺激で AH 間隔が延長した(jump 現象)後に頻拍が生じる(㉓). jump 現象は期外刺激の間隔を 10msec 短縮した際に AH 間隔が 50msec 以上延長することをさす.

- slow pathway を順行性に，fast pathway を逆行性に興奮が旋回するため，心房内の再早期興奮部位は His 束カテーテルで確認され，V波(心室波)，A波(心房波)はほぼ同時に記録される(㉓).

㉓ AVNRT 誘発

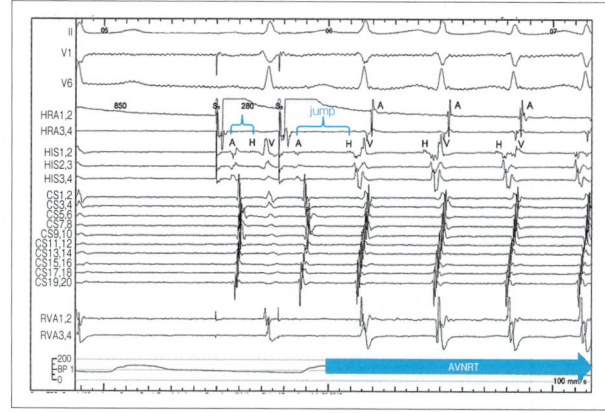

高位右房からの期外刺激にて jump 現象のあとに AVNRT が誘発されている．心房の最早期は His に認め，V 波と融合している

- fast-slow type や，slow-slow type の場合もそうだが，焼灼のターゲットは slow pathway である．
- His 束記録部位から透視上 RAO (right anterior oblique)で下方に引いた線上で，段階的に上方へ向かって通電を繰り返す解剖学的アプローチと，カテーテルアブレーション先端の電極で Haissaguerre 電位ないし Jackman 電位が確認される部位で His 電位が観察されないところで焼灼を開始する電位アプローチがある(㉔)．
- 通電中，有効であれば接合部調律が確認されるが，必ず VA 伝導 (fast pathway が健在であることを示す)があることを確認する．
- VA block や極端に早い接合部調律が認められた場合は房室ブロックの危険性があるため，ただちに通電を中止する．
- 治療のエンドポイントは頻拍が誘発されないことで，期外刺激による誘発試験で，心房波の one echo (slow pathway-fast pathway をそれぞれ 1 回使用し，心房期外刺激後，もう一度心房興奮が起こること)までは認めても問題ない．
- slow pathway の完全消失(jump 現象の消失)までは AVNRT の治療上は必須ではない．

㉔ AVNRT の至適通電部位

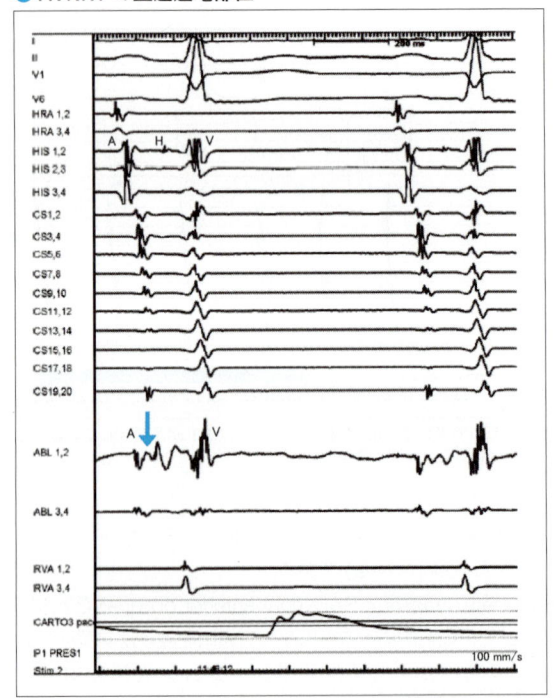

アブレーションカテーテルの電位(ABL 1,2)にて心房波に続く dull な電位(↓)を認める．A 波の後方の高周波で spiky な電位を Jackman 電位(slow pathway potential)と呼び，A 波の後方の低周波で dull な電位を Haissaguerre 電位(slow potential)と呼び，AVNRT 治療の至適通電部位とされる．いずれかまたは両者が記録される

房室回帰性頻拍(AVRT)

- AVRT とは Kent 束を代表とする副伝導路(accessory pathway；AP)を介した心房と心室間の macro reentry 頻拍である．
- ターゲットは AP で，アブレーション前に体表面心電図から AP の位置を予測しておくことが大事である．
- ここでは主に Wolf-Parkinson-White 症候群について説明していく．まず Kent 束の部位診断のアルゴリズムを㉕に示す．type A は右脚ブロック様波形となり，左心側，type B は左脚ブロック

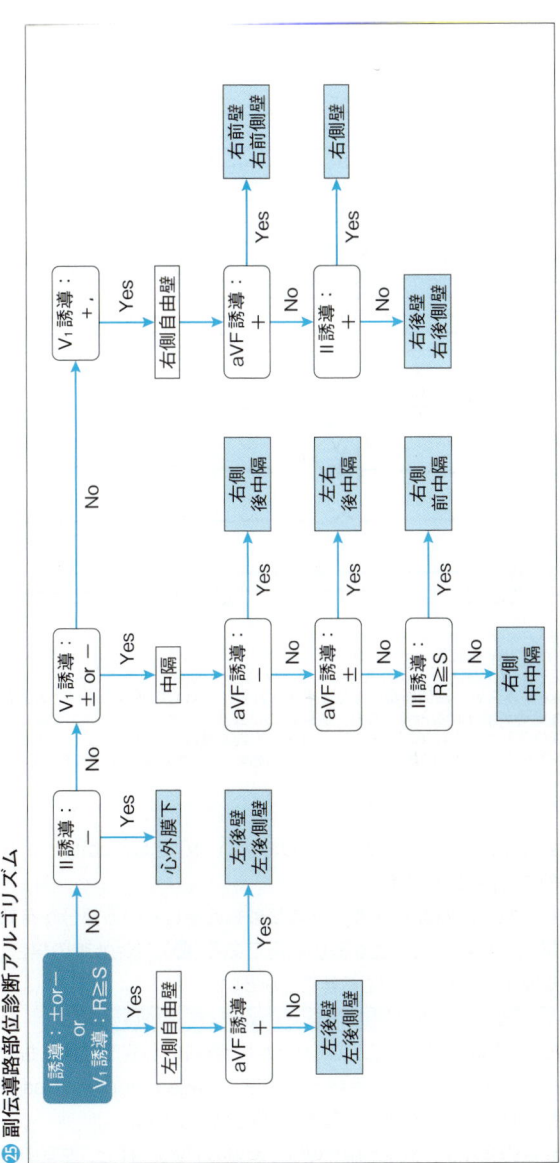

デバイス治療，電気生理検査，カテーテルアブレーション

25 副伝導路部位診断アルゴリズム

```
[I誘導：±or－ or V₁誘導：R≧S]
├─ Yes → 左側自由壁
│    └─ aVF誘導：＋
│         ├─ Yes → 左後壁 左側側壁
│         └─ No → 左後壁 左側側壁
└─ No
     └─ II誘導：－
          ├─ Yes → 心外膜下
          │    └─ 左後壁 左後側壁
          └─ No
               └─ V₁誘導：±or－
                    ├─ Yes → 中隔
                    │    └─ aVF誘導：－
                    │         ├─ Yes → 右側後中隔
                    │         └─ No
                    │              └─ aVF誘導：±
                    │                   ├─ Yes → 左右後中隔
                    │                   └─ No
                    │                        └─ III誘導：R≧S
                    │                             ├─ Yes → 右側前中隔
                    │                             └─ No → 右側中隔
                    └─ No
                         └─ V₁誘導：＋,
                              └─ 右側自由壁
                                   └─ aVF誘導：＋
                                        ├─ Yes → 右前壁 右前側壁
                                        └─ No
                                             └─ III誘導：＋
                                                  ├─ Yes → 右側壁
                                                  └─ No → 右後壁 右後側壁
```

(Arruda MS, et al. Development and validation of an ECG algorithm for identifying accessory pathway adlation site in Wolff-Parkinson-White syndrome. J Cardiovasc Electrophysiol 1998；9：2-12 より)

363

第3部　検査・手技編

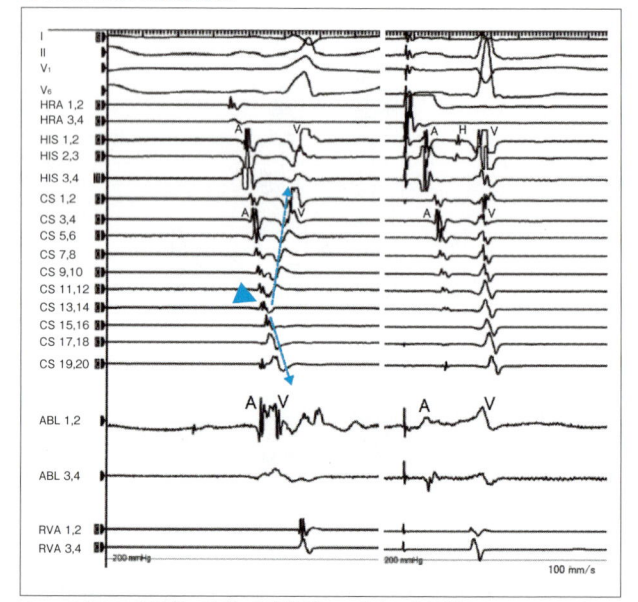

㉖ Kent束通電成功部位

Type A WPW症候群の治療．順行伝導での心室の最早期はCS 13, 14にある．アブレーションカテーテルの電位ではA波とV波が融合しており，A〜Vの間にspikeがみられ，副伝導路の電位と考えられる．これらの所見から，この部位は通電成功が望まれると考えられ，実際にこの部位でのアブレーションで副伝導路は焼灼された．右はアブレーション直後の心内心電図．アブレーションカテーテルの電位とCSの電位をみると，A波とV波は分かれているのがよくわかる

様波形で右心側と覚えるとわかりやすい．V_1でQS patternになるのはtype Cである．

- それぞれ心内電位でA波とV波が最も近接している部分が有効通電を得られる可能性が高い場所である（㉖）．Kent束の場合，通電開始後数秒で焼灼されることが多い．

心室期外収縮(PVC)/心室頻拍(VT)/心室細動(VF)

- PVC，VTは基礎心疾患のない特発性と器質的心疾患に伴うものとに分けて解説する．手技としてはvoltage mappingとpace mappingの2つを用いて診断・治療を行っていく．
- 特発性の多くは右室流出路(RVOT)起源のPVC，VTと，左室中隔

デバイス治療，電気生理検査，カテーテルアブレーション

㉗ P_1 と P_2 電位

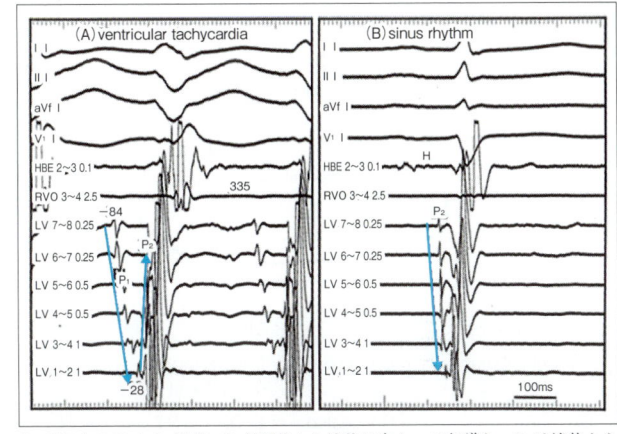

A：VT 中の P_1 と P_2 電位．P_1 が近位から遠位に向かって伝導し，P_2 は遠位から近位に向かって伝導している
B：洞調律時の P_2 電位．VT 中とは逆方向へ伝導している
P_1，P_2 電位は Purkinje 線維の興奮を示すが，洞調律時には房室結節から遠位に向かって P_2 電位で示される Purkinje 線維の興奮によって伝播し，心室筋が興奮する．このとき P_1 電位は心室筋の興奮内に隠れて見えない．心室頻拍時には，P_1 電位で示される Purkinje 線維の興奮が近位から遠位に向かって伝播し，遠位端から洞調律時に P_2 電位を示していた Purkinje 線維を逆行性（遠位から近位に向かって）に興奮伝播する．この過程で心室筋が興奮する．Purkinje 線維を逆行したあと，再度 P_1 電位を示す Purkinje 線維に興奮伝播がされリエントリーが形成されると考えられているが，回路の全体像については不明な点も残されている．P_1 電位の記録部位はアブレーションの標的となる

(Nogami A, et al. Demonstration of diastolic and presystolic Purkinje potentials as critical potentials in a macroreentry circuit of verapamil-sensitive idiopathic left ventricular tachycardia. J Am Coll Cardiol 2000；36：811-23 より)

起源のベラパミル感受性 VT に代表される fascicular VT がある．
- RVOT 起源は主に非持続性 VT でメカニズムは triggered activity である．RVOT をマッピングし，再早期興奮部位を探し pace map で近い 12 誘導波形を呈するところを探して通電する．有効通電であれば，PVC の連発が続いた後に PVC の消失が認められる．しかし，Valsalva 洞，大心臓静脈や大動脈弁弁下からのアブレーションが必要な場合もある．
- ベラパミル感受性の場合，メカニズムは傷害心筋と Purkinje 線維を介したリエントリーと考えられている．頻拍中の心内心電図

㉘ VT 回路モデル

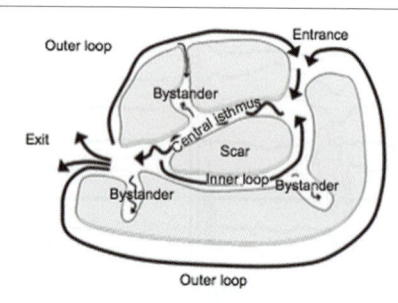

Site of stimulation	Fusion	S-QRS	PPI
Central isthmus	Concealed	= E-QRS in VT (30 ~ 70% of TCL)	= TCL
Exit site	Concealed	= E-QRS in VT	= TCL
Entrane site	Concealed	= E-QRS in VT	= TCL
Inner loop	Concealed	< E-QRS in VT	= TCL
Bystander	Concealed	> E-QRS	> TCL
Outer loop	Present	< E-QRS in VT	= TCL
Away from the circuit	Present	Varies	> TCL

灰色の部分は Scar を示している．Scar に囲まれた傷害心筋は遅延伝導路となり，リエントリー回路を形成する．重要なのは Central isthmus で，治療が成功する可能性が高い部位である．頻拍周期 (TCL) とペーシング QRS までの時間との関係によって Bystander，Inner loop，Exit，Outer loop なのかを判別することができる．

(Benito B, et al. Ventricular tachycardia in coronary artery disease. Rev Esp Cardiol 2012；65：939-55 より)

では，左室中隔に拡張期電位 (P_1) と，V 波の後ろに P_2 が確認される (㉗)．P_1 を標的として，通電していく．
- 器質的心疾患 (心筋梗塞〈MI〉，心筋症等) に伴う VT の場合は瘢痕化した領域と残存心筋の間でリエントリーを形成して生じる (scar-related VT) (㉘)．
- アブレーションのターゲットは傷害心筋 (low voltage area) 内に存在する遅延電位 (delayed potential；DP)，fractionated potential または isolated potential で，この電位の焼灼で VT の抑制が可能である．

- 血行動態が許せば activation mapping で頻拍の旋回経路を確認し，アブレーションを行う．
- 最近では，洞調律中に行った substrate mapping に基づくアブレーションは，頻拍を誘発してアブレーションする方法と予後は変わらずに良好であるため，低心機能症例ではより洞調律下でのアブレーションが行われるようになっている．
- substrate mapping とは，リエントリー回路となりうる基質，つまり low voltage area と DP が確認される領域を mapping する方法である．
- VF は PVC/VT から移行する場合には PVC/VT のアブレーションを行う．
- Brugada 症候群については，近年従来チャネル関連疾患と考えられてきたが，RVOT 心外膜側に傷害心筋が存在し，同部位のアブレーションで，VF の焼失および Brugada 心電図の消失がみられることから，scar related VT/VF として，アブレーション治療の有効性が報告されている．

（松原　巧，藤生克仁）

第3部 検査・手技編

Intervention for SHD

- structural heart disease(SHD)は弁膜疾患，心筋疾患，先天性心疾患をはじめとする，心臓の構造異常のために病的状態をきたす疾患．
- これまでSHDへの治療は，構造を解剖学的に修復する外科的治療が主体であったが，最近ではより低侵襲なカテーテル治療が欧州を中心に開発，施行されている(❶)．

経皮的大動脈弁バルーン形成術(BAV)

- 1986年Cribierにより，世界で初めて施行された．
- 重症大動脈弁狭窄症に対して施行され，患者のQOLを著明にすみやかに改善させるが，1年以内の再閉塞率は80％以上と高率であり，外科手術や経カテーテル大動脈弁留置術(transcatheter aortic valve implantation；TAVI)へのブリッジとして位置づけられている．
- 逆行性アプローチ(大腿動脈から大動脈弁にガイドワイヤーで通過させ，バルーンを用いて拡張させる)と順行性アプローチ(大腿静脈から右房，心房中隔を経て左房に到達し，僧帽弁を経由して左室，大動脈弁へとバルーンを進める方法で，イノウエ・バルーンを用いて拡張させる)の2つの方法がある．
- バルーン拡張の際はバルーンのずれを防ぐために，高頻度ペーシングにて心拍出量をほぼ0にして行う．

経カテーテル的大動脈弁留置術(TAVI)

- 2002年Cribierにより世界で初めて臨床応用された．
- 開心術が困難な重症大動脈弁狭窄症に対して施行され，日本でも2013年10月より保険償還開始となった．
- 経大腿アプローチ(大腿動脈から大動脈弁にガイドワイヤーを通過させ，バルーンによる前拡張の後，弁を留置する)と経心尖アプローチ(左肋骨部の小切開部より左室心尖部を介して直接大動

- BAV同様，バルーン拡張・弁留置時は高頻度ペーシングを行う．
- 所要時間は1時間ほどで，経大腿アプローチは欧州では局所麻酔下に行われることが多い．
- 生体弁デバイスは，日本では，SAPIEN® XT(エドワーズ社)(バルーン拡張型ステントに手縫い縫合された3枚のウマ心膜由来の生体弁から構成)(❷，❸)とCorevalve®(メドトロニック社)(ブタ心膜由来の生体弁がマウントされた自己拡張型のナイチノールのステントから構成)があり，日本では2014年9月現在前者のみ保険承認されている．
- 合併症として，心臓合併症(弁周囲逆流，冠動脈閉塞，弁輪破裂，心タンポナーデ，房室ブロック，弁脱落)，心臓外合併症(アクセストラブル，脳血管障害，腎障害，出血)がある．
- 手術不適応の重症大動脈弁狭窄症患者にTAVI(SAPIEN® XT)を施行した場合には，標準治療(BAVを含む薬物療法主体とした治療)を行った場合に比べ，重度脳卒中と主要血管イベントの発生率はより高かったが，1年時の全死因死亡，全死因死亡または再入院の複合エンドポイント，心症状(NYHA III or IV)の発生率は有意に低下したという報告(PARTNER Trial[1])がある．
- また，手術リスクが高い重症大動脈弁狭窄症患者において，自己拡張型経カテーテル大動脈生体弁(Corevalve®)を用いたTAVIは，外科的大動脈弁置換術と比較して，1年全死因死亡率が有意に低かったという報告[2]があり，これまで外科的大動脈弁置換術が困難であった患者に新たな治療選択肢を提供し，今後，更にデバイスの改良・開発が進むことが予想され，適応の広がりとともにより一層の治療成績向上が期待される．

第3部 検査・手技編

❶ SHDインターベンション

疾患名		従来の治療法	
弁膜症	大動脈弁狭窄症	大動脈弁置換術	
	大動脈弁閉鎖不全症	大動脈弁置換術	
	僧帽弁狭窄症	僧帽弁置換術	
	僧帽弁閉鎖不全症	僧帽弁置換術・形成術	
	三尖弁狭窄症	三尖弁置換術	
	三尖弁閉鎖不全症	三尖弁置換術・形成術	
	肺動脈弁狭窄症	肺動脈弁形成術	
	肺動脈弁閉鎖不全症	肺動脈弁形成術	
心房中隔疾患	心房中隔欠損症	直視下パッチ閉鎖術	
	卵円孔開存症	抗血栓薬内服・直視下閉鎖術	
心室中隔疾患	心室中隔欠損症	直視下パッチ閉鎖術	
	心筋梗塞後心室中隔穿孔	直視下閉鎖術	
その他	弁置換術後弁周囲漏出（paravalvular leakage）	再手術	
	動脈管開存症	動脈管開存結紮術	
	冠動脈動静脈瘻	外科的動静脈瘻閉鎖術	
	肥大型心筋症	心室中隔心筋切除術	
	心房細動血栓塞栓症	左心耳結紮術	
	肺動脈狭窄症	外科的肺動脈形成術	
	慢性肺動脈血栓塞栓症	外科的肺動脈血栓摘除術	
	心筋梗塞後心室瘤	左室形成術	
	バルサルバ洞動脈瘤破裂	外科的バルサルバ洞修復術	

（ストラクチャークラブ・ジャパン監．SHDインターベンションハンドブック．東京：医学書院；2013．p3より）

臨床応用されている SHD 治療	今後開発が進む領域
BAV/TAVI	TAVI
	TAVI
PTMC	mitral valve-in-surgical valve
mitral clipping, annulus approach	percutaneous MV implantation
balloon tricuspid valvuloplasty	percutaneous TV implantation
SAPIEN implantation after tricuspid valve replacement	percutaneous TV implantation
balloon pulmonary valvuloplasty, melody valve implantation	melody valve implantation
melody valve implantation	SAPIEN valve implantation
ASD device closure	
PFO device closure	
VSD device closure	
VSP device closure	
device closure	
device closure	
device closure	
PTSMA	
LAA device closure	
pulmonary angioplasty	
pulmonary angioplasty	
ventricular partitioning device implantation	
device closure	

第3部 検査・手技編

❷ SAPIEN® XT

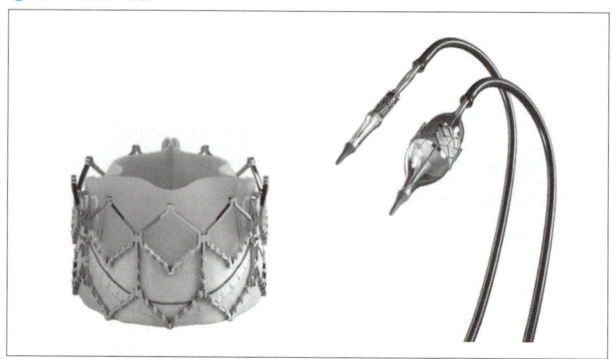

（提供：エドワーズライフサイエンス社）

❸ 経大腿アプローチ（左）と経心尖アプローチ（右）

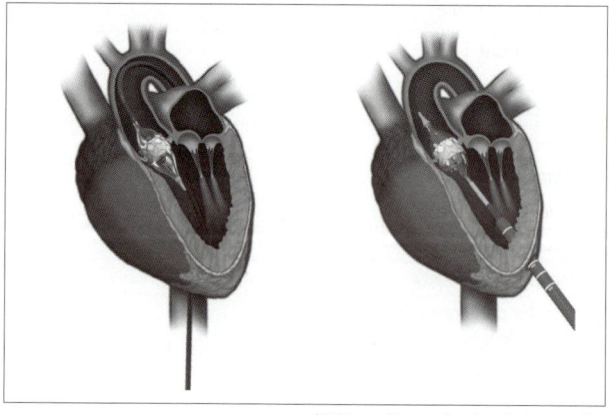

（提供：エドワーズライフサイエンス社）

経皮的僧房弁交連切開術（PTMC）

- 1984年，井上寛治により考案されたイノウエ・バルーン（❹，東レ・メディカル社）を用いた治療法で全世界のスタンダード（❺）．
- 大腿静脈から右房へアプローチし，Brockenbroughにて左房へアクセスし，僧帽弁を通過させ，バルーンにて拡張する手技．
- 挿入時はバルーン部分を伸ばして硬く細く，拡張時は希釈造影剤注入量でバルーンの形状が変化．

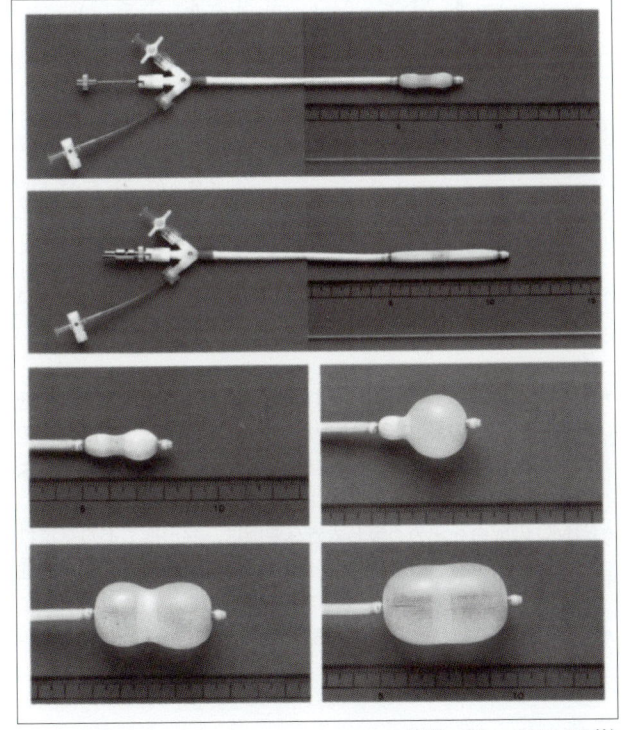

❹ イノウエ・バルーン

（提供：東レ・メディカル社）

第3部 検査・手技編

❺ PTMC の方法

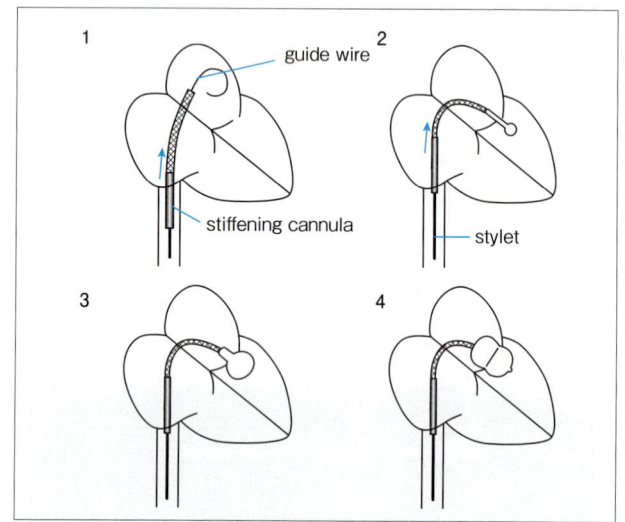

```
1  guide wire
   stiffening cannula
2  stylet
3
4
```

(Meet the History:僧帽弁交連切開術〈PTMC〉の開発 ― 井上寛治先生に聞く.
心臓 2007;39:57-68 より)

- 一般的に MS の外科治療の適応は,薬物治療を行っても NYHA Ⅱ度以上の臨床症状があり,弁口面積が 1.5cm² 以下とされている.
- PTMC の適応も基本的にはこれに準じるが,手術に比較して低侵襲で安全に施行できることから,臨床症状が強く,MS に起因することが明らかであれば,この基準を満たす以前に行ってもよいとされる(❻).
- PTMC の成否を決める最も大きな要因は,弁形態であり,これを評価するために術前に必ず経食道心エコー(TEE)を行い,詳細に弁形態を観察しなければならない(❼).
- PTMC が不適応と考えられる病態は❽である.

❻ 僧帽弁狭窄症に対する PTMC の推奨

クラス I
1. 症候性（NYHA II～IV）の中等度以上 MS で弁形態が PTMC に適している例
2. 無症候性であるが, 肺動脈圧が安静時 50mmHg 以上または運動負荷時 60mmHg の肺高血圧を合併している中等度以上 MS で, 弁形態が PTMC に適している例

クラス IIa
1. 臨床症状が強く（NYHA III～IV）, MR や左房内血栓がないものの弁形態は必ずしも PTMC に適していないが, 手術のリスクが高いなど手術適応にならない例

クラス IIb
1. 症候性（NYHA II～IV）の弁口面積 1.5cm² 以上の MS で, 運動負荷時収縮期肺動脈圧 60mmHg, きつ入圧 25mmHg 以上または左房左室間圧較差 15mmHg 以上である例
2. 無症候性であるが, 新たに心房細動が発生した MS で弁形態が PTMC に適している例

クラス III
1. 軽度の MS
2. 左房内血栓または中等度以上 MR のある例

（日本循環器学会. 弁膜疾患の非薬物治療に関するガイドライン 2012 年改訂版. p.7 表 11 より）

❼ Wilkins のエコースコア

重症度	弁の可動性	弁下組織変化	弁の肥厚	石灰化
1	わずかな制限	わずかな肥厚	ほぼ正常（4～5mm）	わずかに輝度亢進
2	弁尖の可動性不良, 弁中部, 基部は正常	腱索の近位 2/3 まで肥厚	弁中央は正常, 弁辺縁は肥厚（5～8mm）	弁辺縁の輝度亢進
3	弁基部のみ可動性あり	腱索の遠位 1/3 以上まで肥厚	弁膜全体に肥厚（5～8mm）	弁中央部まで輝度亢進
4	ほとんど可動性なし	全腱索に肥厚, 短縮, 乳頭筋まで及ぶ	弁全体に強い肥厚, 短縮, 乳頭筋まで及ぶ	弁膜の大部分で輝度亢進

上記 4 項目について 1～4 点に分類し合計点を算出する. 合計 8 点以下であれば PTMC のよい適応である

(Wilkins GT, et al. Percutaneous balloon dilatation of the mitral valve: an analysis of echocardiographic variables related to outcome and the mechanism of dilatation. Br Heart J 1988; 60: 299-308 より)

第3部 検査・手技編

❽ PTMC が不適応と考えられる病態

クラス I
　1　心房内血栓
　2　3 度以上の MR
クラス IIa
　1　高度または両交連部の石灰沈着
　2　高度 AR や高度 TS または TR を伴う例
　3　冠動脈バイパス術が必要な有意な冠動脈病変を有する例

(日本循環器学会. 弁膜疾患の非薬物治療に関するガイドライン 2012 年改訂版. p.8 表 14 より)

僧帽弁閉鎖不全症に対する経皮的治療(MitraClip®)

- 僧帽弁閉鎖不全症に対する経皮的治療の一つに MitraClip®(アボットバスキュラー社)があり,edge-to-edge repair をクリップを用いてカテーテル的に行う(❾).
- 2015 年 8 月現在日本では未認可だが,2008 年に CE マークが取得され,欧州を中心にすでに 1 万例以上に施行されている.
- 全身麻酔下に X 線透視と TEE ガイド下に施行される.
- 大腿静脈アプローチにて心房中隔穿刺を行い,ガイドカテーテルを左房に進める.クリップを僧帽弁上で位置調整し,エコー評価を行いながら留置する(❿).
- 順調にいけば所要時間は 30 ~ 60 分.
- 欧米では経カテーテル的僧帽弁留置術(transcatheter mitral valve implantation ; TMVI)の治験も行われている.
- 臨床試験として,手術群と比較してより安全性に優れ,臨床転帰は外科手術と同程度に改善を示した EVEREST II trial[3]が有名である.僧帽弁閉鎖不全症に対する経皮的修復(MitraClip®)は,従来手術と比べて,12 か月の時点で,主要エンドポイント発生率は有意に低かった.主要エンドポイントの各項目の発生率は,死亡は両群とも 6% であり,僧帽弁機能不全に対する手術は経皮的修復群 20% に対し,手術群 2%,grade 3 +または 4 +の僧帽弁閉鎖不全症は経皮的修復群 21% に対し,手術群 20% であった.30 日の時点での重大な有害事象発生率は,経皮的修復群 15%,手術群 48% であった($p < 0.001$).12 か月の時点で

Intervention for SHD

❾ MitraClip®

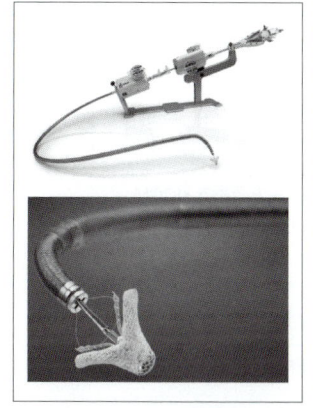

（提供：アボットバスキュラー社）

❿ MitraClip® 留置時

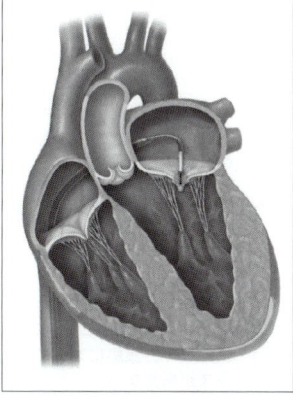

（提供：アボットバスキュラー社）

両群とも左室径，NYHA 心機能分類，QOL 指標がベースラインと比べて改善していた．

経皮的中隔心筋焼灼術（PTSMA）

- 有症候性の薬剤抵抗性肥大型心筋症に対して，カテーテルを用いて高濃度エタノールを冠動脈の中隔枝に注入し，閉塞責任中隔心筋を焼灼壊死させる治療法（⓫，⓬）．
- myomectomy と比較して低侵襲であり，高齢者や腎機能低下のある患者でも治療しやすい．
- エタノールが他血管に流出するのを防ぐため，中隔枝の根部でバルーンを膨らませてから注入し，責任部分だけ壊死を起こさせる．
- 所要時間は約 2 時間．

⓫ 肥大型心筋症における PTSMA の適応

クラス I
　なし

クラス IIa　注1
1. NYHA III 度以上の症状を有し，薬剤抵抗性で，安静時ないし薬剤負荷時に 30mmHg 以上の左室内圧較差を認める HOCM
2. 左室内圧較差を原因とする意識消失発作を有し，安静時ないし薬物負荷時に 30mmHg 以上の圧較差を認める HOCM
3. 左室内圧較差（30mmHg 以上）が関与する薬物治療抵抗性の発作性心房細動

クラス III
1. 無症状ないし薬物療法にてコントロール可能な HOCM

注1　PTSMA の適応については，現時点で Class I にするにはエビデンスが未だない
　2. 症状はあるが左室流出路圧較差のない HCM

（日本循環器学会．肥大型心筋症の診療に関するガイドライン 2012 改訂版. p.38 より）

⓬ PTSMA の方法

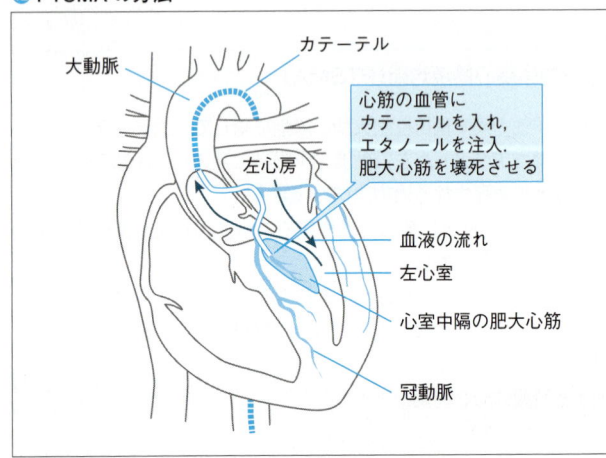

（エタノール入れ心筋を壊死：閉塞性肥大型心筋症の治療．最新医療情報．東京；共同通信社；2006 より）

Intervention for SHD

⓭ WATCHMAN デバイス

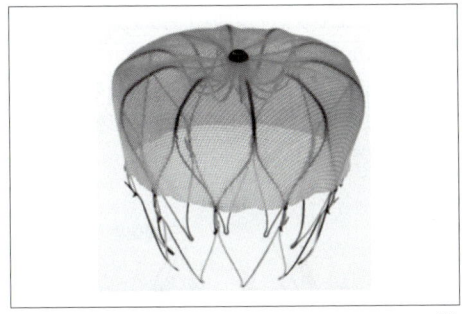

（提供：ボストン・サイエンティフィック社）

⓮ WATCHMAN デバイス留置時

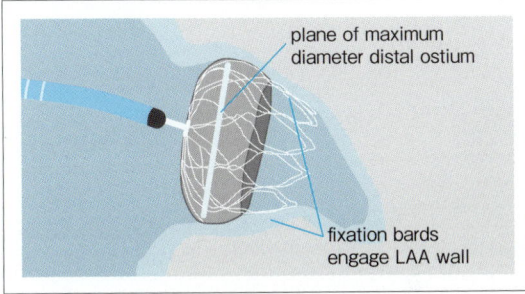

plane of maximum diameter distal ostium

fixation bards engage LAA wall

(Landmesser U, et al. Left atrial appendage closure：a percutaneous transcatheter approach for stroke prevention in atrial fibrillation. Eur Heart J 2012；33：698-704. p.702 より)

経皮的左心耳閉鎖術(percutaneous left atrial appendage closure)

- 非弁膜症性心房細動で左心系血栓の約9割が左心耳に生じると報告されている．
- 血栓塞栓症予防に抗凝固療法が確立しているが，出血のリスクが一生つきまとう．抗凝固療法を行わず，心房細動(AF)による心原性塞栓症を予防的治療する方法が検討されてきた．
- その一つが経皮的左心耳閉鎖術で，2009年WATCHMANデバ

イス(⑬, ⑭)とワルファリンとのランダム化比較試験にて平均18か月のフォローアップにてデバイス群のワルファリン治療群に対する非劣性が示された[4]．
- 全身麻酔下に，大腿静脈アプローチにて心房中隔穿刺を行い，ガイドカテーテルを左房に進める．左心耳造影とTEEを併用しながら行い，デバイス留置を行う．

(三浦瑞樹，安東治郎)

第3部 検査・手技編

心臓CT・心臓MRI

心臓CT

利点 低侵襲で簡便に冠動脈の評価が可能
短時間で検査が可能
空間分解能やコントラスト分解能に優れ，鮮明な画像が得られる

欠点 ヨード造影剤を使用するため，腎機能障害，造影剤アレルギー，喘息を有する患者では検査が難しい
検査により，放射線被曝を伴う
冠動脈に高度の石灰化を伴う症例では，冠動脈狭窄度の判断が難しくなる

撮影前の準備
- 高心拍症例では，事前にβ遮断薬の内服（メトプロロール）もしくは注射薬（ランジオロール）を使用し，心拍の安定化を図る．
- 撮影中の心拍数は，60～65拍/分未満が望ましい．
- 検査直前に硝酸薬の投与を行う．
- 不整脈症例に対する心臓CT検査は推奨されていないが，機種によっては，撮影の工夫により洞調律症例と同等の鮮明な画像が得られる．

撮影
- 心電図同期で，単純撮影，造影撮影を行う．
- 画像を再構成し，workstationを用いて画像の作成，解析を行う．
- 64列以上のCTでは，冠動脈の描出は非常に良好であり，冠動脈造影検査と比較した冠動脈狭窄の診断精度は高い．特に陰性的中率が高いことが特徴であり，多くの論文で95%以上と報告されている．

解析
カルシウムスコアリング[1]（❶）
- Agatston calcium score（ACS）を用いた冠動脈石灰化の定量的

第3部 検査・手技編

評価.
- 単純画像を用いて解析.
- ACS は，冠動脈硬化の程度と相関を示し，リスクの層別化に使用される.
- 冠動脈石灰化が高度な症例では，冠動脈の狭窄度評価が困難となるため，ACS が 600 以上もしくは 1,000 以上で造影撮影を中止とする施設もある.
- 測定例：各スライスで CT 値が 130 以上かつ 2 pixel 以上の面積を有する部位を有意な石灰化と定義．冠動脈ごとに石灰化体積や ACS を算出し，その合計を表示.

造影画像[2)]
- 画像は多断面から解析を行う.

❶ 冠動脈カルシウムスコアリング

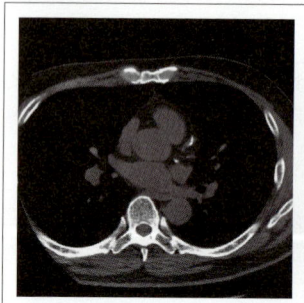

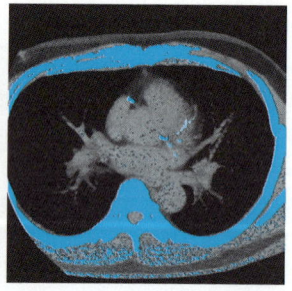

ラベル/ブロック	ボクセル数	ボリューム [mm³]	最小値 [HU]	最大値 [HU]	平均値 [HU]	SD	Agatston
LM (1)	80	112.21	131	739	387.75	143.35	125.00
LAD (5)	124	128.91	130	706	298.16	143.64	179.69
LCX (5)	78	76.76	131	502	240.35	97.76	100.39
RCA (3)	136	152.34	130	702	292.25	130.06	206.25
Total	418	470.21	130	739	302.60	139.20	**611.33**

心臓CT・心臓MRI

- volume rendering(VR)画像, curved planar reconstruction (CPR)画像, stretched CPR画像, maximum intensity projection(MIP)画像を作成し, 総合的に評価を行う(❷).

冠動脈プラークの性状 [3] (❸)
- CT値が130HU以上のプラークを石灰化プラークと定義.
- プラークは, 石灰化プラーク, 非石灰化プラーク, 混合性プラークに分類される.
- 低CT値のプラークは, 脂肪成分に富んだプラークと判断される.

❷ 解析画像

VR画像　MIP画像
CPR画像　stretched CPR画像　short axis画像
LAD

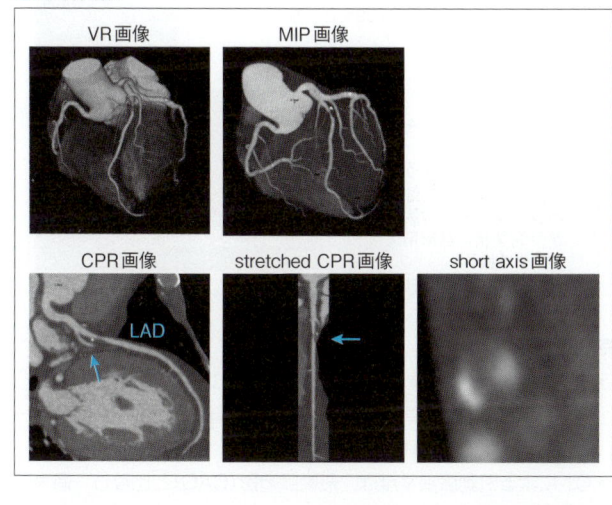

❸ 冠動脈プラークの性状

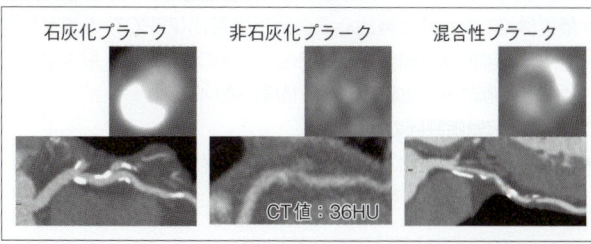

石灰化プラーク　非石灰化プラーク　混合性プラーク
CT値：36HU

> **❗Tips**
> - CTによる不安定プラークの特徴は，陽性リモデリングを伴うプラーク，低CT値(＜30HU)のプラーク，微細石灰化を含む，napkin-ring signのみられるプラークとされている[6, 7]．
> - これらの特徴を備えたプラークを有する症例では，急性冠症候群(ACS)の発症リスクが高く，治療介入の検討が必要．

❹ 不安定プラークの特徴

- 陽性リモデリングを伴った低CT値のプラーク．
- プラーク内には石灰化がみられ，不安定プラークの特徴を有する．
- プラークによる狭窄度は50％と判断される．

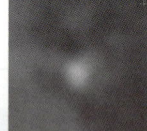

- 低CT値のプラーク(CT値＜30 U)
- 陽性リモデリングを伴う
- 微細な石灰化を伴う
- napkin-ring sign陽性所見(プラーク周囲がリング状に造影剤で染まる様子)

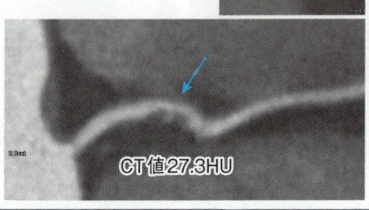

CT値27.3HU

冠動脈狭窄度(❺)

- 冠動脈は，AHA分類やSCCTガイドライン推奨の分類に基づき，segmentごとに狭窄度を評価(第3部 検査・手術編：心臓カテーテル検査・治療の項も参照)．
- CTによる冠動脈狭窄度は，冠動脈造影(CAG)と比較し，過大評価する傾向がある．特に高度石灰化病変は，blooming artifactにより内腔狭窄度を過大評価する可能性がある．
- 最近はCTでも非侵襲的心筋血流予備量比(FFRCT)の測定が可能．解剖学的な冠動脈狭窄度評価＋FFRCT測定は，解剖学的な狭窄度評価のみと比較し，診断精度が高い．

CTによる冠動脈評価の適応

- 虚血性心疾患の疑われる症例，非ST上昇型急性冠症候群に対する冠動脈CTの適応を❻，❼に示す．

心臓 CT・心臓 MRI

その他の評価
- 心臓の形態や血管，心周囲組織の解剖学的評価に有用．
- retrospective gating 法による撮影で 4 次元解析が可能となり，心筋の壁厚，心筋壁運動の評価，volume 解析が可能．
- 造影撮影後に遅延造影撮影を追加することで，心筋障害の有無につき解析．

放射線被曝量
- 従来の心臓 CT（8〜15mSv）は，放射線被曝量が CAG（3〜6mSv）よりも多い傾向にあったが，さまざまな被曝量低減のための工夫がなされ（❽），現在では 1〜3mSv 程度まで低減が可能となっている．
- 特に若年者では，放射線に対する感受性が高く，生涯にわたる発

❺ 冠動脈狭窄度の grade 分類（SCCT ガイドライン推奨）

grade		狭窄度
0	Normal	プラークがなく，血管内腔の狭窄なし
1	Minimal	＜25% 狭窄を伴うプラークの存在
2	Mild	25〜49% 狭窄
3	Moderate	50〜69% 狭窄
4	Severe	70〜99% 狭窄
5	Occluded	完全閉塞

❻ 虚血性心疾患の疑われる症例に対する冠動脈 CT の適応

クラス I
　なし
クラス IIa
　・胸痛があって冠動脈疾患の中程度のリスク群で，運動負荷が困難な場合あるいは運動負荷心電図が判定困難な場合（レベル B）
クラス IIb
　・冠動脈疾患の中程度のリスク群で，運動負荷が可能でありかつ運動負荷心電図が判定可能な場合（レベル C）
クラス III
　・胸痛があって冠動脈疾患の高リスク群（レベル C）

（日本循環器学会．冠動脈病変の非侵襲的診断法に関するガイドライン．
Circ J 2009；73（Suppl III）；1040 より）

癌リスクが上昇することから，心臓 CT に対する適応は慎重に検討する必要があり，撮影時には被曝量を減らす努力が必要．

❼ 非 ST 上昇型急性冠症候群に対する冠動脈 CT の適応

クラス IIa
 1. 中リスク群(心電図変化なし，血液生化学検査陰性)において冠動脈 CT を施行する．（レベル B）
 2. 低リスク群(心電図変化なし，血液生化学検査陰性)において冠動脈 CT を施行する．（レベル B）

クラス IIb
 1. 胸痛患者において "triple rule out" として冠動脈 CT を施行する．（レベル C）
 2. 高リスク群(心電図変化あり，あるいは血液生化学検査陽性)において冠動脈造影が予定されていない場合に，冠動脈 CT を施行する．（レベル C）

クラス III
 1. 高リスク群(心電図変化あり，あるいは血液生化学検査陽性)において冠動脈造影が予定されている場合に冠動脈 CT を施行する．（レベル C）

(日本循環器学会．非 ST 上昇型急性冠症候群の診療に関するガイドライン 2012 年改訂版．p.17 より)

❽ 被曝量低減のための工夫

・撮影範囲の縮小
・体格に合わせた管電圧や管電流の設定
・prospective ECG gating による撮影
・ECG dose modulation の使用
・逐次近似法による画像再構成
・ノイズ低減フィルタの使用

心臓 MRI

利点	さまざまな撮影法を組み合わせることにより，心機能評価，心筋性状や心筋障害の評価，冠動脈評価等，一度の検査であらゆる情報を得ることが可能 MR coronary angiography(MRCA)は，造影剤を使用せずに冠動脈の評価が可能 放射線被曝がない
欠点	撮影時間が長い 閉所恐怖症，体内金属(ペースメーカやICD)を有する症例では原則禁忌となる(MRI対応型のペースメーカを植込む症例が増えている) 不整脈症例や検査中の息止めが困難な症例では，画質が不鮮明となる 腎機能障害を有する症例では，造影検査は禁忌である

撮影方法

シネMRI[4] ❾

- 心臓の形態，左室および右室機能評価，壁運動異常の評価が可能．
- 心基部から心尖部までの短軸画像を用いた，心内膜側および心

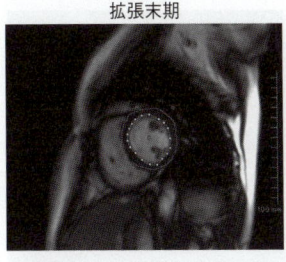

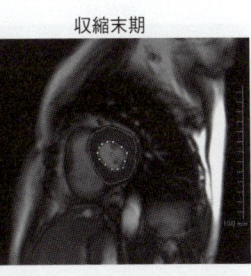

❾ シネMRI

心基部から心尖部まで全スライスの，拡張末期，収縮末期の心内膜側および心外膜側をトレース．拡張末期容積，収縮末期容積，駆出率，心筋重量を計測

外膜側のトレースにより，拡張末期容積，収縮末期容積，駆出率，心筋重量の計測が可能．
- 計測値は再現性が高い．

ブラックブラッド法[5]
- 心内腔，血管内腔の信号を抑制して，心筋を描出する撮影法．
- 心筋や血管壁の性状評価に有用．
- 心筋内の脂肪評価や心筋浮腫を評価する際に撮影を行う．

負荷心筋 perfusion MRI(❿)
- 負荷時薬剤は，アデノシン(ATP ニナトリウム)を使用する．
- 造影剤の心筋 first pass の動態を，安静時と負荷時で比較．
- 心筋虚血の有無，虚血領域の範囲を評価．
- 心筋虚血の診断能は，SPECT と比較して有意に高い成績が得られている．
- 特に，心内膜下虚血や多枝病変の診断能が高い．

遅延造影画像(⓫〜⓭)
- ガドリニウム造影剤を使用し，心筋障害の有無，部位，程度を評価．
- ガドリニウム造影剤注入後，10 〜 15 分後に撮影を行う．
- 心機能低下の原因として，虚血性心疾患と非虚血性心疾患との鑑別に有用．

❿ 負荷心筋 perfusion MRI

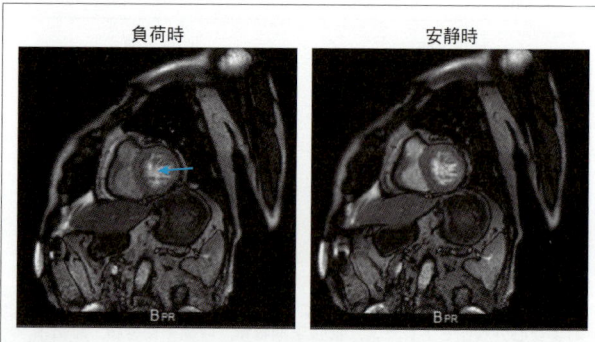

負荷時に，前壁中隔の内膜下で造影低下が認められ，虚血が疑われる

心臓CT・心臓MRI

⓫ 虚血性心疾患症例（前壁中隔の陳旧性心筋梗塞）

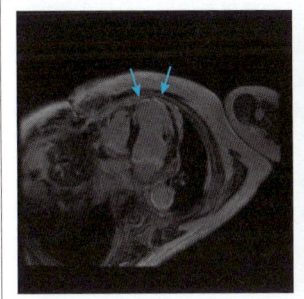

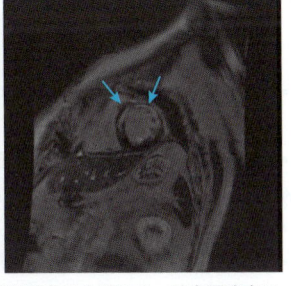

左室前壁中隔の壁菲薄化および遅延造影所見を認める．壁内深達度は75％以上であり，viabilityなしと判断される

⓬ 非虚血性心疾患症例（心尖部肥大型心筋症）

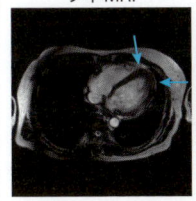

シネMRI　　　遅延造影画像

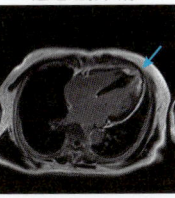

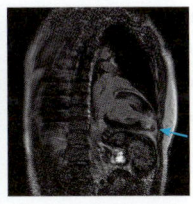

左室心尖部の心筋は肥大，遅延造影所見を認める

⓭ 非虚血性心疾患症例（心サルコイドーシス）

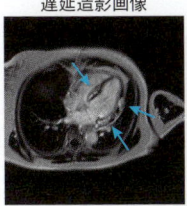

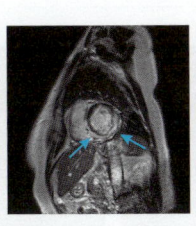

遅延造影画像　　　　　　　　　　　T2強調画像

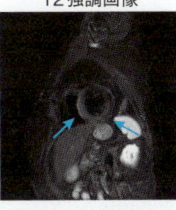

心室中隔基部および左室側壁の壁厚は増加，遅延造影所見を認める．T2強調画像で高信号を呈し，心サルコイドーシスによる炎症・浮腫，心筋障害を示している

- 遅延造影の分布により特定心筋症の鑑別に有用.
- 虚血性心疾患においては,心筋梗塞巣を描出.心筋の障害は,心内膜側から外膜側へと進展し,壁内深達度が50%以下の場合,viabilityはあると判断される.
- 心内膜下梗塞(SPECTの診断精度よりも高い),右室梗塞の診断も可能.
- 治療法決定や予後予測に対する有用な情報となり得る.

whole heart coronary MRA(⓮)

- 呼吸同期,心電図同期により,心臓全体を撮影.
- 冠動脈の走行や狭窄度評価に使用.
- 冠動脈石灰化の影響を受けず,冠動脈狭窄度の評価が可能.
- 診断精度は,冠動脈CT(64列以上)と比較しやや劣るが,造影剤を使用せず撮影が可能であること,被曝を有さないことより,腎機能障害者や若年者に適する.
- MRIによるステント内狭窄は,評価不能.

phase contrast法

- 位相差情報をもとに,血流の速度や流量を解析.
- 弁膜疾患では,血流の逆流量を解析することが可能.
- 先天性心疾患症例では,Qp/Qs比測定に使用.

⓮ whole heart coronary MRA

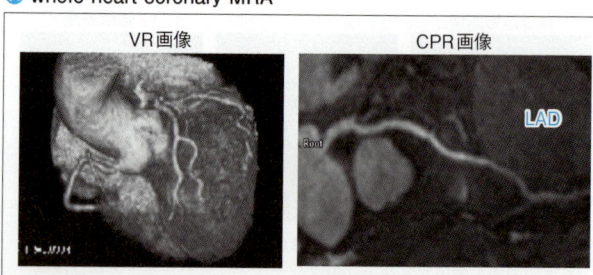

VR画像やCPR画像を作成し,冠動脈狭窄の有無につき評価

心臓 CT・心臓 MRI

ガドリニウム造影剤

- 腎不全患者に使用すると，腎性全身性線維症(nephrogenic systemic fibrosis；NSF)を発症することがある．このため，高度腎障害症例(eGFR＜30mL/分/1.73m^2)での使用は禁忌であり，eGFRが30〜60mL/分/1.73m^{2}の症例では，検査の必要性と合併症のリスクにつき十分に検討したうえで，その使用の可否につき決定する必要がある．

（上原雅恵）

第3部 検査・手技編

心臓核医学検査

> **利点** 侵襲度が低く，適切なイメージング製剤を選択することで心機能や虚血，心筋viability等のさまざまな生理学的・生化学的情報が得られる
> **欠点** 放射線被曝があり，検査費用も高い
> 時間空間分解能が他の検査と比較して低い

- 心臓核医学検査の主な検査法，製剤の選択について❶，❷に示す．

❶ 心臓核医学検査の主な検査法

検査方法	使用製剤	主な用途	備考
運動負荷もしくは薬剤負荷シンチグラフィ（心筋血流）	TLもしくはTc心筋血流製剤	心筋虚血部位，虚血の重症度，心血管イベントリスクの評価	負荷時と安静時に2回撮影して評価（運動不可の際には薬剤負荷を選択）
安静時心筋シンチグラフィ（心筋血流）	TLもしくはTc心筋血流製剤	心筋viability，梗塞部位，心機能の評価	安静時に1回の撮影で評価
安静時心筋シンチグラフィ（その他）	BMIPP	心筋脂肪酸代謝（虚血等の心筋障害に影響され，viabilityを反映）の評価	安静時血流シンチグラフィと組み合わせた2核種併用検査が有用
	MIBG	心臓交感神経機能（虚血や心不全に影響される）の評価	

負荷心筋シンチグラフィ（❸〜❽）

- 運動が不十分（最大心拍数×最大収縮期血圧＜25,000）の場合には虚血の診断能が低下するため，運動能が低い症例では薬剤負荷（アデノシン，ジピリダモール）への変更が望ましい．

心臓核医学検査

❷ 各種心筋血流製剤の比較

核種製剤	半減期	集積機序	特徴
^{201}TL	73時間	細胞膜Na-Kポンプによる能動輸送	負荷検査では1回投与で負荷時・安静時双方で撮影可
^{99m}Tc-MIBI ^{99m}Tc-tetrofosmin	6時間	受動拡散	TLよりもエネルギーが高いため高画質である 半減期が短いため大量投与できるが負荷検査では2回投与する必要あり
^{99m}Tc-PYP	6時間	壊死心筋内のHydoroxyapatiteと結合	壊死心筋で陽性に描出され，TLとの同時撮影で生存心筋と壊死心筋の判定が可能 心アミロイドーシスで高頻度に陽性所見を認める
^{123}I-BMIPP	13時間	脂質プールやミトコンドリア内への取込み	代謝異常を反映して集積低下する．CD36欠損症では集積しない
^{123}I-MIBG	13時間	心臓交感神経終末の貯蔵顆粒内への取込み	虚血性心疾患，心不全，たこつぼ心筋症，褐色細胞腫，パーキンソン病等で有用

- 原則として検査4時間前から絶食とし，検査前12〜24時間の抗狭心症薬やCa拮抗薬，β遮断薬の休薬が望ましい．
- 薬剤負荷の場合はカフェインを12時間以上控える．
- 冠動脈支配(❸，❹)を考慮しながら，虚血の程度を判定していく(❺，❻)．また，負荷心筋シンチグラフィの禁忌について❼に示す．
- 負荷時合計欠損スコア(SSS)，安静時合計欠損スコア(SRS)，心筋虚血スコア(SDS＝SRS−SSS)といった17分画でのスコアの集計値は心事故予測因子として有用性が報告されている(❽)．
- スコアに反映されないハイリスク所見としては多枝領域に広がる可逆性血流欠損，LVEF低値やESV高値(心拡大)といった心機能異常，負荷時一過性虚血性内腔拡大(transient ischemic dilatation；TID)，肺野の集積亢進といったものがある(❾，❿)．
- 各短軸断層画像の中心から引いた放射線上の最大カウントを同心円状の極座標に展開したものをpolar mapといい，欠損位置と冠動脈支配との関連を判定するのに有用である(⓫)．

第3部 検査・手技編

❸ 心筋血流シンチグラフィの各断層像と冠動脈支配

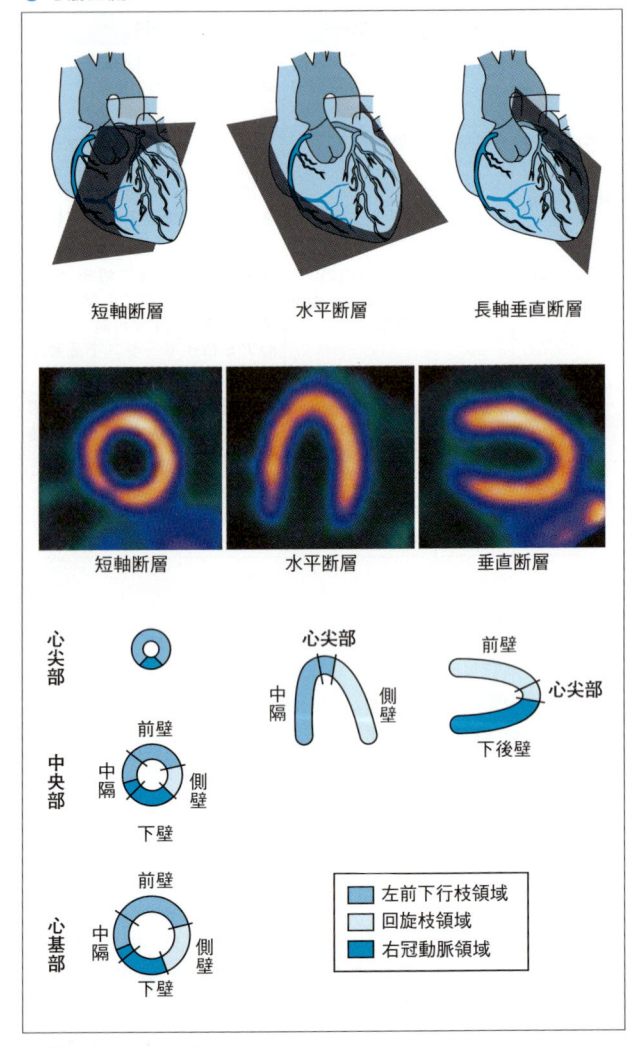

短軸断層　　水平断層　　長軸垂直断層

短軸断層　　水平断層　　垂直断層

心尖部

中央部：前壁／中隔／側壁／下壁

心基部：前壁／中隔／側壁／下壁

心尖部／中隔／側壁

前壁／心尖部／下後壁

- 左前下行枝領域
- 回旋枝領域
- 右冠動脈領域

394

心臓核医学検査

❹ 左室 17 分画と冠動脈支配

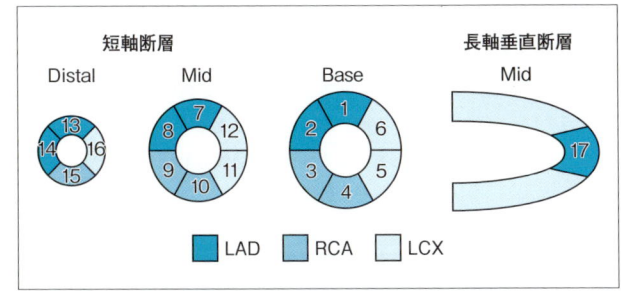

短軸断層 — Distal / Mid / Base
長軸垂直断層 — Mid

■ LAD　■ RCA　□ LCX

❺ LAD 領域の心筋虚血（負荷時に集積低下し安静時に改善）

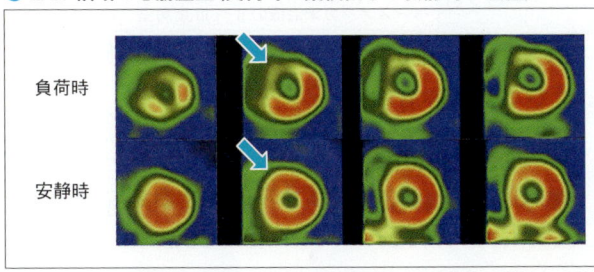

負荷時

安静時

（橋本 順．A 心臓核医学の基礎．2 心筋血流 SPECT．5 心筋虚血の検出．西村恒彦編．BRAND NEW 心臓核医学．東京：金原出版 2012．p.29 より許諾を得て改変）

❻ 負荷心筋シンチグラフィの判定

負荷時	安静時	判定
正常	正常	正常
低下	改善	虚血心筋
低下	低下	梗塞心筋

395

❼ 負荷心筋シンチグラフィの禁忌

運動負荷シンチグラフィの絶対禁忌	急性心筋梗塞（発症4日未満），不安定狭心症
	急性または重症心不全
	コントロール不良の高血圧（> 200/100mg）
	重症不整脈，症候性高度大動脈弁狭窄症
	急性肺塞栓症や肺梗塞，急性心筋炎や心膜炎
	大動脈瘤や大動脈解離
	重症肺高血圧症
運動負荷シンチグラフィの相対的禁忌	左冠動脈主幹部狭窄，中等度の狭窄性弁膜症
	高度房室ブロック，頻脈性または徐脈性不整脈
	閉塞性肥大型心筋症等の流出路狭窄
薬剤負荷シンチグラフィの禁忌	不安定狭心症
	ペースメーカ未治療のⅡ～Ⅲ度房室ブロック
	洞不全症候群や著明な徐脈，QT延長症候群
	非代償性心不全
	コントロール不良な気管支喘息やアミノフィリン投薬患者
	収縮期血圧 90mmHg 未満
	アデノシンやジピリダモールに対する過敏症

（日本心臓核医学会．負荷心筋シンチグラフィに関する安全指針．2013 をもとに作成）

❽ スコア基準

スコア	集積度合	%Uptake	備考
0	正常	80 <	ほぼ均一分布
1	軽度低下	66～80	わずかな集積低下
2	中等度低下	50～65	明らかな集積低下
3	高度低下	35～49	Background と比較してわずかに集積あり
4	集積欠損	< 35	Background と同程度で集積がない

心臓核医学検査

❾ 負荷時一過性虚血性内腔拡大

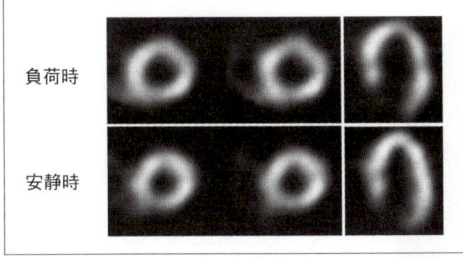

負荷時		
安静時		

(日本メジフィジックス社．心臓画像診断ポケットマニュアル〈非売品〉．p.32 より)

❿ 肺野の集積亢進

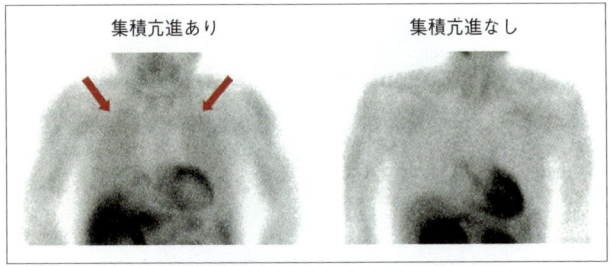

集積亢進あり　　　　　　　集積亢進なし

(日本メジフィジック社．心臓画像診断ポケットマニュアル〈非売品〉．p.33 より)

第3部 検査・手技編

⓫ polar map

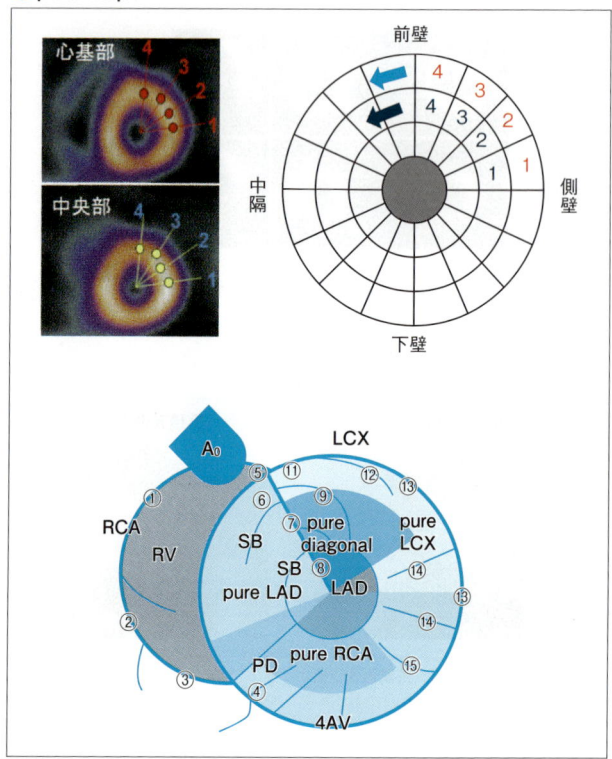

(日本メジフィジックス社.心臓画像診断ポケットマニュアル〈非売品〉. p.24 より)

MIBG心筋シンチグラフィ(⓬)

- 検査前にMIBG集積を阻害する薬剤(三環系抗うつ薬等)は中止する.
- 「H/M比＝心筋カウント÷上縦隔カウント」は交感神経の分布や密度, ノルアドレナリンの取込み能を反映.
- 「WR＝(初期像カウント－後期像カウント)÷初期像カウント×100(％)」は交感神経活性の亢進を反映.
- 心臓交感神経機能障害(＝心不全の増悪, β遮断薬の改善効果が

心臓核医学検査

⓬ MIBG による心不全評価

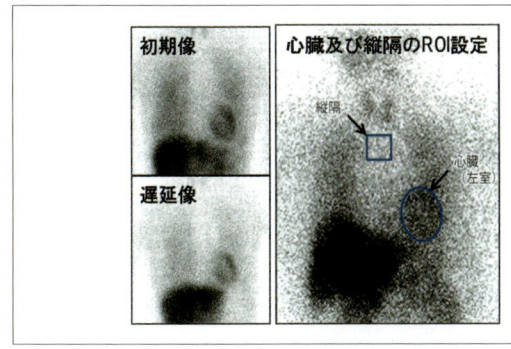

(百瀬 満．A 心臓核医学の基礎．4 心臓交感神経機能のイメージング．2 MIBG の検査法・解析法．西村恒彦編．BRAND NEW 心臓核医学．東京：金原出版；2012．p.57 より)

⓭ MIBG による予後予測

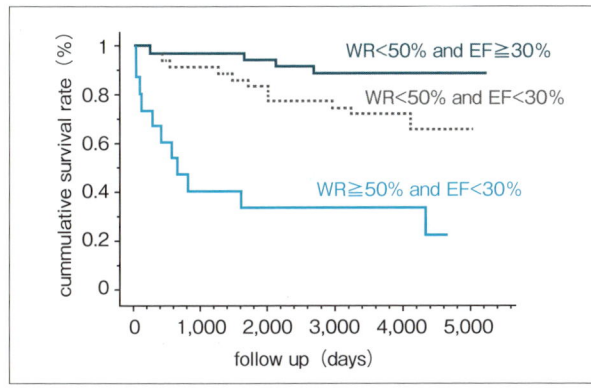

(Momose M, et al. Long-term prognostic stratification by a combination of ^{123}I-metaiodobenzylguanidine scintigraphy and ejection fration in dilated cardiomyopathy. Ann Nucl Med. 2011；25：419-24 より)

低い) ➡ H/M 比↓，WR↑．
- H/M 比や WR の正常値は施設間・装置間で差が大きいが，概ね H/M 比は 2 以上，WR は 20% 以下が正常である．
- WR は数多くの報告で極めて高い予後予測能が示されている (⓬，⓭)．

⓮ 主な集積乖離パターン

	安静時 BMIPP	安静時 TL	負荷時 TL
正常心筋	正常集積	正常集積	正常集積
虚血心筋	正常 or 低下	正常集積	集積低下
気絶心筋	集積低下	正常集積	正常 or 低下
冬眠心筋	集積低下	正常 or 低下	集積低下
梗塞心筋	高度集積低下	高度集積低下	高度集積低下

BMIPP による脂肪酸代謝障害の検出

- 虚血心筋では早期から脂肪酸代謝が抑制され，虚血が回復してもしばらく続く(ischemic memory)．
- ^{123}I-BMIPP を用いた脂肪酸代謝イメージングにより虚血の早期診断や再灌流療法後の心筋サルベージ評価が可能．
- 心筋血流イメージングとの2核種同時撮影で集積乖離所見をみることでさまざまな病態把握に役立つ(⓮)．

（候　聡志，上原雅恵）

第3部 検査・手技編

末梢血管生理機能評価

末梢血管生理機能評価の概要

- 末梢血管を評価する生理学的な検査の方法には，足関節上腕血圧比(ankle brachial index；ABI)(❶)等の，血管の器質的な狭窄や閉塞を検出する方法と，末梢血管の機能を測定する方法に大別される．末梢血管機能の代表としては，血管の最も内層にある血管内皮の機能評価があげられる．
- 特に，末梢血管の機能を測定する方法としては，動脈スティフネスを測定する脈波伝播速度(pulse wave velocity；PWV)や心臓足首血管指標(cardio ankle vascular index；CAVI)があり，血管内皮の生理活性を測定する血流依存性血管拡張反応(flow mediated dilation；FMD)，RH-PAT(reactive hyperemia peripheral arterial tonometry)がある．

動脈スティフネス

- 動脈の硬さの指標を動脈スティフネスとして測定する方法には，PWVとCAVIがある．柔らかい弾性に富む血管に比べて，硬く弾性が失われた血管では心拍動により生じる脈波の血管伝播速度は増加する．
- 加齢や他の動脈硬化寄与因子により，動脈中膜がコラーゲンにより置換され，また細胞外基質が増えることで動脈は弾性を失い硬化する．また血管内皮下では，細胞外基質の増加やコラーゲンの増加，血管平滑筋の増生が起こり，内膜が肥厚を起こす．この2つの変化により，動脈は厚く，硬くなりPWVは上昇する．
- このことから，PWVやCAVIの値はさまざまな動脈硬化リスク因子と相関し，リスク評価の指標となりうる．

血管内皮機能：endothelial function

- 血管内皮は血管の最も内層に存在する，厚さわずか数μmの1

401

第3部 検査・手技編

❶ ABIの概要

英語表記；略語	ankle brachial index；ABI
日本語表記	足関節上腕血圧比
特徴	・上腕動脈レベルの血圧と足関節レベルの血圧の比を算出することで足関節より中枢の主幹動脈の狭窄や閉塞性病変の存在と側副血行路による代償性の程度を測定する ・健常人では，足関節レベルの収縮期血圧は上腕動脈の収縮期血圧より10〜15mmHg高い値を示すため健常人では1を超える数字となる
簡便	○
侵襲性	なし
異常検査値	0.9未満（0.9以下） 1.4以上
検査結果の解釈	・値が小さければ小さいほど狭窄または閉塞性病変が高度である ・動脈硬化が高度に進展するような維持透析中の患者や，糖尿病症例では，カフで圧迫しても圧迫しきれない場合があり，1.4を超える高値となることがある
検査の弱点	・局所の血流障害が主体となる閉塞性血栓血管炎や膠原病由来の血管炎においては，症状とABIの値に解離が生じることがある
検査が評価するリスクについての参考文献	・ABI 0.85以下の末梢血管障害を有する患者の死亡率は年平均2%，非致死的心筋梗塞，脳卒中，心血管死亡率は5〜7%とされている[1]

層の細胞層である．この血管内皮が，血管内皮由来の血管拡張因子や収縮因子を産生・分泌することで，生体内での血管機能の維持に大きな働きを有している．

- この血管内皮の働きにより，血管トーヌスや血管の構造維持が保たれている．その血管内皮機能を担うものとして，内皮型一酸化窒素合成酵素（endothelial nitric oxide synthase；eNOS）がある．eNOSが産生する一酸化窒素（NO）は，強い抗動脈硬化作用を有し，動脈硬化の進展を抑制する．

- eNOS由来のNOの生理活性を測定する方法としての血管内皮機能測定には，いくつかの種類が存在する．古くからプレチスモ

末梢血管生理機能評価

グラフィがゴールドスタンダードとして用いられてきたものの，近年は，FMD 検査が広く使われるようになってきている．FMD 検査は，虚血性反応性充血による血流依存性血管拡張反応を血管エコーで上腕血管径を測定し計測する検査法である．また，指尖細動脈の血液床容積脈波を検出する専用プローブを用いて測定する RH-PAT も使用されるようになってきている．

脈波伝播速度（pulse wave velocity；PWV）

測定原理
- PWV の測定原理を❷に示す．

特徴
- 心臓からの血液駆出により生じる脈波（＝動脈の脈動）を 2 点で測定し，その立ち上がりの時間差（ΔT）と 2 点間の距離（L）から PWV＝L ÷ ΔT として求める．
- 頸動脈—大腿動脈で測定する cf PWV と上腕動脈—足関節で測定する ba PWV がある．
- 動脈壁の組成は部位によって異なるため同じ大動脈でも PWV は異なり，心臓から離れるほど PWV は上昇する．
- cfPWV に比べて baPWV のほうがより大きい数値となる．
- 簡便さ：○．
- 侵襲性：なし．

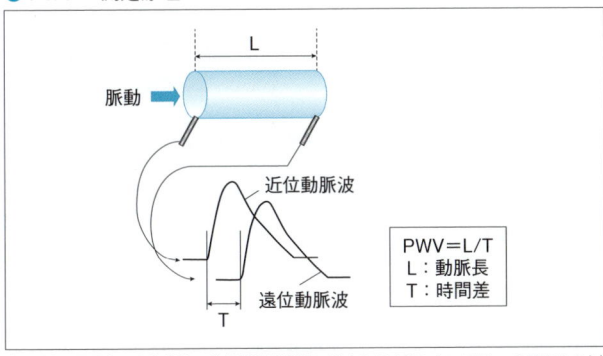

❷ PWV の測定原理

PWV＝L/T
L：動脈長
T：時間差

（日本循環器学会．血管機能の非侵襲的評価法に関するガイドライン 2013．p.24 図 11 より）

異常検査値
- cfPWV 値は 10m/秒が臓器障害のカットオフ値.
- baPWV 値は 18m/秒がカットオフ値.

検査結果の意味
- 動脈硬化の進展に伴い PWV は上昇する(慢性心不全患者で左室駆出率が低下している場合は,左室駆出率が低下していない場合に比べて cfPWV は低下する).

検査の弱点
- 血圧によって左右されやすく,また,総頸動脈や,腸骨動脈に狭窄がある場合,心房細動の患者では不正確となる.

測定結果と疾患リスクの関係
- cfPWV が高まると脳心血管疾患の発症,脳心血管疾患死亡,全死亡の相対リスクが指数関数的に高まるとされている[2].

心臓足首血管指標(cardio-ankle vascular index;CAVI)

測定原理
- CAVI の測定原理を❸に示す.

特徴
- 大動脈起始部から,下肢足首までの動脈全体の弾性を表す指標.動脈の弾力性(stiffness)そのものを計測したもので,動脈が一定

❸ CAVI の測定原理

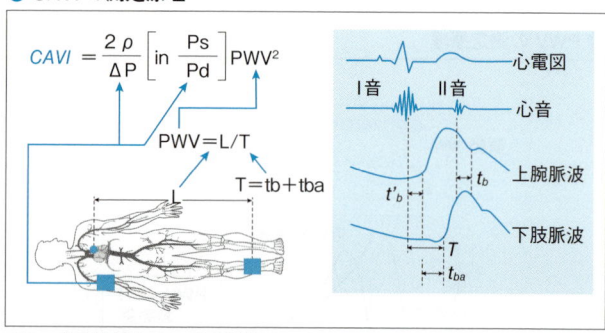

$$CAVI = \frac{2\rho}{\Delta P}\left[in\frac{Ps}{Pd}\right]PWV^2$$

PWV=L/T

T=tb+tba

※ Ps:収縮期血圧,Pd:拡張期血圧,ΔP:Ps−Pd,ρ:血液密度

(Shirai K, et al. A novel blood pressure-independent arterial wall stiffness parameter; cardio-ankle vascular index〈CAVI〉. J Atheroscler Thromb 2006;13:101-7 より改変. 日本循環器学会. 血管機能の非侵襲的評価法に関するガイドライン 2013. p.40 図 21 より)

の伸展をするためにはどの程度の内圧の変化が必要かを表すものである.
- 生理的安定状態において動脈内脈圧と動脈内径は指数関数的な関係にあり, 動脈内圧の収縮期圧, 拡張期圧の比の自然対数(ln P〈収縮期〉/P〈拡張期〉)と動脈の伸展性(ΔD/D)は直線関係にある. この勾配を stiffness β という.
- 簡便さ：○.
- 侵襲性：なし.

異常検査値
- 年齢とともに測定値は上昇する. 各年齢の 1SD 以上高値を示す症例で動脈スティフネスが増加していると思われる.
- CAVI < 8 が正常.
- 8 ≦ CAVI < 9 が境界域.
- CAVI ≧ 9.0 で動脈硬化の疑いとされる.

検査結果の意味
- PWV と同様に, 動脈硬化の進展に伴い CAVI は上昇する. baPWV が測定できないような状況では検査は不能となる.

検査の弱点
- 末梢血管障害や心房細動では精度が低下する. また, 心音図で第 II 心音が不明瞭となる大動脈弁閉鎖不全症などでも測定ができない.
- ABI が 0.9 以下の症例では, PWV が低下していて, 見かけ上低値を示し, 計測値は無効となる.

測定結果と疾患リスクの関係
- ハードエンドポイントを予測できる CAVI の値についての報告はまだない.

血流依存性血管拡張反応(flow mediated dilation；FMD)

特徴
- 虚血性反応性充血による血流増加により, 内皮細胞がずり応力(shear stress)により刺激を受け, eNOS が活性化されることで NO が増加し血管拡張反応が起こる.
- 特に導管動脈での NO 活性を表現する指標となっている(❹).

簡便さ
- ○(ただし熟練者でないと再現性は低下する).

❹ FMD の経時的変化

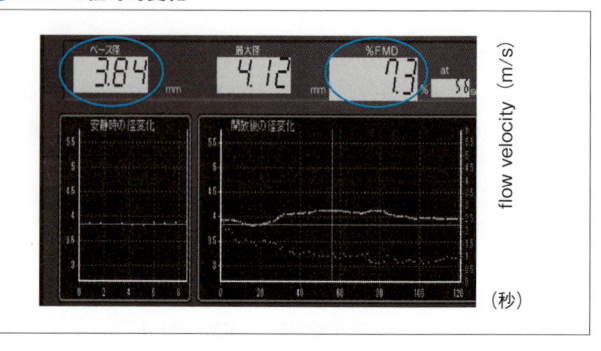

侵襲性
- なし．

異常検査値
- 6% 以下で内皮機能障害の可能性あり．

検査結果の意味
- 低値であれば内皮機能障害とされる．

検査の弱点
- 検査の手技の習熟に時間が必要．
- FMD は血管径の変化率となるため，ベースラインの血管径が大きければ FMD 値は低値で算出される．
- また，食事や安静等の影響を受けるため，一定の条件の下での計測が必要．

測定結果と疾患リスクの関係
- FMD は冠危険因子の少ない群において血管イベントの予測指標である Framingham リスクスコアと密接に関連する[3]．
- また，心不全(HF)では，心臓のポンプ機能障害によるずり応力の低下により FMD は低下する[4]．

reactive hyperemia peripheral arterial tonometry；RH-PAT

特徴
- 左右の指各 1 本に，指尖細動脈血管床の容積脈波を検出する専用プローブ(❺)を装着し，片側阻血後解除後の再灌流刺激に反応

❺ RH-PAT

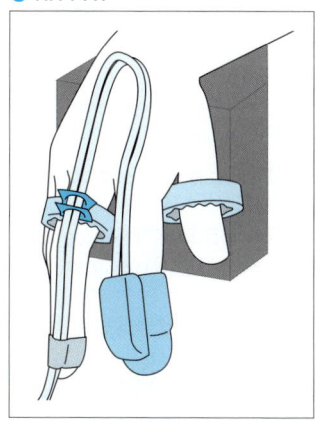

する容積脈波の増加と非阻血側の容積脈波と比較することで算出する.
- 指尖細動脈血管床は上腕動脈より末梢のため，上腕動脈のFMD以外に末梢の修飾が加わる.

簡便さ
- ○.

侵襲性
- なし.

異常検査値
- RHIndex1.67以下で内皮機能障害の可能性.

検査結果の意味
- 低値であれば内皮機能障害とされる.

検査の弱点
- プローブサイズに合わない大きい指や，小児のような小さな指では測定できない.
- また，指先に疾患をもつ強皮症のような患者でも測定は不能.

測定結果と疾患リスクの関係
- FMDとRH-PATでは，Framingham研究での心血管疾患の危険因子の影響は異なっている.
- RH-PATでは，年齢や，収縮期血圧，心拍数，BMI，糖尿病，喫煙が有意な影響因子となっている[5].

（髙田宗典，網谷英介）

第3部 検査・手技編

睡眠時無呼吸症候群の検査と治療

> **Key point!**
> - 睡眠ポリグラフ検査は,睡眠時無呼吸症候群(sleep apnea syndrome;SAS)の診断に欠かせない
> - アプニアモニター(❶)で,中枢性睡眠時無呼吸(central sleep apnea;CSA)か閉塞性睡眠時無呼吸(obstructive sleep apnea;OSA)か区別できる
> - 睡眠時無呼吸(sleep apnea;SA)は自覚症状や他覚症状がないことがあり,まずは疑うことが大事
> - 心不全(HF)患者に高率に合併するため,HF加療の一環として検査,必要があれば治療を行う

簡易検査

メモリ機能付き腕時計型パルスオキシメータ
- メモリ機能付き腕時計型パルスオキシメータ(❷)は,睡眠時の酸素飽和度と脈拍数が連続してモニターでき,SAに伴う低酸素血症を評価できる.
- 小型で軽量なため患者への負担が少なくて済む利点があるが,CSAとOSAの区別は難しい.

アプニアモニター
- 胸郭と腹壁の動きと鼻腔の気流,SpO_2を同時に一晩中記録するアプニアモニター(❶)は,CSAとOSAの区別ができ,治療方針決定に大変有用である.
- 心血管系疾患の患者には,まずアプニアモニターでスクリーニングを行うことが重要である.

睡眠ポリグラフ検査(PSG)

- 簡易検査でSASが強く疑われたときにはPSGを行う.
- 脳波,筋電図,眼電図(眼球運動の電位波形を記録したもの),鼻

睡眠時無呼吸症候群の検査と治療

❶ アプニアモニター

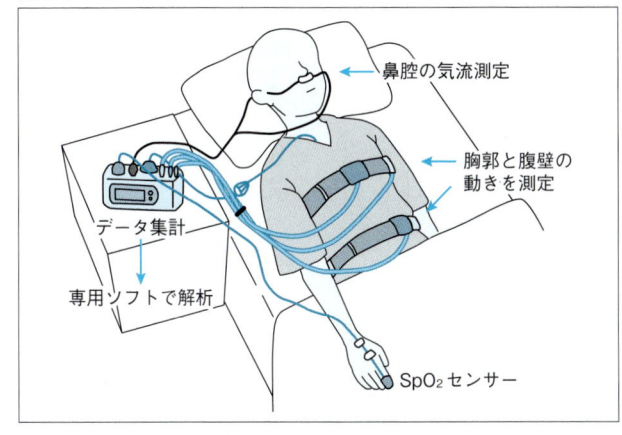

- 鼻腔の気流測定
- 胸郭と腹壁の動きを測定
- データ集計
- 専用ソフトで解析
- SpO₂ センサー

❷ メモリ機能付き腕時計型パルスオキシメータ

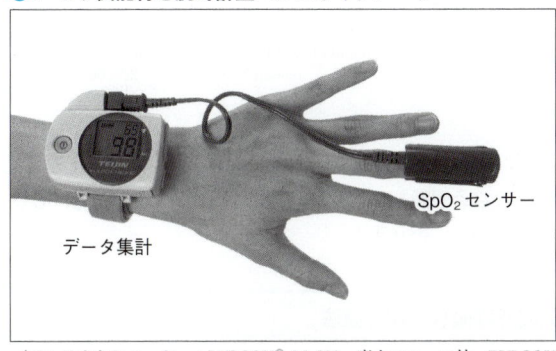

SpO₂ センサー
データ集計

(パルスオキシメーター：PULSOX®-Me300, 帝人ファーマ社. PULSOX はコニカミノルタ株式会社の登録商標. 帝人ファーマ社より写真提供)

腔の気流, 胸郭と腹壁の動きを同時に一晩中記録することで, 呼吸状態だけではなく, 睡眠の深度も把握できる (❸).
- PSGでは, 1時間あたりの無呼吸または低呼吸の平均回数(AHI)の算出と OSA(❹), CSA, 混合性睡眠時無呼吸(MSA)の鑑別が正確にできる.

❸ PSG

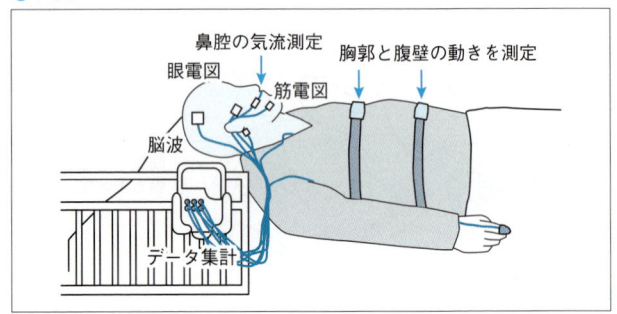

鼻腔の気流測定　胸郭と腹壁の動きを測定
眼電図　筋電図
脳波
データ集計

❹ 閉塞性睡眠時無呼吸の重症度（日中の眠気等の自覚症状が存在する場合）

AHI < 5	5 ≦ AHI < 15	15 ≦ AHI < 30	30 ≦ AHI
正常	軽症	中等症	重症

15 ≦ AHI では，自覚症状がなくとも SA とする

(Sleep-related breathing disorders in adults: recommendations for syndrome definition and measurement techniques in clinical research. Sleep 1999；22：667-89 より)

- 20 < AHI では，経鼻的持続陽圧呼吸療法 (nCPAP) の適応となる．
- 手術適応となる患者も存在するので，アルゴリズムを参考に必要であれば耳鼻科に紹介する．

持続的陽圧呼吸（CPAP）療法

- 現在，日本では SA の治療として，生活習慣の是正や薬物療法，外科療法に加えて，陽圧治療がメインとなってきている．
- CPAP 療法はマスクを介して一定の圧を加えた空気を送り込み，上気道が塞がるのを抑えることで睡眠時の無呼吸が改善される（❺，❻）．OSA に対して，短期予後，長期予後ともに改善することが知られている[1, 2]．
- CPAP 療法の陽圧換気は，人によっては不快感を抱くことがあり，患者のコンプライアンスが問題となることがある．

睡眠時無呼吸症候群の検査と治療

❺ CPAP 装置

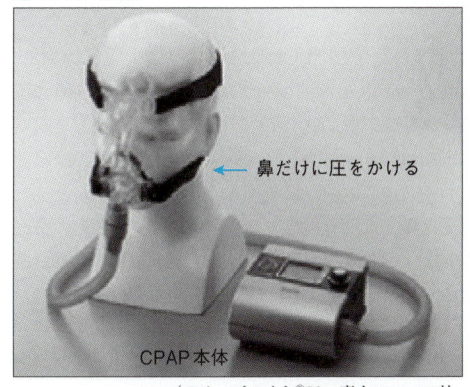

鼻だけに圧をかける

CPAP 本体

（スリープメイト®S9，帝人ファーマ社．帝人ファーマ社より写真提供）

❻ CPAP 療法の圧波形

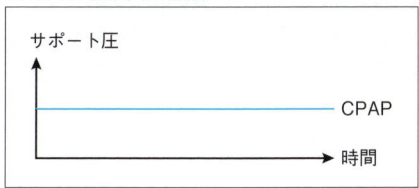

サポート圧

CPAP

時間

- CPAP 療法と外科的手術の長期効果を比較した研究では，CPAP 療法群のほうが予後が悪いとされ，原因としてはコンプライアンスに問題があるのではないかと指摘されている[3]．
- HF 患者の CSA に対して，CPAP 療法は，EF(ejection fraction)や 6 分間歩行の改善は認められるものの，予後改善は認められないとされている[4]．

サーボ制御圧感知型人工呼吸器(ASV)

- 中枢性睡眠時無呼吸を伴う Cheyne-Stokes 呼吸 (Cheyne-Stokes respiration with central sleep apnea;CSR-CSA) 患者において，CPAP 療法に対して忍容性のない場合に有効とされているのが adaptive servo ventilator (ASV) という陽圧呼吸療法である (❼).
- ASV とは，吸気と呼気で圧が変わり，自発呼吸が消失するとバックアップ換気が行われるいわゆる bilevel PAP の一種である．一般的な bilevel PAP (❽) と違って，ASV は呼吸状態に合わせて自動的に圧調整が行えることで自然呼吸に近い圧供給ができる (❾). それによる治療効果の向上と，治療コンプライアンスの向上が期待されている [5].
- CPAP と ASV を比較した多施設前向き無作為化試験で，ASV 治療群で治療コンプライアンスがより良好で，3 か月後の LVEF，血清 BNP 値，QOL がより改善するという報告がある [6].
- 慢性心不全患者では CSR-CSA を合併していることが多く，それを ASV などの NPPV で治療することで心室性不整脈が減少するという報告がある [7].

❼ ASV 装置

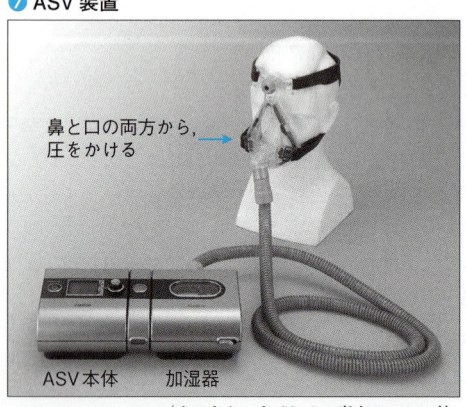

鼻と口の両方から，圧をかける

ASV 本体　加湿器

(オートセット CS-A，帝人ファーマ社.
帝人ファーマ社より写真提供)

睡眠時無呼吸症候群の検査と治療

❽ 一般的な bilevel PAP の圧波形

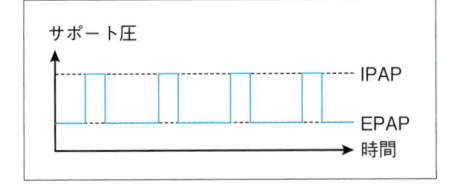

❾ ASV の圧波形

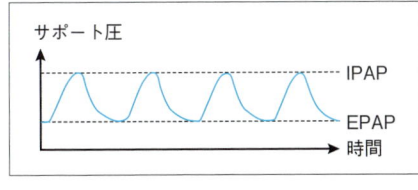

睡眠時無呼吸(SA)の治療アルゴリズム

- SA の治療アルゴリズムを❿に示す.

第3部 検査・手技編

⑩ 睡眠呼吸障害（SDB）の治療アルゴリズム

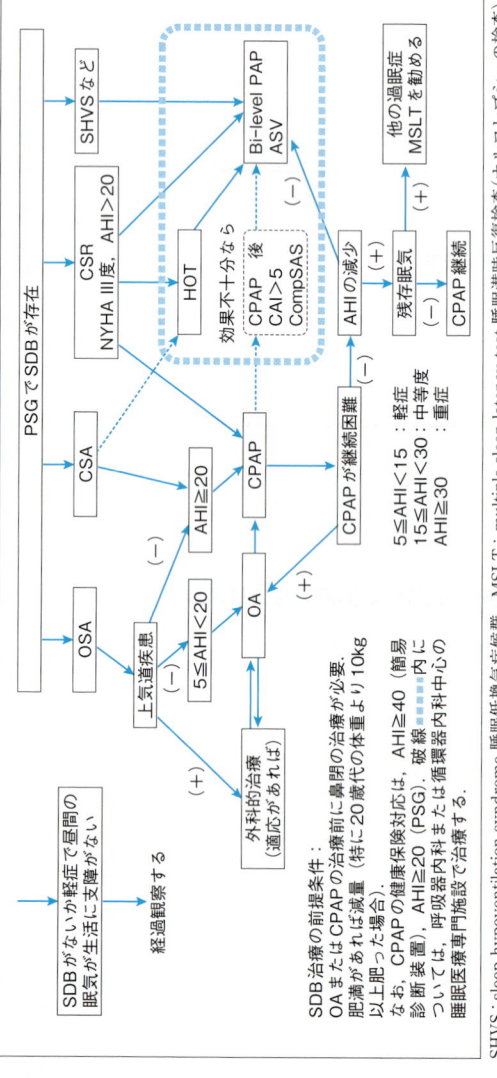

```
                                    PSGでSDBが存在
    ┌──────────┬──────────┬──────────┬──────────┐
                OSA        CSA      CSR          SHVSなど
                                   NYHA Ⅲ度，AHI>20
   SDBがないか軽症で昼間の
   眠気が生活に支障がない
           │
     経過観察する

  上気道疾患
     │(−)
  5≦AHI<20 ──(−)── AHI≧20
     │                │
  外科的治療           OA ──(+)── CPAP
  （適応があれば）                    │
                                CPAPが継続困難
                                    │(−)
                           ┌────────────────┐
                           │ 効果不十分なら  │
                           │  HOT           │
                           │  CPAP 後        │
                           │  CAI>5         │
                           │  CompSAS       │
                           │     │(−)       │
                           │  Bi-level PAP  │
                           │     ASV        │
                           └────────────────┘
                                    │
                               AHIの減少
                              (+)／＼(−)
                         残存眠気      CPAP継続
                       (+)／＼(−)
                 他の過眠症    CPAP継続
                 MSLTを勧める
```

5≦AHI<15：軽症
15≦AHI<30：中等度
AHI≧30：重症

SDB治療の前提条件：
OAまたはCPAPの治療前に鼻閉の治療が必要．
肥満があれば減量（特に20歳代の体重より10kg
以上肥った場合）．
なお，CPAPの健康保険適応は，AHI≧40（簡易
診断装置），AHI≧20（PSG）．破線内に
ついては，呼吸器内科または循環器内科中心の
睡眠医療専門施設で治療する．

SHVS：sleep hypoventilation syndrome 睡眠低換気症候群，MSLT：multiple sleep latency test 睡眠潜時反復検査（ナルコレプシーの検査），
CSR：Cheyne-Stokes respiration チェーンストークス呼吸，OA：oral appliance 口腔内装置．
CAI：central apnea index 中枢性無呼吸指数（1時間あたりの中枢性無呼吸回数）

（篠邉龍二郎ほか．睡眠呼吸障害の診断・治療・連携ガイドライン．睡眠医療 2008；2：271-8 より）

（加藤愛巳，網谷英介）

第3部 検査・手技編

IABP, PCPS, VAD

大動脈内バルーンパンピング(IABP)

- 大動脈内バルーンパンピング(intra-aortic balloon pumping；IABP)は，経皮的に大腿動脈より挿入し，バルーンを左鎖骨大動脈直下で固定し，拡張期にバルーンを拡張させることにより冠血流の増大と平均動脈圧上昇を図る diastolic augmentation 効果と，収縮期直前にバルーンを急速に収縮させ，拡張末期圧を低下させて，左室後負荷減少と心仕事量軽減を図る systolic unloading 効果によって循環を補助する，最も一般的な補助循環(❶).
- 基本的には圧補助であり，流量補助としての効果は 0.8〜1.0L/分程度.

❶ IABP バルーンカテーテル(上)と駆動装置(下)

TOKAI 7Fr-TAU (DXタイプ)

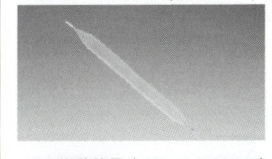

IABP駆動装置(コラートBP21-T)

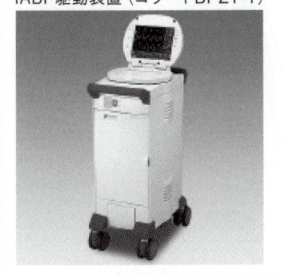

(写真提供：左 株式会社東海メディカルプロダクツ，右 泉工医科工業株式会社.)

❷ IABP の適応と禁忌

適応
・心原性ショックやポンプ失調を伴う急性心筋梗塞
・心筋症・心筋炎等による重症心不全
・心臓手術時における低心拍出量症候群
・致死的不整脈出現等が予想される重症虚血症例に対する血行再建時の循環補助・予防的使用(経皮的冠動脈形成術時，冠動脈バイパス術時)
・経皮的冠動脈形成術後に造影遅延や残存血栓，冠動脈解離が残存している場合
・薬剤治療抵抗性の狭心症

禁忌
・大動脈弁閉鎖不全症(中等度以上)
・大動脈解離・大動脈瘤
・高度の閉塞性動脈硬化症
・高度の大動脈蛇行
・出血傾向

第3部　検査・手技編

- IABP後も改善しない心不全(HF)症例や致死的不整脈には，流量補助として経皮的心肺補助(percutaneous cardio pulmonary support；PCPS)が必要．
- IABPの適応と禁忌を❷に示す．

手技・管理

- 大腿動脈から穿刺・挿入．
- バルーンサイズの大まかな目安は，身長150cm以下は30cc，150～60cmは35cc，それ以外は40cc(❸)．
- 透視下でIABPカテーテル先端を左鎖骨下動脈から約2cm下の

❸ 身長に対するバルーン推奨サイズ
（大動脈内バルーンカテーテルセット-Linear 7.5Frの場合）

患者の身長 (cm)	バルーン容量 (cc)	バルーンの寸法 長さ(mm)	バルーンの寸法 直径(mm)
155未満	30	178	16.0
155～165	35	203	16.0
165以上	40	229	16.0

❹ IABPバルーンカテーテルの留置図

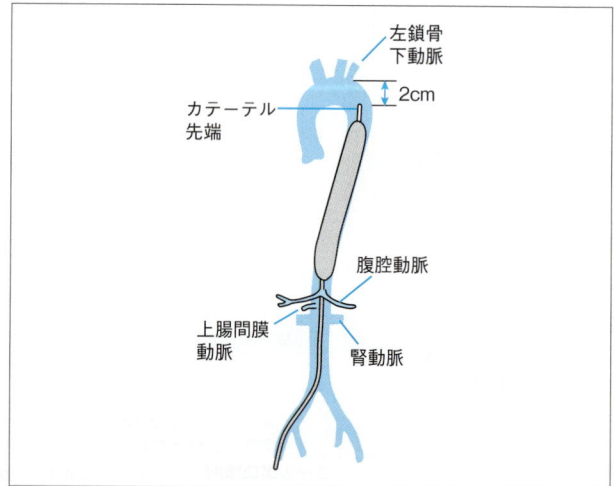

胸部下行大動脈内に留置し，下端が腎動脈，腹腔動脈等を閉塞しないか注意する(❹).
- 非透視化で挿入する場合は，挿入前に患者の体の上にバルーンを置き，ある程度目印をつけてから挿入し，挿入後は胸部X線でバルーンの位置を確認し微調節を行う．
- 作動中はヘパリンを 500〜800U/時で持続投与し，活性化部分トロンボプラスチン時間(activated partial thromboplastin time；APTT) (正常上限1.5〜2.5倍)，活性化全血凝固時間 (activated clotting time；ACT) (180〜200秒) 等で適宜抗凝固状態をチェック．
- 予防的抗菌薬投与も考慮．

バルーン拡張・縮小のタイミング調整

- 拡張および収縮のタイミングは，良好な diastolic augmentation 効果と systolic unloading 効果を確実に引き出すためにきわめて重要．
- バルーンを大動脈弁閉鎖直後に拡張させ，大動脈弁が開放し大動脈圧が上昇する直前の前収縮期にバルーンを収縮させる．すなわち拡張タイミングは大動脈波形の dicrotic notch に合うように調節し，収縮はバルーン作動時の拡張末期圧が最も低くなるタイミングとして設定する(調節の際は駆動を一時2：1にして行う)(❺).

❺ IABP の原理

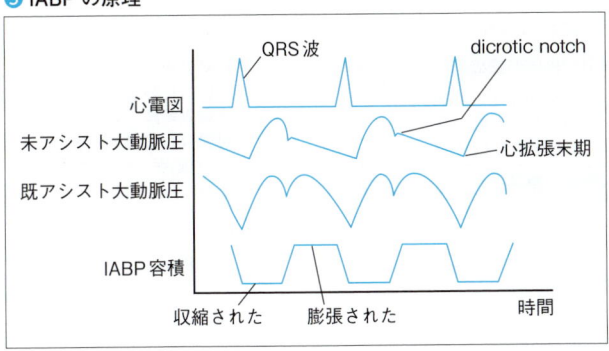

column: IABPに踏み切るタイミング

心原性ショックや急性心不全の場合，十分量のカテコラミン，PDE阻害薬，末梢血管拡張薬等の各種循環作動薬にても，①C.I.≦2.0 L/分/m²，②大動脈収縮期圧80mmHg以下，③PCWP 18mmHg以上，④尿量20mL/時以下となった場合，または急性冠症候群（ACS）で血行動態が不安定な場合は，IABPに踏み切る時期である．

ただし，実際には薬物療法により上記指標が修飾されるため，基準より早めに（ショックになる前に）導入されることが多く，また導入を躊躇してはならない．

離脱

- 血行動態・全身状態の改善がみられたら，IABPを1：1 ➡ 2：1 ➡ 3：1とウィーニングを進めながら離脱を考慮（❻）．
- 離脱可能なら，ヘパリンを中止し3～4時間後（可能なら）にIABPバルーンを脱気しシースを抜去し圧迫止血を行う（30分程度）．圧迫止血困難な場合は外科的止血を考慮．

合併症

- IABPの合併症を❼に示す．

❻ 離脱の指標

血行動態的指標
- 収縮期血圧≧90mmHg
- PCWP≦20mmHg
- C.I.≧2.0 L/分/m²

臨床的指標
- 心不全の改善
- 尿量確保
- 不整脈の消失

❼ 合併症

- 穿刺部出血，血管損傷
- 下肢血行障害
- 大動脈解離，破裂
- 動脈分枝の血行障害（弓部動脈，腹部動脈）
- 貧血
- 血小板減少
- 感染
- 血栓塞栓症

IABP, PCPS, VAD

経皮的心肺補助（PCPS）

- PCPSは，遠心ポンプ，膜型人工肺，送脱血カニューレで構成された閉鎖回路の人工心肺装置．
- 大腿静脈から経皮的にカニューレを右心房に挿入し，遠心ポンプにより脱血した静脈血を膜型人工肺で酸素化し，大腿動脈から挿入したカニューレにより腹部大動脈に送血する（❽）．
- 流量補助，前負荷軽減，両心補助，呼吸補助を行え，開胸せずにベッドサイドで迅速かつ簡便に循環補助を行うことができる．
- PCPSの左室への減負荷効果は右室に比し不十分であり，左心機能がある程度保たれていないとPCPS装着下でも肺水腫が起こりうる．
- 後負荷の軽減や冠血流量の確保のためにはIABPの併用が必要．
- 利尿がみられない患者は持続緩徐式血液濾過透析（continuous hemodiafiltration；CHDF）を併用．

適応
- PCPSの適応や使用法は各施設によってさまざまである（❾）．❿に当院で使用しているプロトコールを示す．

禁忌
- PCPSの禁忌を⓫に示す．

手技
- 脱血カニューレ（18～22Fr）を大腿静脈から右心房内へ挿入し，脱血．
- 送血カニューレ（16～20Fr）を大腿動脈から総腸骨動脈に挿入し，送血．

管理

循環維持
- PCPSの循環血液流量の目安は3～4L/分．
- 循環血液量が不足すると回路が震えだす（CVPも指標にする）．
- 細胞外液・輸血を行い流量を維持する．
- 心機能改善しPCPSの流量を漸減．1.5L/分以下となった場合，回路内凝固を考慮し早期離脱を意識する．

酸素交換能・呼吸器設定
- 人工肺でガス交換された後（送血回路）の血液ガスのPaO_2と

❽ PCPS の留置図

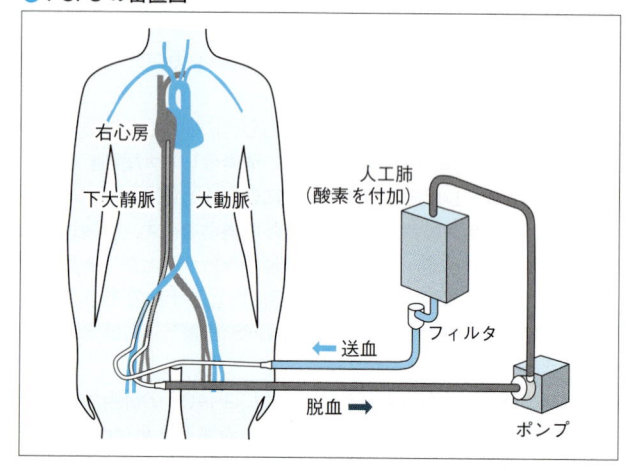

（図：右心房、下大静脈、大動脈、人工肺（酸素を付加）、フィルタ、送血、脱血、ポンプ）

❾ PCPS の適応

循環補助

- 重症心不全に対する循環補助
    - → 急性心筋梗塞に伴う急性循環不全，心室頻拍・細動，心破裂，心室中隔穿孔
    - → 劇症型心筋炎
    - → 虚血性・非虚血性心筋症に伴う心不全の急性増悪
    - → 開心術後の低心拍出症候群
- 一時的な循環補助
    - → supported PCI
    - → 下行大動脈人工血管置換術等の心血管外科手術

心肺蘇生

- 心肺停止に対する緊急心肺蘇生
    - → 二次救命処置に反応しない重症不整脈
    - → 急性重症肺塞栓症

呼吸補助

- 急性重症呼吸不全に対する呼吸補助
- 一時的な呼吸補助
    - → 気道確保ができない気道閉塞
    - → 低肺機能例における呼吸器外科手術
    - → 肺移植手術

（関口　敦編．決定版 病棟必携！ カラーで診る補助循環マニュアル．東京：メディカ出版；2010．p.85 より抜粋）

IABP, PCPS, VAD

❿ 蘇生法としてのPCPS導入プロトコール
（東京大学医学部付属病院 循環器内科・救急部）

```
初期波形がVF/VT
もしくは右記を疑うPEA
            │ Yes
            ▼
```

病着前/院内急変着時に以下6項目を確認
1) 年齢：16～75歳
2) 目撃あり
3) 非外傷性
4) no CPR time≦6分
5) 病着/院内急変現着までのCPR Time≦10分
6) CPA前のADLが良好

PCPSを考慮すべきPEA
：以下が心停止の原因として疑われる場合
①肺血栓塞栓症
②急性冠症候群
③心筋炎
④偶発性低体温症
⑤薬物中毒

6項目すべてYes

Do1 ME部，CCUにPCPSの準備を依頼する

7) 病着時の波形がVF/VT，PEA継続
            │ Yes
Do2 直ちに大腿動脈・静脈にカニュレーションを行う
（八光エラスター×2もしくはシースカテ×2を用いる）

8) 病着後/院内急変現着後10分間ACLSを行うが心拍再開なし
            │ Yes
Do3 PCPSを導入・接続する

Do1～6は患者受入医師もしくは担当医師の判断に基づいて行う

9) レントゲンで上縦隔拡大なし，かつPCPSカテ位置問題なし
10) total CPR Time≦30分

2項目ともYes

Do4 上記項目をすべて満たす場合はPOPSを駆動開始する

Do5,6 低体温療法，緊急PCIを導入・施行する

⓫ 禁忌

- 高度な末梢動脈硬化症
- 最近の脳血管障害のエピソード
- 凝固異常
- 顕性出血
- 末期患者
- 外傷性心障害
- 常温での詳細不明の心停止
- 遷延性心停止
- 高度大動脈閉鎖不全症

⓬ PCPS駆動時の血流動態

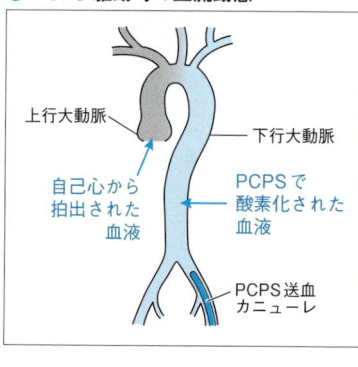

（図：上行大動脈，下行大動脈，自己心から拍出された血液，PCPSで酸素化された血液，PCPS送血カニューレ）

$PaCO_2$ の値をみてPCPSの酸素濃度・流量を調節.

- 右橈骨動脈にA lineを挿入し，自己肺の酸素化能を評価. 心機能が極端に低下している場合を除き，上行大動脈・冠動脈・腕頭動脈へは自己心拍出により担保される(⓬).

- 呼吸器設定に関しては，肺障害予防のため緩徐な換気を心がける必要があるが，自己肺で酸素化された血液が自己心臓で少量拍出され冠動脈に流入することを考慮し，PCPS流量と自己心拍出量の割合を意識し設定する(右橈骨動脈血液ガス値考慮).

抗凝固

- 作動中はヘパリンを500～800U/時で持続投与し，APTT(正常上限1.5～2.5倍)，ACT(200～250秒，ヘパリンコーティング回路なら180～200秒)等で適宜抗凝固状態をチェック.
- APTTとACTにギャップがある場合は，凝固因子消費を考慮し，新鮮凍結血漿(fresh frozen plasma；FFP)の使用を考慮.

感染

- 予防的抗菌薬投与も考慮.

離脱

- 補助流量を0.3～0.5L/分ずつ減量し，循環不全がなく駆出時間が最も長くなるような補助流量を設定していく. 1.5L/分まで

IABP, PCPS, VAD

⓭ 管理

1) 循環不全指標：SvO_2, L.A, T.B, AKBR, アシドーシス, 生化学検査, 尿量
2) 心機能指標：壁運動, EF%, %FS, 駆出時間, CCI, $ETCO_2$

上記指標を参考に，循環不全がなく心機能が改善する状態を維持する

L.A：lactic acid, T.B：total bilirubin,
AKBR：動脈血ケトン体比(アセト酢酸／ヒドロキシ酪酸),
EF：ejection fraction, FS：fractional shortening,
CCI：continuous cardiac index, $ETCO_2$：end-tidal CO_2

(日本循環器学会. 急性および慢性心筋炎の診断・治療に関するガイドライン
2009年改訂版. p.13 より抜粋)

減量できた時点で，循環不全・心機能の指標(⓭)を用いて離脱を考慮し，最終的には 1.0L/分に減量し，循環不全・心機能の指標に悪化傾向がなければ，直ちに離脱する．

- カニューレ抜去は外科的止血で行う（東京大学医学部付属病院）．確実な止血が得られ，再挿入必要時は直視下で行える．
- 用手圧迫の場合は，PCPS 離脱可能と判断した時点でプロタミン(0.5mg/kg)を投与し，圧迫を試みる．止血機能が正常であれば 1 時間の圧迫で止血できる．

合併症と対策

- PCPS の合併症と対策を⓮に示す．

⓮ PCPS の合併症と対策

1) 多臓器障害，循環不全の進行：補助流量増加，CVVH，メシル酸ナファモスタット，ウリナスタチンの併用，DIC に注意
2) 下肢阻血：下肢バイパス，減張切開，切断
3) 出血：メシル酸ナファモスタットを併用し，ACT 150-200 sec とする．Hb 10g/dL, Plt $5.0 \times 10^4/mm^3$ 以上を保つよう輸血
4) 溶血：ハプトグロビン投与，脱血不良を避ける
5) 感染：感染源検索と抗生剤投与，DIC，敗血症に注意
6) 高 K 血症：原因検索，原因除去，CVVH，G-I 療法
7) 脱血不良：PA 圧 20〜30/10〜15 を目安に輸液負荷

CVVH：continuous veno-venous hemofiltration

(日本循環器学会. 急性および慢性心筋炎の診断・治療に関するガイドライン
2009年改訂版. p.13 より抜粋)

PCPS に踏み切るタイミング

　補助循環施行例の死亡原因として，補助循環開始までの低拍出量症候群(low output syndrome；LOS)時における多臓器障害がある．このためショック患者救命にはいかに LOS の期間を短縮するかが重要である．そこで cardiac emergency において，内科治療や IABP を用いても循環が維持できない場合や HF が急速に進行する場合には直ちに PCPS を適応し，全身循環の維持・安定化を図ることが救命に重要である．

　補助循環のタイミングとしては，種々の治療にもかかわらず血行動態指標が改善しない場合であるが，現実的にはそのような指標を確認する時間的余裕がない場合が多く，循環状態の変化に注意し，IABP を含む従来の治療では循環動態が改善できないと判断されれば直ちに PCPS を開始する．この場合，循環動態が安定してから病態を解明するための心エコーや CAG 等の諸検査を行い，PCI や CABG 等の適応がある治療手段を行うことが必要である．さらにこのような治療を行っても HF が持続する場合や，心筋炎等で補助循環の継続が必要と判断される場合にはそのまま PCPS を継続するか，長期の補助に適した補助人工心臓(ventricular assist device；VAD)への移行を考慮する．

IMPELLA

　新しい経皮的補助循環装置で欧米ではすでに使用されている．大腿動脈から挿入し，左心室内にカテーテル先端を留置し，軸流ポンプにて大動脈内へ血液をくみ出すことで，左室の後負荷を減らすことを可能とした(⑮)．心拍出量が増加するため，冠血流も増大する．ポンプを有する部分で 12Fr・カテーテルは 9Fr であり，より低侵襲な経皮的補助循環装置としても期待される．

⑮ IMPELLA

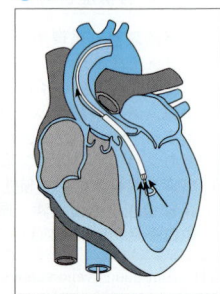

補助人工心臓(VAD)

- VADは，機能不全となった心臓のポンプ機能を代替する血液ポンプ，空気駆動チューブ，電源ライン，コントローラー，脱血・送血用コンジットで構成されるシステム(⓰)．日本では心臓移植術までの橋渡し治療としてのみ保険適用があるため，通常，移植登録後2年以上をこの装置の補助下で生活しなくてはならない．まれに心機能が劇的に改善し，VADから離脱できる症例も存在する．

- 左心機能を補助する左心補助人工心臓(LVAD)と右心を補助する右心補助人工心臓(RVAD)，左心と右心の両方を補助する両心補助人工心臓(BVAD)がある．

- ポンプの種類は拍動流ポンプ(⓱)と連続流ポンプ(⓲)がある．またポンプ本体を体外に置く体外式と，体内に置く植込み式がある．現在日本で使用可能なデバイスとしては，体外式は拍動流ポンプのみで，植込み式は連続流ポンプのみ．

- 体外式は体外の大きな駆動装置を押しながらでないと移動できず，ポンプが体外に位置することもあり，移植までの数年間を入院したまま過ごす．デバイス血栓症や感染症等の合併症が多く，移植まで到達できず死亡する症例も多い．

- 植込み式はデバイス合併症が格段に少なく退院も可能であり優れた治療法であるが，現在日本では移植登録が完了した症例(⓳)に対してのみ適応となる．

- いずれにせよ移植登録・VAD治療ともに高度に専門的な知識・技術を要するため，腎障害などLOSに伴って他臓器障害が進行する前に治療のタイミングを逸しないよう早めに専門施設に相談することが肝要．

第3部　検査・手技編

⑯ VAD の模式図

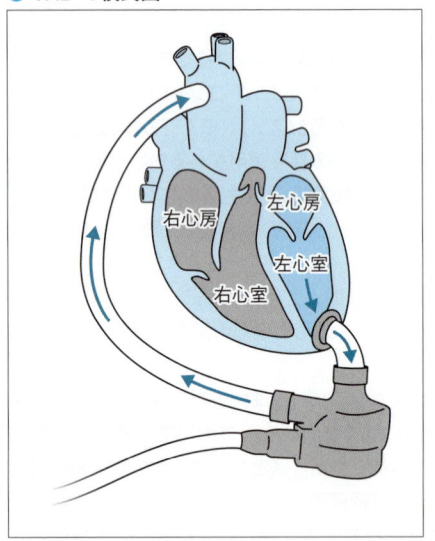

右心房　左心房　左心室　右心室

⑰ 体外式（拍動流型）

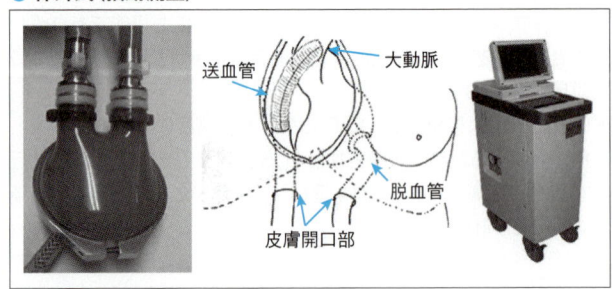

送血管　大動脈　脱血管　皮膚開口部

⓲ 植込み式（連続流型）

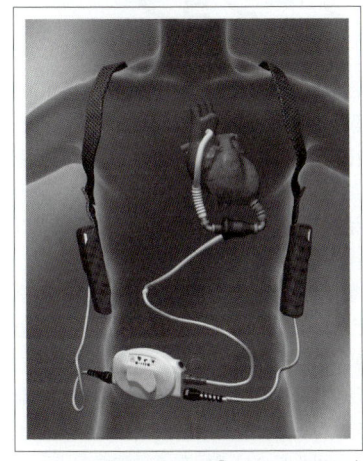

(Heart Mate II® : Thoratec Corp.)

⓳ 日本の LVAD 累積患者数

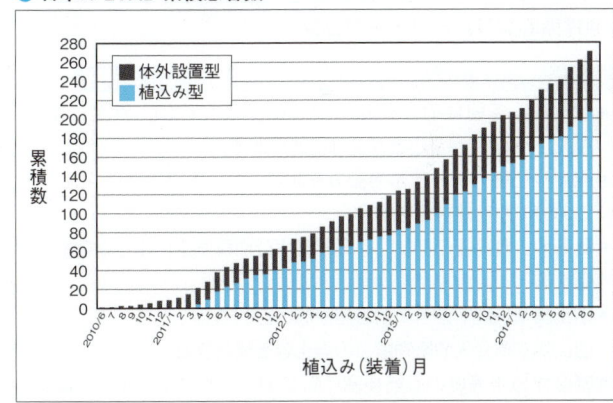

2014年9月30日までの患者．272例中植込型207例，体外設置型65例．なお体外設置型の65例中24例は植込型へ移行したことが報告されている．

(J-MACS Statistical Report：日本における補助人工心臓に関連した市販後のデータ収集．医薬品医療機器総合機構2015年4月より)

(三浦瑞樹，今村輝彦)

第3部 検査・手技編

心臓リハビリテーション

- 心臓リハビリテーションとは，運動療法と生活指導を中心に教育・カウンセリング等心理社会的アプローチを包括的に行うことで運動耐容能やQOLの改善，疾病の再発予防を行い，心疾患患者の社会復帰を図ることである．さらに血管内皮や心機能を改善させる等，心不全(HF)の治療や生命予後の改善効果も期待されている．
- 虚血性心疾患，HF，大血管術後等において，離床を勧め，日常の動作を安全にできるかどうかの判断および運動療法の導入が急性期心臓リハビリテーションの目的である．
- 心臓リハビリテーションでは，薬物療法，カテーテル治療，手術に加えて，さらなる予後改善効果を認めるが，施行中の心血管イベントの予防のために適応の判断および適切な運動強度の設定が必要である．

急性期心臓リハビリテーション

急性心筋梗塞(acute myocardial infarction；AMI)

- AMI後，各種負荷に対する耐容能評価を行い，安全に離床，ADLアップを行うことが主な目的である．
- 発症や心臓カテーテル治療後を起点とし，1日ごとにADLアップの際に耐容能評価を行う．
- 負荷前・負荷後の症状，心電図および血圧測定により耐容能を評価する．
- 中止基準(❶)を参考に耐容能がないと判断したときには，残存虚血に対する介入や薬物療法の強化等を検討する．
- 軽度から中等度の心筋梗塞(MI)に対しては10日程度，重症のMIに対しては3週間程度のリハビリテーションプログラムを行う等，各症例に対して適切なプログラムを用いて行う(❷)．
- 心肺運動負荷試験(cardiopulmonary exercise test；CPX)が可能な施設では，運動耐容能の評価および嫌気性代謝閾値(anaerobic threshold；AT)に基づく運動処方を行い，慢性期心臓リハ

心臓リハビリテーション

❶ 運動負荷の中止基準

1. 症 状	狭心痛, 呼吸困難, 失神, めまい, ふらつき, 下肢疼痛（跛行）
2. 兆 候	チアノーゼ, 顔面蒼白, 冷汗, 運動失調
3. 血 圧	収縮期血圧の上昇不良ないし進行性低下, 異常な血圧上昇（225 mmHg 以上）
4. 心電図	明らかな虚血性 ST-T 変化, 調律異常（著明な頻脈ないし徐脈, 心室性頻拍, 頻発する不整脈, 心房細動, R on T, 心室期外収縮など）, II～III 度の房室ブロック

(日本循環器学会. 心血管疾患におけるリハビリテーションに関するガイドライン 2012 年改訂版. p.25 表 12 より)

❷ リハビリテーションプログラムの例

病日	負荷試験	リハビリ	ADL	管理病棟
1			床上安静	CCU
2	受動座位	屈伸	床上フリー	CCU
3	自動座位・立位	足踏み	室内フリー	一般病棟
4		足踏み	室内フリー	一般病棟
5	立位負荷	100m 歩行	室内フリー	一般病棟
6	200m 歩行	200m 歩行	室内フリー	一般病棟
7		200m 歩行	室内フリー	一般病棟
8	500m 歩行	500m 歩行	棟内フリー	一般病棟
9		500m 歩行	棟内フリー	一般病棟
10	退院			

ビリテーションに移行することも可能である.

急性大動脈解離（acute aortic dissection；AAD）

- 保存療法におけるリハビリテーションは大動脈径, 潰瘍様突出像（ulcer like projection；ULP）, FDP の異常高値等の基準により, ステップアップのスピードを規定してリハビリテーションを行う（❸～❺）.
- 負荷後の血圧, 症状により判定を行う.
- 外科治療後の場合には残存解離の有無や部位によりリハビリテーションプログラムが規定されている（❻）.

❸ 標準リハビリコースの対象

適応基準：Stanford A 偽腔閉塞型と Stanford B 型
・大動脈の最大径が 50mm 未満
・臓器虚血がない
・DIC の合併（FDP40 以上）がない

除外基準（使うべきでない状態）
 1）適応外の病型
 2）適応内の病型であるが，重篤な合併症がある場合
 3）不穏がある場合
 4）再解離
 5）縦隔血腫
 6）心タンポナーデ，右側優位の胸水

ゴール設定（退院基準）
 1）1日の血圧が収縮期血圧で 130mmHg 未満にコントロールできている
 2）全身状態が安定し，合併症の出現がない
 3）入浴リハビリが終了・または入院前の ADL まで回復している
 4）日常生活の注意点について理解している（内服，食事，運動，受診方法等）

（日本循環器学会．大動脈瘤・大動脈解離診療ガイドライン 2011 年改訂版．p.36 表 16 より）

❹ 短期リハビリコースの対象

適応基準：Stanford B 型
・最大短径 40mm 以下
・偽腔閉塞型では ULP を認めない
・偽腔開存型では真腔が 1/4 以上
・DIC の合併（FDP40 以上）がない

除外基準（使うべきでない状態）
 1）適応外の病型
 2）適応内の病型であるが，重篤な合併症がある場合
 3）再解離

ゴール設定（退院基準）
 1）1日の血圧が収縮期血圧で 130mmHg 未満にコントロールできている
 2）全身状態が安定し，合併症の出現がない
 3）入浴リハビリが終了・または入院前の ADL まで回復している
 4）日常生活の注意点について理解している（内服，食事，運動，受診方法等）

（日本循環器学会．大動脈瘤・大動脈解離診療ガイドライン 2011 年改訂版．p.36 表 17 より）

5 入院リハビリテーションプログラム

ステージ	コース	病日	安静度	活動・排泄	清潔
1	標準・短期	発症～2日	他動30度	ベッド上	部分清拭(介助)
2	標準・短期	3～4日	他動90度	同上	全身清拭(介助)
3	標準・短期	5～6日	自力座位	同上	歯磨き、洗面、ひげそり
4	標準・短期	7～8日	ベッドサイド足踏み	ベッドサイド便器	同上
5	標準	9～14日	50m歩行	病棟トイレ	洗髪(介助)
	短期	9～10日			
6	標準	15～16日	100m歩行	病棟歩行	下半身シャワー
	短期	11～12日			
7	標準	17～18日	300m歩行	病院内歩行	全身シャワー
	短期	13～14日			
8	標準	19～22日	500m歩行	外出・外泊	入浴
	短期	15～16日	退院		

(日本循環器学会. 大動脈瘤・大動脈解離診療ガイドライン 2011 年改訂版. p.36 表 18 より)

❻ 大血管術後のプログラム進行基準例

血圧		残存解離なし SBP ≦ 160mmHg	残存解離あり SBP ≦ 140mmHg	胸部下行動脈瘤 SBP ≦ 140mmHg
ステージ	I	1病後日から	7病後日まで	3病後日まで
	II	2病後日から	14病後日まで	3病後日から
	III	3病後日から	14病後日から 残存偽空血栓化を 評価しながら	5病後日から 酸素化を 評価しながら
	IV	4病後日から		
	V	5病後日から		
	VI	6病後日から	21病後日から	10病後日から
	VII	7病後日から		

SBP：収縮期血圧
(日本循環器学会．心血管疾患におけるリハビリテーションに関するガイドライン 2012年改訂版．p.94 表48より)

回復期・維持期心臓リハビリテーション

- 現在は健康保険上の制約があり開始から150日間の心臓リハビリテーションが可能である．
- 入院中のリハビリテーションと異なり，器具を用いた有酸素運動を中心としたリハビリテーションを行う．自転車エルゴメータを用いて行っている施設が多い．
- 有酸素運動は交感神経をあまり亢進させないため，心血管イベントを起こす危険性は無酸素運動に比較して低い．また乳酸産生も亢進しないため比較的長時間の運動が可能である．
- 重症心不全に対するリハビリテーションの場合，有酸素運動より先に低負荷に限定した骨格筋トレーニングから始めることもある．

心肺運動負荷試験（CPX）

- 通常の運動負荷心電図に加えて，呼気中の酸素，二酸化炭素を計測することにより，全身の代謝を評価することができる（❼，❽）．
- ブドウ糖代謝において，酸素は補酵素によりミトコンドリア膜を通過し，TCAサイクルを介してATPを産生する．しかし，運動強度が増すとATPの消費に見合う酸素が不足し，ある時点よりピルビン酸を乳酸に変換しATPを産生するようになる．これを嫌気性代謝という（❾）．

心臓リハビリテーション

- 嫌気性代謝が開始する運動強度を嫌気性代謝閾値(AT)とよぶ.
- 有酸素運動の場合には酸素摂取量($\dot{V}O_2$)は二酸化炭素排出量($\dot{V}CO_2$)と等しい.しかし嫌気性代謝が始まると$\dot{V}O_2$に比べて$\dot{V}CO_2$の増加の割合が多くなる.この点をAT pointと定義する(❿).
- 負荷は自転車エルゴメータで行い,10〜20W/分程度ずつ徐々に負荷を増加させるRamp負荷を行う.
- 運動処方の作成にはAT,心拍数,血圧の記録が必要である.

❼ 心肺運動負荷試験(CPX)

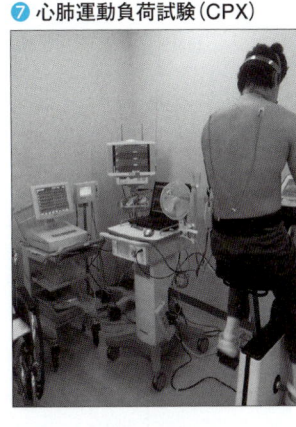

運動処方

- 運動処方とは心臓リハビリテーションにおいて対象患者に適切な運動強度を指定することである.
- 通常はCPXで決定したATの1分前の負荷量を設定することが多い.

❽ 細胞(内)呼吸と肺(外)の連関に関するガス輸送機構を説明する模式図(Wassermanの歯車)

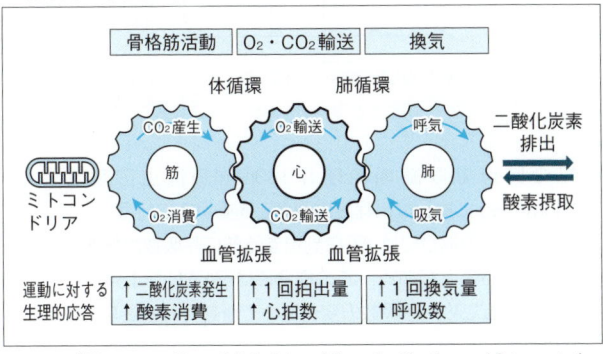

(Wasserman K, et al. Principles of Exercise Testing and Interpretation. Lea & Febiger;1987より)

433

❾ 嫌気性代謝と好気性代謝

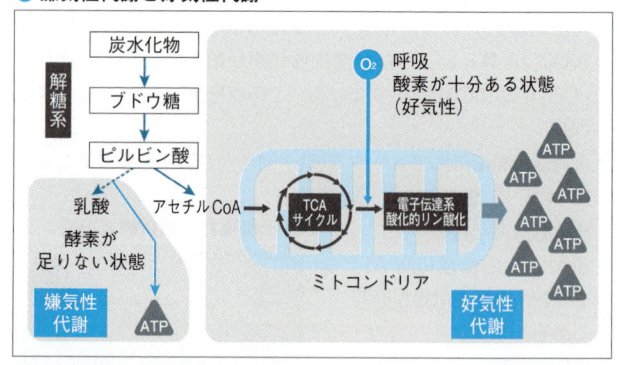

❿ 嫌気性代謝閾値（AT）の決定

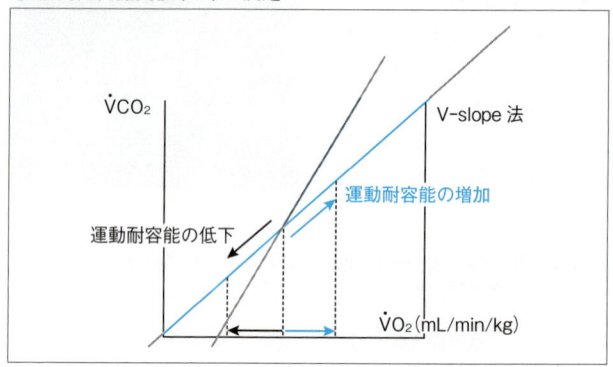

（岩手医科大学内科学講座 心血管・腎・内分泌内科分野ホームページ．運動負荷試験をもとに作成）

- ATの時点で収縮期血圧が180mmHg以上の場合では，180mmHgに達しない程度の強度で運動処方を行う．
- 重症心不全の場合にはATに到達する前に呼吸数が増加し，息切れを生じることがある．この場合にはPAWPが上昇している可能性があるため，呼吸数の変化をみて運動負荷強度を変更する必要がある．

（藤原隆行，中山敦子）

第 4 部

薬剤編

頻用薬を中心に

第4部 薬剤編

カテコラミン・強心薬

> **Key point !**
> - 強心薬は急性心不全，慢性心不全の急性増悪，ショック時に使用する．循環動態の安定化を図ることが目的である
> - α作用，β作用，その他の作用に分けられる．使い分けは次のように整理するとわかりやすい
>   …慢性的な低心拍出状態や，肺水腫を伴う急性左心不全，利尿薬による除水で腎機能障害の進行を認める場合には，β刺激薬または PDE III 阻害薬による心拍出量の増加および肺血管抵抗の減弱作用が必要になる．肺血管拡張作用はPDE III 阻害薬のほうが強い
>   …β刺激薬や PDE III 阻害薬で血圧が保てない場合は α刺激薬を併用する．単に昇圧のみであれば$α_1$刺激作用の強いノルアドレナリン，臓器還流を考慮するならβ作用もあるドパミンの併用が有効である
> - 頻脈性心房細動のため，血圧が不安定だが，カテコラミンで頻脈の増悪が懸念される場合は rate control も兼ねてジゴキシンの投与が選択肢に入る．もちろん，III群薬を併用してもよいが，強心作用を期待して使用するわけではないので，本項では割愛する

注射薬

ドブタミン（ドブポン®，ドブトレックス®）

- 主として$β_1$刺激による心収縮力増強と，通常量では弱い$β_2$作用で末梢血管拡張と臓器還流の上昇をもたらす．用量依存性に循環動態に影響する．収縮増強による左室径(LVD)の縮小，左室拡張末期圧(LVEDP)の低下が心不全(HF)に対し有利に作用すると考えられている．
- 血圧維持作用はないとされる．酸素需要を増やすが，通常量では心筋虚血を増悪させることはないとされる．72時間以上使用するとβ受容体の down regulation で陽性変力作用が減弱する．

カテコラミン・強心薬

- 慢性心不全の難治症例には少量持続投与が推奨されている.
- 投与量は1～5γまでで使用することが通例で,5γを超えて投与を必要とする場合は他の強心薬の併用を考慮する必要がある.開始時は2～3γで投与する.最大投与量は10γまでを目安とする(❶).もちろん,それ以上必要になる症例も存在する.
- 半減期は約2分で,効果発現も同程度.開始後すみやかに効果を発現し,投与中止後約4分で効果は消失する.高用量を投与すると心室性不整脈のリスクが上がる.

❶ ドブタミンの投与量(単位 mL/時)

ドブタミン:ドブポン®150mg/50mL ドブトレックス®600mg/200mL										
	1γ	2γ	3γ	4γ	5γ	6γ	7γ	8γ	9γ	10γ
40kg	0.8	1.6	2.4	3.2	4.0	4.8	5.6	6.4	7.2	8.0
45kg	0.9	1.8	2.7	3.6	4.5	5.4	6.3	7.2	8.1	9.0
50kg	1.0	2.0	3.0	4.0	5.0	6.0	7.0	8.0	9.0	10.0
55kg	1.1	2.2	3.3	4.4	5.5	6.6	7.7	8.8	9.9	11.0
60kg	1.2	2.4	3.6	4.8	6.0	7.2	8.4	9.6	10.8	12.0
65kg	1.3	2.6	3.9	5.2	6.5	7.8	9.1	10.4	11.7	13.0
70kg	1.4	2.8	4.2	5.6	7.0	8.4	9.8	11.2	12.6	14.0
75kg	1.5	3.0	4.5	6.0	7.5	9.0	10.5	12.0	13.5	15.0
80kg	1.6	3.2	4.8	6.4	8.0	9.6	11.2	12.8	14.4	16.0

ドパミン(イノバン®,プレドパ®)

- ノルアドレナリンの前駆物質で,α作用,β作用の両方をもつ.ドパミン受容体(DA-1,2)と,$α_1$受容体,β受容体に作用する.神経終末からのノルアドレナリン放出も促進させる.
- 低用量(1～4γ)ではβ作用のほうが強く,腎血管を拡張させ,腎血流を増加させる作用がある.中等量以上(5γ以上)でα作用がβ作用を上回り,昇圧作用が強くなる.心収縮力への影響は5γ以上使用した際に認められる.高用量では頻脈と,催不整脈性が問題となることがある.最大投与量は10γ(❷).
- 半減期は1～2分で効果発現も早い.ただし,高用量で心拍数上昇,上室性・心室性不整脈の出現が問題となる.これらは減量,中止で改善する.

第 4 部 薬剤編

❷ ドパミンの投与量（単位 mL/時）

ドパミン：イノバン®150mg/50mL プレドパ®600mg/200mL										
	1γ	2γ	3γ	4γ	5γ	6γ	7γ	8γ	9γ	10γ
40kg	0.8	1.6	2.4	3.2	4.0	4.8	5.6	6.4	7.2	8.0
45kg	0.9	1.8	2.7	3.6	4.5	5.4	6.3	7.2	8.1	9.0
50kg	1.0	2.0	3.0	4.0	5.0	6.0	7.0	8.0	9.0	10.0
55kg	1.1	2.2	3.3	4.4	5.5	6.6	7.7	8.8	9.9	11.0
60kg	1.2	2.4	3.6	4.8	6.0	7.2	8.4	9.6	10.8	12.0
65kg	1.3	2.6	3.9	5.2	6.5	7.8	9.1	10.4	11.7	13.0
70kg	1.4	2.8	4.2	5.6	7.0	8.4	9.8	11.2	12.6	14.0
75kg	1.5	3.0	4.5	6.0	7.5	9.0	10.5	12.0	13.5	15.0
80kg	1.6	3.2	4.8	6.4	8.0	9.6	11.2	12.8	14.4	16.0

ノルアドレナリン

- β_1作用ももつが、α_1作用が非常に強い．血管収縮による昇圧作用が極めて強いが，一方で後負荷増大による LVEDP の上昇や，腎動脈の高度収縮による腎血流低下をきたすおそれがある．適応はショック症例と考えて使用するほうがよい．
- 効果発現は非常に早く，ショック時に 20 倍に希釈し静注することで一過性ではあるが，血圧を保つことができる．1 回の静注量は 20 倍希釈なら 1〜2mL 程度で十分（❸）．

❸ ノルアドレナリンの投与量（単位 mL/時）

ノルアドレナリン：ノルアドリナリン®注 6mg ＋生理食塩水 34mL（0.15mg/mL）										
	0.05γ	0.1γ	0.15γ	0.2γ	0.25γ	0.3γ	0.35γ	0.4γ	0.45γ	0.5γ
40kg	0.8	1.6	2.4	3.2	4.0	4.8	5.6	6.4	7.2	8.0
45kg	0.9	1.8	2.7	3.6	4.5	5.4	6.3	7.2	8.1	9.0
50kg	1.0	2.0	3.0	4.0	5.0	6.0	7.0	8.0	9.0	10.0
55kg	1.1	2.2	3.3	4.4	5.5	6.6	7.7	8.8	9.9	11.0
60kg	1.2	2.4	3.6	4.8	6.0	7.2	8.4	9.6	10.8	12.0
65kg	1.3	2.6	3.9	5.2	6.5	7.8	9.1	10.4	11.7	13.0
70kg	1.4	2.8	4.2	5.6	7.0	8.4	9.8	11.2	12.6	14.0
75kg	1.5	3.0	4.5	6.0	7.5	9.0	10.5	12.0	13.5	15.0
80kg	1.6	3.2	4.8	6.4	8.0	9.6	11.2	12.8	14.4	16.0

カテコラミン・強心薬

アドレナリン（ボスミン®）

- 副腎髄質から分泌される内因性カテコラミンで心臓に対するβ作用，血管に対するα作用の両方をもつ．通常，HF 治療に用いられることはないが，アナフィラキシーや蘇生の際に使用される．持続投与の方法もあるが，単回投与が基本．蘇生における大量ボスミン投与は有効性が認められていない（❹）．
- CPA 時：アドレナリン注 0.1％シリンジ「テルモ」1mg 1A ないしボスミン®注 1mg 1A を静注．4 分おきに投与．持続静注

❹ アドレナリンの投与量（単位 mL/ 時）

アドレナリン：ボスミン®7.5mg ＋生理食塩水 42.5mL（0.15mg/mL）										
	0.1γ	0.2γ	0.3γ	0.4γ	0.5γ	0.6γ	0.7γ	0.8γ	0.9γ	1.0γ
40kg	1.6	3.2	4.8	6.4	8.0	9.6	11.2	12.8	14.4	16.0
45kg	1.8	3.6	5.4	7.2	9.0	10.8	12.6	14.4	16.2	18.0
50kg	2.0	4.0	6.0	8.0	10.0	12.0	14.0	16.0	18.0	20.0
55kg	2.2	4.4	6.6	8.8	11.0	13.2	15.4	17.6	19.8	22.0
60kg	2.4	4.8	7.2	9.6	12.0	14.4	16.8	19.2	21.6	24.0
65kg	2.6	5.2	7.8	10.4	13.0	15.6	18.2	20.8	23.4	26.0
70kg	2.8	5.6	8.4	11.2	14.0	16.8	19.6	22.4	25.2	28.0
75kg	3.0	6.0	9.0	12.0	15.0	18.0	21.0	24.0	27.0	30.0
80kg	3.2	6.4	9.6	12.8	16.0	19.2	22.4	25.6	28.8	32.0

イソプロテレノール

- 強心目的で使うことはまずないが，$β_1$ 刺激による心拍数増加作用が強い．洞不全症候群（SSS）の症例でペースメーカの植込みまでのつなぎに使用する場合がある．洞結節と房室伝導を亢進させる．電気生理検査で不整脈誘発目的に使用される．
- 徐脈改善目的で使用する場合には 0.03 ～ 0.06γで投与する．実際には 0.01γでも十分なことが多い（❺）．

❺ イソプロテレノールの投与量（単位 mL/時）

イソプロテレノール：プロタノール®0.2mg＋生理食塩水 39mL（5μg/mL）						
	0.01	0.02	0.03	0.04	0.05	0.06
40kg	4.8	9.6	14.4	19.2	24.0	28.8
45kg	5.4	10.8	16.2	21.6	27.0	32.4
50kg	6.0	12.0	18.0	24.0	30.0	36.0
55kg	6.6	13.2	19.8	26.4	33.0	39.6
60kg	7.2	14.4	21.6	28.8	36.0	43.2
65kg	7.8	15.6	23.4	31.2	39.0	46.8
70kg	8.4	16.8	25.2	33.6	42.0	50.4
75kg	9.0	18.0	27.0	36.0	45.0	54.0
80kg	9.6	19.2	28.8	38.4	48.0	57.6

ジゴキシン

- 植物のジギタリスから抽出された強心配糖体である．細胞内 Ca^{2+} 濃度上昇による心収縮力増大に加えて，直接的な迷走神経刺激により房室伝導を抑制する．心房細動（AF），心房粗動（AFL）等の上室性不整脈の rate control に用いられる．HF 管理にも用いられるが，慢性心不全の長期予後改善効果はないとされている．
- WPW 症候群の wide QRS，AF，閉塞性肥大型心筋症（HOCM）には使用できない．
- 投与量を❻に示す．投与開始後，5〜8 日で血中濃度を確認．

ホスホジエステラーゼ（PDE）III 阻害薬

- PDE は cAMP，cGMP を 5'-AMP，5'-GMP に分解する酵素である．PDE III は心筋，血管平滑筋のみに存在し，PDE III 阻害薬は細胞内の cAMP 濃度を上昇させ，細胞内 Ca^{2+} 濃度を上昇させ

❻ ジゴキシンの投与量

一般名	商品名	内服薬	注射薬	左室機能
ジゴキシン	ジゴシン®	錠 0.25mg	0.25mg/mL/A	↑
	ハーフジゴキシン®	錠 0.125mg		
メチルジゴキシン	ラニラピッド®	錠 0.1mg		↑

カテコラミン・強心薬

ることで強心作用を発揮する.
- β受容体を介さず作用するので, β受容体のdown regulationを起こさず, 心筋酸素需要も増加させない. 血管に対しては拡張をもたらすので, 肺血管抵抗, 末梢血管抵抗を減弱させ後負荷軽減作用もある. 循環血液量が減少している(hypovolemic)患者で使用しづらいのと, 左室の前負荷を軽減させてしまうため, 重症の大動脈弁狭窄症(AS)には使用できない.
- 投与量を❼に示す. 心室性不整脈の出現はカテコラミンよりは少ない傾向がある. 1〜2分で作用するカテコラミンと比較し, 効果発現までに20〜30分ほど要する. 強心作用はカテコラミンにやや劣る.

❼ PDE III 阻害薬の投与量(単位 mL/時)

ミルリノン：ミルリーラ®20mg ＋生理食塩水 20mL (0.5mg/mL)										
	0.05γ	0.1γ	0.15γ	0.2γ	0.25γ	0.3γ	0.35γ	0.4γ	0.45γ	0.5γ
40kg	0.24	0.48	0.72	1.0	1.2	1.4	1.7	1.9	2.2	2.4
45kg	0.27	0.54	0.81	1.1	1.4	1.6	1.9	2.2	2.4	2.7
50kg	0.30	0.60	0.90	1.2	1.5	1.8	2.1	2.4	2.7	3.0
55kg	0.33	0.66	0.99	1.3	1.7	2.0	2.3	2.6	3.0	3.3
60kg	0.36	0.72	1.1	1.4	1.8	2.2	2.5	2.9	3.2	3.6
65kg	0.39	0.78	1.2	1.6	2.0	2.3	2.7	3.1	3.5	3.9
70kg	0.42	0.84	1.3	1.7	2.1	2.5	2.9	3.4	3.8	4.2
75kg	0.45	0.90	1.4	1.8	2.3	2.7	3.2	3.6	4.1	4.5
80kg	0.48	0.96	1.5	1.9	2.4	2.9	3.4	3.8	4.3	4.8

排泄経路	内服薬投与量	注射薬投与量
腎	0.125〜0.25mg 1x	0.25mgを静注. 場合により2〜4時で0.25mg追加 その後1日1回0.25mg
腎	0.1mg 1x	

❼ PDE III 阻害薬の投与量（単位 mL/時）（つづき）

オルプリノン：コアテック®5mg ＋生理食塩水 45mL (0.1mg/mL)								
	0.025γ	0.05γ	0.075γ	0.1γ	0.15γ	0.2γ	0.25γ	0.3γ
40kg	0.60	1.2	1.8	2.4	3.6	4.8	6.0	7.20
45kg	0.68	1.4	2.0	2.7	4.1	5.4	6.8	8.10
50kg	0.75	1.5	2.3	3.0	4.5	6.0	7.5	9.00
55kg	0.83	1.7	2.5	3.3	5.0	6.6	8.3	9.90
60kg	0.90	1.8	2.7	3.6	5.4	7.2	9.0	10.8
65kg	0.98	2.0	3.0	3.9	5.9	7.8	9.8	11.7
70kg	1.1	2.1	3.2	4.2	6.3	8.4	10.5	12.6
75kg	1.1	2.3	3.4	4.5	6.8	9.0	11.3	13.5
80kg	1.2	2.4	3.6	4.8	7.2	9.6	12.0	14.4

内服薬

- 内服の強心薬はピモベンダン，ジゴキシン以外はあまり用いられない．

ドカルパミン

- ドパミンの prodrug で，体内で代謝されドパミンに変換される．2,250mg 分 3 で投与する（❽）．催不整脈作用に注意が必要．

デノパミン

- β_1 刺激により強心作用を示す．15 〜 30mg 分 3 で投与する（❽）．単独で使用されることは少なく，他の強心薬と併用される．

ピモベンダン

- Ca^{2+} sensitizer とよばれ，Ca^{2+} に対するトロポニン C の感受性を増強させ，強心作用を発揮する．弱い PDE III 阻害作用もある．1.25 〜 5mg までで使用する（❽）．
- 運動耐容能，自覚症状の改善をもたらすが，生命予後は改善させない．大量投与では催不整脈作用等により生命予後を悪化させるとされるため，症状をみながら漸減し 1 日量 2.5mg で維持するのがよい．

❽ ドカルパミン，デノパミン，ピモベンダンの投与量

一般名	商品名	内服薬	内服薬投与量
ドカルパミン	タナドーパ®	散 750mg	2,250mg 3x
デノパミン	カルグート®	錠 5mg，10mg	15〜30mg 3x
ピモベンダン	ピモベンダン®	錠 1.25mg，2.5mg	2.5〜5mg 2x
	アカルディ®		

---

column

β遮断薬が増やせない．どうする？

　慢性心不全で低血圧や，β遮断薬の増量でHFの増悪（BNP上昇，体重増加等）を認めるため，β遮断薬を増量しづらいことをしばしば経験する．拡張型心筋症（DCM）のように特にβ遮断薬が有効な症例ではなるべく増量したいが，それが困難な場合はどうしているだろうか．両室ペーシング機能付き植込み型除細動器（CRT-D）の適応ならばCRT-Dに期待するが，そうでない場合やCRT-Dのnon-responderの場合等はどうするか．β遮断薬の増量を諦めて，現在の薬物療法で何とか経過をみていく場合もあるが，当院ではまずカテコラミンの少量投与を行いながらβ遮断薬の増量を試みることをしている．

　ドブタミンを2〜3γ程度の少量投与下にβ遮断薬を漸増し，BNP，体重をモニタし，HFの増悪がなければ必要量（カルベジロールなら10〜20mg，ビソプロロールなら2.5〜5mg）を目指す．その後，カテコラミンを漸減してく．β遮断薬の効果発現までは時間を要するため，急性期の陰性変力作用が先に目立ってしまうことがあるが，この方法でいったんうまく導入できれば，心機能改善が見込まれる．どうしてもカテコラミンが切れない場合は経口強心薬の併用で経過をみる．

　強心薬の持続静注を開始するのに抵抗を感じることがあるかとは思うが，一度トライしてみる価値のある方法と考える．

（松原　巧，波多野　将）

第4部 薬剤編

利尿薬

Key point !

- 各種利尿薬の特徴，特に注意点を把握し，使い分けることが重要である
- 心不全(HF)など浮腫性疾患の重症例では，体液量の調節幅が非常に狭くなる．そのため，常に身体所見，検査結果などから患者の体液量が適切であるか評価し，利尿薬の微調整が必要とされる

利尿薬の分類と作用機序

- 利尿薬は，腎尿細管の種々の部位に働くことで利尿作用を得ている(❶)．

❶ 利尿薬作用部位と作用機序模式図

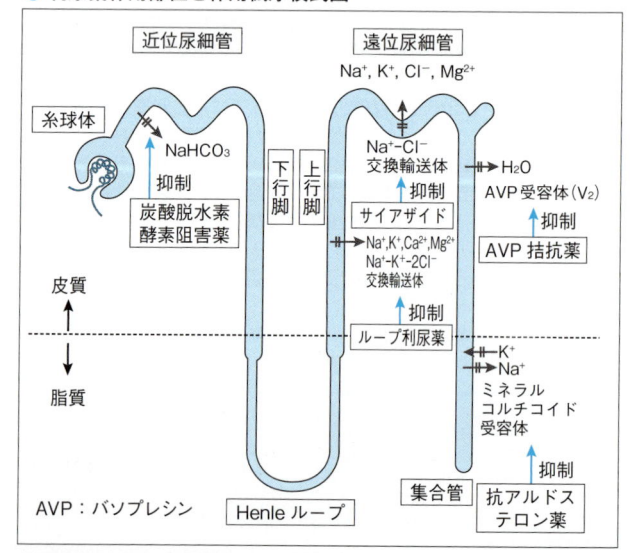

```
近位尿細管                    遠位尿細管
                             Na⁺, K⁺, Cl⁻, Mg²⁺

糸球体   ╫
        ↑NaHCO₃              Na⁺-Cl⁻
        抑制                  交換輸送体        ╫→H₂O
        炭酸脱水素    下  上    ↑抑制           AVP受容体(V₂)
        酵素阻害薬    行  行   サイアザイド      ↑抑制
                    脚  脚   ╫→Na⁺,K⁺,Ca²⁺,Mg²⁺  AVP拮抗薬
                             Na⁺-K⁺-2Cl⁻
                             交換輸送体
皮質                         ↑抑制
─ ─ ─ ─ ─ ─ ─ ─ ─ ─ ─ ─ ─ ─ ─ ループ利尿薬
脂質                                          ╫→K⁺
                                              ╫→Na⁺
                                              ミネラル
                                              コルチコイド
                                              受容体
                                              ↑抑制
AVP：バソプレシン   Henleループ    集合管        抗アルドス
                                              テロン薬
```

(友田春夫．心不全－循環生理からみた診断と治療．東京：医学書院；2010．p115より)

利尿薬

- それぞれの作用部位を意識しながら，各利尿薬の特徴，注意点を把握し，適切に組み合わせ・使い分けることが重要である．
- 本項では，利尿薬として主に使用されているループ利尿薬，サイアザイド系利尿薬，抗アルドステロン薬，AVP拮抗薬について説明する．

ループ利尿薬（❷）

特徴
- Henle係蹄上行脚上皮細胞に作用し，$Na^+/K^+/2Cl^-$共輸送を阻害し，Na^+，K^+の再吸収を抑制する．
- Mg^{2+}，Ca^{2+}の再吸収も抑制される．
- 作用部位でのNa^+再吸収率は糸球体濾過Na^+量の25%であり，強力な利尿作用を有する．
- 無作為試験は行われていないが，長年の臨床経験からHFへの有効性は広く認められている．

注意
- 腎障害，代謝性アルカローシス等の副作用に注意が必要である．
- 低K血症，低Ma血症およびそれに伴う不整脈に注意が必要である．

フロセミド（ラシックス®）
- 即効性のある注射製剤があり，急性心不全加療の中心を担っている．
- 持続静注（2〜5mg/時）により少ない投与量で安定した尿量が確保できる場合がある．
- oral bioavailabilityが安定しておらず，経口摂取での有効性が病態により変わりやすい薬物である．
  …腸管浮腫があれば，吸収が悪くなり静脈内投与が必要となる．
  …アルブミンと結合し作用するため，低蛋白血症の際も効果が低くなる．

トラセミド（ルプラック®）
- ループ利尿薬作用に加え，抗アルドステロン作用があり，低K血症をきたしにくいとされる．
- 慢性心不全を対象としたTORIC試験において，フロセミド群と

第 4 部　薬剤編

比較し，心臓死や HF 再入院率が少なかったとの報告がある．
- oral bioavailability が 80% と吸収率が比較的安定している．

アゾセミド（ダイアート®）
- 長く作用する特徴を有する．
- 日本におけるうっ血性心不全患者を対象とした J-MELODIC 試験において，フロセミド群に比較し HF 入院が減少したとの報告がある．

❷ ループ利尿薬の比較

	同力価	用量	効果発現	作用時間
フロセミド（ラシックス®）内服	20mg	20〜160mg	60 分後	5 時間
フロセミド（ラシックス®）注射	10mg	20〜100mg	5〜15 分	1.5 時間
トラセミド（ルプラック®）	4mg	4〜8mg	60 分後	8 時間
アゾセミド（ダイアート®）	30mg	60mg	60 分後	12 時間

> **column**
>
> retrospective な検討から，ループ利尿薬（主にフロセミド）の使用量が多いほど慢性心不全患者の予後が悪いことが示唆され，ループ利尿薬による RA 系や交感神経系の活性化が予後を悪化させている可能性が議論されている．

サイアザイド系利尿薬（❸）

特徴
- 遠位尿細管曲部の管腔側に局在する Na-Cl 共輸送体を阻害し，Na^+/Cl^- の再吸収を抑制する．
- Mg^{2+} の再吸収は抑制されるが，Ca^{2+} 再吸収は抑制されず，腎機能が低下した症例では，ときに高 Ca 血症をきたす．
- Na^+ 再吸収率は糸球体濾過 Na 量の 7% と少なく，利尿作用はループ利尿薬に比し弱い．
- ループ利尿薬で十分な利尿が得られない症例に対し，併用する

- 利尿薬の内で,最も降圧効果が期待でき,多くの心血管病抑制効果のエビデンスがある.
- 循環血液量減少に加え,長期投与で交感神経刺激に対する末梢血管の感受性低下から末梢血管抵抗を低下させ,血圧降下を引き起こす.

注意
- 糸球体濾過量を一過性に低下させるため,中等度以上の腎機能障害例(GFR 30L/分/1.73m² 未満)では,効果が乏しく,腎障害を悪化させる可能性があるため使用を避ける.
- 腎機能悪化,低K血症,血糖値上昇,尿酸値上昇に注意が必要である.
- 高用量では血糖,LDL-C,TGの上昇,HDL-Cの低下に注意が必要である.
- 添付文書用量より少ない使用量が推奨されている.

❸ サイアザイド系利尿薬の比較

	添付文書用量	適正使用量	半減期	作用持続時間
トリクロルメチアジド(フルイトラン®)	2〜8mg	0.5〜2mg	3時間	24時間
ヒドロクロロチアヂド(ダイクロトライド®)	25〜100mg	6.25〜25mg(最大50mg)	1〜2時間	6〜12時間
インダパミド(ナトリックス®)	2mg	0.5〜2mg	2時間	24時間
クロルタリドン(ハイグロトン®:日本販売中止)	50〜100mg	6.25〜25mg	13時間	

K保持性利尿薬,抗アルドステロン薬 ❹

特徴
- 遠位尿細管のNa-K交換部位を阻害し,Na^+再吸収,K^+,Mg^{2+}排泄を抑制する.
- 作用部位でのNa^+再吸収率は糸球体濾過Na量の2〜7%と利尿作用は弱い.

- 抗アルドステロン薬(スピロノラクトン, エプレレノン)は大規模無作為試験においてHFに対する予後改善効果が示されている.

注意
- 高K血症と抗アンドロゲン作用(男性:女性化乳房, 性欲減退, 女性:乳房腫脹, 月経不順)に注意する.
- 抗アンドロゲン作用による副作用は, 投薬中止により軽減する.

スピロノラクトン(アルダクトン®A)
- 抗アンドロゲン作用による副作用が多く, 女性化乳房は10%の男性に認められる.

カンレノ酸カリウム(ソルダクトン®)
- 水溶性スピロノラクトン類似産物.
- 注射製剤であり, 内服不可能な症例に用いる.

エプレレノン(セララ®)
- ステロイド受容体に対する選択性が高く, 抗アンドロゲン作用の発生率が低い.
- 半減期がスピロノラクトンより短く, 必要時 分2で使用する.
- シトクロム(CYP)3A4で代謝されるため, CYP3A4阻害薬との併用では血中濃度が上がる. 抗真菌薬イトコナゾール, 抗HIV薬リトナビル, ネルフィナビルとの併用は禁忌となっている.

❹ K保持利尿薬の比較

	適応	用量	半減期
スピロノラクトン(アルダクトン®A)	高血圧, うっ血性心不全, 肝性浮腫, 腎性浮腫, 悪性腫瘍に伴う浮腫	50〜100mg/日	90分(活性代謝産物は10時間以上)
カンレノ酸カリウム(ソルダクトン®)注射	経口抗アルドステロン薬の服用困難な下記症状(原発性アルドステロン症, うっ血性心不全, 肝性浮腫), 開心術および開腹術時における水分・電解質代謝異常	100〜200mgを1〜2回/日緩徐に静注	9時間
エプレレノン(セララ®)	高血圧	50〜100mg/日	5時間

AVP 拮抗薬

トルバプタン（サムスカ®）

特徴
- 集合管主細胞の V_2 受容体を選択的に阻害し，アクアポリン2チャネルの発現を抑制し，水の再吸収を抑制し，水利尿を促す．
- Na 利尿薬と比し，電解質，腎機能に影響を与えにくい．
- EVEREST 試験では長期予後改善効果は認められなかったものの，呼吸困難改善等の自覚症状改善効果が認められた．

注意
- 高 Na 血症の副作用があり，水分摂取困難な患者は禁忌となる．
- 重篤な肝障害出現の報告があり，注意が必要である．
- 腎機能障害，高 K 血症等の副作用にも注意が必要である．

使い方
- 必ず，入院下，他の利尿薬併用下で投与を開始する．
- 3.75 ～ 7.5mg より開始し，効果に応じて 15mg まで増量する．
- 急激な血清 Na 値の上昇を避けるため，①投与前，②投与 4 ～ 6 時間後，③投与 8 ～ 12 時間後に血清 Na 値を確認する．
- 投与中は飲水制限を解除することが多いが，電解質のモニタリングのもと飲水制限を行うこともある．
- 有効例と不応例が存在し，尿浸透圧（＝集合管における尿濃縮能を反映）を薬剤反応性の評価に用いる報告がある（投与前尿浸透圧が 350mOSm/L 以上，投与 4 ～ 6 時間後尿浸透圧が 25% 以上低下した場合：有効例）．
- 通常投与数時間で利尿が得られるが，腸管浮腫例等では効果発現に 2 日程度かかる場合もある．

> **! Tips**
>
> 尿中アクアポリン 2 値と血漿 AVP 値との比がトルバプタンへの反応性を予測するためのよいマーカーになることが報告されている [1]．

> ループ利尿薬のみではコントロール困難であった症例で，トルバプタン導入によりコントロール可能となった症例が散見されており，フロセミド相当で40〜60mg/日の利尿薬を使用している患者においてさらなる増量が必要な際にはトルバプタンの投与を考慮する．

心房性 Na 利尿ペプチド

カルペリチド（ハンプ®）

特徴

- α型 hANP の受容体に結合し，膜結合型グアニル酸シクラーゼを活性化させることにより細胞内の cGMP を増加させ，①血管拡張作用，②利尿作用，③神経体液性因子（RAA 系，交感神経系）抑制作用をもつ．
- 急性心不全において，前負荷・後負荷軽減作用とうっ血除去目的があり，体液量が過剰で血圧が上昇している症例にはよい適応となる．
- 慢性心不全急性増悪に使用することで死亡率，再入院率の低下などの報告がある．
- 急性心筋梗塞（AMI）に使用することで梗塞サイズの縮小化，心室リモデリング抑制等の報告がある．

注意

- 血圧低下，徐脈に注意する．
- 重篤な低血圧，右室梗塞患者，脱水症状の患者では禁忌とされる．

使い方

- 血圧をみながら，低用量 0.025（低血圧例では 0.0125γ）〜0.05γ から持続静注を開始し，病態に応じて 0.2γ まで増量する．
- 利尿薬や強心薬，ヘパリン製剤，アミノ酸製剤等多くの薬剤との配合変化が確認されており，単独ルートでの投与を行うことが多い．

（許沢佳弘，波多野　将）

第4部 薬剤編

降圧薬

> **Key point!**
> - 降圧治療の最終目的である心血管病抑制効果は，降圧薬の種類よりも降圧効果の大きさに比例する
> - それぞれの降圧薬の積極的適応，禁忌や慎重投与，副作用などを十分理解したうえで，目標血圧を到達できるよう適切な薬剤を選択する

- 降圧薬としてはCa拮抗薬，ARB，ACE阻害薬，利尿薬，β遮断薬を主に用いる．
- 積極的適応がない場合，β遮断薬は糖・脂質の代謝悪化や心不全，徐脈の悪化などの副作用が問題となることもあるため，まずはCa拮抗薬，ARB，ACE阻害薬，利尿薬から選択する[1]．
- 積極的適応および禁忌・慎重投与については，第2部治療編：高血圧の項の❾，❿(p.259)を参照のこと．

Ca拮抗薬
calcium channel blocker；CCB

作用機序
- 膜電位依存性L型Ca^{2+}チャネルに結合し細胞外Ca^{2+}の流入を阻害することで血管平滑筋を弛緩し，末梢血管抵抗を下げ降圧作用を示す．
- 薬剤の種類によっては同チャネルの別部位に結合することで，心筋収縮抑制作用や刺激伝導系抑制作用が現われる．

特徴
- 臨床で用いられているCa拮抗薬は，主にジヒドロピリジン(dihydropyridine；DHP)系，ベンゾチアゼピン(benzothiazepine；BTZ)系，フェニルアルキルアミン系(phenylalkylamine；PAA)系であり，なかでも血管選択性が高く強力な降圧作用を示すDHP系Ca拮抗薬は多くの症例で降圧薬の第一選択として使用されている．

- 非 DHP 系 Ca 拮抗薬の降圧作用は，より緩徐で心抑制作用を伴うため，BTZ 系 Ca 拮抗薬は降圧薬としては現在推奨されておらず，狭心症や異型狭心症などに用いられ，PAA 系 Ca 拮抗薬（ベラパミル〈ワソラン®〉）は頻脈性不整脈（心房細動・粗動，発作性上室性頻拍）に主に用いられている．

副作用
- 動悸，頭痛，ほてり，浮腫，歯肉増生，便秘．BTZ 系のジルチアゼム（ヘルベッサー®）では徐脈，房室ブロック．

使用上の注意点

DHP 系 Ca 拮抗薬
- 作用を増強させる可能性がある併用：アゾール系抗真菌薬，マクロライド系抗菌薬，シクロスポリン，タクロリムス，HIV プロテアーゼ阻害薬，シメチジン，グレープフルーツジュース（代謝酵素 CYP3A4 を阻害）．
- 作用を減弱させる可能性がある併用：リファンピシンやフェノバルビタール，カルバマゼピン．

BTZ 系 Ca 拮抗薬
- 作用を増強させる可能性がある併用：ジギタリス製剤，抗不整脈薬，β 遮断薬（伝導障害），イトラコナゾール，マクロライド系抗生物質，HIV プロテアーゼ阻害薬，シメチジン，グレープフルーツジュース等（代謝酵素阻害）．
- 作用を減弱させる可能性がある併用：リファンピシン（代謝酵素を誘導）．
- 他剤への影響：フェニトイン，タクロリムス，シクロスポリン，ビノレルビン，トリアゾラム，ミダゾラム，カルバマゼピン，セレギリン，テオフィリン，アプリンジン，シロスタゾールの血中濃度上昇（代謝酵素 CYP3A4 の阻害）．

薬剤処方例

DHP 系 Ca 拮抗薬
- DHP 系の Ca 拮抗薬の薬剤処方例を❶に示す．

降圧薬

❶ DHP系Ca拮抗薬の薬剤処方例

一般名	製品名	降圧薬としての用量	1日最大量	その他
アムロジピン	アムロジン® ノルバスク®	1日1回 2.5～10mg	10mg	DHP系Ca拮抗薬のなかでは血中濃度の半減期が長い。2.5mgの場合、36.5時間
ニフェジピン徐放錠	アダラート®L	1日2回 1回10～20mg	40mg	
長時間作用型 ニフェジピン徐放錠	アダラート®CR	1日1回 20～40mg	1日2回 1回40mg	
ニカルジピン徐放錠	ペルジピン®LA	1日2回 1回20～40mg	80mg	
アゼルニジピン	カルブロック®	1日1回 8～16mg	16mg	シンバスタチン、ベンゾジアゼピン系、経口黄体・卵黄ホルモン、クエン酸タンドスピロンも本剤の血中濃度を上昇させる L型以外のT型Ca²⁺チャネルも阻害する。腎臓の輸入および輸出細動脈の拡張により糸球体内圧を減少させ、腎疾患を合併する高血圧に対し抗蛋白尿作用を示す
シルニジピン	アテレック®	1日1回 5～10mg	20mg	L型以外のN型Ca²⁺チャネルも阻害する。腎臓の輸入および輸出動脈に分布する交感神経による細動脈収縮を抑制し、糸球体内圧を減少させ、腎疾患を合併する高血圧に対し抗蛋白尿作用を示す
ベニジピン	コニール®	1日1回 2～4mg	8mg	L型以外のT型Ca²⁺チャネルも阻害する。腎臓の輸入および輸出動脈の拡張により糸球体内圧を減少させ、腎疾患を合併する高血圧に対し抗蛋白尿作用を示す L型以外のN型Ca²⁺チャネルも阻害する。腎臓の輸入および輸出動脈に分布する交感神経による細動脈収縮を抑制し、糸球体内圧を減少させ、腎疾患を合併する高血圧に対し抗蛋白尿作用を示す

BTZ系Ca拮抗薬

- BTZ系のCa拮抗薬の薬剤処方例を❷に示す.

❷ BTZ系Ca拮抗薬の薬剤処方例

一般名	製品名	降圧薬としての用量	1日最大量	その他
ジルチアゼム	ヘルベッサー®	1日3回 1回30〜60mg	180mg	
ジルチアゼム徐放カプセル	ヘルベッサー®R	1日1回 100〜200mg	200mg	

ACE阻害薬

angiotensin converting enzyme inhibitor；ACE inhibitor

作用機序

- 強力な昇圧系であるレニン・アンジオテンシン(RA)系を抑制するとともに,カリクレイン・キニン・プロスタグランジン系を増強することで降圧作用を示す.

特徴

- 降圧効果のほかに,心保護効果として心肥大を抑制し,心不全の予後を改善する.
- 腎臓の輸出細動脈を拡張することで糸球体内圧を低下させ,蛋白尿の減少や糸球体硬化および間質の線維化を抑制することで腎機能の悪化を抑えるとともに,脳循環調節の改善や抗動脈硬化作用,インスリン感受性の改善などによって新規の糖尿病発症を抑制し,ARBとともに心臓,腎臓,脳の臓器合併症や糖尿病を有する症例では第一選択薬とされる.
- また心筋梗塞後の死亡率や心不全入院などを減らす治療効果が多くの大規模臨床試験において明らかとなっており,日本循環器学会のガイドライン上もACE阻害薬が第一選択である.ARBはACE阻害薬に対し忍容性がない場合に使用することが推奨されている[2].

副作用

- 空咳,血管神経性浮腫(DPP4阻害薬との併用で増加するとの報告あり.呼吸困難により重篤化する恐れもある),腎機能低下,高K血症,アナフィラキシー.

使用上の注意点

- 禁忌：本剤および類似化合物への過敏症既往，妊婦，血管浮腫の既往，リポソーバー，セルソーバ，イムソーバなどの吸着器を用いたアフェレーシス施行，アクリロニトリルメタリルスルホン酸ナトリウム膜を用いた透析，アリスキレン投与中の糖尿病患者．
- 慎重投与：eGFR が 30mL/ 分 /1.73m^2 以下では低用量から慎重投与．慢性腎不全患者では ARB 投与によって腎機能が悪化することもあるため，投与開始後は 2 週間から 1 か月以内に eGFR や血清 K 値を測定し，その後も定期的にフォローを続ける．eGFR が 30% 以上低下した場合や，血清 K 値が 5.5mEq/L 以上に上昇した場合は薬剤を減量するか中止し腎臓・高血圧専門医にコンサルトする．カリウム保持性利尿剤と併用する際は高 K 血症に注意する．またアリスキレンとの併用は特に eGFR が 60mL/ 分 /1.73m^2 未満では避ける．
- 作用を増強させる可能性がある併用：利尿剤（サイアザイド，サイアザイド類似，ループ）．
- 作用を減弱させる可能性がある併用：COX-2 選択的阻害剤を含む非ステロイド性抗炎症薬（NSAIDs）．
- 他剤への影響：炭酸リチウム併用でリチウム血中濃度の上昇，カリウム製剤やカリウム保持性利尿薬併用による K 濃度の上昇．

薬剤処方例

- ACE 阻害薬の薬剤処方例を ❸ に示す．

ARB
angiotensin II receptor blocker

作用機序

- アンジオテンシンⅡ（AⅡ）タイプ 1（AT$_1$）受容体に結合することで，AⅡ による血管収縮，体液貯留，交感神経活性を抑制し降圧作用を示す．
- AⅡ はアンジオテンシン変換酵素（ACE）またはキマーゼによって AⅠ から産生されるが，ARB はどちらの系から産生された AⅡ も受容体レベルで阻害する．

❸ ACE 阻害薬の薬剤処方例

一般名	製品名	降圧薬としての用量	1日最大量	その他
カプトプリル	カプトリル®	1日3回 1回 12.5 〜 25mg	150mg	アロプリノールとの併用で Stevens-Johnson 症候群など過敏症状の発症報告あり
長時間作用型カプトプリル	カプトリル®R	1日2回 1回 18.75 〜 37.5mg	75mg	アロプリノールとの併用で Stevens-Johnson 症候群など過敏症状の発症報告あり
エナラプリル	レニベース®	1日1回 5 〜 10mg	20mg	
ペリンドプリル	コバシル®	1日1回 2 〜 4mg	8mg	
イミダプリル	タナトリル®	1日1回 5 〜 10mg	10mg	1型糖尿病に伴う糖尿病性腎症にも適応あり

特徴
- ACE 阻害薬と治療効果は似ているが，ACE 阻害薬でよくみられる空咳の副作用が認められにくいなどもあり，日本では CCB の次に最も使用されている降圧薬である．

副作用
- アナフィラキシー，血管浮腫，肝炎，腎機能低下，低血糖，横紋筋融解，汎血球減少，ショック，失神，高 K 血症．

使用上の注意
- 禁忌：本剤および類似化合物への過敏症既往，妊婦や授乳婦，両側性腎動脈狭窄症例，重症肝障害患者，アリスキレンを投与中の糖尿病患者．
- 慎重投与，作用を増強・減弱させる可能性がある併用，他剤への影響：ACE 阻害薬と同様．

薬剤処方例
- ARB の薬剤処方例を❹に示す．

---

column 📖 日本において ACE 阻害薬よりも ARB がより多く処方される理由

ACE 阻害薬の副作用で最も多いのはブラジキニンの作用増強による空咳で，20〜30％の症例において投与開始後 1 週間から数か月以内に出現し，投薬中止により速やかに消失する．特に日本人を含む東アジア人に多いとの報告もあり，日本では欧米よりも最大投与量が少なめに設定されており，ACE 阻害薬単剤による降圧効果は ARB と同等かやや弱い[1]．このような副作用および降圧効果の点から，日本において ACE 阻害薬よりも ARB がより多く処方される傾向にある．ただし ACE 阻害薬は高齢者の誤嚥性肺炎を予防するとの報告もあり，症例ごとに検討すべきである．

❹ ARBの薬剤処方例

一般名	製品名	降圧薬としての用量	1日最大量	その他
オルメサルタン	オルメテック®	1日1回 10〜20mg	40mg	
バルサルタン	ディオバン®	1日1回 40〜80mg	160mg	間質性肺炎や無顆粒球症の副作用の報告もある[1]
ロサルタン	ニューロタン®	1日1回 25〜50mg	100mg	Marfan症候群において、ロサルタン投与群と従来の第一選択薬であるβ遮断薬(アテノロール)投与群とで大動脈基部の拡大に関して同等の抑制効果が認められたという報告がある[3] 米国リウマチ協会の痛風ガイドラインでは、尿酸排泄作用は承認外としながらも尿酸排泄作用のある薬剤として記載されている[1]
カンデサルタン	ブロプレス®	1日1回 4〜8mg	12mg	間質性肺炎や無顆粒球症の副作用の報告もある[1]
テルミサルタン	ミカルディス®	1日1回 20〜40mg	80mg	糖代謝の改善に関与するペルオキシソーム増殖因子活性化受容体(PPAR γ)を活性化する[1]
イルベサルタン	アバプロ® イルベタン®	1日1回 50〜100mg	200mg	糖代謝の改善に関与するペルオキシソーム増殖因子活性化受容体(PPAR γ)を活性化する[1]
アジルサルタン	アジルバ®	1日1回 20mg	40mg	

降圧薬

> **! Tips**
>
> AT₁受容体は器官形成において重要な働きをもつことから，妊婦に対しARB，ACE阻害薬が禁忌である．そのかわりに妊娠20週未満の場合はメチルドパ，ヒドララジン，ラベタロールを用いる．1剤で十分な降圧が得られない場合には2剤を併用し，その際は異なる降圧作用機序の組み合わせが望ましく，メチルドパ＋ヒドララジンまたはラベタロール＋ヒドララジンとする（メチルドパ，ラベタロールはともに交感神経抑制薬のため）．妊娠20週以降はこれら3剤あるいはニフェジピンのいずれかを用い，併用する場合は交感神経抑制薬（メチルドパまたはラベタロール）に血管拡張薬（ヒドララジンまたは徐放性ニフェジピン）を組み合わせる[1]．

薬剤処方例

- メチルドパ（アルドメット®）：1日250mg，1～3回に分割，1日最高用量2,000mg.
- ヒドララジン（アプレゾリン®）：1回20～50mg，1日30～200mg，3～4回に分割.
  …副作用：狭心症発作の誘発，劇症肝炎.
- ラベタロール（トランデート®）：1回50mg，1日3回，1日最高用量450mg.

直接的レニン阻害薬
direct renin inhibitor；DRI

作用機序
- レニン酵素活性を阻害することによりRA系の上流を抑制し，より生理的な降圧が期待できる．

特徴
- 長い血中半減期（40時間）と高い組織移行性があり忍容性も良好なため，RA系阻害薬が積極的適応となる病態でARBやACE阻害薬が副作用などで使用できない場合に適応となる．

副作用
- 血管浮腫，アナフィラキシー，腎機能低下，高K血症．

第4部 薬剤編

使用上の注意

- 禁忌：本剤への過敏症既往，妊婦，イトラコナゾール，シクロスポリン投与中の患者，ARBまたはACE阻害薬投与中の糖尿病患者，両側性腎動脈狭窄症.
- 慎重投与：NSAIDsとの併用は特に高齢者において腎機能を悪化させる．eGFR < 60mL/分/1.73m^{2}では，ACE阻害薬，ARBとの併用は避ける．
- 作用を増強させる可能性がある併用：イトラコナゾール，シクロスポリン(両剤とも併用禁忌)，ベラパミル，アトルバスタチン，利尿剤(サイアザイド系，サイアザイド系類似)，カリウム製剤，カリウム保持性利尿薬，アルドステロン拮抗薬，バソプレシン受容体拮抗薬．
- 作用を減弱させる可能性がある併用：NSAIDs.
- 他剤への影響：カリウム製剤やカリウム保持性利尿薬併用によるK濃度の上昇．

薬剤処方例

- アリスキレン(ラジレス®)：1日1回150mg．1日最大量300mg．

β遮断薬(含αβ遮断薬)

beta blocker

作用機序

- β受容体を介した交感神経抑制作用により心拍出量の低下，レニン産生の抑制などにより降圧作用を示す．

特徴

- 交感神経活性の亢進が認められる若年者の高血圧や労作性狭心症，慢性腎不全，心筋梗塞後，頻脈合併例，甲状腺機能亢進症などを含む高心拍出型症例，高レニン性高血圧，大動脈解離など幅広い適応がある．
- 一方で糖・脂質代謝に悪影響を及ぼすとの報告もあることから高齢者や糖尿病，耐糖能異常などの病態を合併する場合や，心不全や徐脈を起こしやすい高齢者では第一選択とはならない．ただし代謝性副作用に関しては水溶性のアテノロールでの結果のため，αβ遮断薬や脂溶性のβ遮断薬を用いての長期の臨床試験が

降圧薬

必要とされている.
- 各薬剤は$β_1$選択性および内因性交感神経刺激作用(intrinsic sympathomimetic activity；ISA)の有無によって大きく分類される.
- β受容体は$β_1$, $β_2$, $β_3$の3つのサブタイプに分類され, $β_1$は主に心臓の収縮力増大に, $β_2$は気管支平滑筋や血管平滑筋の弛緩に, $β_3$は脂肪細胞での脂肪分解や消化管の緩解, 血管拡張, 膀胱括約筋の弛緩などに関与している.
- $β_1$非選択性β遮断薬は気管支平滑筋の収縮による気管支喘息の悪化や血管平滑筋収縮による末梢動脈疾患の悪化などの副作用が問題となりうる.
- ISAがあるβ遮断薬は内因性カテコラミンやアドレナリンβ受容体刺激薬の存在下においてβ受容体を遮断するが, それらが存在しない場合は逆にβ受容体はわずかだが刺激する.
- かつてはβ遮断薬の副作用(徐脈など)の軽減効果が期待されたが, 心拍出量をより減少させ心負荷を軽減させるISAがないβ遮断薬のほうが最近は好まれる傾向にある.
- β遮断薬は脂溶性と水溶性に分かれており, 心保護作用を目的とする急性心筋梗塞や慢性心不全の治療には脂溶性が適している.

副作用
- 心不全, 伝導障害や徐脈, 気管支喘息の顕在化や悪化.

使用上の注意
- 禁忌：気管支喘息, 糖尿病性ケトアシドーシス, 代謝性アシドーシス, 高度の徐脈およびⅡ度以上の房室ブロック, 洞不全症候群, 心原性ショック, 肺高血圧による右心不全, うっ血性心不全, Raynaud症状, 褐色細胞腫(α遮断薬と併用しない場合やαβ遮断薬以外), 妊婦.
- 慎重投与：慢性閉塞性肺疾患, 末梢循環障害(閉塞性動脈硬化症等), 糖尿病, 肝機能低下, 腎機能低下, 伝導障害, 徐脈, 甲状腺中毒症, 手術前48時間. 冠攣縮性狭心症へは禁忌であるが, 器質的狭窄の合併で投与が必要な場合はCa拮抗薬と併用する.
- 作用を増強させる可能性がある併用：ベラパミル, ジルチアゼム, I群抗不整脈薬, ジギタリス製剤.

- 作用を減弱させる可能性がある併用：NSAIDs.
- 他剤への影響：クロニジン，グアナベンズ離脱症状の増悪.

薬剤処方例

β_1 選択性，ISA（−）

- ISA がない β_1 選択性の β 遮断薬の薬剤処方例を❺に示す.

$\alpha\beta$ 遮断薬

- カルベジロール（アーチスト®）：1日1回 10〜20mg. $\alpha : \beta = 1 : 8$.
- 肝代謝の CYP2D6, 2C9, 3A4, 1A2, 2E1 で代謝されるため，これらの酵素で代謝される薬剤との相互作用あり．シクロスポリンの血中濃度を上昇させる．またリファンピリンとの併用で本剤の血中濃度は低下させ，アミオダロンやヒドララジンとの併用は本剤の血中濃度を上昇させる.

> **!Tips**
>
> 異型狭心症に対する第一選択薬は長時間作用型 Ca 拮抗薬であり，β 遮断薬は相対的な α 受容体優位による血管収縮作用のため避けられてきた．しかし器質的冠動脈狭窄を合併する場合，β_1 選択性の強いものであれば併用も考慮できる[4].

column

周術期の β 遮断薬

非心臓手術の周術期での β 遮断薬投与による心疾患患者の死亡率や心疾患の新規発症率の減少効果などを検討するべく様々な臨床試験が行われているが，現時点では β 遮断薬をすでに内服している場合は継続とし，RCRI(revised cardiac risk index)を3項目以上満たすような中〜高リスク患者の場合は β 遮断薬の副作用による影響などを加味し状況に応じて検討するとなっている.

※ RCRI の危険因子：高リスクの手術(開腹術，開胸術，腸骨動脈より中枢側の血管手術)，虚血性心疾患の既往，うっ血性心不全の既往，脳血管疾患の既往(脳卒中か一過性脳虚血発作)，インスリン治療を必要とする糖尿病，慢性腎不全(Cre > 2.0mg/dl)[5].

降圧薬

⑤ ISAがないβ₁選択性β遮断薬の薬剤処方例

一般名	製品名	降圧薬としての用量	1日最大量	その他
アテノロール	テノーミン®	1日1回 50mg	100mg	水溶性
ビソプロロールフマル酸塩	メインテート®	1日1回 5mg	5mg	脂溶性
ビソプロロールテープ剤	ビソノテープ®	1日1回 8mg	8mg	
メトプロロール酒石酸塩	セロケン® ロプレソール®	1日3回 1回20〜40mg	240mg	脂溶性 リファンピシンも本剤の血中濃度を低下させる。抗ヒスタミン薬、パロキセチンなどのSSRI、シメチジン、アミオダロン、プロパフェノンなどCYP2D6の酵素活性を阻害する薬剤との併用は本剤の血中濃度を上昇させる
メトプロロール酒石酸塩徐放錠	セロケン®L ロプレソール®SR	1日1回 120mg	120mg	脂溶性 リファンピシンも本剤の血中濃度を低下させる。抗ヒスタミン薬、パロキセチンなどのSSRI、シメチジン、アミオダロン、プロパフェノンなどCYP2D6の酵素活性を阻害する薬剤との併用は本剤の血中濃度を上昇させる

α_1遮断薬
alpha-1 blocker

作用機序
- 交感神経末端の平滑筋側α_1受容体を選択的に遮断する.

特徴
- 褐色細胞腫の手術前の血圧コントロールに使用される. また早朝高血圧に対し眠前投与で用いられることもある.

副作用
- 一過性の血圧低下に伴う失神, 意識消失, 狭心症.

使用上の注意
- 投与初期や増量後に起立性低血圧に伴う症状が現れることがあるため, 少量より開始する.
- 禁忌：過敏症.
- 作用を増強させる可能性がある併用：PDE5阻害薬.

薬剤処方例
- ドキサゾシンメシル酸塩（カルデナリン®）：降圧薬としての用量1日1回0.5～4mg. 1日最大量8mg（褐色性細胞腫では1日最大量16mg）.

中枢性交感神経抑制薬
central sympathetic inhibitor

作用機序
- 延髄の血管運動中枢のα_2受容体を刺激することで交感神経活動を抑制し, 降圧作用を示す.

特徴
- 副作用が多いため, 他剤を用いることができない場合や, 多剤併用でも血圧コントロールが不良な場合に使用する. 腎機能障害症例にも使用が可能である.

副作用
- 眠気, 口渇, 倦怠感, 陰萎.

使用上の注意
- 禁忌：過敏症.

薬剤処方例
- αメチルドパ（アルドメット®）：降圧薬としての用量1日1～3

回，1回250mg．1日最大量2,000mg．
- 過敏症の他に，急性肝炎，慢性肝炎および肝硬変の活動期，非選択的モノアミン酸化酵素阻害剤投与中は禁忌．副作用としては溶血性貧血，SLE様症状，心筋炎，脈管炎など薬剤誘発性炎症，舞踏病アテトーゼ様不随意運動，Bell麻痺などの神経症状の報告あり．硫酸鉄は本剤の血中濃度を低下させ，レボドパは本剤の血中濃度を上昇させる．
- 妊娠高血圧症候群にも使用される．

利尿薬
diuretic
- 利尿薬の項を参照．

配合剤
- 現在，日本ではARBとCa拮抗薬，およびARBと利尿剤の配合剤が使用できる．薬価もそれぞれの単剤の合計よりも安価であり，内服錠数を少なくできる利点からも今後は使用頻度が増加していくと予想される．
- ただし配合剤を処方する際は，まず単剤または2剤の併用から開始し，用量が固定化できた後に配合剤へまとめていくほうが望ましい．
- 処方前には配合内容に誤りがないか再度一覧表などで確認する（❻）．
- 高血圧患者は冠動脈疾患や脂質異常症の合併も多く，その場合はCa拮抗薬とスタチンの配合剤も考慮できる（❼）．

column

新規降圧薬 LCZ696

LCZ696はARB（バルサルタン）とネプリライシン阻害薬との合剤で，バルサルタン単剤と比較しより優れた降圧作用を示したことに加え，エナラプリルと比較した際に心機能の低下した患者の心不全による死亡および入院を減らしたこと（PARADIGM-HF）などから，世界的に注目されている薬剤であり，今後の動向に注目したい[6,7]．

⑥ 降圧薬の配合剤一覧（単位 mg/錠）

	エックスフォージ AP	エックスフォージ BP	ミカムロ AP	ミカムロ BP	ユニシア AP	ユニシア BP	レザルタス LD	レザルタス HD	アイミクス LD	アイミクス HD	ザクラス LD	ザクラス HD	エカード LD	エカード HD	コディオ MD	コディオ EX	プレミネント LD	プレミネント HD	ミコンビ AP	ミコンビ BP	イルトラ LD	イルトラ HD
ARB																						
オルメサルタンメドキソミル (オルメテック®)							10	20														
バルサルタン (ディオバン®)	80														80	80						
ロサルタンカリウム (ニューロタン®)																	50	100				
カンデサルタンシレキセチル (ブロプレス®)						8	8						4	8								
テルミサルタン (ミカルディス®)			40	80															40	80		
イルベサルタン (イルベタン®, アバプロ®)									100	100											100	200
アジルサルタン (アジルバ®)											20	20									100	200
Ca 拮抗薬																						
アムロジピンベシル酸塩 (ノルバスク®, アムロジン®)	5	5	5	5	2.5	5			5	10	2.5	5										
アゼルニジピン (カルブロック®)							8	16														
利尿薬																						
ヒドロクロロチアジド (ニュートライド®)																	6.25	6.25	6.25	12.5	12.5	12.5	12.5		
トリクロルメチアジド (フルイトラン®)																					1	1

（浦部晶夫ほか．今日の治療薬 2014 解説と便覧．東京：南江堂：2014．p.555 より）

降圧薬

❼ カデュエット

		Ca拮抗薬＋スタチン			
		カデュエット			
		1番	2番	3番	4番
Ca拮抗薬	アムロジピン (ノルバスク®, アムロジン®)	2.5	2.5	5	5
スタチン	アトルバスタチンカルシウム (リピトール®)	5	10	5	10

(浦部晶夫ほか. 今日の治療薬2014 解説と便覧. 東京：南江堂：2014. p.555 より)

（嵯峨亜希子, 高橋政夫）

第4部 | 薬剤編

抗血小板薬・抗凝固薬

> **Key point!**
> - 血栓形成は血小板凝集によるものと凝固系によるものに分けられる
> - 血小板血栓は速い血流下で生じ，主に動脈血栓の原因となる
> - 凝固血栓は遅い血流下で生じ，主に静脈血栓の原因となる
> - 両者とも頭蓋内出血や消化管出血等の出血合併症を引き起こす可能性がある

抗血小板薬

- 活性化された血小板から放出されるアデノシン二リン酸(ADP)，セロトニン，アラキドン酸から生成されるトロンボキサンA2は他の血小板を活性化させ，凝集を促進させる(❶)．そのため，これらをターゲットとした抗血小板薬が血栓予防のため用いられている．
- 循環器領域では主に冠動脈疾患の予防およびステント留置後の血栓症予防に用いられている．
- ステント血栓症の予防のため，アスピリンの継続は生涯必要であり，急性冠症候群(ACS)の場合12か月はクロピドグレルもしくはプラスグレルの継続が必要である．非ACSの場合にはベアメタルステント留置後は最低1か月，またDES留置後12か月まではクロピドグレルもしくはプラスグレルの継続が必要である[1]．
- ACSや初回ステント留置の際等にステント留置の直前まで抗血小板薬を内服していなかった場合には，通常よりも高用量の初回投与(ローディング)を行う．

抗血小板薬・抗凝固薬

❶ 抗血小板薬の作用部位

アドレナリン、コラーゲン、トロンビン → PLA₂ → アラキドン酸 → COX（アスピリン）→ PGG₂ → PGH₂ → TXA₂
アラキドン酸カスケード

ADP → P2Y₁₂受容体（チクロピジン）

PGI₂ → IP受容体 → AC → ATP → cAMP → PDE（シロスタゾール）→ 5'AMP

セロトニン → 5-HT₂ₐ受容体（サルポグレラート）→ PLC → PIP₂ → IP₃
イノシトールリン脂質系

→ 細胞内 Ca²⁺ 濃度上昇 → 血小板凝集反応・顆粒放出反応（ADP, セロトニン）

血小板膜

→：促進　⇢：抑制

PLA₂：ホスホリパーゼA₂, AC：アデニル酸シクラーゼ, PLC：ホスホリパーゼC, COX：シクロオキシゲナーゼ, PDE：ホスホジエステラーゼ, PIP₂：ホスファチジルイノシトール二リン酸, IP₃：イノシトール三リン酸

469

低用量アスピリン（バファリン®，バイアスピリン®）

作用点
- 血小板，血管内皮細胞のシクロオキシゲナーゼに作用しトロンボキサン A_2 を抑制．

通常用量
- 81mg/日（バファリン®），100mg/日（バイアスピリン®）．

ローディング用量
- 162〜325mg/日（バファリン®），200〜300mg/日（バイアスピリン®）．
- 合併症：アスピリン喘息，消化管潰瘍，消化管出血．
- 虚血性心疾患や脳血管障害等で広く用いられる抗血小板薬である．

クロピドグレル（プラビックス®）

作用点
- ADP受容体阻害によるアデニル酸シクラーゼ活性増強．

通常用量
- 75mg/日．

ローディング用量
- 300mg/日．

合併症
- 出血傾向，肝機能障害，血栓性血小板減少性紫斑病（thrombotic thrombocytopenic purpura；TTP）．
- チエノピリジン系抗血小板薬でありチクロピジンと同系統の薬剤であるが，副作用がチクロピジンと比較し少なく，近年はアスピリン＋クロピドグレルという組み合わせが抗血小板薬2剤の組み合わせとしてよく用いられている．

チクロピジン（パナルジン®）

作用点
- ADP受容体阻害によるアデニル酸シクラーゼ活性増強．

通常用量
- 200mg/日（1回100mg，1日2回投与）．

合併症
- 出血傾向，肝機能障害，TTP，好中球減少症．
- 合併症を引き起こす可能性があり，初期導入者は頻回の血液検

査を必要とする．
- チエノピリジン系抗血小板薬としてクロピドグレルよりも前に登場したが，副作用が多く現在ではクロピドグレルを使う機会のほうが多くなっている．

プラスグレル（エフィエント®）

作用点
- ADP受容体阻害によるアデニル酸シクラーゼ活性増強．

通常用量
- 3.75mg/日．

ローディング用量
- 20mg/日．

合併症
- 出血傾向，肝機能障害，TTP，好中球減少症．
- チエノピリジン系薬剤で最も新しいものである．
- クロピドグレルは肝代謝酵素であるシトクロム（CYP）2C19の遺伝子多型により効果が減弱するとの報告がある．しかしながらプラスグレルはCYP2C19の遺伝子多型の有無にかかわらず安定した血小板凝集抑制作用を示し，早期から血小板凝集抑制作用を示すと報告されている．

シロスタゾール（プレタール®）

作用点
- PDE Ⅲの活性を抑制し，血小板内cAMP濃度を上昇させる．

通常用量
- 200mg/日（1回100mg，1日2回投与）．

合併症
- 出血傾向，頻脈．
- 主に脳血管障害や下肢閉塞性動脈硬化症に用いられることが多い．冠動脈疾患に対してはアスピリンやチエノピリジン系薬剤のアレルギー等が起きる場合に用いられる．頻脈を引き起こす恐れがあり，左心機能低下例では積極的には用いないほうがよい．
- これら以外の抗血小板薬を❷に示す．

❷ その他の抗血小板薬

一般名	商品名	作用機序
サルポグレラート	アンプラーグ®	セロトニン受容体阻害
ベラプロスト	ドルナー® プロサイリン®	アデニル酸シクラーゼ活性増強
リマプロスト	オパルモン® プロレナール®	アデニル酸シクラーゼ活性増強
エチルイコサペント酸	エパデール®	トロンボキサン A_2 産生抑制
オザグレル	カタクロット® キサンボン®	トロンボキサン A_2 産生抑制

---

column

ステント血栓症と抗血小板薬
ベアメタルステントと薬剤溶出性ステント(DES)

 狭心症や心筋梗塞(MI)に対する治療法としてPCIおよびステント留置が普及して久しいが,当初はベアメタルステントという金属のみで構成されたステントが用いられ,その再狭窄率の高さが問題となっていた.ステント再狭窄の原因はステント内の内皮増殖であり,その抑制目的に免疫抑制剤や抗癌剤を塗布したDES(日本では2004年より発売)が出現してからは,再狭窄率は劇的に減少した.しかし,DESではベアメタルステントではそれほど認めなかった超遅発性ステント血栓症(ステント留置1年以上後に起こるステント内の血栓閉塞)を認めるようになり,問題となっている.
 ステント血栓症の原因としてはステントの拡張不十分やステント長等が挙げられているが,やはり抗血小板薬の中止が大きな位置を占める.そのためベアメタルステントでは抗血小板薬2剤投与はステント留置後1か月で1剤に減量可能であったのが,DESは6〜12か月まで継続する必要があるというジレンマに陥っている.なお抗血小板薬の減量についても,一律に一定期間後は減量可能というわけではなく,ステント留置部位や病変形態により,考え方は大きく変わることを認識しておく必要がある.

抗凝固薬

- 凝固因子は12種類あり，カスケード状の反応により血栓を形成する(❸).
- 血液が体外物質に触れることにより惹起される内因系，傷害を受けた細胞により惹起される外因系の2系統より凝固が開始する.
- 各抗凝固薬は凝固カスケードの一部を阻害することにより，凝固血栓の形成を妨げる(❹).
- 内因系凝固因子の活性は活性化部分トロンボプラスチン時間(APTT)，外因系はプロトロンビン時間(PT)で評価する.

> **! Tips**
> 循環器疾患では複数の抗血小板薬や抗凝固薬の服用をしていることが多く，脳出血や消化管出血の合併がみられる．その予防のため，厳密な血圧管理や H_2 ブロッカー，PPIの投与等をあらかじめ行っておく必要がある．

❸ 凝固系カスケード

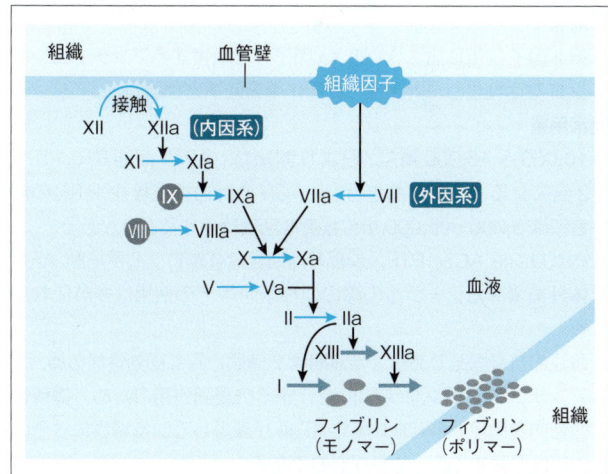

ローマ数字右下のaは活性化(activated)を意味する

❹ 抗凝固薬の作用部位

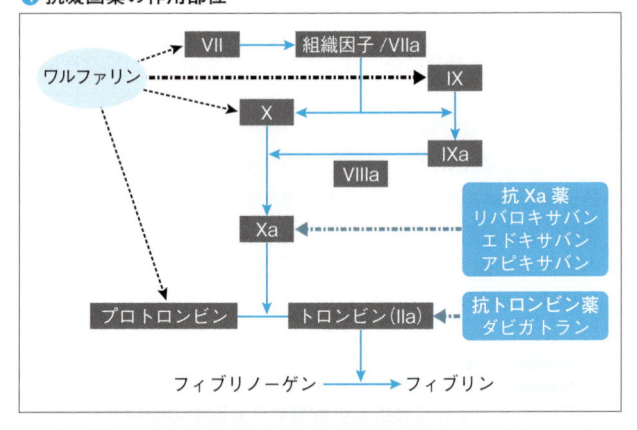

```
ワルファリン ----> VII ----> 組織因子/VIIa
           \                    |
            \-------> X <------ IX
            /         ↕         |
                    VIIIa      IXa
                      ↓
                     Xa  <---- 抗Xa薬
                      |         リバロキサバン
                      ↓         エドキサバン
  プロトロンビン ---> トロンビン(IIa) <--- 抗トロンビン薬
                      ↓                    ダビガトラン
          フィブリノーゲン ----> フィブリン
```

- 以前は経口抗凝固薬としてワルファリンのみが用いられていたが，現在では新規の経口抗凝固薬が登場し，それぞれの特性があるため使用の際には注意が必要である．

ヘパリン

作用点

- 第Ⅱ因子（トロンビン）や第Xa因子等を阻害するアンチトロンビンⅢを活性化し，内因系の凝固作用を低下させる．

通常用量

- 10,000〜15,000単位/日より開始し，APTTが通常の1.5〜2倍になるように調節を行う．ACSや肺血栓塞栓症（PTE）の場合には3,000〜5,000単位程度を急速静注することがある．
- ヘパリンはACS，PTE，深部静脈血栓症（DVT），心房細動（AF），体外循環やカテーテルの際の血栓予防等その使用は多岐にわたる．
- 静注の抗凝固薬であり，半減期は2時間と短く即効性がある．
- アンチトロンビンⅢ（ATⅢ）を介する抗凝固作用のため，播種性血管内凝固症候群（DIC）等でATⅢが減少している場合にはその作用は減弱するので注意が必要である．
- 用量は個人によって差があり，調節が必要である．効果判定に

抗血小板薬・抗凝固薬

- は APTT を用いる.
- ヘパリン使用中に血小板減少を伴う全身の血栓塞栓症(動脈系静脈系問わず)を認めた場合にはヘパリン起因性血小板減少症(heparin-induced thrombocytopenia；HIT)を疑うべきである. また, 直ちにヘパリンを中止し, 他の抗凝固薬に切り替える必要がある.
- ヘパリンは中和が可能であり, プロタミンによって行う. プロタミンは 10mg でヘパリン 1,000 単位を中和させる作用があるといわれている.

ダルテパリン(フラグミン®)

作用点
- AT Ⅲ を活性化し抗凝固作用を示すが, ヘパリンとは異なり第Ⅱ因子(トロンビン)は阻害せず, 第 Xa 因子のみ阻害する.

通常用量
- 75 国際単位 /kg を 24 時間かけて持続静注する.
- ダルテパリンは低分子ヘパリンとよばれ, ヘパリンをろ過して得られる物質である.
- 低分子ヘパリンは第Ⅱ因子は阻害せず, 第 Xa 因子のみ阻害するため出血作用が弱いといわれている.

アルガトロバン(スロンノン®, ノバスタン®)

作用点
- アルガトロバンはアンチトロンビンに依存しない第Ⅱ因子阻害作用をもつ.

通常用量
- ①脳梗塞に対しては初めの 2 日間 60mg を 24 時間かけて持続投与. その後 10mg を 1 日 2 回(20mg/ 日), 1 回 3 時間かけて投与. ② HIT に対しては 0.7μg/kg/ 分より点滴静注を開始し, 持続投与する. APTT を作用の指標とする.
- 以前は脳梗塞急性期(ラクナ梗塞と心原性梗塞は除く)および慢性動脈閉塞症に適応があったが, ヘパリン起因性血小板減少症に対しても適応が認められた.

フォンダパリヌクス(アリクストラ®)

作用点
- AT Ⅲ を介して第 Xa 因子を阻害する.

通常用量

- 5～10mg/日皮下注(PTEおよびDVTの治療の場合,体重により調節),2.5mg/日,1.5mg/日皮下注(整形外科および腹部術前の静脈血栓症予防,腎機能により用量調節).
- PTE,DVTの治療および予防に用いられる薬剤で,皮下注という特徴を有している.
- 凝固因子Xaを選択的に阻害するため,出血リスクが低いといわれている.
- 予防と治療で用量が異なるので注意する必要がある.

ワルファリン(ワーファリン®)

作用点

- 第Ⅱ因子,第Ⅶ因子,第Ⅸ因子,第Ⅹ因子の生成にはビタミンKが関与しており,ワルファリンはビタミンKを阻害することにより抗凝固作用を示す.

通常用量

- 用量は個人差があり,PT-INRを指標にコントロールする.AF,PTE,DVTではPT-INRは1.6～3程度,大動脈弁/僧帽弁機械弁置換後ではPT-INRは2～3程度にコントロールする.
- ワルファリンはヘパリンと同様幅広い疾患で用いられる抗凝固薬である.
- 抗凝固カスケードのなかでの作用点が多く,またビタミンK摂取量や肝機能等によりその効果は大幅に変化する.併用薬物による相互作用も多く,モニタリングを十分に行う必要がある.
- 納豆,青汁,クロレラが主なビタミンK含有食品であり,ワルファリン内服時には中止するように伝える必要がある.
- PT-INRが過延長していたり,ワルファリンに起因すると思われる出血が起きた場合には,ビタミンKで拮抗することができる.
- ワルファリンの効果発現は内服開始より3～4日はかかるといわれており,即座に抗凝固が必要な場合にはヘパリン化しその後ワルファリン化という方法をとることが多い.

ダビガトラン(プラザキサ®)

作用点

- 第Ⅱ因子(トロンビン)を直接阻害する.

通常用量

- 300mg/日(1回150mg, 1日2回投与), 220mg/日(1回110mg, 1日2回投与).
- 非弁膜症性心房細動のみの適応である.
- 2種類の用量があり, それぞれエビデンスが認められている.
- 300mg/日では脳梗塞予防はワルファリンに勝っており, 出血イベントはワルファリンと同等.
- 220mg/日では脳梗塞予防はワルファリンと同等であり, 出血イベントはワルファリンより少ない.
- 腎機能低下症例では出血のイベントが多く, 投与禁忌や投与量調節がクレアチニンクリアランスにより(eGFRではないので注意)定められており, 十分に注意して使用する必要がある.

リバーロキサバン(イグザレルト®)

作用点

- 第Xa因子の直接阻害.

通常用量

- 15mg/日(1日1回投与), 腎機能低下例では10mg/日に減量.
- 非弁膜症性心房細動のみの適応である.
- ダビガトランと同様腎機能に注意する必要があり, クレアチニンクリアランスにより投与量が規定される.
- 1日1回投与のため内服コンプライアンスに期待ができる.
- 市販後の調査で間質性肺炎出現が報告されており, 呼吸状態に注意する必要がある.

アピキサバン(エリキュース®)

作用点

- 第Xa因子の直接阻害.

通常用量

- 10mg/日(1回5mg, 1日2回投与), 年齢, 腎機能, 体重にあわせて5mg/日(1回2.5mg, 1日2回投与)に減量.
- 非弁膜症性心房細動のみの適応である.
- 用量が2種類設定されており, 腎機能だけではなく, 年齢, 体重を考慮し投与量を調節する必要がある.

エドキサバン（リクシアナ®）

作用点

- 第 Xa 因子の直接阻害．

通常用量

- 下肢整形外科手術における静脈血栓症の予防に対しては 30mg/日（腎機能低下例では 15mg/日に減量）．
- 肺血栓塞栓症および静脈血栓塞栓症では 60mg/日（腎機能低下では 30mg/日に減量）．
- もともと日本では，下肢整形外科手術に用いる静脈血栓の予防として用いられていたが，肺血栓塞栓症および静脈血栓塞栓症の適応が後に追加された．

> **Tips**
>
> 新規経口抗凝固薬の適応は「非弁膜症性心房細動」に限られている．弁膜症性心房細動とは，リウマチ性弁疾患，人工弁置換後および僧帽弁修復術の既往以外における AF のことであり，非弁膜症性心房細動はそれ以外の AF のことを示す．新規経口抗凝固薬を用いるときには気をつける必要がある．

column

新規経口抗凝固薬について

新規の経口抗凝固薬はそれまで PT-INR による凝固能の評価が必要であったワルファリンに代わる薬剤として大きな期待を受け登場した．モニタリング不要で効果の個人差が少なく，また効果発現も迅速であり，非常に使い勝手のいい薬剤ではあるが市販後に出血性イベントの報告が相次いだ．これは腎機能低下や併用薬による効果増強が問題ではないかといわれている．その後，実は新規経口抗凝固薬は，現在凝固能の指標として用いられている APTT および PT では正確に効果判定ができず，導入の適応判断が非常に重要であるということが認知され始めた．また効果が過剰でないかどうかの判断として，ダビガトランでは APTT が，リバーロキサバンでは PT が参考になるとの報告もあり，薬剤開始後ある程度の期間はこれらによる凝固能の評価を施行するのが好ましい．

ACTについて

　活性化全血凝固時間(ACT)はPT,APTTとならび循環器領域で用いられる凝固能の指標である.検査方法はスピッツに規定量の血液を入れ,機械に挿入するだけである.内因系凝固を活性化させるカオリンやセライト等の物質を加え,フィブリン塊が形成されるまでの時間を測定しACT値とする.検査が簡便なため,カテーテル室やICU等で凝固能の確認を行うときに用いられることが多い.具体的には,PCI中,PCI終了後シース抜去時,IABP,PCPS挿入中の抗凝固療法の効果確認に用いられる.PCI中はACT250秒以上,IABP挿入中は150〜200秒,PCPS挿入中は250〜300秒(ヘパリンコーティング回路の場合は150〜200秒)を目標にヘパリン等の抗凝固薬の調節を行う.

(藤原隆行,荷見映理子)

第4部 薬剤編

抗不整脈薬

> **Key point !**
> - 抗不整脈薬の分類として，Vaughan Williams，Sicilian Gambit があり，各薬剤についての作用が示されている
> - 基礎心疾患，心機能により使用すべき薬剤が異なる

- 抗不整脈薬は薬理学的な機序から Vaughan Williams 分類が用いられてきた（❶）．その後，大規模臨床試験の結果から不整脈薬の薬物療法が見直され，Sicilian Gambit に至っている（❷）．Sicilian Gambit では薬剤の性質が詳細に列挙されているものの，専門的でわかりにくい．そこで，Vaughan Williams 分類により基本的な作用を押さえつつ，Sicilian Gambit にある情報を補足したほうがわかりやすい．

- 虚血性心疾患による低心機能症例において，Na^+ チャネル遮断薬は予後を悪化させ（CAST study），Ca^{2+} チャネル遮断薬も有用性は認められない．β遮断薬と K^+ チャネル遮断薬については予後

❶ Vaughan William による抗不整脈薬分類

	I 群薬	II 群薬	III 群薬	IV 群薬
Ia	キニジン プロカインアミド ジソピラミド アジマリン シベンゾリン ピルメノール	プロプラノロール ナドロール	アミオダロン ソタロール ニフェカラント	ベラパミル ジルチアゼム ベプリジル
Ib	リドカイン メキシレチン アプリンジン フェニトイン			
Ic	プロパフェノン フレカイニド ピルジカイニド			

（日本循環器学会．不整脈薬物治療に関するガイドライン 2009 年 改訂版．p.4 表 1 より）

❷ Sicilian Gambit が提唱する薬剤分類枠組(日本版)

薬剤	イオンチャネル Na Fast	イオンチャネル Na Med	イオンチャネル Na Slow	イオンチャネル Ca	イオンチャネル K	イオンチャネル If	受容体 α	受容体 β	受容体 M₂	受容体 A₁	ポンプ Na-K ATPase	臨床効果 左室機能	臨床効果 洞調律	臨床効果 心外性	心電図所見 PR	心電図所見 QRS	心電図所見 JT
リドカイン	○○											→	→	◉			→
メキシレチン	○○											→	→	●			→
プロカインアミド		Ⓐ			●●●							→	→	●	←	■	←
ジソピラミド		Ⓐ			●●●				○○			↓	←	●	←	■	←
キニジン		Ⓐ			●●●		○					→	↑	●	↑	■	↑
プロパフェノン		Ⓐ●Ⓘ			○			●				↓	→	○	←	■	
アプリンジン			Ⓐ		○	○						→	→	○	↓	■	↑
シベンゾリン			Ⓐ	○○	○				○○			→	↓	○	←	■	↑
ピルメノール			Ⓐ		○				○○			→	→	○	↓	■	↑
フレカイニド			Ⓐ		○○○							→	→	○	←	■	
ピルシカイニド			Ⓐ									→	→	○	←	■	
ベプリジル				●●	●							→	→	●			←
ベラパミル	○○			●●			●					↓	↓	○	←		
ジルチアゼム	○○			●●								→	↓	○	←		
ソタロール					●●●			●●				→	↓	○	←		←
アミオダロン	○			●	●●●		●	●				→	↓	●	←	■	←
ニフェカラント					●●●							→	→	○			←
ナドロール								●●				→	↓	○	←		
プロプラノロール	○							●●				↓	↓	○	←		
アトロピン									●			→	↑	●	←		
ATP									■	■		?	→	●	←		
ジゴキシン											●	↑	↓	●	↑		→

遮断作用の相対的強さ：○低　●中等　●高　A＝活性化チャネルブロッカー　I＝不活性化チャネルブロッカー　■＝作動薬
(日本循環器学会.不整脈薬物治療に関するガイドライン 2009 年改訂版. p.6 表 2 より)

第4部　薬剤編

を改善する可能性があると示唆されている．すなわち使用にあたっては基礎心疾患，心機能に留意する必要がある．
- 抗不整脈薬の薬物動態として，肝臓・腎臓の影響を受ける．機能低下例では抗不整脈薬の副作用や催不整脈作用を生じやすい．

I 群薬

- Na$^+$チャネル遮断による伝導抑制を基本的な作用機序とする．
- 心電図上では PQ 延長，QRS 幅延長に反映される．
- Ia，Ib，Ic に細分される．Ia，Ic は上室性不整脈に，Ib は心室性不整脈に使用されることが多い．陰性変力作用があり，特に Ic

❸ 各 I 群薬の投与量

	一般名	商品名	内服	注射薬
Ia	キニジン	硫酸キニジン®	錠 100mg	
	プロカインアミド	アミサリン®	錠 125mg, 250mg	100mg/mL/A
	ジソピラミド	リスモダン®	Cp 50mg, 100mg	50mg/5mL/A
		リスモダン®R	錠 150mg	
	シベンゾリン	シベノール®	錠 50mg, 100mg	70mg/5mL/A
	ピルメノール	ピメノール®	Cp 50mg, 100mg	なし
Ib	リドカイン	オリベス®		2,000mg/200mL
		リドクイック®		100mg/10mL
	メキシレチン	メキシチール®	Cp 50mg, 100mg	125mg/mL/A
	アプリンジン	アスペノン®	Cp 10mg, 20mg	100mg/5mL/A
Ic	フレカイニド	タンボコール®	錠 50mg, 100mg	50mg/5mL/1A
	ピルジカイニド	サンリズム®	Cp 25mg, 50mg	50mg/5mL/A
	プロパフェノン	プロノン®	錠 100mg, 150mg	

抗不整脈薬

で強く，心機能低下例では心不全(HF)の誘発や増悪に注意する必要がある．迷走神経緊張が関与しているような不整脈には，$I_{K, ACh}$を抑制できる薬剤が有用であるが，抗コリン作用による，口渇や排尿障害等の副作用に注意する．また，陰性変時作用が目立たないこともある．
- Brugada症候群に対して心室細動(VF)を誘発してしまうおそれがあり，投与前には心電図$V_{1~3}$誘導におけるST-T波形に留意．
- Ic は心房細動(AF)の粗動化をもたらし，固定させやすい傾向がある．通常型心房粗動(AFL)については，むしろカテーテルアブレーションのよい適応である．
- 各I群薬の投与量については❸を参照．

左室機能	排泄経路	内服薬投与量	注射薬投与量
→	肝(80)，腎(20)	200~2,000mg1~4x	
↓	腎(60)，肝(40)	1,000~2,000mg 4x	200~2,000mg＋生理食塩水50mLを100mL/時でDIV
↓	腎(70)	300mg 3x	50mg＋生理食塩水/20mLを5~10分でslow IV
		300mg 2x	50mg＋生理食塩水50mLを100mL/時でDIV
↓	腎(80)	300~450mg 3x	0.1mg/kg＋生理食塩水50mLを100mL/時でDIV
↓	腎(70)	200mg 2x	
→	肝		1mg/kgを1~2分でIV or 1mg/kg/時でDIV
→	肝	300~450mg 3x	2~3mg/kgをslow IV
→	肝	40~60mg 2~3x	1.5~2.0mg/kg＋5%ブドウ糖/20mLを10分でIV
↓↓	腎(85)	100~200mg 2x	1~2mg/kg＋5%ブドウ糖液/20mLを10分でIV 上限150mg
↓→	腎	150~225mg 3x	1mg/kg＋生理食塩水/20mLを10分でIV 1mg/kg＋生理食塩水/50mLを100mL/時でDIV
↓	肝	300~450mg 3x	

483

II 群薬

- β遮断薬である．カテコラミンによる心筋細胞のβ受容体刺激を抑制することにより抗不整脈作用を生じる．AF の抑制，心拍数コントロール，交感神経依存型の期外収縮の抑制等が期待される．カルベジロール（アーチスト®），ビソプロロール（メインテート®）は HF 治療薬として使用されることが多く，主に HF 時の AF にも適応がある．
- 不整脈薬として使用される静注薬剤としては，プロプラノロール（インデラル®）とランジオロール（オノアクト®）が挙げられる．ランジオロールは術中・術後および低心機能の不整脈についても保険適用となっている．

ランジオロール（オノアクト®）

- 半減期が数分で陰性変力作用も弱く使用しやすい．0.06～0.125mg/kg/分で1分間静脈内持続投与後，0.01～0.04mg/kg/分で持続投与する（❹）．

❹ ランジオロール（オノアクト®）の投与量

一般名	商品名	内服	注射薬	左室機能
ランジオロール	オノアクト®	なし	50mg/A	→

❺ 各 III 群薬の投与量

一般名	商品名	内服	注射薬	左室機能
アミオダロン	アンカロン® アミオダロン®	錠 100mg 錠 50mg	150mg/3mL/A	→↑
ニフェカラント	シンビット®		50mg/A	→↑
ソタロール	ソタコール®	錠 40mg, 80mg		→

抗不整脈薬

III 群薬

- K$^+$チャネル遮断により,活動電位持続時間を延長させる.アミオダロン(アンカロン®,アミオダロン®),ソタロール(ソタコール®),ニフェカラント(シンビット®)が挙げられる.静注薬としてはアミオダロンとニフェカラントがある(❺).
- ニフェカラントはK$^+$チャネル遮断作用のみをもつ.一方でアミオダロンはNa$^+$チャネル遮断,Ca^{2+}チャネル遮断作用もみられる.ソタロールはII群作用(β遮断)も強い.
- III 群薬には逆頻度依存性の特性をもつ薬剤が多い.

アミオダロン(アンカロン®,アミオダロン®)

- マルチチャネル遮断作用をもつ.急性期には陰性変力作用を示すが,長期投与では陰性変力作用は緩和される.低心機能のAFおよび心室性不整脈に効果を発揮し,エビデンスも多い.逆頻度依存性(rate上昇による活動電位延長作用の減弱)はないとされる.
- 虚血性,非虚血性によらずHFに対して心機能改善効果,突然死予防効果が示されており(GESICA, CHF-STAT),β遮断薬との

排泄経路	内服薬投与量	注射薬投与量
腎		50mg + 生理食塩水/50mLにし,0.06〜0.125mg/kgを1分間で静脈内投与 250mg + 生理食塩水/50mL,0.02〜0.04mg/kg/分

排泄経路	内服薬投与量	注射薬投与量
肝	400m 2x 2W → 200mg 2x → 100mg 2x	125mg + 5%ブドウ糖/50mL全開 → 750mg + 5%ブドウ糖500mL33mL/時(6h)→ 17mL/時 急速飽和しないのであれば,loadingなしで17mL/時で開始
肝(50),腎(50)		50mg + 5%ブドウ糖50mL → 0.1〜0.3mg/kgをslow IV 持続静注は同組成で0.1〜0.4mg/kg/時
腎(75)	160〜320mg 2x	

第4部 薬剤編

併用でより予後は改善する(EMIAT)．
- ICDとの比較では心駆出率35%以上では生命予後は同等だが，35%未満の場合はICDに劣る(SCD-HeFT)．ICDの除細動閾値を上げる．
- 脂溶性で脂肪組織に蓄積し，半減期は19〜53日と長い．
- 甲状腺機能異常，肺機能障害，肝機能障害といった副作用がある．投与前に甲状腺機能，KL-6，肺拡散能等を確認し，投与後も定期的な検査を行う．

ニフェカラント(シンビット®)

- 純粋なK$^+$チャネル遮断作用をもつ．左室機能低下作用はなく，低心機能症例に使用しやすい．
- 心室頻拍(VT)，VFに対する抑制作用は強いが，QT延長に留意する必要がある．QT延長からtorsades de pointes(TdP)を生じうる．
- おおよその目安として，QTc日中500msec，夜間550msecまで．これを超えたら0.1mg/kg/時ずつ減量していき，QT延長が上限を超えない投与量で維持する．安定するまでQT/QTcは3時間おきに測定する．
- 開始時は0.3mg/kgを5分で静注し，0.1〜0.4mg/kg/時で維持する．実際には0.1mg/kg/時で十分なことが多い．

ソタロール(ソタコール®)

- ラセミ体のd-ソタロールのみβ遮断作用があり，d-，l-ソタロールの両者にK$^+$チャネル遮断作用がある．I群と比較し，VT，VFを抑制する作用は強いが，陰性変力作用が強く，低心機能例に使用する際には注意が必要である．アミオダロンと比較し，心外作用は少ない．

❻ 各IV群薬の投与量

一般名	商品名	内服	注射薬	左室機能
ベラパミル	ワソラン®	錠40mg	5mg/2mL/A	↓
ヂルチアゼム	ヘルベッサー®	錠30mg, 60mg	10mg/5mL/A 50mg/5mL/A	↓
	ヘルベッサー®R	Cp 100mg		
ベプリジル	ベプリコール®	錠50mg, 100mg		→

抗不整脈薬

IV 群薬

- 電位依存型 L 型 Ca^{2+} チャネル遮断により抗不整脈作用を生じる．抗不整脈薬としては，ジヒドロピリジン系ではなく，ベラパミル(ワソラン®)，ヂルチアゼム(ヘルベッサー®)，ベプリジル(ベプリコール®)を用いることが多い(❻)．
- 陰性変力作用，陰性変時作用が強く，低心機能，HF 症例への使用には注意を要する．
- ベプリジルは心筋細胞の複数のチャネルを抑制する．特に K^+ チャネルの抑制が知られており，III 群薬に準じた注意が必要である．また，特殊な使用法として，AF にベプリジルとアプリンジンの併用の有用性が報告されている．

ベラパミル(ワソラン®)

- 洞結節と房室結節に作用する．AF，AFL の心拍数コントロールや発作性上室頻拍(PSVT)に使用される．心室性期外収縮(PVC)や VT に使用される場合もある．特に QRS 波形が右脚ブロック・左軸偏位の場合には，左脚後枝領域の Ca 電流依存性組織におけるリエントリーが原因と考えられるため，有効なことが多い．

ヂルチアゼム(ヘルベッサー®)

- 血管拡張作用も併せ持ち，降圧薬として使用されることもある．

ベプリジル(ベプリコール®)

- L 型 Ca^{2+} チャネル，T 型 Ca^{2+} チャネルの両方に同程度に作用する．K^+ チャネル遮断，Na^+ チャネル遮断作用ももつ，マルチチャネル遮断薬である．日本では抗不整脈薬として使用されているが，QT 延長作用のため TdP を生じる危険性があり，国外では

排泄経路	内服薬投与量	注射薬投与量
肝臓(80), 腎(20)	120 ～ 240mg 3x	5mg + 生理食塩水 /20mL を slow IV
肝(60), 腎(35)	90～270mg 3x	10mg + 生理食塩水 /20mL を slow IV
	100～200mg 2x	
肝	100 ～ 200mg 2x	

あまり使用されない.
- AF に対して使用されることが多い. 内服は低用量から開始し, QT/QTc をモニタリングする必要がある.

他の抗不整脈薬

アデノシン三リン酸(ATP)
- 日本では ATP が, 国外ではアデノシンが用いられる. PSVT の急性期薬物療法として, また他の不整脈の鑑別目的として有用である. 迷走神経刺激と同様の薬理効果をきたし, 房室結節を含むリエントリー性不整脈に用いられる.
- ATP(アデホス®)5〜10mg を 1〜2 秒で急速静注(❼).

ジギタリス製剤
- 強心作用が有名であるが, 抗不整脈薬としては迷走神経緊張増強作用を期待して使用することが多い. 心機能低下, HF 症例の AF や AFL の心拍数コントロールに使用される.
- ジゴキシン 0.125〜0.25mg を数分かけて静注. 経口ではジゴ

❼ ATP の使用法

一般名	商品名	注射薬	投与量
アデノシン三リン酸	アデホス®L	10mg/A	5mg を急速静注 無効なら 10mg, 20mg と漸増
		20mg/A	
		40mg/A	

❽ ジギタリス製剤の使用法(ジゴキシン)

一般名	商品名	内服薬	注射薬	左室機能
ジゴキシン	ジゴシン®	錠 0.25mg	0.25mg/mL/A	↑
	ハーフジゴキシン®	錠 0.125mg		
	排泄経路	内服薬投与量	注射薬投与量	
	腎	0.125〜0.25mg 1x	0.25mg を IV. 場合により 2〜4 時で 0.25mg 追加. その後 1 日 1 回 0.25mg	

抗不整脈薬

❾ ジギタリス製剤の使用法（メチルジゴキシン）

一般名	商品名	内服薬	注射薬	左室機能
メチルジゴキシン	ラニラピッド®	錠 0.1mg		↑
	排泄経路	内服薬投与量	注射薬投与量	
	腎	0.1mg 1x		

❿ Mg 製剤の使用法

一般名	商品名	注射薬	投与量
硫酸マグネシウム	マグネゾール®	2g/A	2g を 2 分かけて IV 最大 10g まで追加投与可能 0.05 〜 0.3mg/kg/ 分で持続静注

キシン 0.125，0.25mg を投与することが多い．血中濃度 0.5 〜 2.0ng/mL に保ちつつ，効果をみて至適量を決める（❽，❾）．

- ジギタリス血中濃度が正常範囲内であっても中毒を生じうることに注意する．
- 急性期から回復期の心筋梗塞（MI），洞徐脈，洞不全症候群（SSS），腎不全，低 K 血症では安易に投与すべきではない．WPW 症候群での AF，閉塞性肥大型心筋症（HOCM），房室ブロック，高度の徐脈では禁忌となる．

マグネシウム（Mg）製剤

- TdP 型心室頻拍において有効とされる．低 Mg 血症による QT 延長が知られているが，そうではない場合にも細胞内 Mg 濃度が低下していることがあり有用である．
- マグネシウム 20 〜 40mg/kg を 1 〜 2 分で静注し，0.05 〜 0.3mg/kg/ 分で持続静注（❿）．

（松原　巧，小島敏弥）

第4部 薬剤編

血管拡張薬

> **Key point !**
> - ニトログリセリン，硝酸イソソルビドは血圧上昇を伴う急性左心不全に対し有用．Mebazaa らの心不全の病態分類のクリニカルシナリオ 1(CS1)の心不全では病着前のミオコールスプレー噴霧，ニトログリセリン舌下投与も有効である
> - 血管拡張(降圧作用)はニカルジピン＞ニトログリセリン＞硝酸イソソルビド＞ニコランジルの順である
> - ニコランジルは冠血管拡張に加え，虚血プレコンディショニング効果も有する
> - カルペリチドは血管拡張や利尿作用に加え，心筋梗塞(MI)の梗塞範囲の縮小，心保護作用を有する

硝酸薬

ニトログリセリン

- 静注：ミオコール®0.05％（アンプル製剤 5mg/10mL，バッグ製剤 50mg/100mL）．
- 貼布：ミリステープ®5mg，ニトロダーム®TTS25mg．
- スプレー：1 噴霧がニトログリセリン舌下 1 錠に相当．不安で口腔が乾燥している場合にも使用しやすい．

投与例

- 急性左心不全の血圧上昇時：ミオコール®0.05% 1〜3mL ずつ静注，1〜10mL/ 時で持続投与．

硝酸イソソルビド

- 前負荷減少作用に加え，冠動脈に対しては拡張作用と攣縮解除作用も有する．
- 静注：ニトロール®，サークレス®0.05％（アンプル製剤 5mg/10mL，バッグ製剤）50mg/100mL ※ 0.1％製剤もある．
- 内服：ニトロール®R 20mg．
- 貼布：フランドル®テープ 40mg．

投与例

- 急性左心不全，狭心症：血圧をみながらニトロール®0.05% 1～3mL ずつ静注し 1～10mL/時で持続投与．
- 冠血管攣縮：経カテーテル的に 1～5mL（0.5～2.5mg）冠注．

一硝酸イソソルビド

- 硝酸イソソルビドの活性代謝産物であり，肝臓での初回通過効果を受けず生体内利用率が 100% であり，個体差も少ないため，硝酸イソソルビドに比べ少量の投与量で済む可能性がある．
- 内服：アイトロール® 20mg．

ニコランジル

- NO の効果として比較的大きな血管の拡張作用を有するとともに，ATP 依存性 K^+ チャネル開口により細血管等の抵抗血管の拡張作用，白血球機能の抑制，フリーラジカルの抑制，虚血プレコンディショニングの増強も有する．
- 心筋梗塞（MI）に対して PCI を行った患者におけるニコランジル追加療法の有効性を示す報告は，主に小規模で単施設という限定はあるものの多くの報告がある．
- 内服薬の適応は，硝酸薬・β遮断薬・Ca 拮抗薬による薬物療法に抵抗性ながら，血行再建術の積極的な適応と考えられてはいない高リスク慢性安定狭心症・労作性狭心症．IONA 試験では，平均 1.6 年で冠動脈疾患死＋MI を 2 割近く減少させた．
- 静注：バイアル製剤 2mg/V，12mg/V，48mg/V．
- 内服薬：ニコランジル 2.5mg，5mg．

投与例

- 不安定狭心症：48mg を生理食塩水 48mL に溶解し 2～6mg/時で静脈内投与．
- 冠血管攣縮，no-reflow 現象：2mg を生理食塩水 2～5mL に溶解し 30 秒以上かけて冠注．

カルシウム(Ca)拮抗薬

ニカルジピン

- 臨床的には反射性頻脈はあまり問題にならない．降圧効果が強いため汎用される．
- 静注：ニカルピン®，ペルジピン®：2mg/2mL，10mg/10mL，25mg/25mL．

投与例

- 原液1～3mL(1～3mg)を静注，その後1～20mL/時持続投与．

ジルチアゼム

- ヘルベッサー®注：10・50・250mg/V．
  …降圧のために使用することは少ない．

投与例

- 10mgを生理食塩液10mLに溶解し緩徐に投与．房室伝導の抑制のために使用する場合は150mg+生理食塩液50mL(50kg：1mL/時=1.0γ)1～15γで投与．

カルペリチド

- 血管拡張作用，利尿作用に加えRAA系(レニン・アンジオテンシン・アルドステロン系)の抑制による心筋保護作用，虚血プレコンディショニング，ポストコンディショニング効果を有する．
- 脱水や低血圧，低心機能の例には利尿効果が期待できない．
- 日本で施行されたJ-WIND-ANP試験では，再灌流前から0.025γ3日間投与し，急性心筋梗塞(AMI)における梗塞(CKの積算値)を平均で14.7%縮小，慢性期のEFを5.1%改善し，平均2.7年後の心臓死および心不全による入院の発生リスクを70%近く軽減させた．
- 静注：ハンプ注1,000μg/V．
  …析出が起こるため単独ルート投与が原則．生理食塩水で溶解すると析出するため，注射用水や5%Gluで溶解する．
- ハンプ3mg+注射用水15mL+生理食塩水25mLで溶解➡3mg/40mL．
- 50kg：1mL/時=0.025γ．

投与例

- AMI：0.025γ 再灌流後 2 日間（主にリモデリング予防）.
- 急性左心不全：0.05～0.2γ.

> **！Tips**
> 硝酸薬による副作用の頭痛は，3～7日以内に慣れることが多い．眼圧亢進による緑内障では使用を控える．

（中田　亮，清末有宏）

第4部 薬剤編

肺高血圧症治療薬

> **Key point!**
> - 急性肺血管反応試験陽性の特発性肺動脈性肺高血圧症(IPAH),遺伝性肺動脈性肺高血圧症(heritable pulmonary arterial hypertension;HPAH)の患者に対してはCa拮抗薬の投与を考慮する
> - それ以外の肺動脈性肺高血圧症(PAH)患者に対してはプロスタサイクリン(PGI$_2$)製剤,エンドセリン(ET)受容体拮抗薬,ホスホジエステラーゼ-5(PDE-5)阻害薬を組み合わせて投与する
> - 1剤ずつ投与して3〜6か月ごとに治療効果を判定し,治療効果が不十分であれば次の薬剤を投与する方法(逐次併用療法)がガイドライン上推奨されているが,近年重症例に対しては初めから2剤ないし3剤を併用する方法(初期併用療法)の有用性も報告されている
> - 手術不能もしくは手術後に残存・再発した慢性血栓塞栓症性肺高血圧症(CTEPH)に対しては,2014年にsGC刺激薬であるリオシグアト(アデムパス®)が保険適用となった

カルシウム(Ca)拮抗薬

- 急性血管反応性試験陽性のIPAH,HPAHの症例では,Ca拮抗薬の投与が有効とされる.
- ただし,急性反応が良好な症例は全体の10%程度にとどまる.
- 現在,PAHに対して保険適用を得ているCa拮抗薬はないが,実際にPAHに対して使用されているCa拮抗薬には,ニフェジピン(アダラート®CR),ジルチアゼム(ヘルベッサー®CR),アムロジピン(ノルバスク®CR)等がある.高用量の投与が有効とされ,欧米ではニフェジピン240mg/日,ジルチアゼム720mg/日投与等の報告がある.

処方例

- アダラート®CR 20mg 錠 2 錠分 2.
- ヘルベッサー®R 100mg 錠 2 錠分 2.
- ノルバスク® 5mg 錠 1 錠分 1.

…いずれも認容性がよければさらに増量する.

> **! Tips**
>
> **急性肺血管反応試験**
>
> 右心カテーテル検査中に短時間作用性の肺血管拡張薬を投与し,肺血行動態の変化の有無を観察し治療方針を決定する目的で行われる.エポプロステノール持続静注,アデノシン静注,NO吸入等が用いられる.心拍出量の低下なく平均肺動脈圧が10mmHg以上低下し,40mmHg以下となることが陽性の基準.

プロスタサイクリン(PGI_2)製剤

ベラプロスト

- ベラプロスト(ドルナー®,プロサイリン®)は経口のPGI_2誘導体であり,細胞内cAMPの増加により血管拡張作用とともに血小板凝集抑制作用,平滑筋増殖抑制作用を有する.
- ドルナー®,プロサイリン®は半減期が短いため分3ないし分4の投与が必要であるが,ベラプロストには分2での投与が可能な徐放剤(ケアロード®LA,ベラサス®LA)もある.また,1日最大投与量もドルナー®,プロサイリン®は180μgなのに対し,徐放剤であれば1日360μgまでの投与が可能.
- 主たる副作用として頭痛,顔面潮紅,ほてり等がある(いずれも0.5〜5%未満).
- ガイドライン上はWHO機能分類Ⅲ度の症例に対して使用されるが,実際にはⅠ度ないしⅡ度の軽症例に対して使用されることが多い.

処方例

- ドルナー®,プロサイリン®20μg錠3錠分3:症状および認容性に応じて180μg分3〜4まで増量.

- ケアロード®LA, ベラサス®LA 60μg錠2錠分2：症状および認容性に応じて360μg分2まで増量.
  …服薬回数を増やすことにより，1日投与量を減らすことなく1回投与量を減らすことができるので，副作用が強い症例等では服薬回数を増やす(たとえば，分2を分3にする)ことを考慮する.

エポプロステノール

- エポプロステノール(フローラン®，エポプロステノール「ACT」)は持続静注により投与するPGI$_2$製剤であり，WHO機能分類IIIないしIV度のPAHで，他のPAH治療薬で十分な効果を得られない場合に使用を考慮する.
- エポプロステノールはアルカリ性の製剤であるため，必ず専用の溶解液のみで溶解し，単独ルートで投与する．また，容易に静脈炎を起こすので，緊急時を除いては中心静脈から投与する.
- フローラン®は冷却(2～8℃)下では48時間安定であるが，常温では不安定であり，8時間以内に投与を終了しなければならない．シリンジポンプで投与する場合，1日分のフローラン®を調製した後，3つのシリンジに分け，すぐに投与する分以外のシリンジは冷蔵庫で冷却しておく．光にも不安定であるため，遮光して使用する．エポプロステノール「ACT」は熱に安定であるため，夏場以外は常温での投与が可能.
- 開始用量は1～2ng/kg/分であるが，重症例では0.25～0.5ng/kg/分とし，必要に応じてドブタミンを併用する．以後，10～15ng/kg/分までは1日0.5～1ng/kg/分ずつ増量する．在宅治療に移行する場合には，この間にHickmanカテーテルを挿入し，薬液の調製法やポンプの使用法につき患者指導を行う．在宅治療に際しては携帯型精密輸液ポンプ(CADD Regacy® PLUS)を使用して投与を行う.
- 投与速度が10～15ng/kg/分以上となってからは，週に1回程度，1回1ng/kg/分程度の増量を続ける．30～50ng/kg/分を維持量としている施設が多いが，肺動脈圧の十分な低下が得られるまで，50ng/kg/分を超えた高用量の投与を行っている施設もある.
- 主な副作用としては，頭痛，潮紅，発疹，下痢，血小板減少，甲

肺高血圧症治療薬

状腺機能異常（機能亢進症および低下症のいずれも起こりうる），顎下腺痛，足底痛等がある．いずれも対症療法を行うとともに，増量の延期・中止で対処する．減量が必要となる場合もあるが，急激な減量は症状の悪化を招く危険があるため，原則増量したときと同じ速度で減量を行う．甲状腺機能異常に対しては，必要に応じて抗甲状腺薬や甲状腺ホルモンの投与を行う．

- 右心不全（RVF）の急性憎悪時の患者，重篤な左心機能障害のある患者，重篤な低血圧の患者では，エポプロステノールの血管拡張作用によりその病態をさらに悪化させるおそれがあるため，投与は原則禁忌．

処方例

- フローラン®，エポプロステノール「ACT」：0.5～1ng/kg/分持続静注．1日0.5～1ng/kg/分ずつ増量．
- 投与速度が10～15ng/kg/分以上となってからは，週に1回程度，1回1ng/kg/分程度増量．

トレプロスティニル

- トレプロスティニル（トレプロスト®）は持続静注もしくは皮下注により投与するPGI$_2$製剤．日本では2014年9月に薬価収載となった．
- 力価はエポプロステノールの1/2程度と考えられており，エポプロステノールと同等の治療効果を得るためには2倍程度の投与量が必要．増量法も前項のエポプロステノールの増量法をおおむね2倍にして考えればよい．
- インスリンポンプを用いた持続皮下注が可能であるが，穿刺部痛が必発なので疼痛対策が必要．
- 常温で安定であるため，薬液の交換は2～3日に1回でよい（ただし，高用量となり薬液が不足してしまう場合にはこの限りではない）．

処方例

- トレプロスト®：1～2ng/kg/分持続皮下注もしくは静注．1日1～2ng/kg/分ずつ増量．
  …投与速度が20～30ng/kg/分以上となってからは，週に1回程度，1回2ng/kg/分程度増量．

エンドセリン受容体拮抗薬(ERA)

- ERAはWHOの機能分類Ⅱ～Ⅳ度のPAHに対して使用される.

ボセンタン(トラクリア®)

- ボセンタンはエンドセリン(ET)の2つの受容体ET_AとET_Bの両者を阻害するERAであり,ETによる血管収縮や血管のリモデリングを抑制する.
- 最初の4週間は1回62.5mgを1日2回投与し,認容性に問題がなければ投与5週目から1回125mgを1日2回投与する.
- 約10%の患者で肝機能障害が発現する.このため,原則として投与開始3か月間は2週間に1回肝機能検査を行う.GOT,GPTが基準値上限(ULN)の3倍を超えた場合には,減量または投与を中止する.ULNの8倍以上であれば投与を再開してはならない.
- 中等度あるいは重度の肝障害のある患者に対する投与は禁忌.また,動物実験で催奇形性が報告されているため,妊婦または妊娠している可能性のある婦人への投与は禁忌.
- 主に薬物代謝酵素シトクロムP450(CYP2C9,CYP3A4)で代謝されるため,これらで代謝される薬剤と併用することにより本剤もしくは併用薬の血中濃度が増減するため,下記の薬剤との併用は禁忌,もしくは併用注意(❶).
- グリベンクラミドとの併用により,肝機能障害の発現率が2倍に上昇するとの報告があり,グリベンクラミドとの併用も禁忌.

❶ ボセンタンと併用禁忌もしくは併用注意の薬剤

	本剤の血中濃度が上昇	本剤の血中濃度が低下	併用薬の血中濃度が低下
併用禁忌薬	シクロスポリン タクロリムス		シクロスポリン タクロリムス
併用注意薬	ケトコナゾール フルコナゾール 抗HIV薬	リファンピシン セイヨウオトギリソウ(セントジョーンズワート)含有食品	ワルファリン HMG-CoA還元酵素阻害薬 Ca拮抗薬 経口避妊薬 PDE-5阻害薬

肺高血圧症治療薬

処方例

- トラクリア® 62.5mg錠 2錠分 2：最初の 3 か月間は 2 週間に 1 度肝機能をチェックする.
  - …肝機能障害やその他の副作用を認めなければ 4 週後から 250mg 分 2 に増量可能.

アンブリセンタン（ヴォリブリス®）

- アンブリセンタンは ET 受容体 ET_A を選択的に阻害する ERA.
- ボセンタンよりも肝機能障害の発現頻度は低いが，浮腫の発現頻度が高い.
- ボセンタンと異なりグルクロン酸抱合を受けて代謝されるため，PDE-5 阻害薬と併用しても薬物血中濃度に影響はない.

処方例

- ヴォリブリス® 2.5mg 錠 2 錠分 1：認容性に問題がなければ 10mg 分 1 に増量.

マシテンタン（オプスミット®）

- ET_A と ET_B の両者を阻害する ERA. 日本では 2015 年 6 月に薬価収載となった.
- 既存の ERA と比べ肝機能障害，浮腫いずれの発現頻度も低い.

処方例

- オプスミット® 10mg 錠 1 錠分 1.

ホスホジエステラーゼ-5（PDE-5）阻害薬

- PDE-5 阻害薬は生体内 NO 等のセカンドメッセンジャーである cGMP の分解を特異的に抑制して，血管拡張作用および血管平滑筋増殖抑制作用を有する．シルデナフィル（レバチオ®）とタダラフィル（アドシルカ®）が PAH 治療薬として臨床応用されている．いずれも WHO 機能分類 II～IV 度の PAH に対して使用される.
- レバチオ®は半減期が短いため分 3 での投与が必要．アドシルカ®は半減期が長いため分 1 での投与でよい.
- ❶の通りボセンタンとの併用により PDE-5 阻害薬の血中濃度は低下する．レバチオ®では C_{max} は 55%，AUC は 63% 低下し，アドシルカ®ではそれぞれ 41.5%および 26.6% 低下することが

報告されている．
- 副作用として頭痛，顔面潮紅，ほてり等がある．
- PDE-5 阻害薬は硝酸剤あるいは NO 供与剤（ニトログリセリン，亜硝酸アミル，硝酸イソソルビド等）や心房性 Na 利尿ペプチド（ANP）との併用により降圧作用が増強し，過度に血圧を下降させることがあるので，これらの薬剤との併用は禁忌．

処方例
- レバチオ® 20mg 錠 3 錠分 3．
- アドシルカ® 20mg 錠 2 錠分 1．
  …血圧が低い症例等ではこれよりも少量から開始して認容性に応じて漸増する．アドシルカ®は分 1 で認容性が悪い場合には 2 錠分 2 で投与するとよい．

可溶型グアニル酸シクラーゼ(sGC)刺激薬

- sGC 刺激薬は血管平滑筋細胞内でグアニル酸シクラーゼを活性化し，cGMP を増加させ，血管平滑筋を弛緩させる．
- PAH および CTEPH に対して sGC 刺激薬であるリオシグアト（アデムパス®）の開発が進められ，2014 年に世界で初めての CTEPH 治療薬として承認された．PAH に対しても 2015 年に承認が得られた．
- アデムパス®は最高 1 回 2.5mg までで 1 日 3 回内服するが，効果および副作用には個人差があるため，1 回 1.0mg から開始し，2 週間ごとに 0.5mg ずつ量を増減する．原則として収縮期血圧が 95mmHg 以上あれば増量可能であり，95mmHg 未満で低血圧症状を伴う場合には減量を考慮する．
- 副作用として頭痛，めまい，末梢性浮腫，低血圧，失神等がある．

処方例
- アデムパス® 1mg 錠 3 錠分 3，6～8 時間おき．
  …血圧に応じて 2 週間ごとに 1 回 0.5mg ずつ量を増減．最大用量は 1 回 2.5mg．

肺高血圧症治療薬

❷ 肺動脈性肺高血圧症に対する治療手順

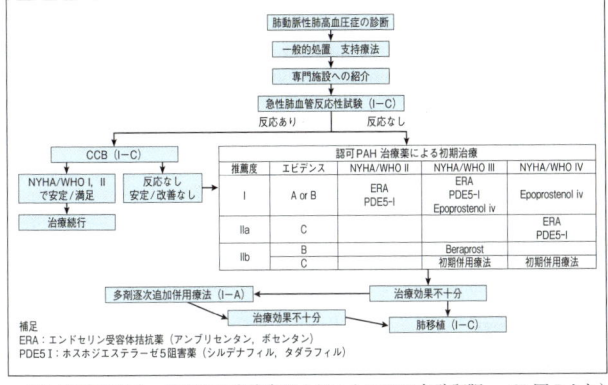

```
肺動脈性肺高血圧症の診断
     ↓
一般的処置 支持療法
     ↓
専門施設への紹介
     ↓
急性肺血管反応性試験（I-C）
  ↓反応あり      ↓反応なし
CCB（I-C）      認可PAH治療薬による初期治療
```

認可PAH治療薬による初期治療

推薦度	エビデンス	NYHA/WHO II	NYHA/WHO III	NYHA/WHO IV
I	A or B	ERA PDE5-I	ERA PDE5-I Epoprostenol iv	Epoprostenol iv
IIa	C			ERA PDE5-I
IIb	B C		Beraprost 初期併用療法	初期併用療法

CCB（I-C）
- NYHA/WHO I, II で安定/満足 → 治療続行
- 反応なし 安定/改善なし

- 多剤逐次追加併用療法（I-A）
- 治療効果不十分
- 肺移植（I-C）

補足
ERA：エンドセリン受容体拮抗薬（アンブリセンタン，ボセンタン）
PDE5I：ホスホジエステラーゼ5阻害薬（シルデナフィル，タダラフィル）

（日本循環器学会．肺高血圧症治療ガイドライン2012年改訂版．p.21 図5より）

> **! Tips**
>
> **現在開発中のPAH治療薬**
>
> 現在も以下の薬剤の開発が進められており，近い将来日本でも使用可能となる見込みである．
> ・セレキシパグ：経口のPGI$_2$製剤．
> ・イロプロスト：吸入のPGI$_2$製剤．

肺動脈性肺高血圧症（PAH）治療薬の使用法

- ❷のフローチャートにしたがって治療を行う．
- 1剤ずつ投与して3～6か月ごとに治療効果を判定し，治療効果が不十分であれば次の薬剤を投与する方法（逐次併用療法）がガイドライン上推奨されているが，重症例に対しては，初めから2剤ないし3剤を併用する方法（初期併用療法）も考慮する．

（波多野　将）

第 1 部　診断編

◘ 胸痛

1) Lloyd-Jones DM, et al. Parental cardiovascular disease as a risk factor for cardiovascular disease in middle-aged adults: a prospective study of parents and offspring. JAMA 2004；291：2204-11.

◘ 呼吸困難

1) Pratter MR, et al. Cause and evaluation of chronic dyspnea in a pulmonary disease clinic. Arch Intern Med 1989；149：2277-82.

◘ 失神・めまい

1) Kroenke K, et al. Causes of persistent dizziness. A prospective study of 100 patients in ambulatory care. Ann Intern Med 1992；117：898-904.

◘ 循環器的診察

1) Freeman AR, et al. The clinical significance of the systolic murmur. a study of 1000 consecutive cases. Ann Intern Med 1933；6：1371-85.
2) Braunwald E. Braunwald's Heart Disease: A Textbook of Cardiovascular Medicine. 6th ed. Philadelphia, Pa WB Saunders 2001.
3) Keren R, et al. Evaluation of a novel method for grading heart murmur intensity. Arch Pediatr Adolesc Med 2005；159：329-34.

第 2 部　治療編

◘ 虚血性心疾患

1) Thygesen K, et al. Third universal definition of myocardial infarction. Eur Heart J 2012；33：2551-67.
2) Wiviott SD, et al. Prasugrel versus clopidogrel in patients with acute coronary syndromes. N Engl J Med 2007；357：2001-15.
3) Echt DS, et al. Mortality and morbidity in patients receiving encainide, flecainide, or placebo. The Cardiac Arrhythmia Suppression Trial. N Engl J Med. 1991；324：781-8.
4) Asakura M, et al. Rationale and design of a large-scale trial using atrial natriuretic peptide (ANP) as an adjunct to percutaneous coronary intervention for ST-segment elevation acute myocardial infarction：Japan-Working groups of acute myocardial infarction for the reduction of Necrotic Damage by ANP (J-WIND-ANP). Circ J 2004 68：95-100.
5) ISIS-4：a randomised factorial trial assessing early oral captopril, oral mononitrate, and intravenous magnesium sulphate in 58,050 patients with suspected acute myocardial infarction. ISIS-4 (Fourth International Study of Infarct Survival) Collaborative Group. Lancet 1995；345：669-85.
6) Køber L, et al. A clinical trial of the angiotensin-converting-enzyme inhibitor trandolapril in patients with left ventricular dysfunction after myocardial infarction. Trandolapril Cardiac Evaluation (TRACE) Study Group. N Engl J Med 1995；333：1670-6.
7) Dargie HJ. Effect of carvedilol on outcome after myocardial infarction in patients with left-ventricular dysfunction：the CAPRICORN randomised trial. Lancet 2001；357：1385-90.
8) Boden WE, et al. Optimal medical therapy with or without PCI for stable coronary disease. N Engl J Med 2007；356：1503-16.

参考文献

9) Serruys PW, et al. Percutaneous coronary intervention versus coronary-artery bypass grafting for severe coronary artery disease. N Engl J Med 2009；360：961-72.
10) Mohr FW, et al. Coronary artery bypass graft surgery versus percutaneous coronary intervention in patients with three-vessel disease and left main coronary disease：5-year follow-up of the randomised, clinical SYNTAX trial. Lancet 2013；381：629-38.
11) 循環器病の診断と治療に関するガイドライン（2012年度合同研究班報告）．冠攣縮性狭心症の診断と治療に関するガイドライン 2013年改訂版．
12) Yasue H, et al. Effects of a 3-hydroxy-3-methylglutaryl coenzyme A reductase inhibitor, fluvastatin, on coronary spasm after withdrawal of calcium-channel blockers. J Am Coll Cardiol 2008；51：1742-8.
13) Tonino PA, et al. Fractional flow reserve versus angiography for guiding percutaneous coronary intervention. N Engl J Med. 2009；360：213-24.

心筋症

1) 北畠 顕ほか．厚生労働省難治性疾患克服研究事業特発性心筋症調査研究班：心筋症：診断と手引きとその解説．札幌：北海道大学大学院医学研究科循環病態内科学；2005.

大動脈疾患

1) Nishigami K, et al. Disappearance of aortic intramural hematoma and its significance to the prognosis. Circulation 2000；120：III243-7.
2) Sugano Y, et al. Serum C-reactive protein elevation predicts poor clinical outcome in patients with distal type acute aortic dissection: association with the occurrence of oxygenation impairment. Int J Cardiol 2005；102：39-45.

肺高血圧症

1) Toyoda Y, et al. Long-term outcome of lung and heart-lung transplantation for idiopathic pulmonary arterial hypertension. Ann Thorac Surg 2008；86：1116-22.
2) Fadel E, et al. Long-term outcome of double-lung and heart-lung transplantation for pulmonary hypertension: a comparative retrospective study of 219 patients. Eur J Cardiothorac Surg 2010；38：277-84.
3) de Perrot M, et al. Outcome of patients with pulmonary arterial hypertension referred for lung transplantation: a 14-year single-center experience. J Thorac Cardiovasc Surg 2012；143：910-8.
4) Overbeek MJ, et al. Pulmonary arterial hypertension in limited cutaneous systemic sclerosis: a distinctive vasculopathy. Eur Respir J 2009；34：371-9.

静脈血栓塞栓症

1) Nakamura M, et al. Clinical characteristics of acute pulmonary thromboembolism in Japan：results of a multicenter registry in the Japanese Society of Pulmonary Embolism Research. Clin Cardiol 2001；24：132-8.
2) Sakuma M, et al. Inferior vena cava filter is a new additional therapeutic option to reduce mortality from acute pulmonary embolism. Circ J 2004；68：816-21.

睡眠時無呼吸症候群（睡眠呼吸障害）

1) 循環器病の診断と治療に関するガイドライン（2008-2009年度合同研究班報

告）．循環器領域における睡眠呼吸障害の診断・治療に関するガイドライン．Circ J 2010；74(Suppl II)：963-1051.
2) Marin JM, et al. Long-term cardiovascular outcomes in men with obstructive sleep apnea-hypopnea with or without treatment with continuous positive airway pressure：an observational study. Lancet 2005；365：1046-53.
3) Cassar A, et al. Treatment of sleep apnea is associated with decreased cardiac death after percutaneous coronary intervention. J Am Coll Cardiol 2007；50：1310-4.

術前検査

1) Fleisher LA, et al. ACC/AHA 2007 guidelines on perioperative cardiovascular evaluation and care for noncardiac surgery：a report of the American College of Cardiology/American Heart Association Task Force on Practice Guidelines. (Writing Committee to Revise the 2002 Guidelines on Perioperative Cardiovascular Evaluation for Noncardiac Surgery)：developed in collaboration with the American Society of Echocardiography, American Society of Nuclear Cardiology, Heart Rhythm Society, Society of Cardiovascular Anesthesiologists, Society for Cardiovascular Angiography and Interventions, Society for Vascular Medicine and Biology, and Society for Vascular Surgery. Circulation 2007；116：e418-e499.

第3部　検査・手技編

心電図

1) Goldman MJ. 吉利　和ほか訳．図解心電図学 心電図読み方のコツ，改訂第12版．京都：金芳堂；1987.
2) Goldberger AL, et al. Goldberger et al. Goldberger's Clinical Electrocardiography：A Simplified Approach. Philadelphia：Elsevier/Saunders；2013.

Intervention for SHD

1) Leon MB, et al. Transcatheter aortic-valve implantation for aortic stenosis in patients who cannot undergo surgery. N Engl J Med 2010；363：1597-607.
2) Adams DH, et al. Transcatheter aortic-valve replacement with a self-expanding prosthesis. N Engl J Med 2014；370：1790-8.
3) Feldman T, et al. Percutaneous repair or surgery for mitral regurgitation. N Engl J Med 2011；364：1395-406.
4) Holmes DR, et al. Percutaneous closure of the left atrial appendage versus warfarin therapy for prevention of stroke in patients with atrial fibrillation：a randomised non-inferiority trial. Lancet 2009；374：534-42.

心臓CT・心臓MRI

1) Agatston AS, et al. Quantification of coronary artery calcium using ultrafast computed tomography. J Am Coll Cardiol 1990；15：827-32.
2) Raff GL, et al. SCCT guidelines for the interpretation and reporting of coronary comuted tomography angiography. J Cardiovasc Comput Tomogr. 2009；3：122-36.
3) Abbara S, et al. SCCT guidelines for performance of coronary computed tomographic angiography：A report of the Society of Cardiovascular Computed Tomography Guidelines Committee. J Cardiovasc Comput

Tomogr 2009 ; 3 : 190-204.
4) Kramer CM, et al. Standardized cardiovascular magnetic resonance (CMR) protocols 2013 update. J Cardiovasc Magn Reson 2013 ; 15 : 91.
5) Schulz-Menger J, et al. Standardized image interpretation and post processing in cardiovascular magnetic resonance : Society for Cardiovascular Magnetic Resonance (SCMR) board of trustees task force on standardized post processing. J Cardiovasc Magn Reson. 2013 May 1 ; 15 : 35.
6) Motoyama S, et al. Multislice computed tomography charactersitics of coronary lesions in acute coronary syndromes. J Am Coll Cardiol 2007 ; 50 : 319-26.
7) Otsuka K, et al. Napkin-ring sign on coronary CT angiography for the prediction of acute coronary syndrome. JACC Cardiovasc Imaging 2013 ; 6 : 448-57.

末梢血管生理機能評価

1) CAPRIE Steering Committee. A randomised, blinded, trial of clopidogrel versus aspirin in patients at risk of ischaemic events (CAPRIE). CAPRIE Steering Committee. Lancet 1996 ; 348 : 1329-39.
2) Vlachopoulos C, et al. Prediction of cardiovascular events and all-cause mortality with arterial stiffness : a systematic review and meta-analysis. J Am Coll Cardiol 2010 ; 55 : 1318-27.
3) Witte DR, et al. Is the association between flow-mediated dilation and cardiovascular risk limited to low-risk populations ? J Am Coll Cardiol 2005 ; 45 : 1987-93.
4) Kubo SH, et al. Endothelium-dependent vasodilation is attenuated in patients with heart failure. Circulation 1991 ; 84 : 1589-96.
5) Hamburg NM, et al. Relation of brachial and digital measures of vascular function in the community : the Framingham heart study. Hypertension 2011 ; 57 : 390-6.

睡眠時無呼吸症候群の検査と治療

1) Giles TL, et al. Continuous positive airways pressure for obstructive sleep apnoea in adults. Cochrane Database Syst Rev. 2006 ; 25 ; (1) : CD001106.
2) Marin JM, et al. Long-term cardiovascular outcomes in men with obstructive sleep apnoea-hypopnoea with or without treatment with continuous positive airway pressure : an observational study. Lancet 2005 ; 365 : 1046-53.
3) Weaver EM, et al. Survival of veterans with sleep apnea ; continuous positive airway pressure versus surgery. Otolaryngol Head Neck Surg 2004 ; 130 : 659-65.
4) Bradley TD, et al. Continuous positive airway pressure for central sleep apnea and heart failure.T.Douglas Bradley ; N Engl J Med 2005 ; 353 : 2025-33.
5) Randerath WJ. Treatment options in Cheyne-Stokes respiration. Ther Adv Respir Dis 2010 ; 4(6) : 341-51.
6) Kasai T, et al. Effect of flow-triggered adaptive servo-ventilation compared with continuous positive airway pressure in patients with chronic heart failure with coexisting obstructive sleep apnea and Cheyne-Stokes respiration. Circ Heart Fail 2010 ; 3 : 140-8.
7) Bitter T, et al. Treatment of Cheyne-Stokes respiration reduces arrhythmic events in chronic heart failure. J Cardiovasc Electrophysiol 2013 ; 24 : 1132-40.

第4部 薬剤編

利尿薬

1) Imamura T, et al. Increased urine aquaporin-2 relative to plasma arginine vasopressin is a novel marker of response to tolvaptan in patients with decompensated heart failure. Circ J 2014；78：2240-9.

降圧薬

1) 日本高血圧学会．高血圧治療ガイドライン 2014(JSH2014).
2) 循環器病の診断と治療に関するガイドライン(2010年度合同研究班報告)．心筋梗塞二次予防に関するガイドライン 2011年改訂版．
3) Lacro RV, et al. Atenolol versus losartan in children and young adults with Marfan's syndrome. N Eng J Med. 2014；371：2061-71.
4) 循環器病の診断と治療に関するガイドライン(2012年度合同研究班報告)．冠攣縮性狭心症の診断と治療に関するガイドライン 2013年改訂版．
5) Fleisher LA, et al. 2014 ACC/AHA guideline on perioperative cardiovascular evaluation and management of patients undergoing noncardiac surgery: executive summary: a report of the American College of Cardiology/American Heart Association task force on practice guidelines. Circulation. 2014；130：2215-45.
6) Ruilope LM, et al. Blood-pressure reduction with LCZ696, a novel dual-acting inhibitor of the angiotensin II receptor and neprilysin: a randomized, double-blind, placebo-controlled, active comparator study. Lancet. 2010；375：1255-66.
7) McMurray JJ, et al. Angiotensin-neprilysin inhibition versus enelapril in heart failure. N Eng J Med. 2014；371：993-1004.

抗血小板薬・抗凝固薬

1) Levine GM, et al. 2011 ACCF/AHA/SCAI Guideline for Percutaneous Coronary Intervention：a report of the American College of Cardiology Foundation/American Heart Association Task Force on Practice Guidelines and the Society for Cardiovascular Angiography and Interventions. Circulation 2011；124：e574-e651.

抗不整脈薬

1) 循環器病の診断と治療に関するガイドライン(2002-2003年度合同研究班報告)．不整脈薬物治療に関するガイドライン．Circ J 2004；68：981-1078.

略語一覧

AAA	abdominal aortic aneurysm	腹部大動脈瘤
AAD	acute aortic dissection	急性大動脈解離
ABI	ankle brachial index	足関節上腕血圧比
ABPM	ambulatory blood pressure monitoring	自由行動下血圧測定
ACC	American College of Cardiology	米国心臓病学会
ACE	angiotensin converting enzyme	アンジオテンシン変換酵素
ACHD	adult congenital heart disease	成人先天性心疾患
ACLS	advanced cardiac life support	二次救命処置
ACS	acute coronary syndrome	急性冠症候群
ACT	activated clotting time	活性全血凝固時間
AD	aortic dissection	大動脈解離
ADL	activities of daily livings	日常生活動作
AED	automated external defibrillator	自動体外式除細動器
AF	atrial fibrillation	心房細動
AFL	atrial flutter	心房粗動
AHA	American Heart Association	米国心臓協会
AHI	apnea hypopnea index	無呼吸低呼吸指数
ALI	acute limb ischemia	急性下肢虚血
AMI	acute myocardial infarction	急性心筋梗塞
AoG	aortography	大動脈造影
AP	accessory pathway	副伝導路
APC	atrial premature contraction	心房期外収縮
APH	apical hypertrophic cardiomyopathy	心尖部肥大型心筋症
APTT	activated partial thromboplastin time	活性化部分トロンボプラスチン時間
AR	aortic regurgitation	大動脈弁閉鎖不全
ARB	angiotensin II receptor blocker	アンジオテンシンII受容体遮断薬
ARDS	adult respiratory distress syndrome	急性呼吸迫症候群
ARR	absolute risk reduction	絶対リスク減少率
ARVC	arrhythmogenic right ventricular cardiomyopathy	不整脈原性右室心筋症
AS	aortic stenosis	大動脈弁狭窄症
ASD	atrial septal defect	心房中隔欠損症
ASH	asymmetric septal hypertrophy	非対称性心室中隔肥厚
ASO	arteriosclerosis obliterans	閉塞性動脈硬化症

ASV	adaptive servo ventilation	サーボ制御圧感知型人工呼吸器
AT	anaerobic threshold	嫌気性代謝閾値
AT	atrial tachycardia	心房頻拍
AVA	aortic valve area	大動脈弁口面積
AVNRT	atrioventricular nodal reentrant tachycardia	房室結節リエントリー性頻拍
AVR	aortic valve replacement	大動脈弁置換術
AVRT	atrioventricular reciprocating tachycardia	房室回帰性頻拍
BAS	balloon atrioseptostomy	バルーン心房中隔切開術
BLS	basic life support	一次救命処置
BMS	bare metal stent	ベアメタルステント
BPA	balloon pulmonary angioplasty	バルーン肺動脈形成術
BVS	bioresorbable vascular scaffolds	生体吸収性薬剤溶出性ステント
CABG	coronary artery bypass grafting	冠動脈バイパス術
CAG	coronary angiography	冠動脈造影
cAMP	cyclic adenosine monophosphate	環状アデノシンーリン酸
CAS	carotid artery stenting	頸動脈ステント留置術
CAVI	cardio ankle vascular index	心臓足首血管指標
CBF	cerebral blood flow	健常脳血流量
CCS	Canadian Cardiovascular Society	カナダ心臓血管学会
CEA	carotid endarterectomy	頸動脈血栓内膜剥離術
CFAE	complex fractionated atrial electrogram	持続性異常電位
CH	cerebral hemorrhage	脳出血
CHDF	continuous hemodiafiltration	持続緩徐式血液濾過透析
CHF	congestive heart failure	うっ血性心不全
CIN	contrast induced nephropathy	造影剤腎症
CLI	critical limb ischemia	重症虚血肢
CO	cardiac output	心拍出量
COPD	chronic obstructive pulmonary disease	慢性閉塞性肺疾患
CPAP	continuous positive airway pressure	持続的陽圧呼吸
CPX	cardiopulmonary exercise testing	心肺運動負荷試験
CRT	cardiac resynchronization therapy	心臓再同期療法
CRT-D	cardiac resynchronization therapy defibrillator	両室ペーシング機能付き植込み型除細動器
CSA	central sleep apnea	中枢性睡眠時無呼吸
CSA	cornary spastic angina	冠攣縮性狭心症

略語一覧

CSR-CSA	Cheyne-Stokes respiration with central sleep apnea	中枢性睡眠時無呼吸を伴うCheyne-Stokes呼吸
CTEPH	chronic thromboembolic pulmonary hypertension	慢性血栓塞栓性肺高血圧症
CTI	cavotricuspid isthmus	解剖学的峡部
CVP	central venous pressure	中心静脈圧
CVR	cerebral blood volume	脳血管反応性
DAD	delayed afterdepolarization	遅延後脱分極
DAPT	dual anti-platelet therapy	抗血小板薬2剤併用療法
DCA	directional coronary atherectomy	方向性冠動脈粥腫切除術
DCM	dilated cardiomyopathy	拡張型心筋症
DcT	deceleration time	E波減速時間
DEB	drug eluting balloon	薬剤溶出性バルーン
DES	drug eluting stent	薬剤溶出性ステント
DHCM	dilated phase hypertrophic cardiomyopathy	拡張相肥大型心筋症
DOE	dyspnea on exertion	労作時呼吸困難
DP	delayed potential	遅延電位
DVT	deep venous thrombosis	深部静脈血栓症
EAD	early afterdepolarization	早期後脱分極
EDD	esophageal detector devices	食道挿管検知器
EOA	effective orifice area	有効弁口面積
ERO	effective regurgitant orifice area	有効逆流弁口面積
ESC	European Society of Cardiology	欧州心臓学会
eNOS	endothelial nitric oxide synthase	内皮型一酸化窒素合成酵素
EVT	endovascular therapy	末梢血管治療
FFP	fresh frozen plasma	新鮮凍結血漿
FFR	fractional flow reserve	血流予備量比
FGF	fibroblast growth factor	線維芽細胞増殖因子
FMD	flow mediated dilation	血流依存性血管拡張反応
hANP	human atrial natriuretic peptide	ヒト心房性ナトリウム利尿ペプチド
HCM	hypertrophic cardiomyopathy	肥大型心筋症
HF	heart failure	心不全
HFSA	Heart Failure Society of America	米国心不全学会
HGF	hepatocyte growth factor	肝細胞増殖遺伝子
HHD	hypertensive heart disease	高血圧性心疾患

HIT	heparin-induced thrombocytopenia	ヘパリン起因性血小板減少症
HOCM	hypertrophic obstructive cardiomyopathy	閉塞性肥大型心筋症
HOT	home oxygen therapy	在宅酸素療法
HR	heart rate	心拍数
HPAH	heritable pulmonary arterial hypertension	遺伝性肺動脈性肺高血圧症
IABP	intra-aortic balloon pump	大動脈内バルーンパンピング
ICD	implantable cardioverter defibrillator	植込み型除細動器
ICM	ischemic cardiomyopathy	虚血性心筋症
IE	infectious endocarditis	感染性心内膜炎
IHD	ischemic heart disease	虚血性心疾患
IHR	intrinsic heart rate	固有心拍数
ILR	implantable loop recorder	植込み型ループレコーダー
IMR	ischemic mitral valve regurgitation	虚血性僧帽弁逆流症
ISHLT	International Society for Heart and Lung Transplantation	国際心肺移植学会
IVC	inferior vena cava	下大静脈
IVCD	intraventricular conduction disturbance	心室内伝導障害
IVT	idiopathic ventricular tachycardia	特発性心室頻拍
IVUS	intravascular ultrasound	血管内超音波
JCS	Japanese Circulation Society	日本循環器学会
LAD	left anterior descending artery	左前下行枝
LAO	left anterior oblique	左前斜位
LCA	left coronary artery	左冠動脈
LCX	left circumflex coronary artery	左冠動脈回旋枝
LMT	left main trunk	左主幹部
LOS	low output syndrome	低拍出量症候群
LQTS	long QT syndrome	QT延長症候群
LVAD	left ventricular assist device	左心補助装置
LVDd	left ventricular end-diastolic diameter	左室拡張末期径
LVDs	left ventricular end-systolic diameter	左室収縮末期径
LVEDP	left ventricular end-diastolic pressure	左室拡張末期圧
LVEF	left ventricular ejection fraction	左室駆出分画
LVESP	left ventricular end-systolic pressure	左室収縮末期圧
LVESVI	left ventricular end-systolic volume index	左室収縮末期容積係数
LVF	failure of left ventricle	左心不全

略語一覧

LVG	left ventriculography	左室造影
LVH	left ventricular hypertrophy	左室肥大
LVOT	left ventricular outflow	左室流出路
MAC	mitral annular calcification	僧帽弁輪石灰化
MI	myocardial infarction	心筋梗塞
MNMS	myonephropathic metabolic syndrome	虚血再灌流障害
MPG	mean pressure gradient	平均圧較差
MR	mitral regurgitation	僧帽弁逆流症
MS	mitral stenosis	僧帽弁狭窄症
MSA	mixed sleep apnea	混合性睡眠時無呼吸
MVA	mitral valve area	僧帽弁口面積
MVP	mitral valve prolapsed	僧帽弁逸脱症
MVR	mitral valve replacement	僧帽弁置換術
nCPAP	nasal continuous positive airway pressure	経鼻的持続陽圧呼吸療法
NO	nitric oxide	一酸化窒素
NPPV	noninvasive positive pressure ventilation	非侵襲的陽圧換気
NSF	nephrogenic systemic fibrosis	腎性全身性線維症
NSTEMI	non-ST elevation myocardial infarction	非ST上昇型心筋梗塞
NSVT	nonsustained ventricular tachycardia	非持続性心室頻拍
NVE	native valve endocarditis	自己弁心内膜炎
NYHA	New York Heart Association	ニューヨーク心臓協会
OCT	optical coherence tomography	光干渉断層法
OH	orthostatic hypotension	起立性低血圧
OMI	old myocardial infarction	陳旧性心筋梗塞
OSA	obstructive sleep apnea	閉塞性睡眠時無呼吸
PAB	pharmacologic autonomic blockade	薬理学的自律神経遮断
PAC	plasma aldosterone concentration	血漿アルドステロン濃度
PAD	peripheral arterial disease	末梢動脈疾患
PAF	paroxysmal atrial fibrillation	発作性心房細動
PAH	pulmonary arterial hypertension	肺動脈性肺高血圧症
PAP	pulmonary artery pressure	肺動脈圧
PAPVR	partial anomalous pulmonary venous return	部分肺静脈還流異常症
PCH	pulmonary capillary hemangiomatosis	肺毛細血管腫症
PCI	percutaneous coronary intervention	経皮的冠動脈インターベンション
PCPS	percutaneous cardiopulmonary support	経皮的心肺補助
PCR	polymerase chain reaction	ポリメラーゼ連鎖反応
PDA	patent ductus arteriosus	動脈管開存症
PE	pulmonary embolism	肺塞栓症

PEA	pulmonary endarterectomy	肺動脈血栓内膜摘除術
PEA	pulseless electrical activity	無脈性電気活動
PH	pulmonary hypertension	肺高血圧症
PHT	pressure half time	圧半減時間
PND	paroxysmal nocturnal dyspnea	発作性夜間呼吸困難
PRA	plasma renin activity	血漿レニン活性
PS	pulmonary stenosis	肺動脈弁狭窄症
PSG	polysomnography	睡眠ポリグラフ検査
PSV	peak systolic velocity	収縮期最大血流速度
PSVT	paroxysmal supraventricular tachycardia	発作性上室頻拍
PTE	pulmonary thromboembolism	肺血栓塞栓症
PT	prothrombin time	プロトロンビン時間
PTMC	percutaneous transluminal mitral commissurotomy	経皮的僧帽弁交連切開術
PTSMA	percutaneous transluminal septal myocardial ablation	経皮的中隔心筋焼灼術
PVC	premature ventricular contraction	心室期外収縮
PVE	prosthetic valve endocarditis	人工弁心内膜炎
PVI	pulmonary vein isolation	肺静脈隔離術
PVOD	pulmonary veno-occlusive disease	肺静脈性肺高血圧症
PWV	pulse wave velocity	脈波伝播速度
RAO	right anterior oblique	右前斜位
RAP	right atrial pressure	右房圧
RAS	renin-angiotensin system	レニン・アンジオテンシン系
RCA	right coronary artery	右冠動脈
RCM	restrictive cardiomyopathy	拘束型心筋症
RF	regurgitant fraction	逆流率
RH-PAT	reactive hyperemia peripheral arterial tonometory	血管内皮機能検査
RV	regurgitant volume	逆流量
RVB	right ventricular branch	右室枝
RVF	failure of right ventricle	右心不全
RVOT	right ventricular outflow	右室流出路
RVP	right ventricular pressure	右室圧
SAS	sleep apnea syndrome	睡眠時無呼吸症候群
SAM	systolic anterior motion	収縮期前方運動
SDB	sleep disordered breathing	睡眠時呼吸障害
sGC	soluble guanylate cyclase	可溶性グアニル酸シクラーゼ
SMI	silent myocardial ischemia	無症候性心筋虚血

略語一覧

SNRT	sinus node recovery time	洞結節回復時間
SPP	skin perfusion pressure	皮膚灌流圧
SSS	sick sinus syndrome	洞不全症候群
STEMI	ST elevation myocardial infarction	ST上昇型心筋梗塞
SVPC	supraventricular premature contraction	上室期外収縮
SVT	supraventricular tachycardia	上室頻拍
TAA	thoracic aortic aneurysm	胸部大動脈瘤
TAVR	transcatheter aortic valve replacement	経カテーテル的大動脈弁置換術
TBI	toe-brachial pressure index	足趾上腕血圧比
TdP	Torsades de Pointes	倒錯心室頻拍
TEE	transesophageal echocardiography	経食道心エコー
TFI	trans-femoral intervention	大腿動脈アプローチ
TIA	transient ischemic attack	一過性脳虚血発作
TIC	tachycardia induced cardiomyopathy	頻拍誘発性心筋症
TID	transient ischemic dilatation	一過性虚血性内腔拡大
TMT	treadmill test	トレッドミルテスト
TMVI	transcatheter mitral valve implantation	経カテーテル的僧帽弁留置術
TR	tricuspid regurgitation	三尖弁逆流症
TRI	trans-radial intervention	橈骨動脈アプローチ
TRPG	tricuspid regurgitation pressure gradient	三尖弁圧較差
TTE	transthoracic echocardiography	経胸壁心エコー
TTP	thrombotic thrombocytopenic purpura	血栓性血小板減少性紫斑病
TVI	time velocity integral	時間速度積分値
uAP	unstable angina pectoris	不安定狭心症
ULP	ulcer- like projection	潰瘍様突出像
VAD	ventricular assist device	補助人工心臓
VEGF	vascular endothelial growth factor	血管内皮細胞増殖因子
VF	ventricular fibrillation	心室細動
VSD	ventricular septal defect	心室中隔欠損症
VT	ventricular tachycardia	心室頻拍

索 引

太字は図表中の項目を含む

あ

- アシドーシス······44
- アセチルコリン······318
- アゾセミド······446
- アデノシン······122
- アデノシン三リン酸(ATP)······**488**
- アデホス······122
- アドレナリン······**439**
- アピキサバン······477
- アプニアモニター······408
- アミオダロン······124, **485**
- アミサリン······124
- アリクストラ®······475
- アリスキレン······460
- アルガトロバン······475
- アルコール性心筋症······175
- アルダクトン®A······448
- アンカロン®······124, **485**
- アンジオテンシンII受容体遮断薬(ARB)······258, 455
- 安定狭心症······63
- アンブリセンタン······499

い

- イグザレルト®······477
- 維持期心臓リハビリテーション······432
- 異常自動能······**119**, 120
- イソプロテレノール······439
- 一次救命処置(BLS)······34
- 一硝酸イソソルビド······491
- 遺伝性肺動脈性肺高血圧症(HPAH)······494
- イノウエ・バルーン······**373**
- イノバン®······437

う

- ウイルス性心筋炎······176
- 植込み型除細動器(ICD)······343, 345
- ヴォリブリス®······499
- 右冠動脈(RCA)······312
- 右室梗塞······341
- 右心カテーテル······335
- 右心不全(RVF)······18, 78, **80**
- うっ血······83
- うっ血性心不全······**73**
- 運動負荷NIRS······203

え

- エキシマレーザー······**326**
- エドキサバン······235, **236**, 478
- エフィエント®······471
- エプレレノン······448
- エポプロステノール······496
- エリキュース®······477
- エルゴノビン······318
- エンドセリン受容体拮抗薬(ERA)······498

お

- オノアクト®······**484**
- オプスミット®······499

か

- ガイドカテーテル······**323**
- ガイドワイヤー······324
- 回復期リハビリテーション······432
- 解剖学的峡部(CTI)······356, **357**
- 拡張型心筋症(DCM)······163, 300
- 拡張障害······79
- 拡張早期(E)波······290
- 下大静脈(IVC)······288

下大静脈フィルター 230, 236
活性化全血凝固時間(ACT) ...417
活性化部分トロンボプラスチン
　時間(APTT) 417
カテーテルアブレーション ...350
カテコラミン 436
ガドリニウム造影剤 391
可溶型グアニル酸シクラーゼ
　(sGC)刺激薬 500
カルシウム(Ca)拮抗薬(CCB)
　................... 258, 451, 492, 494
カルシウムスコアリング 381
カルベジロール 462
カルペリチド 450, 492
川崎病 244
冠血管攣縮 491
冠血流予備量比(FFR) **317**
感染性心内膜炎(IE) ... 181, 308
冠動脈狭窄度 384
冠動脈血栓塞栓症 46
冠動脈支配 393
冠動脈穿孔 331
冠動脈造影(CAG) 312
冠動脈バイパス術(CABG)
　................................ 64, 245
冠動脈プラーク **383**
カンレノ酸カリウム 448
冠攣縮性狭心症(CSA) ... 67, 70

き

気管挿管 37, 39
器質性 MR 108
機能性 MR 112
急性下肢虚血(ALI) **202**
急性冠症候群(ACS) ... 48, 474
急性期心臓リハビリテーション
　.................................... 428
急性左心不全 490
急性心筋炎 176
急性心筋梗塞(AMI) 3, 428
急性心不全 82, 436

急性大動脈解離(AAD) 429
凝固カスケード **473**
狭心症 **261**
強心薬 436
胸痛 2, 6
胸部大動脈瘤(TAA) ... 194, **196**
虚血ある **66**, 393
虚血性心疾患 48, 388, **389**
虚血性僧帽弁逆流症(IMR) ... 114
巨細胞性心筋炎 178
筋性部欠損型 VSD 242
近赤外線分光法 203
緊張性気胸 45

く

クロピドグレル 470

け

経カテーテル的大動脈弁留置術
　(TAVI) 368
経口抗凝固薬 478
経食道心エコー(TEE) **304**
頸動脈狭窄症 207
頸動脈ステント留置術(CAS)
　.................................... 210
経皮的冠動脈インターベンショ
　ン(PCI) 64, 245, 322
経皮的左心耳閉鎖術 379
経皮的心肺補助(PCPS)
　.................... 78, 87, 225, 419
経皮的僧房弁交連切開術
　(PTMC) 373
経皮的大動脈弁バルーン形成術
　(BAV) 368
経皮的中隔心筋焼灼術(PTSMA)
　.................................... 377
劇症型心筋炎 178
撃発活動 120
血液培養陰性心内膜炎 184
血管拡張薬 490
血管再生療法 207

血管内視鏡 328
血管内超音波(IVUS) **327**
血管内皮機能 401
血行再建療法 205, 210, 214
血漿 AVP 449
血栓吸引カテーテル 327
血栓塞栓 98
血栓弁 115
血栓溶解療法 61, 229, 236
血流依存性血管拡張反応(FMD)
　 401, 405
顕性 WPW 症候群 129
原発性アルドステロン症 262

こ

高 K 血症 44, 46
降圧薬 451
抗アルドステロン薬 447
高位欠損 VSD 242
光干渉断層法(OCT) 328
抗凝固薬 468, 473
抗凝固療法 146, 148, 229, 235
高血圧 253
抗血小板薬 468
抗血小板薬 2 剤併用療法
　(DAPT) **269**, 325
好酸球性心筋炎 178
拘束型心筋症(RCM) 166
高拍出性心不全 79
抗不整脈薬 151, 480
後方欠損 VSD 242
高レニン性高血圧 460
呼吸困難 10
呼吸性アシドーシス 44
コレステロール塞栓 332
混合性睡眠時無呼吸(MSA) 250

さ

サーボ制御圧感知型人工呼吸器
　(ASV) 94, **412**
サイアザイド系利尿薬 446

左冠動脈(LCA) 312
左室 17 分画 **289**
左室自由壁破裂 **60**
左室造影(LVG) 319
左室緻密化障害 **174**
左室壁運動 **320**
左心不全 78, 80
左房内血栓 309
サムスカ® 449
産褥心筋症 171
三尖弁圧較差(TRPG) 217
酸素療法 94

し

ジギタリス製剤 **488**
止血 328
ジゴキシン **440**
持続性 AF 144
持続的陽圧呼吸(CPAP)
　 94, 410
失神 6, 14
シネ MRI **387**
ジヒドロピリジン(DHP)系 Ca
　拮抗薬 452
収縮期最大血流速度(PSV)
　 201, 209, 212
収縮障害 79
収縮性心膜炎 339
重症下肢虚血 205
循環血液量減少 43
硝酸イソソルビド 490
硝酸薬 490
上室頻拍 **125**
静脈血栓塞栓症 223
上腕動脈アプローチ 322, 330
除細動パドル 40
徐脈 8, **155**
徐脈性心房細動 343
徐脈性不整脈 154
ジルチアゼム 492
シロスタゾール 471

心 Fabry 病	175
心アミロイドーシス	168
心エコー	73, 284
腎機能障害	464
心筋炎	176
心筋梗塞	48, 454
心筋症	**159**
心筋バイオマーカー	49
人工心心内膜炎(PVE)	116
人工弁評価	115
心サルコイドーシス	168
心室期外収縮(PVC)	140, 364
心室細動(VF)	126, 354, 364
心室自由壁破裂	59
心室中隔欠損症(VSD)	242, 311
心室中隔穿孔	59
心室頻拍(VT)	**125**, 354, 364
腎性全身性線維症(NSF)	391
心尖部五腔像	284
心尖部三腔像	284
心尖部四腔像	284
心尖部二腔像	286
心尖部肥大型心筋症(APH)	159
心臓 CT	381
心臓 MRI	387
心臓足首血管指標(CAVI)	**404**
心臓移植	96
心臓核医学検査	**392**
心臓カテーテル	312
心臓再同期療法(CRT)	94, 346
心臓腫瘍	303
心臓リハビリテーション	428
心タンポナーデ	45, 302, 339
心電図	272
腎動脈狭窄症(RAS)	212
心内心電図	350
心囊穿刺	28
心肺運動負荷試験(CPX)	432
心肺蘇生法(CPR)	34
心肺停止	34
心拍出量	342

心拍数	273
心肥大	454
シンビット®	124, 486
深部静脈血栓症(DVT)	231, 474
心不全(HF)	10, 71, 250, **261**, 444
心房細動(AF)	143, 279, 354, 357, 474
心房収縮(A)波	290
心房性 Na 利尿ペプチド	450
心房粗動(AFL)	**153**, 354, **356**
心房中隔欠損症(ASD)	238, 310
心房頻拍(AT)	353, 359
心膜液貯留	302
心膜炎	176, **180**

す

推定肺動脈収縮期圧	290
推定肺動脈楔入圧	290
睡眠時無呼吸症候群(SAS)	**249**, 408
睡眠ポリグラフ検査(PSG)	408
ステント	325
スピロノラクトン	448
スロンノン®	475

せ

成人先天性心疾患(ACHD)	248
生体吸収性薬剤溶出性ステント(BVS)	326
セミコンプライアントバルーン	**324**
セララ®	448
潜在性 WPW 症候群	129
喘息	10

そ

造影剤アレルギー	331
造影剤腎症(CIN)	331
早期後脱分極(EAD)	120

僧帽弁逆流症(MR)
　……… 108, 297, 309, 319, 336, **340**
僧帽弁狭窄症(MS)
　………………… 105, **106**, 298, 336
僧帽弁輪石灰化(MAC) ……… 105
足関節上腕血圧比(ABI) ……… 199
足趾上腕血圧比(TBI) ……… 200
組織ドプラ法 ……… 287, 290
ソタコール® ……… 486
ソタロール ……… 486
ソルダクトン® ……… 448

た

ダイアート® ……… 446
代謝性アシドーシス ……… 44
大腿動脈アプローチ(TFI)
　……………………………… 322, 328
大動脈解離(AD) ……… 189, 460
大動脈造影(AoG) ……… 321
大動脈内バルーンパンピング
　(IABP) ……………… 83, **87**, 415
大動脈弁逆流 ……… **321**
大動脈弁狭窄症(AS)
　…………………… 99, 292, 337, **340**
大動脈弁複合体 ……… 104
大動脈弁閉鎖不全症(AR)
　……………………………… **102**, 293
大動脈瘤 ……… 194
たこつぼ心筋症 ……… 168
ダビガトラン ……… 476
ダルテパリン ……… 475

ち

遅延後脱分極(DAD) ……… 120
チクロピジン ……… 470
中間位欠損 VSD ……… 242
中心静脈穿刺 ……… 25
中枢性睡眠時無呼吸(CSA) ……… 250
中枢性めまい ……… 15, **16**
長期持続性 AF ……… 144
直接穿刺法 ……… 25

直接的レニン阻害薬(DRI) ……… 459
ヂルチアゼム ……… **487**

て

低 K 血症 ……… 44
低位欠損 VSD ……… 242
低酸素血症 ……… 43
低体温 ……… 45
低用量アスピリン ……… 470
デノパミン ……… 442
電気的除細動 ……… 40
電極カテーテル ……… 350

と

動悸 ……… 6
洞結節回復時間(SNRT) ……… 351
橈骨動脈アプローチ(TRI)
　……………………………… 322, 330
洞不全症候群(SSS) ……… 156, 343
動脈スティフネス ……… 401
ドカルパミン ……… 442
特発性心室頻拍(IVT) ……… 140
特発性肺動脈性肺高血圧症
　(IPAH) ……… 494
毒物 ……… 46
ドパミン ……… 437
ドブタミン ……… 436, **437**
ドブトレックス® ……… 436, **437**
ドブポン® ……… 436, **437**
とめ太くん® ……… **330**
トラクリア® ……… 498
トラセミド ……… 445
トルバプタン ……… 449
トレッドミルテスト(TMT)
　……………………………… 280
トレプロスチニル ……… 497

な

内服薬 ……… 442

に

- ニカルジピン … 492
- ニコランジル … 491
- 二次救命処置（ACLS） … 34
- 二次性高血圧 … 262
- 日常生活動作（ADL） … 264
- ニトログリセリン … 490
- ニフェカラント … 124, 486
- 乳頭筋断裂 … 59
- ニューヨーク心臓協会（NYHA）心機能分類 … 11
- 尿中アクアポリン2 … 449

ね

- 熱希釈法 … 342

の

- 脳梗塞 … 475
- ノバスタン® … 475
- ノルアドレナリン … **438**
- ノンコンプライアントバルーン … **324**

は

- バイアスピリン® … 470
- 肺血栓塞栓症（PTE） … 46, 223, 474
- 肺高血圧症（PH） … 215
- 肺高血圧症治療薬 … 494
- 肺静脈隔離（PVI） … 357
- 肺塞栓症（PE） … 303
- 肺動脈性肺高血圧症（PAH） … 219, 494, **501**
- パナルジン® … 470
- バファリン® … 470
- パラシュート僧帽弁 … 105
- バルーンカテーテル … 324
- バルーン肺血管形成術（BPA） … 215
- パルスドプラ法 … 290
- パンヌス … 115
- ハンプ® … 450

ひ

- 非ST上昇型心筋梗塞（NSTEMI） … **56**
- 非虚血性心疾患 … 388, **389**
- 肥大型心筋症（HCM） … 159, 301, **347**, 377
- ヒドララジン … 459
- 皮膚灌流圧（SPP） … 200
- ピモベンダン … 91, 442
- 頻拍誘発性心筋症（TIC） … 121
- 頻脈 … **9**
- 頻脈性不整脈 … 121, 124

ふ

- 不安定狭心症 … 491
- 不安定心筋症（uAP） … 56, 58
- フォンダパリヌクス … 235, **236**, 475
- 負荷時一過性虚血性内腔拡大（TID） … 393
- 負荷心筋 perfusion MRI … 388
- 負荷心筋シンチグラフィ … 392
- 副伝導路（AP） … 362
- 腹部大動脈 … 288
- 腹部大動脈瘤（AAA） … 194, **197**
- 浮腫 … 18
- 不整脈 … 98, 118, 353
- 不整脈原性右室心筋症（ARVC） … 171
- ブドウ球菌 … 349
- フラグミン® … 475
- プラザキサ® … 476
- プラスグレル … 55, 471
- ブラックブラッド法 … 388
- プラビックス® … 470
- プレタール® … 471
- プレドパ® … 437
- プロカインアミド … 124

プロスタサイクリン（PGI$_2$）製剤
　　　　　　　　　　　　　　 495
フロセミド 445

へ

ベアメタルステント（BMS）
　　　　　　　　　　　　 325, 472
閉塞性睡眠時無呼吸（OSA）
　　　　　　　　　　　　　　 250
閉塞性動脈硬化症（ASO） 198
ペースメーカ 343
ヘパリン 474
ベプリコール® **487**
ベプリジル **487**
ベラパミル **487**
ベラプロスト 495
ヘルベッサー® **487**
ベンゾチアゼピン（BTZ）系 Ca
　拮抗薬 452

ほ

傍胸骨左室短軸像 284
傍胸骨左室長軸像 284
方向性冠動脈粥腫切除術（DCA）
　　　　　　　　　　　　　　 326
房室回帰性頻拍（AVRT）
　　　　　　　　　 127, 353, 362
房室結節リエントリー性頻拍
　（AVNRT） 131, 353, 359
房室結節伝導時間 352
房室ブロック 156, 343, **355**
放射線被曝量 385
補助人工心臓（VAD） 96, 425
ホスホジエステラーゼ-5
　（PDE-5）阻害薬 499
ホスホジエステラーゼ（PDE）III
　阻害薬 436, 440, **441**
ボスミン® **439**
ボセンタン 498
発作性 AF（PAF） 144
発作性上室頻拍（PSVT） **279**

本態性高血圧 253

ま

マグネシウム（Mg）製剤 **489**
膜様部欠損型 VSD 242
マシテンタン 499
末梢血管生理機能評価 401
末梢血管治療（EVT） 332
末梢性めまい 15, **16**
末梢動脈疾患（PAD） 198
慢性血栓塞栓性肺高血圧症
　（CTEPH） 215, **220**
慢性心不全 89, 436
慢性閉塞性肺疾患（COPD） 10

み

ミトコンドリア心筋症 174
脈波伝播速度（PWV） 403

む

無症候性心筋虚血（SMI） 63

め

メタボリックシンドローム 255
メチシリン耐性ブドウ球菌
　（MRSA） 349
メチルドパ 459
めまい 14
メモリ機能付き腕時計型パルス
　オキシメータ 408

や

薬剤溶出性ステント（DES）
　　　　　　　　　　　　 325, 472
薬剤溶出性バルーン（DEB, DCB）
　　　　　　　　　　　　　　 324

ら

ラシックス® 445
ラベタロール 459
ランジオロール **484**

り

- リエントリー ……………………… 118
- リクシアナ® ……………………… 478
- 離脱 ……………………… **418**, 422
- 利尿薬 ……………………… 258, **444**, 465
- リバーロキサバン ……………………… 477
- リハビリテーション ……………… **429**
- 流入部欠損型 VSD ……………… 242
- 両心室ペーシング機能付植込み型除細動器（CRT-D）……… 343

る

- ループ利尿薬 ……………………… 445

れ

- 連続波ドプラ法 ……………………… 290

ろ

- 漏斗部欠損型 VSD ……………… 242
- ローターブレーター ……………… 326

わ

- ワソラン® ……………………… **487**
- ワルファリン ……………………… 476

A

- A line ……………………… **30**
- AAA ……………………… 194, **197**
- AAD ……………………… 429
- ABI ……………………… 199
- ACE 阻害薬 ……………………… 258, **454**
- ACHD ……………………… 248
- ACLS ……………………… 34
- ACS ……………………… 48, 474
- ACT ……………………… 417
- AD ……………………… 189, 460
- ADL ……………………… 264
- AF ……………………… 142, 279, 354, 357, 474
- AFL ……………………… **153**, 354, **356**
- Agatston calcium score（ACS）……………………… 381
- ALI ……………………… **202**
- AMI ……………………… **3**, 428
- Amplatzer 閉鎖術 ……………… 239, **241**
- antidromic AVRT ……………… 129
- AoG ……………………… 321
- AP ……………………… 362
- APTT ……………………… 417
- APH ……………………… 159
- AR ……………………… **102**, 293
- ARB ……………………… 258, 455
- ARVC ……………………… 171
- AS ……………………… 99, 292, 337, **340**
- ASD ……………………… 238, 310
- ASO ……………………… 198
- ASV ……………………… 94, **412**
- AT ……………………… 353, 359
- AT point ……………………… 433
- ATP ……………………… 488
- Austin-Flint 雑音 ……………… 23
- AVNRT ……………………… 131, 353, 359
- AVP 拮抗薬 ……………………… 449
- AVRT ……………………… 127, 353, 362
- A 波 ……………………… 290

B

- BAV ……………………… 368
- BLS ……………………… 34
- BMIPP ……………………… 400
- BMS ……………………… **325**, 472
- Borg 指数 ……………………… **282**
- BPA ……………………… 215
- Bruce 法 ……………………… **281**
- Brugada 症候群 ……………… 134, **135**, 347
- BTZ 系 Ca 拮抗薬 ……………… 452
- BVS ……………………… 326

C

- CABG ······················ 64, 245
- CAG ······························· 312
- Carey-Coombs 雑音 ········ 23
- CAS ······························· 210
- CAVI ····························· **404**
- Ca 拮抗薬（CCB）
  ················ 258, 451, 492, 494
- CCS 分類 ···························· 63
- $CHADS_2$ score ················ 145
- CIN ······························· 331
- COPD ······························· 10
- CPAP ······················· 94, 410
- CPR ································· 34
- CPX ······························· 432
- CRT ······················· 94, 346
- CRT-D ··························· 343
- CSA（冠攣縮性狭心症）·· 67, **70**
- CSA（中枢性睡眠時無呼吸）··· 250
- CTEPH ···················· **215**, **220**
- CTI ······················· 356, **357**

D

- DAD ······························· 120
- DAPT ···················· **269**, 325
- DCA ······························· 326
- DCB ······························· 324
- DCM ······················ 163, 300
- DcT ······························· 290
- DEB ······························· 324
- DeBakey 分類 ················· 189
- DES ······················ **325**, 472
- DHP 系 Ca 拮抗薬 ············ 452
- DRI ································ 459
- DVT ······················ 231, 474

E

- EAD ······························· 120
- ERA ······························· 498
- Euro SCORE ······················ 64
- EVT ······························· 332

F

- FFR ······························· **317**
- Fick 法 ···························· 342
- FMD ······················ 401, 405
- Forrester 分類 ·················· 79
- Frank-Starling の法則 ······ 79

G

- Gorlin 法 ························· 336
- Graham-Steell 雑音 ·········· 23

H

- HCM ··············· **159**, 301, **347**, 377
- HEAD HEART VESSELS ··· 14
- HF ············ 10, 71, 250, **261**, 444
- Holter 心電図 ·················· 277
- HPAH ···························· 494
- Hugh-Jones の分類 ············ 12

I

- IABP ··············· 83, **87**, 415
- ICD ······················· 343, 345
- IE ························· 181, 308
- IMPELLA ······················ **424**
- IMR ······························· 114
- IPAH ····························· 494
- IVC ································ 288
- IVT ································ 140
- IVUS ····························· **327**

K

- Kent 束 ···················· 362, **364**
- Killip 分類 ·························· 49
- Koch の三角 ····················· 131
- K 保持性利尿薬 ················ 447

L

- LCA ······························· 312

LCZ696	465
Levine 分類	**22**
low-flow	101
low-gradient severe AS	101
LQTS	137
LVG	**319**

M

MAC	105
Marfan 症候群	195
METs	265
Mg 製剤	**489**
MIBG 心筋シンチグラフィ	398
MitraClip®	376
modified Duke criteria	182
Morris 指数	**275**
MR	108, 297, 309, 319, 336, **340**
MRSA	349
MS	105, **106**, 298, 336
MSA	250

N

Na⁺チャネル遮断薬負荷試験	134
narrow QRS tachycardia	122
Nohria-Stevenson 分類	79
no-reflow 現象	491
NSF	391
NSTEMI	**56**
NYHA 心機能分類	11

O

OCT	328
orthodromic AVRT	129
OSA	250

P

P₁ 電位	366
P₂ 電位	366
PAD	198
PAF	144
PAH	219, 494, **501**
PCI	64, 245, 322
PCPS	78, **87**, 225, 419
PDE-5 阻害薬	499
PDEIII 阻害薬	436, 440, **441**
PE	303
PGI₂ 製剤	495
PH	215
phase contrast 法	390
polar map	393
PQ 時間	275
PSG	408
PSV	201, **209**, 212
PSVT	**279**
PTE	46, 223, 474
PTMC	373
PTSMA	377
PVC	140, 364
PVE	116
PVI	357
PWV	403
P 波	275

Q

QRS	276
QTc	**277**
QT 延長症候群(LQTS)	137

R

RAS	212
rate control	145
RCA	312
RCM	166
RH-PAT	406
Rivero-Carvallo 徴候	23
RVF	18, 78, 80

S

S.gallolyticus	181
SAS	**249**, 408
Seldinger 法	25

SGC	335
sGC 刺激薬	500
SHD	368
Sicilian Gambit	480
Simpson 法	286
SMI	63
SNRT	351
SPP	200
SSS	156, 343
Stanford 分類	**190**
STEMI	49
structural heart disease (SHD)	368
ST 上昇型心筋梗塞 (STEMI)	49
ST 変化	276
Swan-Ganz カテーテル (SGC)	335
SYNTAX score	64, 67

T

TAA	194, **196**
TASCII 分類	205
TAVI	368
TBI	200
TEE	**304**
tenting height	114
TFI	322, 328
TIC	121
TID	393
TMT	280
TRI	322, **330**
TRPG	217
TR バンド®	**330**
T 波	277

U

uAP	56, 58

U 波	277

V

VAD	96, **425**
Valsalva 試験	23
vascular failure	83
Vaughan Williams 分類	480
VF	126, 354, 364
Virchow の三徴	223
VSD	242, 311
VT	**125**, 354, 364

W

WATCHMAN デバイス	**379**
whole heart coronary MRA	**390**
wide QRS tachycardia	122
WPW 症候群	127

α

α_1 遮断薬	464
$\alpha\beta$ 遮断薬	460
α 刺激薬	436
α メチルドパ	464

β

β 遮断薬	258, 436, 443, 460, 462

δ

δ 波	**275**

数字

5H5T	42
I 群薬	482
II 群薬	484
III 群薬	**485**
IV 群薬	**487**

中山書店の出版物に関する情報は，小社サポートページを御覧ください．
http://www.nakayamashoten.co.jp/bookss/define/support/support.html

循環器内科ポケットバイブル

2015年10月10日　初版第1刷発行 ©　　〔検印省略〕

監　修	小室一成（こむろいっせい）
発行者	平田　直
発行所	株式会社 中山書店
	〒113-8666　東京都文京区白山1-25-14
	TEL 03-3813-1100（代表）
	振替 00130-5-196565
	http://www.nakayamashoten.co.jp/
装　丁	株式会社プレゼンツ
本文デザイン	ビーコム
印刷・製本	株式会社 真興社

Published by Nakayama Shoten Co., Ltd.　　Printed in Japan
ISBN　978-4-521-74266-3
落丁・乱丁の場合はお取り替え致します

本書の複製権・上映権・譲渡権・公衆送信権（送信可能化権を含む）は株式会社中山書店が保有します．

JCOPY　〈(社)出版者著作権管理機構　委託出版物〉
本書の無断複写は著作権法上での例外を除き禁じられています．
複写される場合は，そのつど事前に，(社)出版者著作権管理機構
（電話 03-3513-6969，FAX 03-3513-6979，info@jcopy.or.jp）の許諾を得てください．

本書をスキャン・デジタルデータ化するなどの複製を無許諾で行う行為は，著作権法上での限られた例外（「私的使用のための複製」など）を除き著作権法違反となります．なお，大学・病院・企業などにおいて，内部的に業務上使用する目的で上記の行為を行うことは，私的使用には該当せず違法です．また私的使用のためであっても，代行業者等の第三者に依頼して使用する本人以外の者が上記の行為を行うことは違法です．

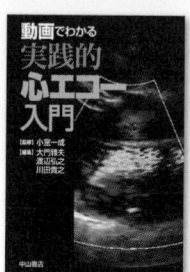